1

Psychiatrie der Gegenwart *4*

Dritte, völlig neu gestaltete Auflage

Herausgegeben von
K. P. Kisker   H. Lauter   J.-E. Meyer
C. Müller   E. Strömgren

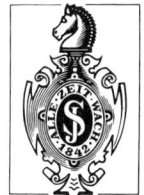

Schizophrenien

Bearbeitet von
P. Baumann, G. Benedetti, P. Berner, K. Flekkøy,
C.G. Gottfries, P. Hartwich, H. Lang, Ch. Mundt,
N. Retterstøl, C. Scharfetter, G. Schönbeck,
E. Strömgren, J. K. Wing

Mit 4 Abbildungen

Springer-Verlag
Berlin Heidelberg New York
London Paris Tokyo

Professor Dr. Dr. K. P. KISKER
Medizinische Hochschule Hannover, Psychiatrische Klinik
Konstanty-Gutschow-Str. 8, D-3000 Hannover 61

Professor Dr. H. LAUTER
Psychiatrische Klinik und Poliklinik rechts der Isar der Technischen Universität
Möhlstr. 26, D-8000 München 80

Professor Dr. J.-E. MEYER
Georg-August-Universität Göttingen, Psychiatrische Klinik
von-Siebold-Str. 5, D-3400 Göttingen

Professor Dr. C. MÜLLER
Hôpital de Cery, Clinique Psychiatrique Universitaire de Lausanne
CH-1008 Prilly

Professor Dr. E. STRÖMGREN
Psychiatrisches Krankenhaus, DK-8240 Risskov

ISBN 3-540-17418-4 Springer-Verlag Berlin Heidelberg New York
ISBN 0-387-17418-4 Springer-Verlag New York Berlin Heidelberg

CIP-Kurztitelaufnahme der Deutschen Bibliothek:
Psychiatrie der Gegenwart / hrsg. von K. P. Kisker ... –
3., völlig neu gestaltete Aufl. –
Berlin; Heidelberg; New York; London; Paris; Tokyo: Springer
    Teilw. mit d. Erscheinungsorten Berlin, Heidelberg, New York, Tokyo
NE: Kisker, Karl Peter [Hrsg.]
4. Schizophrenien. – 1987
Schizophrenien / bearb. von P. Baumann ... –
Berlin; Heidelberg; New York; London; Paris; Tokyo: Springer, 1987.
    (Psychiatrie der Gegenwart; 4)
    ISBN 3-540-17418-4 (Berlin ...);
    ISBN 0-387-17418-4 (New York ...)
NE: Baumann, Pierre [Mitverf.]

Die Wiedergabe von Gebrauchsnamen, Handelsnamen, Warenbezeichnungen usw. in diesem Werk berechtigt auch ohne besondere Kennzeichnung nicht zu der Annahme, daß solche Namen im Sinne der Warenzeichen- und Markenschutz-Gesetzgebung als frei zu betrachten wären und daher von jedermann benutzt werden dürften.

Produkthaftung: Für Angaben über Dosierungsanweisungen und Applikationsformen kann vom Verlag keine Gewähr übernommen werden. Derartige Angaben müssen vom jeweiligen Anwender im Einzelfall anhand anderer Literaturstellen auf ihre Richtigkeit überprüft werden.

Gesamtherstellung: Brühlsche Universitätsdruckerei, Gießen
2122/3130-54321

Mitarbeiterverzeichnis

BAUMANN, P., Privatdozent Dr.; Hôpital de Cery, Clinique Psychiatrique, Département Universitaire de Psychiatrie, CH-1008 Prilly

BENEDETTI, G., Prof. Dr.; Kantonsspital, Psychiatrische Universitäts-Poliklinik, Petersgraben 4, CH-4031 Basel

BERNER, P., Prof. Dr.; Allgemeines Krankenhaus der Stadt Wien, Psychiatrische Universitätsklinik, Währinger Gürtel 74–76, A-1090 Wien

FLEKKØY, K., Dr.; Universitetet i Oslo, Department of Neurology, Ullevaal Hospital, Kirkeveien 166, N-0407 Oslo 4

GOTTFRIES, C. G., Prof. Dr.; Göteborgs Universitet, Department of Psychiatry and Neurochemistry, Dr. Jörgen's Hospital, S-422 03 Hisings Backa

HARTWICH, P., Prof. Dr.; Städtisches Krankenhaus, Psychiatrische Klinik, Gotenstraße 6–8, D-6230 Frankfurt/Main 80

LANG, H., Prof. Dr.; Klinikum der Universität, Psychosomatische Klinik, Abt. 3.2.2. – Psychotherapie und Medizinische Psychologie, Landfriedstraße 12, D-6900 Heidelberg 1

MUNDT, CH., Privatdozent Dr.; Klinikum der Universität, Psychiatrische Klinik mit Poliklinik, Luisenstraße 5, D-6900 Heidelberg 1

RETTERSTØL, N., Prof. Dr.; Universitetet i Oslo, Gaustad Sykehus, P.O. Box 24 Gaustad, N-0320 Oslo 3

SCHARFETTER, C., Prof. Dr.; Psychiatrische Universitätsklinik, Forschungsdirektion, Lenggstraße 31, CH-8029 Zürich 8

SCHÖNBECK, G., Dr.; Allgemeines Krankenhaus der Stadt Wien, Psychiatrische Universitätsklinik, Währinger Gürtel 74–76, A-1090 Wien

STRÖMGREN, E., Prof. Dr.; Institut für psychiatrische Demographie, Psychiatrisches Krankenhaus, DK-8240 Risskov

WING, J. K., Prof. Dr.; Medical Research Council, MRC Social Psychiatry Unit, Institute of Psychiatry, De Crespigny Park, GB-London SE5 8AF

Vorwort

Mit Ausnahme des Kapitels über allgemeine Psychopharmakologie ist dieser Band ausschließlich den Schizophrenien gewidmet. Der Leser beachte den Unterschied zur zweiten Auflage: dort wurde den Schizophrenien ein Kapitel gewidmet, heute legen wir einen ganzen Band vor. Heißt dies, daß die Forschung ganz neue Resultate hervorgebracht hat? Unsere Antwort ist: nein. Die Herausgeber meinen jedoch, daß hervorgehoben werden kann eine Vertiefung des psychodynamischen Verständnisses und eine Verbreiterung des biologischen Ansatzes andererseits. Durch umfassende Katamnesen wurde der Verlauf der Schizophrenien klarer erkenntlich, die Behandlungsstrategien haben sich verfeinert, insbesondere was die Rückfallprophylaxe durch Dauermedikation betrifft. In den Abschnitten zur Psychopathologie mußte Rücksicht genommen werden auf die heute schärfer denn je ins Blickfeld getretene Schwierigkeit der Abtrennung der Schizophrenien sui generis zu Grenzsituationen. Überhaupt wird der Leser in den Kapiteln zur Psychopathologie wohl den auffallendsten Unterschied zu den vorhergehenden Auflagen konstatieren. Wohl haben die Autoren mit Recht die von Kraepelin und Bleuler vorgezeichneten Pfade nicht ganz verlassen, aber das Hauptgewicht liegt nicht mehr auf der subtilen Beschreibung sogenannter typischer „Bilder", sondern auf der Einbettung der Symptomatologie in einen allgemeinen Zusammenhang. Die unaufhaltsame Spezialisierung hat mit sich gebracht, daß es keinen Manfred Bleuler mehr gibt, der wie damals in der zweiten Auflage das ganze weite Gebiet der neueren Schizophrenieforschung überblickt hätte. So mußten wir in Kauf nehmen, daß die einzelnen Beiträge sich gelegentlich überlappen, aber auch daß der Puzzle-Charakter der heutigen Schizophrenielehre schärfer zum Ausdruck kommt als in der ersten und zweiten Auflage. Soll dies bedeuten, daß der Graben zwischen biologischer und psychodynamischer Psychiatrie sich verbreitert hat? Der Anschein trügt. Aus den vorliegenden Kapiteln spricht im Gegenteil der Wille zur Synthese und Zusammenschau in einem noch verstärkteren Maße als dies in den vorangegangenen Auflagen der Fall war. Die Schizophrenien sind noch heute das Kernstück der Psychiatrie, und als Herausgeber sind wir uns nur zu gut bewußt, daß auch dieser Band eine Etappe bedeutet, daß die Forschung weitergehen muß und wird, aber daß wir weniger denn je zur Hoffnung berechtigt sind, eines Tages auf eine „Erklärung" im Sinne einer linearen Kausalität zu stoßen.

Die Herausgeber

Inhaltsverzeichnis

I. Definition, Abgrenzung, Geschichte
C. SCHARFETTER 1

II. Die Psychopathologie der Schizophrenien
CH. MUNDT und H. LANG 39

III. Schizophrenie – Verlauf und Prognose
N. RETTERSTØL 71

IV. Ätiologie
1. Epidemiologie und Genetik
K. FLEKKØY 119

2. Biochemie
P. BAUMANN 155

3. Kognitive Gesichtspunkte
P. HARTWICH (Mit 1 Abbildung) 175

V. Psychogene nicht-schizophrene Psychosen
E. STRÖMGREN 197

VI. Nicht-schizophrene paranoide Entwicklungen und Paranoia
N. RETTERSTØL 211

VII. Biologische Behandlungsmethoden
P. BERNER und G. SCHÖNBECK 237

VIII. Psychotherapeutische Behandlungsmethoden
G. BENEDETTI 285

IX. Rehabilitation, Soziotherapie und Prävention
J. K. WING 325

X. Psychopharmakologie – Grundlagen
C. G. GOTTFRIES (Mit 3 Abbildungen) 357

Sachverzeichnis 389

I. Definition, Abgrenzung, Geschichte

C. SCHARFETTER

INHALTSVERZEICHNIS

A. Einleitung: Historik als Werdensgeschichte person- und kulturabhängiger
„Gestalten" von temporärer Gültigkeit 1
B. Die Anamnese der Schizophrenien: Prodrome, Manifestation, Dekurs,
Katamnese des Begriffes 3
C. Kranksein und Krankheit 10
   I. Krankheits- und Heilungsverständnis kulturkennzeichnend 10
  II. Krankheitskonzepte 12
     1. Der pragmatische Aspekt: Infirmität appelliert an therapeutisches
       Handeln 12
     2. Das Morbuskonzept und seine Validitätskriterien 12
     3. Psychologische Deutungen 14
     4. Soziologische und sozialkritische Sicht 16
     5. Sozialpsychologische Perspektive: Die Heilungsinteraktion
       und der Alienierte 17
     6. Ethologische Fragestellung und Vulnerabilität 17
     7. Krankheit und Selbstheilungsversuch 18
D. Diagnose und Diagnostik 19
   I. Diagnosen: Persönlich und zeitgeschichtlich determinierte, erlernbare
    kognitive Muster 19
  II. Das Verhältnis von Kranksein und Krankheit zur Diagnose 21
 III. Psychopathologie: Selektion, Interpretation, intersubjektive
    Abhängigkeit 22
 IV. Diagnostische Kriterien und Abgrenzung der Schizophrenien 23
  V. Unter-, Splitter-, Randgruppen 28
E. Ist der Schizophreniebegriff weiter nützlich? 32
Literatur 34

A. Einleitung: Historik als Werdensgeschichte person- und kulturabhängiger „Gestalten" von temporärer Gültigkeit

Die „Gruppe der Schizophrenien" von Eugen BLEULER (1911), mit welchem Namen er die Dementia praecox von Emil KRAEPELIN taufte, ist wie jedes geschichtlich Gewordene eine zeitbedingte Gestalt, erstanden aus den Vorarbeiten vieler und aus der eigenen Anschauung dieser beiden Männer. Das Konzept ist nun seit bald einem Jahrhundert weltweit prägend für die kognitiven Muster der Psychiater in Praxis und Forschung. Die Inhalte und die Grenzen dieses Begriffs sind in ihrer geschichtlichen Entwicklung zu skizzieren.

Der Historiker hat, ähnlich wie der die Biographie rekonstruierende Psychiater, jeweils unter bestimmten Gesichtspunkten aus den historischen Fakten die Auswahl zu treffen. Darin ist er durch verschiedene Bedingungen determiniert: durch den Stand seines Verständnisses, durch sein Interesse, seine eigene Perspektive. So werden Anamnese und Katamnese der Schizophrenien immer auch durch persönliche Auswahl und Gewichtung mitgestaltet. Jede Zeit hat andere Perspektiven auf die eigene Vergangenheit. Darum ist auch Historik (sofern sie nicht nur Daten und Namen aufzählt) als Rekonstruktion von Sinnverbindungen und Abstammungslinien nie abgeschlossen und von jeder Generation neu zu leisten. Dies ist leider wenig der Brauch unter der Dominanz einer ahistorischen Präsentizität des normalwissenschaftlichen Forschungsprozesses (T. KUHN 1967). Viele „Spezialisten" lassen sich weder von der täglichen Begegnung mit dem Patienten („Was weiß der Psychiater vom Menschen?" fragte einer) noch von den vorangehenden Überlegungen zu psychischen Krankheiten und all den Fragen der Anthropologie, des Bewußtseins, der Person, des Ich-Verständnisses, der Auffassungen von Normalität und Gesundheit, die da aufgeworfen sind, zur Selbstbefragung über Herkunft, Stand und Haltung anregen. Wissenschaftliches Wissen ist nicht ahistorisch und ist abhängig vom Menschen- und Weltbild des/der Forscher(s). Alles Wissen steht in einer Perspektive und auch die empirisch objektivierenden Feststellungen sind individuums- und zeitbedingte Gebilde, sind temporär gültig, bis sie durch bessere abgelöst werden.

Die Psychiatriegeschichte zeigt die zeitgebundene Determination der Auffassungen, der sprachlichen Festlegungen sowohl wie des Bedeutungswandels von Worten. Sie ist auch die Geschichte der eingebrachten Vormeinungen und der Fixation bestimmter Sicht auf den Menschen (zum Menschenbild in der Psychiatrie im Wandel der Zeit s. PAULEIKHOFF 1983). Im historischen Abstand, an den Ansichten anderer werden wir, ähnlich wie beim Studium fremder Völker, auf die eigene Kultur- und Zeitgebundenheit aufmerksam. Das kann eine der fruchtbarsten Wirkungen des Geschichtsstudiums sein.

Die Rekonstruktion der inneren Lebensgeschichte, welche in Wahnkrankheiten führt, ist schon lange vor FREUD für manche Psychiater ein wesentliches Anliegen gewesen. Ebenso waren eine Reihe von Psychiatern des 18. und 19. Jahrhunderts offen für die Frage, wie weit unser therapeutischer Beistand in erster Linie eine Förderung der Selbstheilungskräfte und eine Beseitigung von Hemmnissen dieser autotherapeutischen Anstrengung sein solle.

Der Umgang der „Fachleute" mit den Alienierten ist – vielleicht glücklicherweise – nicht nur von ihren theoretischen Konzepten zur Psychose geprägt, sondern wesentlich von ihrer Person. Diese bestimmt mit, was überhaupt unter Therapie, Pflege, Rehabilitation verstanden wird, wie man den „Geisteskranken" in den menschengemeinsamen Raum der realen Alltagswelt zurückbringen, ihn durch Erziehung, Realitätskonfrontation, Impulskontrolle, Psycho-, Soziotherapie, Training von Fertigkeiten wieder selbständig und gemeinschaftsfähig bilden oder ihm wenigstens, sofern er außerhalb der offenen Gesellschaft bleiben muß, eine Herberge, oft eine Dauerbleibe verschaffen möchte. Die Schockbehandlung ist uralt, schon in der altindischen Medizin um 1500 vor Christus (CHARAKA u. SUSHRUTA) wußte man von der manchmal heilsamen Wirkung von heftigen Erschütterungen, Schreck, Bedrohung, Überraschung, aber auch Wohltaten. Die Geschichte des Umganges mit Psychiatriepatienten ist auch eine Geschichte der Unterdrükkung und Absonderung, ja in einer düsteren Verstiegenheit eines Volkes sogar der systematischen Massenextinktion im Hitler-Deutschland.

Der heute schizophren genannte Mensch ist unausschöpflich durch Wissenschaft sowohl wie mannigfache andere Deutungen. Denn die Existenz des schizophren genannten Menschen ist selbst eine exemplarisch gelebte (eben nicht nur gedachte und schriftstellerisch gestaltete) Hermeneutik des Menschen überhaupt. Die basalen Ich-Krankheiten, genannt Schizophrenien, sind ein Sýmbolon anthrópou.

B. Die Anamnese der „Schizophrenien"

Prodrome, Manifestation, Dekurs, Katamnese des Begriffes

Infirme Menschen, welche ohne (mit den Methoden ihrer Zeit) erkennbare Hirn-krankheit in Leid und Versagen geraten waren, die als Störungen des Gemütes, des Geistes, Verstandes, der Freiheit, des Willens galten, gibt es nicht erst seit der Dominanz der abendländischen industrialisierten Zivilisation, wie manche wäh-nen (FOUCAULT 1961; DEVEREUX 1974; SZASZ 1976; LAING 1967). Die Geschichte der Schizophrenien als Krankheiten der ganzen Person (HEINROTH 1818, 5, 23; 1827, 538; IDELER 1838, 219), Persönlichkeitskrankheiten (FEUCHTERSLEBEN 1845, 348) beginnt nicht mit Eugen BLEULER (1908, 1911) als dem Taufpaten und auch nicht mit KRAEPELIN als dem Dichotomen der „funktionellen Geisteskrankhei-ten" (das heißt der Psychosen ohne damals faßbares organisches Substrat, für welche der Name endogen von MÖBIUS 1893 übernommen wurde) in die Affekt-psychosen und in die „Verblödungsprozesse" und KRAEPELIN als dem Unitarier, welcher alle anderen außer den Affektpsychosen rigoros in eine Gruppe der „De-mentia praecox" zusammenfaßte (von 1893 an).

KRAEPELINS Dementia praecox und Eugen BLEULERS Gruppe der Schizophre-nien haben ihre Prodrome, welche die Historiogenese, die zeitgeschichtliche Be-dingtheit der Manifestation des Begriffes ankünden, haben ihren Dekursus, wel-cher in der Katamnese die unmöglich unter „Eines" im morphologischen oder physiologischen Sinn zu bringende Polymorphie der Erlebnis- und Verhaltens-weisen und der Lebensläufe sog. schizophrener Menschen widerspiegelt. So bleibt vorwiegend Negatives als das Unifizierende für die Kontamination so heteroge-ner Gestalten: Die Uneinheitlichkeit in Entstehung und Verlauf, das Fehlen einer einheitlichen prämorbiden Persönlichkeit, einer einheitlich erhebbaren Ursache, eines spezifischen körperlichen Korrelates, einer klar angebbaren genetischen Grundlage, einer einfachen therapeutischen Ansprechbarkeit. Das gemeinsam Charakteristische dieser schizophren genannten Menschengruppe war für Eugen BLEULER, ähnlich wie für KRAEPELIN, die *Zerspaltung der Persönlichkeit* und der *Autismus*. MINKOWSKI (1927) stellte den Autismus ganz in den Mittelpunkt seiner Betrachtung schizophrener Menschen. M. BLEULER zeigte, wie Autismus und Spaltung zwei Seiten derselben Münze sind und als Resultat eines Rückzugs, einer Selbstaufgabe, eines Zerbrechens des Ich im Lebenskampf verstanden werden können (M. BLEULER 1971, 1972, 1984).

Im späten 18. Jahrhundert und zu Beginn des 19. Jahrhunderts finden wir eine Fülle von Schriften mit zahlreichen Beschreibungen klinischer Zustandsbilder, in denen wir hin und hin unser heutiges kognitives Muster des „schizophren" Ge-nannten wiederzuerkennen meinen, freilich unter einer Fülle von verschiedenen Namen (Beispiele: PINEL 1801; HOFFBAUER 1802; ESQUIROL 1827, 1838; GUISLAIN 1838; HEINROTH 1818; IDELER 1835, 1838). FEUCHTERSLEBEN (1845, 290) sprach angesichts der damals vorgeschlagenen Namensfülle von einem „griechisch-latei-nischen Barbarismus der Terminologie". Um diese Fülle in den (kognitiven) Griff zu bekommen, suchte man nach den Kriterien der Ähnlichkeit der Zustandsbilder (Syndrome) und von Gemeinsamkeiten des Verlaufes zu einer ersten Nosologie

zu kommen. BAYLE (1822) konnte die progressive Paralyse als „Krankheit" herausarbeiten: kennzeichnendes Erscheinungsbild, typischer Verlauf, spezifisches
Substrat (chronische Arachnitis).

Die Idee der Krankheitseinheit, der *nosologischen Entität* war damit in der
Psychiatrie als wenigstens in manchen Bereichen verwirklichbar erschienen. Eine
„Nosologie" gründet auf „semiotischen, diagnostischen, prognostischen Momen-
ten", auf spezifischem Charakter, Prodromen, Verlauf, Stadien, Ausgang (HEIN-
ROTH 1818, 259).

Da bot sich die Gruppe der *Affekterkrankungen* zur Gruppierung als eigene
nosologische Entität an: Seit PINEL und ESQUIROL waren die Gemütserkrankun-
gen von Schwermut (Melancholie), Erregung bis Tobsucht, Übermut, Manie und
auch der Wechsel solcher Zustände im Lebenslauf ein und desselben Menschen
beschrieben. Diese heute mono- und bipolare Affekterkrankungen genannten
„Seelenstörungen" (Folie) benannte FALRET (1851) „folie circulaire", 1854 BAIL-
LARGER als „folie à double forme" (s. FISCHER-HOMBERGER 1968; SCHMIDT-DE-
GENHARD 1983).

Noch waren akut paranoid-halluzinatorische Zustandsbilder, die Verwirrten,
Gedächtnisgestörten, im Bewußtsein Zertrümmerten (IDELER 1835, 736), die Zerfahrenen, die psychomotorisch Gestörten, besonders auch die Wahnkranken, die,
die in einer „selbstgeschaffenen Welt" (IDELER 1835, 742) gefangen sind und den
„Roman ihrer selbst" (IDELER 1835, 627) leben, die Menschen, welche „ein in sich
geschlossenes systematisches Kunstwerk ausbilden" (FEUCHTERSLEBEN 1845, 301)
nosologisch nicht eingeordnet. Diese Psychopathien (damals synonym mit *Psychosen*, zum Psychosebegriff s. KINDT 1974) waren als *„psycho-physische Bezugs-
störungen"* aufgefaßt (a.a.O. 374), als „Persönlichkeitskrankheiten" (a.a.O. 348),
welche „leider allzu oft ihre Krankheitsquelle im Familienleben haben" (a.a.O.
364). Man wußte vom Menschen, welcher „durch einen falschen Lebensweg in
seinen Zustand geraten" war (HEINROTH 1835, 590), der „eine vollständige Spaltung des Bewußtseins in das Ich und das Nicht-Ich" (IDELER 1835, 192) erlitten
hatte. Man rang um die „genetische Ableitung der Formen des Wahnsinns"
(a.a.O. 539), bei denen ähnlich wie im Traum das „automatische Wirken der Ideenassoziationen" (a.a.O. 680), die „Auflösung des Bewußtseins in Trümmer"
(a.a.O. 735) anzeigte.

In einer Unterscheidung von „idiopathischen Seelenkrankheiten" (IDELER
1838, 199, entsprechend den funktionellen-endogenen Geisteskrankheiten am
Ende des 19. Jahrhunderts) und „sympathischen Seelenkrankheiten" (Begleiterscheinungen von Körperkrankheiten) ist die spätere Abgrenzung psychischer
Störungen als Begleiterscheinungen von erfaßbaren Körperkrankheiten von solchen vorbereitet, bei denen die innere Entwicklung irreleitender Leidenschaften
(HEINROTH, IDELER, FEUCHTERSLEBEN), d. h. die „gesteigerten Triebe, wenn sie die
Richtung auf ihr Objekt in solchem Grade festhalten, daß das Subjekt darunter
leidet" (FEUCHTERSLEBEN 1845, 145–146), mit „einer Methode im Wahnsinn"
(a.a.O. 301, vgl. SHAKESPEARE, Macbeth) „nach und nach eine Welt von Bildern
an die Stelle der Wirklichkeit setzen: Verrücktheit" (a.a.O. 310).

Der Grund für die Erkrankung: „Die ganze Lebensweise und Lebensgeschichte eines Menschen" (HEINROTH 1827, 553). Denn: „Der Lebenslauf des Menschen
ist die Geschichte seines Seelenlebens, und aus diesem Lebenslauf entwickelt sich,

wenn er abnorm ist, die Seelenstörung" (a.a.O. 568). Diesen Menschen, in denen die „ganze Persönlichkeit" (a.a.O. 358), die Person, das Ich des Menschen (a.a.O. 545) krankhaft ergriffen ist, wird man nur in einer biographisch-verstehenden Interpretation gerecht, welche diese frühen Psychodynamiker HEINROTH, IDELER, FEUCHTERSLEBEN, GUISLAIN (1838) vorgezeichnet haben. „Solange man aber noch die Seelenstörungen für organische Krankheiten hält, die zu ihrer völligen Beseitigung keine Umwandlung des inneren Menschen verlangen, wird man auch in der Hauptsache nicht vorwärtskommen" (HEINROTH 1827, 591). Für die Entstehung, in der Suche nach der Ursache mußte man die „*Totalität der Bedingungen*" (a.a.O. 174) ins Auge fassen. Seit ESQUIROL wurden Prädisposition, Ursache (einschließlich Heredität und mitbedingenden organischen Schäden) und Anlaß physischer und psychischer Natur unterschieden (ESQUIROL: in der deutschen Version 1827, 29/30). Die Prädisposition war somatologisch als „Lebensschwäche des Gehirns und der Nerven", psychologisch als „psychische Vulnerabilität" (CANSTATT 1841, 329; FEUCHTERSLEBEN 1845, 281) verstanden. Die „Disposition" liegt vor, wenn die „psychische Ökonomie schlecht beschaffen" ist (HEINROTH 1818, 189). Dabei war klar: „Der Prozeß der Seelentätigkeit bedarf des leiblichen Organismus und namentlich und zunächst der Integrität des Hirns" (a.a.O. 39). Aber immer ging es auch darum, der „psychologischen Entwicklungsgeschichte" (IDELER 1838, 19 u. 21) des „verdüsterten und zerrissenen Bewußtseins", entstanden als „gesetzmäßige Entwicklung organischer Gestalt" (IDELER 1847, 23), nachzuspüren.

Eine „*Entwicklungsreihe*" (IDELER 1838, 433) führt den Menschen in den Wahn, in welchem „die geheime Geschichte seines Verstandes und Herzens verborgen liegt" (a.a.O. 707). Darum gilt: „Studium des Wahnsinns heißt Studium des Menschen auch in nicht-krankem Zustand" (IDELER 1847, 14), „wie mit dem Mikroskop" (a.a.O. 20). Wir erinnern uns an das Wort von KUNZ (1931) über den Wahn als Selbstexplikation der schizophrenen Existenz. IDELER sagte uns schon: „Der Wahnsinn deckt die innersten Entwicklungsvorgänge aus dem früheren Leben auf ... aus welchem auch die Bedingungen der Heilung klar werden müssen" (IDELER 1847, 11).

Psychose als *Abwehr*: Die Tollheit (Manie): „Sie ist eine Bemühung der Seele, ein peinliches Gefühl abzustumpfen ... ein Erhaltungsinstinkt, welcher durch Anfälle von Zorn ... die Ursache entfernt oder zerstört, welche das physische oder psychische Wohl der Individuen zu trüben sucht" (GUISLAIN 1838, 59).

In den geschlossenen Wahnbildungen (Monomanien) ist „noch eine zusammenhängende Geistestätigkeit möglich" (IDELER 1838, 445). So gelingt Wahn als Ersatzwelt: Für den „egoistischen Wahn" gilt: „Überhaupt erbaute der Mensch in dieser Art des Wahns gerade das in überschwänglichem Maß, was ihm in der Wirklichkeit fehlte oder was er eingebüßt hat" (a.a.O. 503). Und die Begründung dafür: „Die unbefriedigte Leidenschaft zerschlägt im Bewußtsein die wirkliche Welt in Trümmer und erschafft eine neue, deren Gesetz eben ihr Interesse ist ..." (IDELER 1847, 8, vgl. dazu Eugen BLEULERs affektiv gesteuertes Wahnbedürfnis, 1911). So wird auch das Schöpferische in der Psychose deutlich: „Ist also der Wahnsinn der Untergang des Bewußtseins der wirklichen Welt in einer unendlichen Sehnsucht, welche sich eine neue Welt in Bildern und Begriffen schafft" (a.a.O. 10). HOFFBAUER (1802, 16) hatte schon gesagt: „Jeder Wahnsinnige hat seine eigene Welt" (vgl. Eugen BLEULER, 1911: Autismus). Die Psychose zeigt ein „angestrengtes Arbeiten an der Reorganisation des Bewußtseins" (IDELER 1847, 11).

In schwersten Fällen „bringt (der Wahnsinn) eine so völlige Auflösung aller Verhältnisse im Bewußtsein hervor, daß die Kranken sogar die Möglichkeit irgendeiner Existenz einbüßen (IDELER 1850, 416). In dieser „chaotischen Verwüstung des Bewußtseins" zerfällt die Geistestätigkeit in Trümmer ... bis zur unmittelbaren Selbstzerstörung (a.a.O. 416). Das ist das erschütternde Bild der Ich-Bewußtseinsdesintegration: „Die Verwirrtheit stellt gewöhnlich nur die Trümmer einer aus ihren tiefsten Fugen gewichenen und in unaufhaltsame Selbstzerstörung geratenen Seele dar..." (IDELER 1838, 729).

Selbst von der *interaktionalen Abhängigkeit der Psychopathologie* wußte man: daß die psychopathologischen Symptome dieser kranken Person von der Sozialsituation, vom menschlichen Gegenüber, vom Arzt mitbestimmt, ja hervorgerufen werden konnten. KAHLBAUM (1863, 85) sprach von der „Spaltung", von dem „Nebeneinander von gesund und krank" (vgl. Eugen BLEULER 1911: Doppelte Buchführung). Neben der „Alienation" gebe es „normales Denken" und beides konnte vom Arzt hervorgerufen werden (KAHLBAUM 1863, 85).

Die mit einer „grausamen Gemütsdisharmonie" einhergehende *„Veränderung des Ich-Bewußtseins"* (KAHLBAUM 1863, 101) kann zur „Erhöhung" und „Erniedrigung" des Ich führen, zur Besessenheit und Veränderung, Verwandlung des Ich-Bewußtseins (a.a.O. 102), sogar in einen Leichnam (vgl. Ich-Vitalitätsstörung), in ein unmenschliches Wesen, den Teufel (vgl. Ich-Identitätsstörung), oder der Kranke erlebt sich als „Spielball geheimnisvoller Mächte" (vgl. Ich-Aktivitätsstörung) oder er reagiert mit „Projektion nach außen" (a.a.O. 101).

GRIESINGER (1. Aufl. 1845, 3. Aufl. 1871) hat die Krankheit der Zersetzung des Ich (a.a.O. 114) mit ihrer Entfremdung, den Störungen des Gemeingefühls (80), dem „Riß in das Ich" (170), der Spaltung der Persönlichkeit (245) genau beschrieben. Darin zeigt sich, wie sich das Ich zur Wehr setzt oder eine Niederlage erleidet (267), während Melancholie ein „krankhaftes Insichsein", Manie ein „krankhaftes Außersichsein" (276) darstellen. Bei den Ich-Krankheiten besteht ein „Zwiespalt im Bewußtsein" (170) und ein „schmerzlicher Widerspruch mit der Außenwelt" (161–162). Das Leiden trifft „gespaltene Naturen" (163–164), denen in der Psychose Selbst und Welt verwandelt ist. „Eine schreckliche innere Angst ist der Grundzustand" (252).

Daß solche Verirrung eine sehr unterschiedliche *Prognose* hat, war damals schon klar (s. dazu PINEL, ESQUIROL, HEINROTH, IDELER u. v. a.).

Solche aufgrund einer inneren Entwicklungsgeschichte zustandegekommenen Krankheiten, in denen die irregeleiteten Selbstverteidigungsvorgänge zum Aufbau einer eigenen Welt im Bewußtsein oder aber, wenn sie nicht genügten, zur völligen Zertrümmerung des Bewußtseins führten, erforderten ein behutsames Begleiten, Eingehen, Mitgehen, Berichtigen, Helfen, die Wirklichkeit wieder zu erkennen und sich danach zu orientieren lernen, auch zur Arbeit Anregen: *„Man muß mit den Gestörten zusammenleben,* um sich die richtigen Begriffe über die Ursachen, die Symptome, den Verlauf, die Krisen und Ausgänge ihrer Krankheitszustände zu verschaffen und *um die unendliche Sorgfalt und die unzählbaren Einzelheiten zu schätzen, die die Behandlung erfordert"* (ESQUIROL in HEINROTHS Ausgabe 1827, 105). Eugen BLEULER kam auf den Lehrstuhl für Psychiatrie in Zürich, als das Zürchervolk einen der ihren als Seelenarzt wünschte (s. Manfred BLEULER 1973), und er lebte sein Leben lang mit seinen Kranken (s. die Lebensskizze von KLAESI 1956). Dieses heilsame Zusammenleben ist das schwer erreichbare Ziel der „moralischen" Behandlung, als welche man damals die heute sogenannte psychosoziale Therapie bezeichnete. Es ging darum: die *„Selbsthülfe der Natur* beachten und unterstützen" (ESQUIROL in HEINROTHS Ausgabe 1827, XII). Für eine solche Sicht ist die narzißtische Selbstherrlichkeit des Arztes als Gesundmacher fehl am Platz: „Der Ausdruck heilen beruht auf einer falschen Voraussetzung von dem Vermögen des Arztes, und darauf, daß man diesem zuschreibt, was auf die Rechnung des zwar erkrankten, aber immer noch selbsttätigen Lebens kommt" (HEINROTH 1818, II.Teil, 214). „Therapeutische Gewaltstreiche" (IDELER 1835, 287) sind da nicht am Platz. Sie würden die „psychischen Heilprozesse" (IDELER 1838, 658–660) nur stören. Denn: „Auch die Heilung des Wahns kann nur ein Werk psychischer Selbsttätigkeit sein, welche der Arzt bloß anregen und leiten soll" (a.a.O. 736).

Darum wettert IDELER auch gegen die therapeutische, vor allem pharmakologische Übereifrigkeit:
„Indes die meisten Ärzte sind der Polypharmazie in einem solchen Grade ergeben, daß sie in jedem krankhaften Zustand, auch wenn er unter gar keiner bestimmten nosologischen Form hervortritt, und überhaupt keinen präzisen Begriff über die in ihm obwaltenden Verhältnisse der Lebenstätigkeit gestattet, eine Herausforderung zum tätigen Eingreifen in letztere sehen, und es der Natur gar nicht zutrauen, daß sie von selbst einen Ausweg aus Mißverhältnissen finden werde, welche sie oft aus höheren Zwecken hervorbringen mußte, um so viele Verkehrtheiten der Menschen wieder gut zu machen" (a.a.O. 952). In dem Zusammenhang zitiert IDELER auch NEUMANN: „Das Kraut wächst gewiß nicht auf der Erde, das einem Menschen seine fixen Ideen aus dem Kopf treibt." Und: „Es ist überhaupt endlich einmal Zeit, daß man aufhöre, das Kräutlein oder Salz oder das Metall zu suchen, das … Manie, Blödsinn, Wahnsinn, Wut oder Leidenschaft kuriert …" (a.a.O. 951).

Die Behandlung muß sich allemal bemühen um die „Wiederherstellung und Stärkung des alten Ich" (GRIESINGER 1871, 495). Das Gesunde im Kranken, das alte Ich „soll gestärkt und gekräftigt, vor Unterdrückung und Zerfall bewahrt werden" (a.a.O. 499).

Wie viel vom heutigen Verständnis der schizophrenen Person (ausgesprochen z. B. bei Eugen BLEULER 1911; Manfred BLEULER 1971, 1972; WYRSCH 1956 u.a.), von den verflochtenen, vernetzten Entwicklungsbedingungen des Ich als einer vergänglichen und fragilen, krankheitsanfälligen Manifestation des inkarnierten Bewußtseins Mensch (psycho-physische Existenz), das sich souverän einer unilinear-kausalen, gar monokausalen Betrachtung entzieht, dem sich heute systemisches Denken zu nähern versucht (CIOMPI 1982), von den so wechselvollen Verläufen mit Austausch und Kombination von Symptomen und Syndromen, den „Übergangsformen" (IDELER 1838, 687), den möglichen, aber oft nicht ganz gelingenden Heilungen (ESQUIROL in HEINROTHS Bearbeitung 1827, 71 u. 72), der Gefahr der Chronifizierung (HEINROTH 1818, im Anhang 1825) und des Verfalles, von der Regression, dem „Herabsinken des psychischen Lebens und der Leistungsfähigkeit auf niedrigere Stufen", gar von Kindern, Tieren (KAHLBAUM 1863, 63) – wie viel davon ist schon in der ersten Hälfte des 19. Jahrhunderts bekannt! Selbst von Borderlines, die heute so modern anmuten, wußte man: „Jene

Zwischenzustände zwischen Geistesgesundheit und irrsinnigem Denken und Handeln" (KAHLBAUM 1863, 68).

Dieses germinative und kreative Stadium der Psychiatrie war offen für eine Fülle von Einsichten in gesundes und krankes Leben. Diese Fülle von Phänomenen machte Unbehagen und drängte nach Bewältigung: „Theorien sind gewöhnlich Übereilungen eines ungeduldigen Verstandes, der die Phänomene gerne los sein möchte und an ihre Stelle deswegen Bilder, Begriffe, ja oft nur Worte einschiebt" (Goethe: Maxime nr. 428). Solche Theorien gingen in zwei Richtungen: die immer größere *syndromatologisch-nosographische Aufsplitterung* einerseits, die unionistische Tendenz zur *Einheitspsychose* andererseits. Die Zusammenfassung der Seelenstörungen zu einer einzigen Einheitspsychose mit verschiedenen klinischen Bildern und mit gesetzmäßigen Verlaufsstadien von NEUMANN (1822), ZELLER (1840), GRIESINGER (1845), genügte aber dem Bedürfnis, die erfahrbare Welt von Psychotikern kognitiv und pragmatisch in den Griff zu bekommen, nicht. Man wollte Ursachen finden, möglichst kausale und kurativ direkt angehbare und auch vorbeugbare Ursachen. Je nach dem Menschenbild schieden sich darin die Kausalforscher. Manche historische Darstellungen überspitzen die Einseitigkeit der *Organiker* sowohl wie der *Psychiker*. Die Organiker postulierten Hirnkrankheiten als Grundlage jeder psychischen Störung (NASSE, FRIEDREICH, JAKOBI). Für MEYNERT (1890) ist die Psychiatrie die Lehre von den Erkrankungen des Vorderhirns in seinen Beziehungen zum Hirnstamm und den subkortikalen Organen (a.a.O. III). Psychopathologisch genannte Erfahrungen (wie Wahn) werden auf Hirnreize und Hirnrindenmechanismen zurückgeführt (142–153). Die organizistische Deutung ist heute formuliert morphologisch in Atrophievorstellungen, in Vermutungen über Virus-, Provirusinfekte, physiologisch in der Hypofrontalitätshypothese (INGVAR 1980), der Vorstellung von Hemisphärendysharmonie (FLOR-HENRY u. GRUZELIER 1983).

GRIESINGER wird zu Unrecht schlicht zu den Organikern gerechnet. Gewiß hat er geschrieben „Geisteskrankheiten sind Gehirnkrankheiten" (1871, 1), aber er schrieb auch (a.a.O. 169): „Die psychischen Ursachen halten wir für die häufigsten und ergiebigsten Quellen des Irreseins, sowohl was Vorbereitung wie die unmittelbare Erregung der Krankheit betrifft." Es ging um ein *psychophysiologisches Verstehen*. Schon HEINROTH (1827, 566) sah die „Krankheit der Person" zwar nicht als organische Krankheit an, aber doch „durch den Organismus vermittelt" und suchte „die Bedingungen der Zerstörung im leiblich-geistigen Wesen des Menschen". IDELER (1835, 39) folgte STAHL: „... daß das Wirken der Seele weit über ihr Bewußtsein hinaus in das körperliche Leben eingreift, um damit die Einsicht zu gewinnen, daß eine Menge von körperlichen Anomalien ihren alleinigen Erklärungsgrund in der Seele findet." Das ist Psychophysiologie: „So schlingt sich ein festes psychologisches Band durch seine (STAHLS) gesamte Pathologie und Nosologie." Mit dieser Anerkennung von, wie wir heute sagen würden, state dependent, nicht nosos-abhängigen, zustandskorrelierten Veränderungen des mentalen und des naturwissenschaftlich zugänglichen physischen Aspekts des Lebens (und der am selben Ort grundsätzlich schon vorgeschlagenen Psychosomatik, a.a.O. 91) ist vorweggenommen, was auch heute nach einer solchen Fülle von somatologischen, physiologischen, biochemischen, neuro-endokrinologischen Untersuchungen an schizophrenen Menschen gesagt werden kann. Es gibt keine spezifischen Körperbefunde, die nur für Schizophrene Gültigkeit hätten, die bei allen Schizophrenen nachgewiesen werden könnten. Sondern diese *Körperbefunde sind zustandsabhängig* und können bei ähnlichen mentalen Zuständen auch außerhalb dessen vorkommen, was heute der „Gruppe der Schizophrenien" zugerechnet wird. (Zu „endogen-exogen" s. LEWIS 1971; zur Systematik DE BOOR 1954; VLIE-GEN et al. 1975; KINDT 1980).

Doch das ärztlich-therapeutische sowohl wie das medizinisch-wissenschaftliche Streben drängte danach, getrennte Krankheitseinheiten nach Erscheinungs- und Verlaufsbild, nach anatomischer Begründung, Ursache und Ausgang zu finden. Da die anatomische Begründung bei den funktionellen Psychosen ausblieb, lag das Schwergewicht zunächst auf *Zustands- und Verlaufstypologien.*

Diesem Bemühen entstammt die Krankheitseinteilung von KAHLBAUM (1863), worin er schon eine Reihe von hebephrenen und katatonen Symptomen beschrieben hat, schließlich KAHLBAUMS Katatonie (1874) und seine Hebephrenie, welche sein Schüler HECKER 1871 beschrieb. Die alte Monomanie von PINEL, ESQUIROL mündete in GRIESINGERS (1845) „primäre Verrücktheit", in SNELLS (1865) Monomaniebegriff. Dazu kam MORELS (1860)[1] im jugendlichen Alter beginnende und zu schlechtem Ausgang führende „démence précoce", PICKS (1891) und DIEMS (1903) Dementia simplex. Sie alle hatten gemeinsam, daß mit den damaligen Methoden keine Körperkrankheit nachweisbar war, daß sie als Zustands-Verlaufstypen häufig zum Ausgang in Geistesschwäche, Blödsinn, chronische mentale Infirmität führten, unterschieden vom Schwachsinn im Sinne der heutigen Oligophrenie und von der Demenz im Sinne des heutigen psychoorganischen Syndroms.

Diese Gemeinsamkeit gab für KRAEPELIN 1896 und 1899 (in der 5. und 6. Aufl. seines Lehrbuches) die Begründung, alle diese Formen, ab 1903 auch die Dementia paranoides, unter dem Oberbegriff *Dementia praecox* zusammenzufassen. Eugen BLEULER stimmte ihm zu (1902) und schlug den Namen *„Schizophrenien"* vor (1908, 1911). Dieser unitarische Akt war möglich geworden durch die Dichotomie der funktionellen Psychosen in Dementia praecox mit frühem Beginn und schlechtem (aber nicht immer schlechtem) Verlauf und in die manisch-depressiven Erkrankungen, welche ohne „Verblödung" ausheilten. In seinem späteren Werk (1920) hat KRAEPELIN die strikte Trennung der beiden Gruppen wieder relativiert.

Doch der Decursus termini zeigt bis heute einen einförmigen Verlauf, das Festhalten an der traditionellen Nosologie, kein kreatives, innovatives de-lira-ire. Liegt das an der Tiefe der lira oder an denen, die darin eunt?

---

[1] Morel entwickelte in der Folge der älteren folie hereditaire von PINEL und ESQUIROL die *Degenerationshypothese*: die Annahme einer über die Generationen progressiv eskalierenden Entartung vom idealtypischen Urtyp des Menschen bis zur Auslöschung der Linie. Psychosen sind eine Stufe dieser Entartung. Diese Degenerationslehre spielt in vielen Verzweigungen bis ins 20. Jahrhundert hinein eine bestimmende Rolle, besonders auch bei KRAEPELIN und heute den Neokraepelinianern (s. HERMLE 1986; ZUBIN et al. 1985). Vor allem ist die Idee des lebenslänglichen, gar progredient deteriorierenden Krankseins damit verknüpft, also die Obsession mit der malignen Prognose, welche dann zu Abgrenzungen geheilter Fälle als uneigentliche Schizophrenie zwingt (s. S. 30).

C. Kranksein und Krankheit

I. Krankheits- und Heilungsverständnis kulturkennzeichnend

Da Krankheit – wie immer dieses Abstraktum konzipiert und gedeutet wird (und diese Deutung ist kennzeichnend für die Kultur) – eine Art von Leiden ist, muß das Verhältnis des Menschen zum Leiden bedacht werden. Die Einstellung des Menschen zu Leid und Krankheit in der profanen, säkularisierten, rational-technischen Zivilisation unserer Zeit wird gerade in der Gegenüberstellung zum Leidverständnis in der archaischen und heutigen indigenen präsäkularisierten, im weiten Sinn religiösen Gesellschaft deutlich. Die Weltgesundheitsorganisation, exemplarischer Exponent der derzeit dominierenden Kultur, versteht unter Gesundheit ein leiblich-seelisches Wohlbefinden, das wohl eher Paradieseseträume spiegelt als die Realität des Erdenlebens. Leid und Krankheit sind, als Störungen des Wohlbefindens, zu korrigierende Abnormitäten.

Demgegenüber steht die gegenwärtige und geschichtliche „Normalität des Leidens" (ELIADE 1984, 111) und die Bereitschaft, im Leiden Bedeutung und Sinn zu sehen, das Leiden in das kosmologisch-anthropologische System zu integrieren. Krankheit ist auch in der archaischen Kultur nicht Zufall, sondern begründet, verursacht, Gegebenheit übermenschlicher Ordnung (z. B. im Karma der universalen Kausalität). Und über diese Ursache konstruiert der Mensch sich Erklärungen. Welche dieser Erklärungen – das sind kognitive Verknüpfungen im Bewußtsein – wir mythisch nennen, spiegelt wiederum die Kultur (FABREGA 1979; KLEINMAN 1980; MURDOCK 1980).

Die rezenten rationalen Erklärungsversuche stehen in einer historischen Reihe mit den Mythen insofern, als sie immer temporär gültiger, vergänglicher Ausdruck des Ringens um die Einordnung in ein Ganzes, ein System sind. Der biologistische Erklärungsversuch nimmt „Geisteskrankheit" als „Natur"-Phänomen, welches eine morphologische oder physiologische Grundlage haben müsse, konzipiert teils im Kausalkonstrukt, teils im Konzept des psychophysischen Parallelismus. Der psychologistische Mythos nimmt das Bild der Libido, des psychischen Funktionsapparates oder das Regressionsmodell, oder „sieht" den Patienten als Exponenten einer pathologischen innerfamiliären Kommunikation. Nach der behaviouristischen Deutung ist Krankheitsverhalten nach erlernten Mustern geprägt. Der kulturalistische Erklärungsversuch sieht „Wahnsinn" als Kulturphänomen (z. B. FOUCAULT 1968; DEVEREUX 1974) oder deutet Krankheit im Sinne der Kulturanthropologie als Manifestation dessen, was die Kultur unterdrückt. Bei FOUCAULT schließlich ist die Herauskristallisation von psychiatrischen Krankheiten im heutigen Sinne als Artefakt, als Produkt der Sozialgeschichte imaginiert.

In einem durchaus ernsten und achtungsvollen Sinn ist auch unsere Wissenschaft ein – heute zeitgemäßer – Mythos über die Realität, dem eine Reihe von Untergruppen zuzuordnen sind, z. B. die absolutistische Trennung von Erklären und Verstehen (JASPERS 1913), von Reaktion (verständlich) und Prozeß (dem Verstehen nicht zugänglicher somatischer Vorgang) (JASPERS 1913) mit den unglücklichen Folgeerscheinungen, das von Eugen BLEULER so fruchtbar in die Schizophrenielehre eingeführte Bemühen um Verstehen mit dem dogmatischen Unverständlichkeitspostulat (JASPERS, Kurt SCHNEIDER, GRUHLE) zu verbannen. (Ob

„Verstehen" gelingt, liegt nicht nur an der Schwierigkeit des zu verstehenden Gegenstandes, sondern hängt auch ab von der Verstehensbereitschaft und -möglichkeit, der sinnschöpfenden und -verknüpfenden Potenz des Beobachters.) Freilich wurde auch dies zum Dünger einer anderen Entwicklung: der Bemühung um psychodynamisches Verstehen, welches in der intensiven Einzelpsychotherapie von schizophrenen Menschen zum praktischen Handlungsvollzug kam (z. B. FEDERN 1956; MÜLLER 1958; SEARLES 1965; BENEDETTI 1964, 1983), und zum phänomenologischen Bearbeiten (Hermeneutik, Exegese) schizophrener Existenz (BINSWANGER 1957; KUNZ 1931; KUHN 1963; WYRSCH 1949; BLANKENBURG 1971).

Was FEUCHTERSLEBEN (1845, 10) vom Ich sagte: „Wir können das Ich nicht begreifen, weil wir es selber sind", gilt noch mehr vom Bewußtsein. Der Mensch nimmt sich selbst und seine Welt nur in Bildern wahr, in vergänglichen Schöpfungen, Gestaltungen dessen, was wir Bewußtsein nennen. Der im Verlauf der phylogenetischen Entwicklung ausgebildete „Weltabbildungsapparat" (LORENZ 1973) gerät in der stürmischen kulturellen Evolution in Bedrängnis, so daß die Frage auftaucht, ob das in der bisherigen Stammesgeschichte entstandene kognitive Potential des Menschen auch der heute den Menschen erfahrbaren Welt gerecht werden kann (s. Evolutionäre Erkenntnistheorie, VOLLMER 1975; Entwicklungsgeschichte der Rationalität, RIEDL 1980), im besonderen, ob dieses Potential die Psychiater ausreichend für ihre Aufgabe ausstatte. In der Vergegenwärtigung der immer nur partikularen Perspektiven auf den Menschen und seine Welt wird die Realität relativiert zum intersubjektiven Überschneidungsbereich persönlich und kulturell determinierter Perzeption. Das „Wesen", die Wahrheit, der Glaube an die philosophische oder wissenschaftliche Annäherung an sie sind hoffnungsträchtige Ideen. Die kognitive Aufspaltung der Welt in Materie und Geist, des Menschen in Leib und Seele, die Bilder vom Ich und der Person des Menschen sind mythische Bilder, die Probleme schaffen, die weder philosophisch noch wissenschaftlich gelöst sind. Das Leib-Seele-Problem ist in dieser Perspektive ein Artefakt unseres Menschenbildes.

FEUCHTERSLEBEN (1845, 78) schrieb dazu: „Körper und Geist sind diese Abstraktion, jener erscheint am Menschen in concreto als Leib, dieser als Seele. Leib: der begeisterte Körper, Seele: der verkörperte Geist, beide im Phänomen innig eins und untrennbar."

Wir wissen vom lebendigen Menschen nur als von inkarniertem Bewußtsein und wir wissen im kommunikablen Sinn vom Bewußtsein nur auf dem Wege dieses „begeisterten Körpers". Auch der Begriff des Ich, ob er nun substanzartig vorgestellt oder in seinen Akten umkreist wird, ist ein Bild, eine temporäre Gestaltung des inkarnierten Bewußtseins (vgl. die buddhistische Annattalehre).

Literaturhinweis: Zum Wandel des Seelenbegriffes in der abendländischen Psychologie s. PONGRATZ (1984). Anthropologische Konzepte, besonders über das Selbst, auch nicht-westlicher Kulturen s. HEELAS u. LOCK (1981); über Bewußtsein, Geist, Psyche (mind) s. VAN ECKARTSBERG (1981).

Was als normal, anormal gilt, was in der eigenen Kultur als pathologisch („autopathologisch"), was in fremder als pathologisch („heteropathologisch") gilt, ist kulturbedingt (ACKERKNECHT 1943).

Ob und wie Leid und Krankheit in ein ideelles Ganzes des Bios – immer ein Bild, gestaltet vom beschränkten menschlichen Bewußtsein als einem Teil dieses

Bios – integriert werden kann, ob Leid nur das zu beseitigende Übel ist, oder ob ihm eine bedeutungsvolle, die Lebensführung unter Umständen berichtigende (schuldbefreiende, reinigende, erhöhende, erlösende) Bedeutung entnommen/gegeben (immer ein Akt) werden kann, unabhängig davon, ob der einzelne diesen Sinn auch bestehen kann oder daran scheitert, hängt letztlich vom anthropologisch-kosmologischen Bewußtseinshorizont des Menschen, seiner Kultur ab. Wie wir Krankheit verstehen, d. h. in das ideelle Ganze unseres Weltkonzeptes integrieren, was wir unter Therapie verstehen (betreuen, begleiten, beseitigen, korrigieren, zur Weltbewältigung beizutragen oder zum Wohlbefinden im Sinne der WHO zu verhelfen), darin dokumentiert sich Kultur: „La cura es el ser de la cultura" (Was wir unter Krankheit, Heilen, Heil verstehen, gibt Zeugnis vom Wesen der Kultur, LARRAYA 1982, IV, 277).

II. Krankheitskonzepte

1. Der pragmatische Aspekt:
Infirmität appelliert an therapeutisches Handeln

In der vorwissenschaftlichen, darum aber nicht weniger gültigen Alltagswelt meint „krank" einen sozial-, kulturrelativ bestimmten Grad von Hilfsbedürftigkeit, von Infirmität, ist der Krankheitsbegriff also ein eminent pragmatischer, welcher zu pflegerischem und therapeutischem Handeln einlädt. Die Frage, ob psychisch oder somatisch, ob Entität oder nicht, ist hier nicht gestellt (vgl. TSENG u. McDERMOTT 1981; SIEGLER u. OSMOND 1974: impaired model).

2. Das Morbuskonzept und seine Validitätskriterien

Die Medikalisierung aller menschlichen Beschwerden und allen Leidens und die Erfolge der naturwissenschaftlich-somatologischen Forschung führten in der heutigen wissenschaftlichen Psychiatrie zum Überwiegen des Konzeptes vom *Morbus*: Krankheit als eine Einheit von Erscheinungsbild im Quer- und Längsschnitt, von Entstehung (Ätiologie und Pathogenese), Prodromen, Manifestation, Verlauf, Ausgang, therapeutischer Ansprechbarkeit. Da die Ätiologie im somatologischen Morbusbegriff körperlich gedacht ist, dient der Aufweis einer bestimmten morphologischen oder physiologischen Störung zur Begründung der Entität. Im Bereich der psychischen Störungen in Zusammenhang mit Hirn- und allgemeinen Körperkrankheiten hat sich dieses Morbusmodell bewährt. BAYLES progressive Paralyse (1822) war die erste Heraushebung einer nosologischen Entität mit bestimmtem Bild und Verlauf, spezifischem Substrat (dessen Erregernatur allerdings erst viel später entdeckt wurde). Die Herausarbeitung des akuten exogenen Reaktionstyps, der hauptsächlichen Syndrome der „symptomatischen Psychosen im Gefolge von akuten Infektionen und inneren Erkrankungen" durch BONHOEFFER (1910), schien ein weiterer wichtiger Schritt, substratbezogene Psychopathologie auf symptomatologischer und syndromatologischer Ebene zu erfassen. Allerdings wurde bald deutlich, daß die mit dieser symptomatologischen

Zweiteilung nahegelegte Unterscheidung zwischen symptomatischen und funktionellen (ohne körperliches Substrat) Psychosen nicht allzuweit trug, da es keine Spezifität gab.

Der Polymorphismus der meisten psychischen Störungen, sowohl der vom Ausmaß dessen, was man heute nach den Kriterien des Lebensversagens, des Leidens, der Aufhebung des Realitätsbewußtseins und der Selbstverfügbarkeit und der Entfremdung unscharf Psychose nennt, als auch der weniger schweren Erlebnis- und Verhaltensstörungen, hat sich bis heute der Unterwerfung unter dieses Morbusmodell entzogen. Wir haben keine suffizienten Validitätskriterien für die Konstruktion von Krankheitseinheiten außerhalb der mit heutigen Methoden als in Zusammenhang mit Körperveränderungen auftretenden Erlebnis- und Verhaltensstörungen. Bei den seit MÖBIUS (1893) endogen genannten, sogenannten funktionellen (weil morphologisch nicht begründbaren) psychischen Störungen versagen die Morbuskriterien. Eine einheitliche Ursache ist nicht zu nennen, mag sie somatologisch, intraindividuell-psychologisch, kommunikationspsychologisch, familiendynamisch formuliert sein. Die Zuhilfenahme der mehrdimensionalen Betrachtung gab eine Idee von der individuell so vielgestaltigen Verflechtung möglicher Bedingungsfaktoren und ließ abrücken von der Fokussierung auf das Gewicht eines einzelnen kausativen Agens. Am weitesten ist diese Betrachtung in der heutigen systemischen Sicht gediehen (CIOMPI 1982). Und dennoch bleibt die Suche nach einer dominanten, entscheidenden, unabdingbaren Causa efficiens auch des systemisch interpretierten Entgleisens.

Das Erscheinungsbild dieser „funktionellen" Psychosen ist sehr vielgestaltig. Nach der Einschränkung der Begriffe Melancholie und Manie, der Darstellung der folie circulaire (FALRET 1851; BAILLARGER 1854) wurde die affektdominante Erkrankungsgruppe herausgenommen. Damit tauchte aber auch die Gefahr auf, daß das Affektive, sei es depressiv, ängstlich, dysphorisch, manisch oder wechselnd, bei dem abgetrennten Rest der Schizophrenien nicht mehr so wichtig genommen würde – was tatsächlich bei KRAEPELIN mit seinem Konzept der Dementia praecox, mehr noch bei den Kraepelinianern zu einer zunehmenden Ausgliederung der Affektivität und zu einer Dominanz der Idee von der Affektstörung im Sinne der Inadäquatheit und Verflachung führte. So rückten dann die Lehrbuchtypen der Affekterkrankungen und der Schizophrenien zwar im Text etwas mehr auseinander, bildeten aber die vielgestaltige und eben auch affektiv bewegte Wirklichkeit psychischen Krankseins immer schlechter ab. Aus dieser artefiziellen Trennung mit der Unterdrückung des Affektiven im Bereich der Schizophrenien mußte dann ein neues kognitives Muster, die diagnostische Bezeichnung Mischpsychose entstehen. Sie kann sehr wohl als Artefakt, als Folge der seit KRAEPELIN und BLEULER klassisch gewordenen Dichotomie der endogenen Psychosen verstanden werden.

Die im Quer- und Längsschnitt uneinheitliche Phänotypik der in der „Gruppe der Schizophrenien" zusammengefaßten Psychosen ist eine schlechte Grundlage für Entitätenbildung im Sinne des Morbus. Die Bilder der Hebephrenie, der Katatonie, des Paranoids, der Depression und der Manie, der Erregung und Reglosigkeit, sogar oneiroider Versunkenheit können sich im Quer- und Längsschnitt vergesellschaften. Das Ersterkrankungsalter ist weit gestreut. Die Entwicklung kann allmählich sein oder auch innerhalb von Stunden sich vollziehen. Die Dauer der Psychose und der Verlauf sind uneinheitlich. Im Einzelfall sind kaum brauchbare prognostische Aussagen zu machen. Am meisten bestätigt sich die ohnehin naheliegende, kaum als schizophreniespezifisch zu bezeichnende Feststellung, daß die Menschen, die schon vor der Psychosemanifestation in ihren Weltbewältigungsstrategien dysfunktionell sind, die schlechtesten Heilungsaussichten haben. Der Ausgang der sogenannten Schizophrenien ist so vielfältig und entzieht sich einer einfachen und klar nachvollziehbaren Reproduktion. somit sind weder aus dem polymorphen Erscheinungsbild noch aus den so heterogenen Verläufen und Ausgängen brauchbare Validisierungskriterien der Diagnose Schizophrenie zu gewinnen. Und was die somatischen Grundlagen anlangt, seien sie morphologisch oder physiologisch, biochemisch, neuroendokrinologisch, war, selbst mittels der modernsten Untersuchungsmethoden, keine spezifische Grundlage oder auch nur Korrelation nachzuweisen. Alle solchen Abweichungen kommen auch außerhalb der Schizophrenie genannten Gruppe vor.

Die therapeutische Ansprechbarkeit, selbst die auf Neuroleptika, ist kein spezifisches für die Abgrenzung einer nosologischen Entität brauchbares Klassifikationskriterium. Kein physikalisches oder chemisches oder psychologisches oder soziales Mittel kann regelhaft sogenanntes schizophrenes Erleben und Verhalten heilen. Und es gibt keine Maßnahme, sei es eine schamanische Seance, eine Handauflegung, Atem- oder Bewegungsübung, sei es eine pharmakologische (neben den Neuroleptika und Tranquilizern in einzelnen Fällen sogar Amphetamin, LSD, Lithium), sei es eine individuell psychotherapeutische, sei es eine soziotherapeutische (von der elementaren pflegerischen Betreuung bis zur Familientherapie) Heilmaßnahme, welche nicht einigen Kranken auch Besserung bringen könnte.

Seit der Entwicklung einer wissenschaftlichen Erbforschung (RÜDIN 1916; SHIELDS 1967; ROSENTHAL 1967) schien die statistisch überzufällige Häufung homotypischer Sekundärfälle unter den Blutsverwandten als Kriterium einer genetischen Entität dienlich. In der Verwandtschaft von Schizophrenen häufen sich schizophrene Sekundärfälle. Das gilt bis zu einem gewissen Grade selbst noch für die Einteilung in die alten klassischen Untergruppen. Die Zwillings- und die Adoptivstudien sind kräftige Argumente für die Erbhypothese. Die empirische Bestimmung von Erbgang und genetischer Grundlage ist bis heute nicht gelungen. Die Basis der hereditären Familienforschung ist immer noch die: Man sucht, ausgehend von phänomenologisch proteusartigen Gestalten, Sekundärfälle eben aus diesem zu beforschenden polymorphen Typus. Dabei ist das Verhältnis eines so polymorphen Phänotyps zu einem gesuchten Genotyp unbestimmt. Daher pendeln die Bewegungen der "would-be-lumpers" und "would-be-splitters" im Bereich der vielgestaltigen Gruppe der Schizophrenien weiter hin und her (McKUSIK 1969; FARMER et al. 1984).

3. Psychologische Deutungen

Experientielle Konzepte gehen von der Annahme aus, daß die Lebenserfahrung mit negativen Entwicklungseinflüssen zu Verletzlichkeit, Gefährdung, schließlich Krankheitsereignis führe, also pathogen sei, nicht nur pathoplastisch (BIRNBAUM 1923).

Die biographisch verstehende Ableitung der *Psychoanalyse* gehört hierher: Psychose dokumentiert einen Konflikt zwischen dem Ich/Selbst mit der Umwelt, während die Neurose als Konflikt des Ich mit dem Über-Ich gedeutet wird (FREUD 1924). Symptome sind Ausdruck der Abwehr (FREUD: Abwehrneuropsychosen 1893, 1896). Die Schwäche des Ich, auch Schwäche der libidinösen Besetzungen des Selbst, bedeutet, daß das Ich keine adäquaten, reifen Defensivstrategien einsetzen kann. Es muß daher zu sogenannten archaischen Abwehrmechanismen greifen: dem der Spaltung, der Externalisation, der Projektion. Die Spaltung ist also auch im Abwehrmodell als Lösungsversuch gedeutet. Diese zentrale Ich-Schwäche im psychoanalytischen Konzept bedeutet Unmöglichkeit zur adäquaten Verarbeitung, zu Sublimation, Verdrängung. Sie bedeutet weiter Non-Integration destruktiver psychischer Introjekte, so daß ein widerspruchsvolles zerstörerisches Selbstbild und eine radikal negative Selbstbewertung, eventuell alternierend mit narzißtischer Aufblähung resultiert. Ich-Schwäche bedeutet weiter mangelnde Egoifizierung von Umweltinformationen, mangelnde Steuerung von Es-Impulsen, überdimensionierte Über-Ich-Forderungen. Abgespaltene Introjekte werden externalisiert und erscheinen dem kranken Ich im Spiegel der Außenwelt als Verfolger (projektive Identifikation). In der psychoanalytischen Deutung sind es die Fixierungsphase I vom ersten bis zweiten Lebensmonat des primären Narzißmus (FREUD 1917, 437), die Fixierungsphase II der symbiotischen Mutter-Kind-Beziehung vom dritten bis zwölften Lebensmonat (Margreth MAHLER, 1951, 1968) und die Fixierungsphase III der Separation und Individuation vom dritten bis vierten Lebensjahr (Margreth MAHLER 1951, 1968), welche die Lebenslinie in Richtung Schizophrenie einspuren lassen. In der dreistufigen Charakterologie von KERNBERG (1976) entspricht der psychotische Charakter (FROSCH 1964) der niedersten Strukturebene der Charakterpathologie. Die ursprünglich nur intrapsychisch konzipierten Vorgänge, welche die Psychoanalyse supponiert, wurden erweitert zur Beachtung des intersubjektiven Geschehens (SULLIVAN 1953). Aus dieser Bewegung entstand die psychoanalytisch orientierte *Familiendynamik*, Schicksalsdrama der Antike in zeitgemäßer Terminologie.

Heute überblicken wir verschiedene *Zeitstufendeutungen: Postnatale Biographie* als Quelle der Pathologie: FREUD „sah" die Quelle der pathogenen Lebenserfahrung in der postnatalen Lebensgeschichte und dem persönlichen Unbewußten. C. G. JUNG (1907), stärker noch mytho-poetisch begabt, blieb zwar auch auf die postnatale Biographie beschränkt, erweiterte aber den Raum des Unbewußten um das menschengemeinsame, kollektive Unbewußte. Darin wurden Komplexe supponiert, welche wie pathogene Keime die Krankheit „Schizophrenie" hervorrufen könnten (allerdings mit der Annahme einer physischen Grundlage).

Peri-, antenatale, antekonzeptionelle Quellen der Pathologie: Der Psychoanalytiker RANK (1924) hatte „Das Trauma der Geburt" mit der postnatalen psychopathologischen Symptomatik in Beziehung gesetzt.

Heute sehen wir ein Wiederaufleben solcher Gedankengänge, erweitert noch um antenatale „Erfahrungen", gar das Aufgreifen des Reinkarnationsmythos. Unter dem Einfluß seiner Erfahrungen mit LSD-Therapien geriet GROF (1978) in solche Deutungen. Die Geburtsstadien werden zum Erfahrungsmodell für die ganze Breite des als psychopathologisch klassifizierten menschlichen Erlebens und Verhaltens. Parallelen zwischen Geburtsgeschehen (für den Neonatus), LSD-Erfahrungen und schizophrenen Erlebnissen werden gezogen – und zwar nicht etwa nur im Sinne von Analogien, sondern als Kausalkonstrukt. GROFS Klienten berichten von Rückführungen in das antenatale Leben, Identifikation mit menschlichen und tierischen stammesgeschichtlichen Ahnen, von Reinkarnationserfahrungen, schließlich transpersonalen Erlebnissen kosmischer Einheit und Leere. Da weitet sich die mythopoetische Schau über die Psychopathologie hinaus

in die Anthropologie und Kosmologie und zieht Verbindungen zu den Reinkarnations- und Kar-
malehren des Ostens.

Die grundsätzliche Ähnlichkeit der Erlebnisse von Gesunden in Bewußtseinszuständen außerhalb des mittleren Tageswachbewußtseins, mögen diese spontan oder (pharmakologisch,
nonpharmakologisch) induziert auftreten, und der Erlebnisinhalte von schizophren genannten
Menschen ist eine alte Einsicht. Damit ist aber noch nichts darüber gesagt, warum ein Mensch
diese Erfahrungen integrieren und eben gesund bleiben kann, ein anderer zerbricht. Die pathogenetische Ableitung vom Geburtsgeschehen und von vorgeburtlichen, gar antekonzeptionellen
Ereignissen ist außerhalb dessen, was heute als Wissenschaft gilt (sie nimmt auch die Entdeckung
eines neuen Paradigmas in Anspruch).

Von der *Kommunikationspsychologie zum systemischen Denken*: Für die Kommunikationspsychologie ist Krankheit die Folge von gestörten Kommunikations-
modi. Diese Bewegung hat sich dann zur systemischen Familientheorie weiterentwickelt. Die Herkunftsfamilie ist systemisch konzipiert als interdependentes ho-
möostatisches System. Die als pathogen deklarierte Familie „brauche" zur Erhaltung ihres prekären Gleichgewichts ein Mitglied als „Symptomträger". Dieser
Ansatz wird inner- und außerhalb der „Schizophrenien" gebraucht.

Behaviouristische Krankheitsdeutungen. Krankheitsverhalten ist gelernt: unangenehme Erfahrungen mit Mitmenschen geben Anlaß zu Ausweichversuchen
(Rückzug, Autismus, verwirrtes Reden, bizarres Verhalten). Bei den Schizophrenien hat der behaviouristische Zugang besonders für die Interpretation von Rezidiv und Chronifizierung Bedeutung erlangt (CIOMPI 1980). Krankheit enthebt
von Beanspruchung, Verantwortung, Verpflichtung, Schuld, Schande, stellt eine
Total-Exkulpation dar, welche unter Umständen ähnlich wie die Privilegien der
Krankenrolle, die Zuwendung, die Schonung so verführerisch wirken können,
daß ein Mensch in diesem Schonraum abgekapselt bleiben möchte.

4. Soziologische und sozialkritische Sicht

In der Dominanz des Morbus-Konzeptes wurden lange Zeit (bis sich die Soziologen, Anthropologen-Ethnologen, sozialkritische Kulturhistoriker, schließlich
die Antipsychiater zum Angriff aufmachten) andere Aspekte des Krankheitsbegriffes vernachlässigt.

Die Soziologen (seit DURKHEIMS Studie über den Selbstmord 1897) verwiesen
auf die Gleichsetzung von abnorm, deviant und psychisch gestört. Die gesell-
schaftlich bestimmte Norm entscheidet, was als gesund, was als krank gilt. Für
den sozialkritischen Ansatz ist die Diagnose ein Etikett, das mißliebigen, unbe-
quemen, unberechenbaren und damit potentiell als gefährlich erachteten Mitglie-
dern der Gesellschaft, die sich den gängigen Normen der Leistungskultur nicht
einfügen, sich ihnen nicht anpassen können oder wollen, angeheftet wird, um sie
auszustoßen, ihre Ausgliederung, Asylierung, unter Umständen Zwangsbehand-
lung zu rechtfertigen. Die Folge ist die Laufbahn des Gezeichneten (GOFFMAN
1961; SCHEFF 1973). Für die extremen Vertreter dieser Antipsychiatrie ist Geisteskrankheit (mental disorder), besonders Schizophrenie, ein Mythos, eine Erfindung der intoleranten Gesellschaft, um unbeliebte Mitglieder auszugliedern
(SZASZ 1961 a, b, 1970). Darin tönt Kritik an der bestehenden Gesellschaftsord-
nung an.

Die kulturanthropologische Bewegung der nordamerikanischen Ethnologie (um Ruth BENEDICT 1934) vermutete, daß in psychischen Störungen das zum Ausdruck komme, was die Kultur bei ihren „normalen" Vertretern verdränge. In einem weiteren Schritt der Kritik wurde dann die Gesellschaft selbst durch den Grad der Entfremdung, den sie in ihrer Normierung erreicht hatte, als krank erklärt und der „Geisteskranke" zum eigentlich Gesunden, der diese verrückte Welt der Normalen nicht mehr mitmachen wolle oder könne und darum auf eine innere Reise gehe, stilisiert (LAING 1960, 1967). Die glorifizierende Gleichsetzung von geisteskrank mit echt, eigentlich, unverfälscht skotomisierte den ganzen lebenspraktischen Krankheitswert des Versagens, des Leidens, der Hilfsbedürftigkeit, der Entfremdung und Einsamkeit des Kranken. In der Nähe solcher Umdeutung steht die Überhöhung der psychotischen Erfahrung als religiös-spirituelles Durchbruchserlebnis (Zusammenfassung darüber SCHARFETTER 1986).

5. Sozialpsychologische Perspektive:
Die Heilungsinteraktion und der Alienierte

Der den Gegebenheiten des Zusammenlebens nähere sozialpsychologische Ansatz beforschte, vor allem unter dem Einfluß der Ethnomedizin, das Interaktionsgeschehen zwischen Klient und Therapeut. Wir wurden wach auf die Frage, wie in bestimmten Kulturen Beschwerdebewußtsein, Behandlungsbedürftigkeit (*illness behaviour*, s. FEINSTEIN 1967) entstehe, geweckt und erhalten werde, welche Grade von Infirmität die Legitimation zur Einnahme der *Krankenrolle* mit ihren Privilegien (Darf-Normen) und mit ihren Verpflichtungen (Muß-Normen) zum Aufsuchen eines Heilers (health seeking process, s. CHRISMAN 1977), zur Kooperation im Therapieprozeß verleihe. Diese Forschungsrichtung ging dem Prozeß der therapeutischen Interaktion nach und führte schließlich zur Frage nach gemeinsamen kurativen Agentien in verschiedenen indigenen und säkularisierten Heilverfahren (FRANK 1981; KIEV 1964; KLEINMAN 1980).

Mit der Perspektive auf die Interaktion zwischen Heiler und Klient war die Frage nach der Möglichkeit aktiver, kooperativer Partizipation des Patienten an diesem Heilvorgang eingebracht. Und da zeigt sich, daß eine Gruppe von „Geisteskranken" der mitmenschlichen Gemeinsamkeit in einem Maße entrückt, so alieniert und isoliert ist, daß sie nur teilweise fähig und willens oder gar unfähig und unwillig sind, die Krankenrolle gemäß den kulturell vorgegebenen Normen einzunehmen und im Heilvorgang in einer therapeutisch-rekonstruktiven Weise mitzumachen. Diese Gruppe von Menschen ist die therapeutisch so schwer zugängliche (aber keineswegs schlechthin unzugängliche) Gruppe von Menschen, die in der Verirrung des desorganisierten Ich-Bewußtseins bis zur „Erschaffung einer eigenen Welt im Bewußtsein" (IDELER 1847, 8) gelangten (vgl. Autismus, E. BLEULER 1911).

6. Ethologische Fragestellung und Vulnerabilität

Der animistische, der magische und der astrologische Aspekt der Krankheitsdeutung hat heute nur mehr in Randkulturen und unter der Oberfläche der rationalen

Gesellschaft eine gewisse Bedeutung. Auch der uralte moralische Aspekt der Krankheit (Krankheit als Folge von verfehltem Leben) ist wegen der Vermischung mit christlichem Sünden- und Bußdenken nicht mehr akzeptiert.

HEINROTH (1818) schrieb unter den Titel seines „Lehrbuch der Störungen des Seelenlebens" das makabre Motto (in Griechisch): „Denn der Lohn der Sünde ist der Tod". Seelenstörungen sind für ihn die Folge von Sünde, von Verstoß gegen die gottgewollte Ordnung.

Wenn wir für das zeitgebundene Wort „Sünde" als Ursache der „Seelenkrankheit" und statt des heute anrüchigen Wortes „Moral" die schlichte ethologische Frage setzen: *Inwiefern lebt der Mensch im Verhältnis zu seinen Lebensmöglichkeiten falsch?* Überfordert er sich selbst durch ein zu hoch angesetztes ideales Ziel, durch Nonintegration des Über-Ich, durch ein unrealistisches Selbstbild, dem er nie Genüge tun kann, durch ungemäßes Umgehen mit den Dimensionen Nähe und Distanz (Symbiose und Separation), durch ein Ausklammern narzißtischer Tendenzen, deren Opfer er dann wird, so sind wir sehr viel näher einer therapeutisch relevanten Fragestellung. Diese ist dann ganz modern, wenn wir die eingeschränkten kognitiven Möglichkeiten mancher schizophrener Menschen bedenken, deren sich heute die Neuropsychologie annimmt und welche von lerntheoretischen Programmen des Neu- und Umlernens bis zum "training in social skills" in der Rehabilitation wichtig sind. Und mancher schizophrene Mensch, der gelernt hat, seine idiosynkratischen Vulnerabilitäten zu erkennen, auf frühe Warnzeichen zu achten, ein adäquates Vermeidungsverhalten sowohl wie bessere Copingstrategien zu erwerben, kommt besser durch sein postpsychotisches Leben. Mit diesen Stichworten sind wir beim aktuellen Konzept der *Vulnerabilität* von ZUBIN u. SPRING (1977). In moderner Sprache von Adaptations- und Copingstrategien wird da die alte Frage des schon prämorbid dysfunktionellen Verhaltens wieder aufgegriffen. Es bleibt offen, ob es eine spezifisch schizophrene Prädisposition gebe. Die prämorbide Persönlichkeit ist auf der deskriptiv erfaßbaren Ebene sehr uneinheitlich und erlaubt keine Aussage darüber, ob der betreffende Mensch je in seinem Leben in seinen basalen Ich-Bereichen desintegrieren werde. Daher haben wir auch keine Grundlage für eine echte Primärprävention. Dies wird noch verstärkt durch unser Unwissen darüber, was für protektive Faktoren bei einem potentiell vulnerablen Individuum vielleicht vor der Dekompensation bewahren könnten.

7. Krankheit und Selbstheilungsversuch

Ein weiterer Aspekt am Kranksein ist noch zu nennen, von dem in der Psychiatrie heute praktisch wenig Aufhebens gemacht wird. Es ist die alte Frage, wie weit die Symptome einer Krankheit als Ausdruck einer autotherapeutischen Anstrengung sinnvoll, d. h. auch therapeutisch handlungsrelevant interpretiert werden können. Allerdings zeigt eine so schwere Krankheit vom Ausmaß einer Psychose das Fehlen, das Versagen ausreichender Selbstheilungsmöglichkeiten an.

STAHL (Theoria medica 1708, ausführlich referiert bei IDELER 1835) hat diesen Gedanken auch für somatische Krankheiten ernstgenommen, LANGERMANN, der Lehrer IDELERS, hat ihn für die Psychiatrie aufgegriffen und IDELER selbst, den wir als wichtigen frühen Vertreter psychodynamischer Wahninterpretation anerkennen dürfen, hat ihn mehrfach klar formuliert.

„Denn Krankheit ist nicht Leiden der unterliegenden, sondern heilkräftiges Streben der gegen Schädlichkeiten ankämpfenden Natur" (a.a.O. 86).

„Krankheit als eigenmächtige und wohlgeregelte Abwehr der Natur gegen Störungen", „ihre unleugbare Heilkraft" (a.a.O. 87).

„Natürlich steht diese Anstrengung im geraden Verhältnis zur Größe der Schädlichkeit, und für krankhaft kann man sie erst dann halten, wenn sie sich zur Erreichung ihres Zwecks überbietet, oder hinter demselben zurückbleibt, oder durch Nebenumstände, durch fehlerhafte Angewöhnung, oder andere Ursachen irregeleitet, von demselben abweicht" (a.a.O. 88).

„..., daß das Wesentliche, der eigentliche Keim, aus welchem die Heilkunde sich entwickeln sollte, so gänzlich übersehen, und dadurch jene blinde Empirie erzeugt worden ist, welche die heilbringenden Erscheinungen in Krankheiten mit ihren Hindernissen verwechselnd, auf jene die verwegensten Angriffe richtet, anstatt letztere aus dem Wege zu räumen" (IDELER 1938, 23). IDELER wußte um die angestrengten Selbstrettungsmaßnahmen:

„Ist also der Wahnsinn in seiner weitesten Bedeutung der Untergang des Bewußtseins der wirklichen Welt in einer unendlichen Sehnsucht, welche sich eine neue Welt in Bildern und Begriffen erschafft, in denen sie sich zu befriedigen strebt; so erhellt daraus schon, daß durch ihn die gesammte Seelenthätigkeit sowohl im Bezug auf die Vorstellungen als Willensantriebe in die höchste Spannung versetzt wird, welche somit den unmittelbaren Gegensatz zu jener irrthümlichen Ansicht von einem passiven Verhalten der Seele während des ersteren ausspricht. Oft freilich sind die Mißverhältnisse, in welcher der Geist durch sein gänzliches Losreißen von seinem bisherigen durch die Wirklichkeit bedingten Vorstellungen versetzt wird, zu groß, als daß er sich unter den Trümmern der in seinem Bewußtsein zusammengestürzten Weltordnung zurecht finden könnte" (1847, 10).

Selbst bei chronisch Kranken ist diese Anstrengung des Bewußtseins noch zu vermuten:

„Indes wenn auch viele Wahnsinnige an ihrem bisherigen Leben so vollständig irre werden, daß sie nur in faselnder, sinnloser Rede noch ihre Verlegenheit und Unbeholfenheit aussprechen können ... so arbeiten doch die meisten so unablässig und angestrengt an einer Reorganisation ihres Bewußtseins, natürlich im Sinne der sie beherrschenden maaßlosen Sehnsucht, daß sie dabei oft eine logisch dialektische Meisterschaft, ein bis zum wahren Dichtertalent gesteigertes Wirken der Phantasie beurkunden, und mit Hülfe beider ein Zauberreich von Vorstellungen hervorrufen, dessen kühnen Verhältnissen, großartiger Bedeutung, ja idealer Verklärung man seine Bewunderung nicht versagen kann" (a.a.O. 10–11).

KLAESI (1922) und M. MÜLLER (1930) haben solche Gedanken aufgegriffen und heute gibt es Ansätze zu einer Systematik solcher Selbsthilfemaßnahmen (Zusammenfassung s. SCHARFETTER 1986, 65).

D. Diagnose und Diagnostik

I. Diagnosen: Persönlich und zeitgeschichtlich determinierte, erlernbare kognitive Muster

Diagnosen sind Namensgebungen für Gestalten: Diagnosen sind Bezeichnungen (Sprachregelung) für als „Gestalten" herausgehobene „Bilder". Die Diagnose ist also zweigliedrig: Zuerst wird eine „Gestalt", ein kognitives Muster, ein Typ geschaffen, gesehen, erkannt, dann mit einem Namen belegt. Beides ist zunächst im einzelnen Psychiater in Abhängigkeit von seiner Person, seiner Erfahrung, seiner Interaktion mit Patienten, mit Menschen überhaupt, seinem Menschen- und Weltbild, seiner Einbettung in oder Abhebung von zeitgeschichtlichen Strömungen seines Faches entstanden. Am einzelnen Diagnostiker wird es in erster Linie auch liegen, ob er mehr zu kategorialer Klassifikation oder zum dimensionalen

Konzept neigt (KENDELL 1975). Diagnosen sind bestimmte „Sehmuster", kognitive Muster, deren Verhältnis zur Wirklichkeit des als krank bezeichneten, hilfsbedürftigen Menschen zunächst offen ist. Zweitens sind Diagnosen Namensapplikationen: Meist ist ein Kunstwort, ein Neologismus, welches als Etikette dient. Und es ist ein Sinn darin, daß es ein Kunstwort ist, ist das Gesehene und Bezeichnete doch auch nicht ein natürliches, sondern ein künstliches. Es ist ein Resultat von Gestaltbildung, Interpretation, Intersubjektivität, Selektion (s. Abschnitt D. III.).

Diagnosen sind also kognitive Muster, die zunächst der einzelne Berufsmann in einem neurophysiologisch-gestaltpsychologischen Prozeß des Mustersehens als Typus (= Gestalt) in sich erschafft und dann benennt. Diagnosen sind zunächst *individuelle Gestaltungen*, Setzungen, deren Verhältnis zur vermuteten Wirklichkeit offen ist.

Insofern der einzelne nicht insulären Charakter hat, sondern in dem Strom der geschichtlichen Wandlungen kognitiver und handelnder Auseinandersetzung des Menschen mit der vorgefundenen Welt steht, sind seine Sehmuster und Bezeichnungen auch kulturelle Hervorbringungen. *Diagnosen sind kulturelle, kognitiv-linguistische Konventionen* von instrumentalem Charakter, begrenzt gültig für bestimmte, jeweils klar zu stellende Zwecke (Ad Konvention s. JANZARIK 1978).

Diagnosen sind Lehrtraditionen: Sofern der Fachmann, der als Diagnostiker funktioniert, Schriftsteller oder Lehrer ist, gibt er seine diagnostischen Schablonen mit ihrer Bezeichnung als Schulmeinung weiter. Die diagnostische Leitbilder genannten kognitiven Muster erwirbt der einzelne im Sozialisationsprozeß seiner Professionalisierung zum Experten, stülpt sie der Polymorphie des Vorfindbaren wie Kuchenformen über, selektioniert und abstrahiert dabei also von der lebendigen Vielfalt – und „findet" das, was er sucht.

Das Autoritäts-Subordinationsverhältnis Lehrer–Schüler fördert die Suggestionswirkung auf den Untergebenen, auch zu sehen, was der Meister sah, und es gleich zu benennen. Übereinstimmung ist das Maß der Ergebenheit, kraß formuliert: der Non-Originalität des Sehens. Sie dokumentiert, daß der Schüler die diagnostische Autorität anerkennt, daß er sich ihr unterwirft. Tatsächlich sind *Diagnosen*, d. h. also die Applikation eines Namens (Kunstwort) für selektiv gestaltete Zustandsbilder, allenfalls Verlaufsgestalten, *autoritäre dogmatische Setzungen*. Das bleiben sie auch dann, wenn sie untersucherunabhängig vom Computer erstellt sind. Als solche Festlegungen haben sie ihre Geschichte von Akzeptanz und Konformität der Getreuen einerseits, von Opposition und neologistischer Eigenkreation im Ablösungs- und Verselbständigungsbemühen der Abtrünnigen andererseits.

Die *Standardisierung der Erhebung, Computerisierung der Diagnose*: Die diagnostische Übereinstimmung verschiedener Schulen, verschiedener Länder ist nicht gut (vgl. US-UK-Study, COOPER et al. 1972). Heute versucht man, die internationale Übereinstimmung im Sehen und Bezeichnen zu verbessern. Dazu konstruiert man Fragebogen zur Erhebung des psychopathologischen Befundes (welche ein interaktionelles Geschehen programmartig festlegen sollen) als Material für eine vom Computer erstellte Diagnose (LORR et al. 1963; SPITZER et al. 1974; WING et al. 1974). Auch interaktionelles Geschehen soll so zum Gegenstand objektivierbarer Empirie werden, möglichst unabhängig von der Person des Untersuchers, der von ihm geschaffenen Situation, der von ihm benützten Technik der Befragung usw. Die Übereinstimmung verschiedener Untersucher, Interraterreliabilität, ist heute ein hohes Ziel.

Reliabilität und Validität: Die intersubjektive Übereinstimmung im Mustersuchen und -bezeichnen, die sogenannte Reliabilität einer Diagnose sagt nichts Sicheres über die Validität des Diagnostizierten. Gute Reliabilität bedeutet nur, daß die kognitiven Muster relativ einfach durch Training erworben, erlernt und von den so Trainierten einigermaßen stabil angewendet werden können. Die gesuchte „Sache" ist aufgrund der Zahl übereinstimmender Antworten aber nicht „wahrer" als Entität erkannt. Insofern ist die International Pilot Study of Schizophrenia der World Health Organisation (1973) keine Bestätigung dafür, daß es Schizophrenie als einheitliche Krankheitsgruppe gibt. Es wird damit nur dokumentiert, daß nach derzeit in der Wissenschaft akzeptiertem psychopathologischen Verständnis trainierte Psychiater verschiedener Länder, kognitiv geeicht, festgelegt mittels eines Fragebogens zu einigermaßen einheitlichem Wiedererkennen erlernter Muster auf der Symptom-, Syndrom-, Diagnoseebene (diese durch Computer evaluiert) trainiert werden können. Damit ist die Hoffnung begründet, daß sie auch einigermaßen dieselben kognitiven Muster meinen, wenn sie sich untereinander über „Schizophrenie" sprachlich verständigen. Das ist nicht wenig!

II. Das Verhältnis von Kranksein und Krankheit zur Diagnose

Psychiatrische Krankheiten sind zunächst, vorwissenschaftlich, zum Handeln auffordernde Infirmitäten mit Versagen der Lebensbewältigung, Leiden, Verlust der intersubjektiv kommunikablen Realität, mit Sich-Abschließen in einer eigenen Welt mit der Folge von Alienation und Isolation. Diese Infirmitäten müssen differenziert werden. Die Psychiater bilden sich dazu verschiedene Konzepte, Interpretationen, Erklärungen, Kausalmodelle, die aber alle nur Perspektiven auf die „Sache", den kranken Menschen, darstellen.

Die Diagnose ist die Bezeichnung für Gestalten, Muster, Typen, welche aus einer bestimmten Perspektive in einem selektionierenden und gestaltbildenden Prozeß herausgehoben werden (s. Abschnitt D. III.). Sie treffen also nur Teile, Aspekte, Ansichten aus einem bestimmten Blickwinkel. Das Ganze, die Existenz des nach bestimmten Kriterien schizophren genannten Menschen ist nur zu umkreisen, kann Gegenstand der Auslegung, der Hermeneutik, der Exegese werden (s. Existenzanalyse, Daseinsanalyse, psychiatrische Anthropologie). Aber damit ist kein Morbus im Sinne der medizinisch-somatologischen Wissenschaft getroffen.

Zwischen der Diagnose und dem als krank bezeichneten Menschen ist immer ein Abstand und zwischen der Diagnose und dem hypostasierten Morbus ist auch keine gerade einfache Gleichsetzung möglich. Die bisherige Geschichte der Schizophrenieforschung zeigt, daß die Schizophrenien im heutigen Sinne sich einer Morbus-Hypostasierung entziehen.

Wenn die Diagnose „Schizophrenie" das durch psychologische Interpretation im Lichte einer heute gängigen Theorie gewonnene Kernstück, die Zerspaltenheit der Person, die Ich-Psychopathologie trifft, so ist damit noch nicht gesagt, daß dieses ich-psychopathologische Ereignis „Schizophrenie" auch einer einheitlichen Ursache, Entstehung, Verlaufsgeschichte zugeordnet werden kann, daß daraus also ein „Morbus" im medizinischen Sinne konstruiert werden kann.

Die Feststellung „schizophren" erlaubt wohl einen globalen Hinweis auf die – flüchtige oder länger währende – Schwere der Ich-Pathologie eines Menschen, sagt aber sonst weniger über die Lebensgestalt eines Subjektes, als in der Zoologie die Bezeichnung „Paarhufer" für ein Tier darüber Auskunft gibt, ob es sich um ein Rind, eine Gazelle oder ein Schwein handelt.

III. Psychopathologie: Selektion, Interpretation, intersubjektive Abhängigkeit

Psychopathologische Symptome als hypothetische kleinste Beschreibungseinheiten sind das, was für das Auge des Untersuchers, welcher ein bestimmtes Normenbild einbringt und bestimmte Suchmuster internalisiert hat, aus dem Bereich des gewöhnlich Alltäglichen an Erleben und Verhalten (Norm) herausragt. Dies ist keine festgelegte interpretationsfreie Größe. Ein Symptom kann nur im Gesamtzusammenhang eingeordnet und bewertet werden. Da ist viel Raum für den Prozeß der Auswahl, der Gestaltung, der Gewichtung, der Deutung. Dabei sind gestaltpsychologische Vorgänge der Ergänzung unvollständiger oder unklarer Gestalten, der Umformung im Sinne des Gesuchten anzunehmen. Ferner: Viele psychopathologische Symptome sind wesentlich von der Sozialsituation des Patienten mitbestimmt, worauf KAHLBAUM (1863, 85) für das Symptom der Spaltung und der doppelten Buchführung (E. BLEULER 1911) schon hingewiesen hat. In neuerer Zeit hat GLATZEL (1978, 244) das Thema der interaktionalen Abhängigkeit der Psychopathologie ausgearbeitet. Der Arzt bestimmt mit, was der Kranke erlebt und was davon er kommuniziert. Und er bestimmt mit, wieweit Introspektionsfähigkeit und Sprachfähigkeit des Patienten geweckt werden können. Der Untersucher trägt also wesentlich zum Befund bei, nicht nur zu seiner Bewertung.

Der Unterschied der Anschauung von Symptomatik und der Beurteilung auf der Symptom- und Syndromebene (gar nicht zu reden von der Diagnostik) zwischen verschiedenen Psychiatern ist oft erstaunlich groß und spiegelt sich in den Werken psychiatrischer Schriftsteller. Die kühl distanzierte Haltung, mit der KRAEPELIN seine Kranken wie Ausstellungsobjekte in der Vorlesung vorführte (s. seine Vorlesungen 1905), überhaupt der Stil einer Universitätsklinik seiner Zeit mit dem riesigen Sozialabstand zwischen dem Geheimrat als Klinikleiter und seinen Untergebenen und noch einmal größer zu „seinen" Kranken mußte ein anderes Anschauungs-„Material" konstellieren, indem zum Beispiel der ganze Bereich der Affektivität der Kranken zurückgedrängt, gar ausgeblendet wurde, was wohl wesentlich beigetragen hat zu der unglücklichen Lehrmeinung, Schizophrene müßten immer affektgestört sein, als etwa EUGEN und MANFRED BLEULER gewinnen konnten, welche mit ihren Familien jahrzehntelang mit den Kranken im gleichen Haus wohnten.

Zur Sozialabhängigkeit der Psychopathologie gehört auch die *Reziprozität zwischen „Symptomträger" und Umgebung*, der Gedanke, daß schwieriges Wesen auch schwierige Gegenreaktionen gegen den „Sender" provoziert, und daß es so zu einer Eskalation der Symptomatik kommen kann.

Ferner ist zu bedenken, daß es sich bei psychopathologischen Phänomenen um einen besonderen Wirklichkeitsbereich, eine Anomalie gegenüber der Norm der Erlebnis- und Verhaltensweisen im mittleren Tageswachbewußtsein der Menschen einer bestimmten Kultur handelt, für welche wir nicht einen evolutiv bewährten „Weltabbildungsapparat" (LORENZ 1973) entwickelt haben. Dieser ist geeicht für „Normales", phylogentisch-evolutiv Dienliches. Anomalien werden entweder ausgeblendet (bei großer sozialer Nähe, „Identifikation") oder akzentuiert wahrgenommen. Es ist eine gewissermaßen künstliche Wirklichkeit, die in der Untersuchungssituation geschaffen wird, schon gar bei Verwendung von Fragebogen an Patienten, um deren Gedeihen und Heilen der Untersucher sich sonst nicht kümmern muß, eine Wirklichkeit, die auch nicht Widerstand leistet gegenüber Fehleinschätzungen (wie das in der Überlebensbewährungsprobe der Evolution geschieht). Und psychopathologische Phänomene haben auch keine Verteidigungsmöglichkeiten gegen Fragmentierungen, Skotomisierung, Verbiegung und Umformung nach vorgegebenen indoktrinierten Suchmustern.

So verstehen wir, daß POPPER (1963) sagte:

"Clinical observations like all other observations, are interpretations in the light of theories".

KURT SCHNEIDER schrieb von der psychiatrischen Diagnose (1939 b, 5). „Es handelt sich dabei ja nicht um ein Addieren und Kombinieren objektiv faßbarer und zeigbarer Symptome wie bei der körperlichen Diagnose, sondern um die Bewertung von Aussagen, um die Verwertung des Verhaltens und Benehmens des Untersuchten und der Eindrücke des Untersuchers … Die unumstößliche Tatsache, daß die Erfassung psychischer Symptome auf einer methodisch völlig anderen Ebene steht als die Erfassung körperlicher Krankheitszeichen, wird vielen Ärzten niemals klar. Pupillendifferenz und Angaben über Stimmen steht für sie in der gleichen Reihe."

IV. Diagnostische Kriterien und Abgrenzung der Schizophrenien

EMIL KRAEPELIN (1854–1925)

KRAEPELINs Weg durch die Psychiatrie ist ein achtbares Bemühen und Ringen, durchaus mit Selbstkritik und Bescheidenheit hinsichtlich des „Notbehelfes" (1905), den Begriff der Dementia praecox als „vorläufige Verständigung" einzuführen (KRAEPELIN 1983, KOLLE 1956, 175; PAULEIKHOFF 1983, Bd. 3). Andererseits ist sein wissenschaftliches Leben auch Ausdruck eines kühnen Umgangs mit der Vielgestaltigkeit der Erscheinungen, welche ihm im dialektischen Denken den *Teilungsakt* (Dichotomia) in Affektpsychosen und Dementia praecox sowohl wie auch die *einigende Gestaltung* (Enosis) einer Krankheit Dementia praecox erlaubte. Trotz seiner Weltreisen, aufgrund welcher ihn spätere Autoren zum „Begründer" der transkulturellen Psychiatrie deklarierten (obwohl z. B. FEUCHTERSLEBEN 1845, 13, die Ethnographie bereits als eine Quelle der Seelenkunde neben Geschichte und Biographie genannt hatte), blieb KRAEPELIN in starker kulturell gebundener Perspektive. Denn einem Forscher, der einen Morbus Dementia praecox als konzeptuellen Ausgangspunkt sowohl wie als kognitives Ziel hat, wird sich die Vielgestaltigkeit des menschenmöglichen Psychotisch-Seins eben diesen Mustern zuordnen. Das sehen wir heute auch in der Tradition der Kraepelinianer, sofern sie ihre Aufmerksamkeit auf andere Kulturen richten. Wir erkennen heute zum Beispiel die kognitiven Muster Hebephrenie, paranoide Schizophrenie, Katatonie usw. in den Fallbeschreibungen der alten Autoren wieder; und wir glauben auch einiges davon an den Kranken anderer Kulturen oder in den altindischen Schriften zur ayurvedischen Medizin über „Unmada Roga" (das ist die Bezeichnung für Geisteskrankheiten) zu erkennen. Aber wir könnten aus diesen Beschreibungen, die vor der Aufstellung der uns heute prägenden Wahrnehmungsmuster entstanden sind, nicht selbst diese Typisierung gestalten.

KRAEPELIN ging einen weiten Weg von der Forderung nach einer „Mechanik der Geisteskrankheiten" (2. Aufl. des Lehrbuches 1887, 209) bis zur Anerkennung, daß bei allem Gewicht, das der Hirnforschung zu geben war, doch das einzelne psychotische Symptom nicht nur auf eine Hirnveränderung zu beziehen sein könne, sondern daß dabei die gesamte Persönlichkeit des Kranken für die Deutung mit einzubeziehen sei. Ja er räumte sogar ein, daß die inneren Erlebnisse in der Selbstschilderung der Kranken bedeutungsvoll seien (1920), sowie er in den letzten Jahren auch die Gültigkeit seines Dichotomierungsaktes relativierte.

In dem Begriff Dementia praecox war von Anfang an die *ominöse Prognose* eingebaut, trotz älterer (z. B. KAHLBAUMS) Feststellung von gar nicht so seltenen Heilungen. Diese negative Zukunftssicht, der Ausgang in Verblödung, hatte sogar Übergewicht über die aktuellen Zustandsbilder. Diese Obsession durch die negative Prognose geht sogar so weit, daß KRAEPELIN bei seiner Gruppierung die geheilten Fälle ausklammert (Lehrbuch, 8. Aufl. 1913, 762).

1905 (577) schrieb er: „Die Bezeichnung Dementia praecox wählte ich deswegen, weil sie nichts weiter enthielt als die üble Prognose und die Entwicklung des Leidens im jugendlichen Alter, zwei Kennzeichen, die mir damals für die neuumschriebene Krankheitsgruppe zuzutreffen schienen." Er gab zu, daß mit der Dementia praecox kaum eine einheitliche Krankheit getroffen sei (a.a.O. 579): „Schon der riesige Umfang der Dementia praecox muß uns die Wahrscheinlichkeit nahelegen, daß wir es hier nicht mit einer einheitlichen Krankheit, sondern mit einer Gruppe von Störungen zu tun haben, deren einzelne Formen voneinander abzugrenzen sind." Auch diese Abgrenzung der Dementia praecox nach außen sowohl gegen das manisch-depressive Kranksein, wobei besonders „das Gemisch von Krankheitszeichen beider Psychosen" (1913, 949) nicht zu übersehen war, wie die Unterteilungsversuche nach innen werden als „schwierig" bezeichnet: „Die klinische Einzeldarstellung des großen Gebietes der Dementia praecox stößt auf erhebliche Schwierigkeiten, weil die Abgrenzung der verschiedenen Krankheitsbilder nur künstlich durchführbar ist" (a.a.O. 761).

Seine *Symptomaufzählung* der „endogenen Verblödungen" (1913) blieb schulisch prägend. Zwar setzt KRAEPELIN an den Anfang der Schilderung eine psychologische Deutung des gemeinsamen Merkmales (a.a.O. 668): „Die eigenartige Zerstörung des inneren Zusammenhangs der psychischen Persönlichkeit mit vorwiegender Schädigung des Gemütslebens und des Willens". Dieser „eigenartigen Zerstörung" hypostasierte er einen „einheitlichen Krankheitsvorgang" (a.a.O. 669). Die Symptomaufzählung geschah ohne den Erweis eines inneren Zusammenhangs, bezogen auf die Person (a.a.O. 670 ff.). KRAEPELIN versuchte keine theoretische Gruppierung der vielfältigen Symptome (wie etwa BLEULERS Einteilung in primär/sekundär, welche KRAEPELIN für eine „rein künstliche" hielt, a.a.O. 935), und auch keine pragmatische Gruppierung hinsichtlich des Gewichtes für die Diagnose (wie später Kurt SCHNEIDER in seiner Einteilung in erstrangige und zweitrangige Symptome). Statt dessen beschrieb KRAEPELIN, was sich ihm an inneren Bildern über die Lebensgestalt solcher Menschen ergeben hatte.

Immer wieder wird die „*Schädigung des Gemütslebens*" (a.a.O. 668) hervorgehoben. „Sehr auffallende und tiefgreifende Schäden spielen sich regelmäßig im Gemütsleben unserer Kranken ab." Er spricht von der gemütlichen Stumpfheit, Gleichgültigkeit, von grundlosem Lachen, Verlust des Mitleids, Schwinden des Feingefühls, von paradoxen Gefühlen. Dies blieb für ihn eindrucksmäßig überwiegend, obwohl er an zahlreichen Stellen von der depressiven, der manischen, der ängstlichen Verstimmung dieser Menschen sprach.

Die Kraepelinschen *Untergruppen* mit ihrer historischen Wurzel genau aufzuführen, ist hier nicht angebracht, sah er doch selbst die Zweifelhaftigkeit solcher Unterteilungsversuche. Hinsichtlich der Katatonie und der Hebephrenie folgte KRAEPELIN KAHLBAUM und HECKER, die ja eigene Krankheiten als Zustandsverlaufsgebilde aufstellen wollten, nicht, sondern subsummierte sie unter sein Konzept „übler Verlauf" entgegen den ursprünglichen Darstellungen. Hingegen trennte er von der Dementia praecox die Paraphrenie („äußerst schleichende Entwicklung eines stetig fortschreitenden Verfolgungswahns mit später sich daran anschließenden Größenideen ohne Zerfall der Persönlichkeit", 1913, 974) und die Paranoia („aus inneren Ursachen erfolgende, schleichende Entwicklung eines dauernden unerschütterlichen Wahnsystems …, das mit vollkommener Erhaltung der Klarheit und Ordnung im Denken, Wollen und Handeln einhergeht", 1914, 1713) noch ab. Hervorzuheben ist weiter, daß er die Vermischung mit heute affektkrank genannten Zuständen ausdrücklich nannte (a.a.O. 949), und daß er überwiegend depressive und auch manische Erregungsformen mit (wie sie MAIER 1912, 1923 nannte) synthymen sowohl wie katathymen Wahninhalten beschrieb (a.a.O. 973–801), ähnlich dem alten Melancholiebegriff. Das heißt: Die heutigen sogenannten Mischpsychosen sind bei KRAEPELIN noch in der Dementia praecox drinnen und entsprechend dieser historischen Wurzel sind diese schizoaffektiven Psychosen in der ICD auch unter den Schizophrenien genannt.

EUGEN BLEULER (1857–1939)

Eugen BLEULER stellte 1902 in einem Aufsatz "Dementia praecox" im Journal of mental Pathology (New York) seine Übereinstimmung mit dem Kraepelinschen Konzept der Dementia praecox ausdrücklich fest:

"My twenty years' experience has taught me to delineate the disease in the same manner as Kraepelin has done with the exception that I have not included the paranoidal forms quite as extensively as the latter author has done. Now I think, however, that Kraepelin is right" (p. 113).

Die Gruppierung in Grundsymptome und akzessorische Symptome, die Variabilität des Ersterkrankungsalters, der unterschiedliche, d.h. nicht immer schlechte Verlauf und Ausgang, das alles stand für Eugen BLEULER 1902 schon fest. So blieb es auch 1908, als er erstmals den Namen der Schizophrenien vorschlug. Und so blieb es in der bedeutenden Monographie von 1911.

Eugen BLEULERs Symptomgruppierung in *Grundsymptome* (a.a.O. 10), das sind für die Diagnose entscheidende Symptome [nicht zu verwechseln mit der als

„physiogen" vermuteten Grundstörung und auch nicht zu verwechseln mit der theoretischen Einteilung in primäre Symptome als Ausdruck des „physischen Prozesses" (1930) und in sekundäre Symptome, den „psychischen Überbau" (1930)], und in *akzessorische Symptome* (1911, 78): Als Grundsymptome galten ihm die (von anderen) in der Merkformel der 3 A zusammengefaßten (a.a.O. 10).

1. „Störung der *Assoziation"* (a.a.O. 10): Gedankenabbrechen, -drängen, -sperren, paralogische Verknüpfungen, Klangassoziation, Verdichtung und Verknüpfung, Ideenarmut.
2. Störung der *Affekte* (a.a.O. 31): Gemütliche Verödung, Gleichgültigkeit, verschiedene Stimmungen wie Depression, Angst, Wut, Manie, Wurstigkeit, Fehlen der einheitlichen Gefühlsäußerungen, Labilität der Affekte und Launenhaftigkeit.
3. *Autismus* (a.a.O. 52): „Diese Loslösung von der Wirklichkeit mit dem relativen oder absoluten Überwiegen des Binnenlebens nennen wir Autismus".

Alle anderen Symptome, besonders die Halluzinationen, der Wahn und die katatonen Symptome galten ihm als akzessorisch (a.a.O. 78). Besonders vielgestaltig sind die akuten Syndrome mit Melancholie, Manie, Dämmerzustand, Benommenheit, Verwirrung, Zorn, Stupor, Wanderzuständen (a.a.O. 170).

Auch für Eugen BLEULER war, wie für KRAEPELIN, deutlich, daß die Abgrenzung nach innen, die natürlichen Grenzen untereinander nicht eindeutig zu ziehen waren. Übergänge kommen vor (a.a.O. 225). Die Grenzen nach außen waren auch nicht klar. BLEULER sprach von „Mischformen des manisch-depressiven Krankseins mit der Schizophrenie" (a.a.O. 219). Und BLEULER sprach schließlich auch von einer latenten Schizophrenie (a.a.O. 9).

Den *Namen Schizophrenie* zur Bezeichnung der Kraepelinschen Dementia praecox hat BLEULER 1908 (436) vorgeschlagen, mit der Begründung, daß auch seiner Auffassung nach die Zerreißung oder Spaltung der psychischen Funktionen ein hervorragendes Symptom der ganzen Gruppe sei. Der Name Schizophrenie und die Idee von der „Zerfallspsychose" (JAHRMÄRKER 1908) sind geschichtlich vorbereitet (Einzelheiten dazu s. SCHARFETTER 1973, 79–80). Die Idee der Spaltung hat ihre Wurzel im frühen 18. Jahrhundert und führte gerade in den ersten Jahren des 20. Jahrhunderts zu einer Fülle von Namensvorschlägen, in welchen die Spaltung zum Ausdruck kam. Aber der von Eugen BLEULER gefundene Name setzte sich geschichtlich durch.

KRAEPELIN – BLEULER

Gemeinsames:
1. Symptomaufzählungen blieben ähnlich, die Grenzen des Begriffes bei BLEULER weiter
2. Die prognostische Ansicht (wobei beide aber auch von Heilungen wußten)
3. Die Vermutung einer physischen Ursache („schizophrene Hirnaffektion", BLEULER 1911, 285)
4. Persönlichkeitsstörung mit Spaltung (BLEULER), „eigenartige Zerstörung des inneren Zusammenhangs der psychischen Persönlichkeit" (KRAEPELIN)

Trennendes:
1. Theorie der Symptome von BLEULER in primär und sekundär
2. Einteilung nach der diagnostischen Wertigkeit in Grundsymptome und akzessorische Symptome bei BLEULER
3. Konstrukt der „Lockerung der Assoziationsspannung" von BLEULER
4. Psychologische Deutung vieler Krankheitserscheinungen durch BLEULER und JUNG (1907) im Sinne der Psychoanalyse FREUDS mit der Annahme von Komplexen, welche „Gelegenheitsursache für die Entstehung der hervorragenden Symptome und sicher determinierende Ursache für den Inhalt der letzteren …" (BLEULER 1908) seien.
5. Der Autismusbegriff von BLEULER.

KURT SCHNEIDER: Symptome ersten und zweiten Ranges

Kurt SCHNEIDERs Muster davon, was er mit dem Namen Schizophrenie bezeichnete, war von KRAEPELINS Symptomaufzählung geprägt. SCHNEIDER hat in achtbar schlichter Weise die Kriterien seines internalisierten kognitiven Musters „Schizophrenie" dargelegt (1939a). Es ist die berühmte Einteilung der Symptome nach der Gewichtigkeit für die Diagnose: Symptome ersten und zweiten Ranges.

Symptome ersten Ranges: Gedankenlautwerden, Stimmenhören in Form von Angeredetwerden und kommentierende Stimmen, leibliche Beeinflussungserlebnisse, Gedankenentzug, andere Gedankenbeeinflußung, Wahnwahrnehmung, alles von anderen Gemachte.

Symptome zweiten Ranges: alle übrigen Sinnestäuschungen, Wahneinfall, Ratlosigkeit, depressive, maniforme Verstimmung, erlebte Gefühlsverarmung.

So waren darin die Kriterien von KRAEPELIN, GRUHLE (1932), MAYER-GROSS (1932) enthalten. Die Aufzählung SCHNEIDERS war einfach und eingängig und prägte so Generationen von Psychiatern in ihrem kognitiven Muster. Über die Validität der diagnostischen Abgrenzung Schizophrenie im Sinne des hypostasierten Morbus war damit nichts ausgesagt.

Die Kraepelin-Schneidersche Diagnostik blieb enger bei der ursprünglichen Symptomaufzählung und bei den Kriterien des schlechten Ausganges (dies als Resultat eines „Prozesses") als die der Bleulerschen Schule. In dieser konnte auch eine kurz dauernde Psychose mit Symptomen, welche vereinbarungsgemäß schizophren genannt wurden, als Schizophrenie bezeichnet werden, selbst wenn sie völlig ausheilte und nicht mehr wieder kam. Im weiten Bleulerschen Konzept, welches dem deutschen Unverständlichkeitspostulat nicht gefolgt war, die Spaltung in Reaktion und Prozeß nicht mitvollzog und biographisch-verstehende Interpretation für unumgänglich hielt, war Raum für psychotraumatisch ausgelöste Psychosen (z. B. die schizophrene Reaktion, POPPER 1920) sowohl wie für manche chronische systematische Wahnentwicklungen.

International Classification of Diseases (WHO)
und Diagnostic and Statistical Manual (American Psychiatric Association)

Der Überschneidungsbereich der Kraepelin-Schneiderschen kognitiven Muster und der Bleulerschen blieb groß. So konnte daraus durch die Bemühung der

WHO um eine international akzeptable terminologische Vereinheitlichung die International Classification of Diseases entstehen (seit den Bemühungen der International Health Conference in New York 1946). Heute liegt die von 1975 stammende 9. Revision der ICD vor. Sie enthält in einfachen Texten das traditionelle Symptomgut. Die ICD erreicht und behielt bis zu ihrer 9. Revision 1975 eine gute internationale Akzeptanz.

Dann machte aus den USA (von der American Psychiatric Association) eine auf KRAEPELIN zurückgreifende „neokraepelinianische" Bewegung mit einem eigenen diagnostischen Instrument Konkurrenz, welches heute Weltherrschaft anstrebt: das Diagnostic and Statistical Manual, welches 1952 in der ersten Auflage erschien und nun seit 1980 in der 3. Auflage als DSM-III vorliegt.

DSM-III – *Multiaxiale Diagnostik*: Darin ist ein multiaxiales System (5 Achsen) eingeführt, wobei Achse 1 klinische Syndrome enthält, Achse 2 Persönlichkeitsstörungen und Entwicklungsstörungen, Achse 3 physische Störungen und Bedingungen, Achse 4 die Schwere des psychosozialen Stressors und Achse 5 das höchste Niveau des adaptiven Funktionierens im vergangenen Jahr. Die *symptomatologische Umgrenzung* der schizophrenen Störungen in der DSM-III ist *konventionell*. Im besonderen ist auch dort wieder das traditionelle Stereotyp über den abgestumpften, abgeflachten oder inadäquaten Affekt eingebracht, allerdings glücklicherweise mit der Bemerkung, daß die diagnostische Bedeutung dieser so umschriebenen Affektstörung begrenzt ist.

"Schizophrenic disorder" und "schizophreniform disorder": die DSM-III umschreibt "schizophrenic disorder" mit einer im Kraepelinschen Sinne schizophrenen Symptomatik, mit der Unterteilung in Hebephrenie, Katatonie, paranoide Schizophrenie, einen undifferenzierten und einen residualen Typ. Hingegen ist hier die Konvention eingeführt, daß diese Diagnose Schizophrenie nur gestellt wird, wenn die Symptome der Krankheit ununterbrochen für mindestens 6 Monate währen. Wenn das nicht der Fall ist, die schizophren genannte Symptomatik also kürzer dauert, wird schizophreniform disorder" diagnostiziert.

Die DSM-III ist mit ihren Symptomregistern und Achsensystem so klar und handlich, daß sie die ICD-9 verdrängt. Heute ist daher eine Annäherung der beiden Instrumente in der Vorbereitung einer 10. Revision der ICD im Gange. Reliable, d. h. vergleichbare kognitive diagnostische Muster sind nützlich. Valide wird damit die Diagnose Schizophrenie nicht. Aber es ist *eine Basis geschaffen, mögliche Validitätskriterien zu prüfen.*

Es gibt heute noch eine Reihe anderer Symptominventare für die Diagnosestellung. Eine Zusammenstellung von 15 Diagnosekonzepten für sogenannte Schizophrenien enthält BERNER et al. (1983).

V. Unter-, Splitter-, Randgruppen

Die geschichtlich begründete Unterteilung der Gruppe der Schizophrenien in die klassischen Untergruppen der Hebephrenie, der Katatonie, der paranoiden Schizophrenie ist auch in der ICD-9 (1975) und in der DSM-III (1980) noch da. Die diagnostischen Kriterien auch der DSM-III für die Gesamtgruppe gehen auf die traditionelle, von KRAEPELIN und BLEULER stammende, Symptomnennung zurück. Hingegen folgt die DSM-III dem Kraepelinschen prognostischen Negativkonzept und spricht auch bei klar vorliegender schizophren genannter Symptomatik nur dann von Schizophrenie, wenn diese Symptome kontinuierlich mindestens 6 Monate bestehen. Ist das nicht der Fall, so diagnostiziert die DSM-III "schizophreniform disorder".

Die traditionellen Untergruppen behalten ihre Kriterien.

Die *Katatonie:* katatoner Stupor, Mutismus, Negativismus, Rigidität, katatone Erregung, bizarre Positionen.

Literatur zur Geschichte der Katatonie:
KAHLBAUM 1874; ARNDT 1902; PAULEIKHOFF 1969; KINDT 1980.
    Vor KAHLBAUM findet sich die Katatonie meist als „Melancholia attonita" in der großen Gruppe der „Melancholie".

Hebephrenie: Sie wird in der DSM-III als "disorganized type" bezeichnet, hauptsächlich charakterisiert durch Dissoziation, Inkohärenz, Fehlen systematisierter Wahnideen und Affektbesonderheiten im Sinne des abgestumpften, des inadäquaten oder des läppischen Affekts.

Literatur zur Geschichte der Hebephrenie:
KAHLBAUM 1863; HECKER 1871; FINK 1881; PETHÖ 1972; SEDLER 1985.
    KRAEPELIN folgte nicht der schon von KAHLBAUM (1874) und HECKER (1871) klar gestellten Unterscheidung in die günstige Prognose der Katatonie, die schlechte der Hebephrenie, sondern legte die beiden Formen zusammen, und zwar, abweichend von seiner sonstigen Bevorzugung des Verlaufes, mit der Begründung, daß es hebephrene sowohl wie katatone Symptome beim gleichen Patienten gebe. Dann erhielten beide den unglücklich ominösen Stempel, zur Verblödung zu führen. Dabei hatte FINK (1881, 520) auch schon betont: „In bezug auf die Prognose unterscheidet sich die Hebephrenie von der Katatonie sehr bedeutend: Während die letztere meist in Heilung übergeht, endet erstere in allen Fällen immer mit Blödsinn."

Paranoide Schizophrenie: hauptsächlich charakterisiert durch Wahnideen (der Verfolgung, der Grandiosität, der Eifersucht) und durch Halluzinationen (mit Verfolgungs- und Größeninhalt).

Die heutige paranoide Schizophrenie entspricht im wesentlichen der primären Verrücktheit von GRIESINGER (1871) und der Fassung des Monomaniebegriffes von SNELL (1865). SNELL nannte schon klar die wesentlichen Kriterien: primäre Entstehung (also nicht sekundär aus anderen Vorläufern entwickelt), geringe allgemeine Zeichen der Geisteskrankheit, Entstehung: allmählich, selten akut, inhaltlich meist Verfolgungsideen mit gehobenem Selbstgefühl.

Die *Schizophrenia simplex,* noch in der ICD-9 enthalten, ist in die DSM-III nicht aufgenommen worden. PICK (1891) und DIEM (1903) hatten solche Fälle beschrieben, welche KRAEPELIN ab 1903 in die Dementia praecox eingliederte.

DIEM 1903 (Dementia simplex): Klare Heraushebung des schleichend beginnenden und dann chronisch sich hinziehenden „Verlaufstyps" (185). DIEM nennt die Dementia simplex „eine klinische Einheitspsychose" (187), folgt also dem Kraepelinschen Vorschlag, Dementia simplex, Hebephrenie, Katatonie der Dementia praecox zu subsummieren.

Die DSM-III nennt noch einen *"undifferentiated type"* mit Wahn, Halluzination, Inkohärenz oder erheblich desorganisiertem Verhalten, und einen *Residualtyp:* Nach nachgewiesener, aber abgelaufener schizophrener Episode Fortbestand der Krankheit in Form von abgestumpftem oder inadäquatem Affekt, sozialem Rückzug, exzentrischem Verhalten, alogischem Denken oder Lockerung der Assoziationen.

Nach den Kriterien *Dauer der Symptomatik und Ausbruch mit/ohne psychotraumatischen Anstoß* bietet die DSM-III *vier Möglichkeiten der Klassifikation schizophrener Syndrome.*

1. *"Schizophrenic disorder"* wird diagnostiziert, wenn mindestens einmal im Leben des Individuums die genannte schizophrene Symptomatik kontinuierlich 6 Monate oder mehr anhält.
2. Bei Vorliegen von eindeutig schizophrener Symptomatik, welche mehr als 3 Tage, aber *weniger als 6 Monate* dauert, ist nach der DSM-III eine *schizophreniforme Psychose* zu diagnostizieren.
3. *Atypische Psychosen* werden nach der DSM-III diagnostiziert, wenn eine traditionell „psychotisch" genannte Symptomatik (es wird angegeben Wahn, Halluzination, Zerfahrenheit, Lockerung der Assoziation, alogisches Denken, erheblich desorganisiertes oder katatones Verhalten) *weniger als 3 Tage* dauert. Dazu kommt das Kriterium, daß für die Diagnose atypische Psychose *kein psychotraumatischer Anstoß* offenkundig ist.
4. *"Brief reactive psychosis":* Die kurzdauernde reaktive Psychose, beginnend *nach einem Psychotrauma*, kann durchaus schizophrene, vor allem auch katatone Symptomatik aufweisen, dauert aber *weniger als 2 Wochen*. Wenn sie mehr als 2 Wochen dauert, wird schizophreniforme Psychose diagnostiziert.

Die *schizophreniformen psychogenen Psychosen* der dänischen Psychiatrie (WIMMER, FAERGEMANN, S. STRÖMGREN 1965, 1974) gehören je nach ihrer Dauer zu den schizophreniformen Psychosen oder zu den "brief rective psychoses" der DSM III.

Die Grenzen gegenüber den *paranoiden Erkrankungen* (zum Terminus s. LEWIS 1970) außerhalb der Gruppe der Schizophrenien, der schizophreniformen Psychosen, der Affekterkrankungen, der organisch begründeten Störungen und der Persönlichkeitsstörungen: Hierzu rechnet die DSM-III die Paranoia, die „folie à deux" (shared paranoid disorder) und die akuten Wahnerkrankungen. Als Mindestdauer der Symptomatik für das Erstellen der Diagnose wird eine Woche angegeben. Die Wahninhalte sind in erster Linie die der Verfolgung und der Eifersucht. *Die Grenzen gegenüber der Schizophrenie sind unscharf.* Als diagnostische Hauptkriterien für diese paranoiden Erkrankungen werden angegeben: „andauernder Verfolgungswahn oder Eifersuchtswahn", Emotion und Verhalten korrespondiert dem Inhalt des Wahnsystems. Mindestdauer der Erkrankung eine Woche. Fehlen anderer schizophrener Symptome wie „bizarrer" Wahn, Zerfahrenheit und deutliche Lockerung der Assoziationen.

Die Unterteilung des Wahns in nichtbizarren und bizarren ist unglücklich, da die Kriterien für diese Unterscheidung unklar und zu sehr vom Einschätzungsvermögen des Untersuchers abhängen. In der DSM-III werden unter „bizarrem" Wahn in erster Linie Erlebnisse des Kontrolliertwerdens oder Gedankenausbreitung verstanden.

Innerhalb der Gruppe der paranoiden Erkrankungen wird die *Paranoia* besonders abgegrenzt: chronisches und stabiles Verfolgungswahnsystem von mindestens 6 Monaten kontinuierlicher Dauer bei erhaltenem klarem und geordnetem Denken. [Nach der genetischen Erhebung KOLLES (1931) ist die Paranoia aber durch eine Häufung von Schizophrenie in der Blutsverwandtschaft gekennzeichnet.] Auch die paranoiden Zustände des Involutionsalters werden hierher gerechnet.

Der *sensitive Beziehungswahn* KRETSCHMERs (1918) bleibt außerhalb der Schizophrenie, sofern er nicht schizophrene Symptomatik aufweist. (Der Hauptlehrer Wagner soll nach Augenzeugen „Stimmen" gehört haben".)

Folie à deux wird dann diagnostiziert, wenn cin nahestehender Lebenspartner den Verfolgungswahn mindestens teilweise teilt.

Akute paranoide Erkrankung wird diagnostiziert, wenn die oben angegebenen Kriterien weniger als 6 Monate dauern. Die Symptomatik beginnt meist akut und wird selten chronisch. Sie kommt häufig bei starkem Milieuwechsel vor (Flüchtlinge, Emigranten, Häftlinge, Gefangene) oder bei Sinnesgeschädigten (besonders Schwerhörigkeit) und bei körperlich Entstellten.

Die differentialdiagnostischen Probleme werden noch weiter kompliziert durch die Kategorie der *kurzen reaktiven Psychose*, welche von den Symptomen her nicht zu unterscheiden ist, sondern nur von den Kriterien 1. psychoreaktiver Anstoß, 2. stärkere emotionale Turbulenz. Die Symptomatik gleicht also weitgehend der schizophreniformen Psychose (eventuell der atypischen Psychose), nur wird hier das Kriterium einer noch kürzeren Dauer und das Reagieren auf ein Psychotrauma eingeführt.

Das „*bouffée délirante*" der französischen Psychiatrie könnte den DSM-III-Kategorien „Atypische Psychose", "brief reactive psychosis" zugeordnet werden.

Die schizoaffektiven Psychosen oder Mischpsychosen. KRAEPELIN und BLEULER wußten schon von Mischzuständen schizophrener und affektpsychotischer Symptomatik und KRAEPELIN selbst hat auch in den späten Jahren seine strikte Dichotomie in die affektpsychotischen Erkrankungen und in die Gruppe der Schizophrenien relativiert. Aber in der schulischen Tradition von Lehrbuchtypen vielmehr als in der Sicht der Meister selber rückten Schizophrenien und Affektpsychosen erheblich auseinander und bildeten damit die häufig vorgefundene konkrete Wirklichkeit ungenügend ab. Affektpsychosen und Schizophrenien sind beides Konstrukte, die wie alle Kategorien der lebendigen Vielfalt nur teilweise gerecht werden. Die Kombinationen schizophrener und affektpsychotischer Symptomatik, welche je nach dem Gewicht, das ein Diagnostiker der sogenannten Affektstörung der Schizophrenen (und gerade diese ist so sehr von der Umgebung, der Sozialsituation, der Untersuchung abhängig) gibt, erheblich im Umfang wechseln, weckte das Bedürfnis nach einer weiteren nosologischen Gruppe: der sogenannten schizoaffektiven Psychose. Dabei verbindet sich schizophrenes und affektpsychotisches Syndrom im Quer- oder Längsschnitt. Folgende Kombinationen sind möglich.

Querschnittskombinationen:
- schizophrenes Syndrom + depressives Syndrom
- schizophrenes Syndrom + manisches Syndrom
- schizophrenes Syndrom + gemischt depressiv/manisches Syndrom

Im Verlauf können jeweils monopolare und bipolare Manifestationen unterschieden werden, wobei die erste Kombination (schizophrenes Syndrom + depressives Syndrom) häufig auftritt.

Längsschnittkombinationen:
- Beginn mit schizophrenem Syndrom, gefolgt von depressiven, manischen, bipolaren Affektsyndromen (relativ häufig)
- Beginn mit rein depressivem, manischem, bipolarem Affektsyndrom, gefolgt vom schizophrenen Syndrom (seltener)

In der ICD-9 ist die schizoaffektive Psychose noch als eine Sondergruppe der Schizophrenien genannt. Die DSM-III hat die Kategorie der schizoaffektiven

Psychose nicht aufgenommen. Sie hat einerseits ein recht striktes, eng begrenztes Schizophreniekonzept, andererseits ein sehr weites Konzept der Affektpsychosen, das in manchem fast an die Melancholie und Manie des frühen 19. Jahrhunderts mit synthymen (mood-congruent) und katathymen (mood-incongruent) Wahnbildungen erinnert. Auch ist die klinisch handliche und damit suggestivkräftige Unterscheidung von synthym, katathym wenig exakt durchführbar, da sie vom Verstehen, der Tiefenhermeneutik des Untersuchers abhängt. In der Literatur ist die nosologische Abgrenzung einer schizoaffektiven Psychose umstritten und unklar (BROCKINGTON u. LEFF 1979). Dementsprechend verschieden sind auch die Angaben über allfällige Validitätskriterien, wie einheitlicher Verlauf, Therapieansprechbarkeit (z. B. Lithium), Heredität etc. Nach den genetischen Untersuchungen ist die Annahme einer Überschneidung zweier Erbkreise (für Schizophrenie und Affekterkrankungen) nahegelegt, da sich in der Verwandtschaft insgesamt eine besonders hohe Zahl sowohl von Schizophrenien wie von Affekterkrankungen findet, aber keine Häufung von Mischpsychosen, d. h. keine homotypische Vererbung (SCHARFETTER u. NÜSPERLI 1980).

Die *Borderlineerkrankungen* sind ein besonders schwieriges Gebiet, handelt es sich doch dabei um polymorphe, überwiegend nicht-psychotische Störungen der Persönlichkeit von sehr wechselvollem Verlauf, in welchem durchaus einmal für Stunden oder Tage ich-desintegrative Psychosen vorkommen können. Daher bewährt sich gerade hier neben den Symptomlisten die multiaxiale Diagnostik der DSM-III, welche die Persönlichkeit und das eventuell festzustellende psychotische Bild zu erfassen sucht.

E. Ist der Schizophreniebegriff weiter nützlich?

Die Gruppe der Schizophrenien ist im symptomatologisch faßbaren Erscheinungsbild, in Verlauf und Ausgang uneinheitlich. Die verschiedenen klinischen Bilder können sich im Quer- und Längsschnitt vermischen oder abwechseln. Das Ersterkrankungsalter ist breit gestreut. Eine spezifische zerebrale Ursache morphologischer oder physiologischer Art ist in bald 100 jähriger biologischer Forschung nicht gefunden worden. Die Versuche zur Subgruppierung, der Herausarbeitung einer Kerngruppe nach biologischen Kriterien, brachten bisher nichts Überzeugendes. Das genetische Entitätsargument stützt sich auf eine polymorphe Phänotypik. Eine einheitliche und nur für diese Gruppe gültige therapeutische Ansprechbarkeit ist nicht gegeben. Zerebrale Physiologie und Hirnmetabolismus „halten sich nicht" an die nosologische Dichotomie und fügen sich auch nicht der Gruppe der Schizophrenien. Spezifische Prädiktoren verläßlicher Art kennen wir nicht. Eindeutige Prognostika fehlen. Eine spezifische Psychodynamik, auch Familiendynamik oder Kommunikationsstruktur ist nicht erwiesen. Die Grenzen zwischen den Schizophrenien und den Affekterkrankungen sind fließend. Und die Grenzen zu Persönlichkeitsstörungen nicht psychotischer Art sind ebenfalls unscharf.

So viele negative Feststellungen müssen die Frage erlauben (sie nicht als blasphemische Ikonoklasis aburteilen lassen): War der Dichotomie- und Unitaritätsakt KRAEPELINS, dieser Split und diese Kontamination, welcher Eugen BLEULER teilweise folgte, hilfreich oder irreleitend? Wenn man die befruchtende Potenz ei-

nes zeitgeschichtlich bedingten und immer nur temporär gültigen Wissenschafts-
ansatzes zum Kriterium nimmt, so ist die fertilisierende instrumentale Funktion
des Konzeptes Schizophrenien, bis heute einen breit gefächerten biopsycho-sozia-
len und schließlich systemischen Forschungs-Interpretationsprozeß in Gang zu
bringen und zu halten, sicher sehr nützlich gewesen. *Wenn aber in der Singulari-
sierung des Terminus Schizophrenie mit seiner erheblichen Suggestivkraft eine nosologische Entität im Sinne eines Morbus mit validen Kriterien in Analogie zur somatischen Medizin gesucht wird, so ist der Begriff irreleitend.*

„Krankheiten" (als pragmatischer Begriff) im Sinne von zu diagnostisch-the-
rapeutischem Handeln auffordernde menschliche Infirmitäten mit sozialem Ap-
pellcharakter sind im Bereich der *basalen Ich-Störungen*, als welche das schizophrene Syndrom aufgefaßt und empirisch beforscht werde kann (SCHARFETTER
1986), nicht wie in der somatischen Medizin Realitäten der materiellen Existenz-
ebene (welche selbst ein Abstraktum des Bewußtseins ist), auch wenn *die dabei
vorkommenden mentalen Zustände sich mannigfach neurophysiologisch abbilden.*
Krankheiten sind, vom Patienten her gesehen, erlittene Lebensgestalten. Der Beobachter versucht diese Gestalten mittels seines eigenen gestaltenden Bewußtseins
in kognitive Gebilde (Typendiagnostik, nicht Morbusdiagnostik) zu bringen, die
erlernbar, kommunikabel und wiederholt anwendbar sein sollen.

Das „Wesen" – immer eine Idee, von der der Mensch nur Schatten ahnt – der
schizophrenen Ich-Krankheit dürfen wir nicht mit den Symptomen, den sichtbar
zu machenden Fragmenten (Symbol!) gleichsetzen. Die Leere zwischen den Spei-
chen macht das Wesen des Rades aus (LAOTSE XI). Das Wesen der schweren Ich-
Krankheit wäre zu vermuten in dem, was die menschliche Person zu jenem tem-
porären Ich, von dem wir bestimmte Funktionen nennen können, zusammenhält
oder eben fragil macht. *Der Mensch, sein Ich ist grundsätzlich desintegrationsfä-
hig, aber in unterschiedlichem Grad desintegrationsgefährdet.* Das lehrt uns die Erfahrung von – pharmakologisch oder non-pharmakologisch – induzierten *veränderten Wachbewußtseinszuständen* mit ihren Ätiologie-unabhängigen *drei Grund-
dimensionen* von *positiver Ich-Auflösung* (mystische Verschmelzung), *negativer
Ich-Auflösung* (horror trip) und *halluzinatorischer Umstrukturierung der Umgebung* (DITTRICH 1985).

Was ist zu tun? So lange der Schizophrenieforschung ein revolutionärer, inno-
vativer, kreativer Ansatz des neuen Fragens und Sehens und Verknüpfens nicht
beschieden ist, müssen wir weiter bescheiden die *„psycho-physischen Bezüge"*
(FEUCHTERSLEBEN 1845, 374) *beforschen und sorgfältig verschiedene mentale Zustände inner- und außerhalb des Psychopathologischen, vor, während und nach der
Psychose, auf der Symptom- und Syndromebene zu erfassen und mit meßbaren Variablen* (morphologisch, biochemisch, elektrophysiologisch) *zu korrelieren versuchen.* Denn: *„Eine solche Psycho-Physiologie ist der Eckstein und die Grundlage,
auf welche die ganze Psychiatrie sich gründen muß"* (HAGEN 1870, 20).

Literatur

Ackerknecht EH (1943) Psychopathology, primitive medicine and primitive culture. Bull Hist Med 14:30–67

Arndt E (1902) Über die Geschichte der Katatonie. Zentralbl Nervenheilkd 25:81–121

Baillarger JGF (1854) De la folie à double forme. Ann Méd Psychol (Paris) 18:369–391

Bayle ALJ (1822) Recherches sur l'arachnitis chronique. Thèse, Paris

Benedetti G (1964) Klinische Psychotherapie. Huber, Bern Stuttgart

Benedetti G (1983) Todeslandschaften der Seele. Psychopathologie, Psychodynamik und Psychotherapie der Schizophrenie. Vandenhoeck & Ruprecht, Göttingen

Benedict R (1934) Anthropology and the abnormal. J Gen Psychol 10:59–82

Berner P, Gabriel E, Katschnig H, Kieffer W, Koehler K, Lenz G, Simhandl C (1983) Diagnose, Kriterien für Schizophrenie und affektive Psychosen, Weltverband für Psychiatrie. World Psychiat Assoc, London

Binswanger L (1957) Schizophrenie. Neske, Pfullingen

Birnbaum K (1923) Der Aufbau der Psychose. Grundzüge einer psychiatrischen Strukturanalyse. Springer, Berlin

Blankenburg W (1971) Der Verlust der natürlichen Selbstverständlichkeit; ein Beitrag zur Psychopathologie symptomarmer Schizophrenien. Enke, Stuttgart

Bleuler E (1902/1903) Dementia praecox. J Ment Pathol NY 3:113–120

Bleuler E (1908) Die Prognose der Dementia praecox (Schizophreniegruppe). Allg Z Psychiat Psychisch-Gerichtl Med 65:436–464

Bleuler E (1911) Dementia praecox oder Gruppe der Schizophrenien. In: Aschaffenburg G (Hrsg) Handbuch der Psychiatrie. Deuticke, Leipzig Wien

Bleuler E (1930) Primäre und sekundäre Symptome der Schizophrenie. Z Gesamte Neurol Psychiatr 124:607:646

Bleuler M (1971) Klinik der schizophrenen Geistesstörungen. In: Meyer JE, Müller M, Strömgren E (Hrsg) Psychiatrie der Gegenwart, Bd II/1, 2. Aufl. Springer, Berlin Heidelberg New York

Bleuler M (1972) Die schizophrenen Geistesstörungen im Lichte langjähriger Kranken- und Familiengeschichten. Thieme, Stuttgart

Bleuler M (1973) Some aspects of the history of Swiss psychiatry. Am J Psychiatry 130:991–994

Bleuler M (1984) Das alte und das neue Bild des Schizophrenen. Schweiz Arch Neurol Neurochir Psychiatr 135:143–149

Bonhoeffer K (1910) Die symptomatische Psychose im Gefolge von akuten Infektionen und inneren Erkrankungen. Deuticke, Leipzig Wien

Boor W de (1954) Psychiatrische Systematik. Ihre Entwicklung in Deutschland seit Kahlbaum. Springer, Berlin Göttingen Heidelberg

Brockington IF, Leff JP (1979) Schizo-affective psychosis: definitions and incidence. Psychol Med 9:91–99

Canstatt C (1841) Handbuch der medicinischen Klinik. Erster Band: Die specielle Pathologie und Therapie vom klinischen Standpuncte aus bearbeitet. Enke, Stuttgart

Charaka-Samhita (I: 1896, II: 1912) In: Kaviratna KAC (ed) Charaka-Samhita. Calcutta (ohne Verlag)

Chrisman NJ (1977) The health seeking process: an approach to the natural history of illness. Cult Med Psychiatry 1:351–377

Ciompi L (1980) Ist die chronische Schizophrenie ein Artefakt? Fortschr Neurol Psychiatr 48:237–248

Ciompi L (1982) Affektlogik. Klett-Cotta, Stuttgart

Cooper JE, Kendell RE, Gurland BJ, Sharpe L, Copeland JRM, Simon R (1972) Psychiatric diagnosis in New York and London. Oxford Univ Press, London

Devereux G (1974) Die Schizophrenie als ethnische Psychose. In: Devereux G (Hrsg) Normal und anormal. Suhrkamp, Frankfurt

Diem O (1903) Die einfach demente Form der Dementia praecox. Ein klinischer Beitrag zur Kenntnis der Verblödungspsychosen. Arch Psychiatr Nervenkr 37:111–187

Dittrich A (1985) Ätiologie-unabhängige Strukturen veränderter Wachbewußtseinszustände. Enke, Stuttgart

DSM-III (1980) Diagnostic and statistical manual of mental disorders, 3rd edn. Am Psychiatr Ass, Washington

Durkheim E (1897) Le suicide. Paris (Neuaufl Alcan, Paris 1930)

Eckartsberg R v (1981) Maps of mind. The cartography of consciousness. In: Valle RS, Eckartsberg R v (eds) The metaphors of consciousness. Plenum Press, New York London, pp 21–93

Eliade M (1984) Kosmos und Geschichte. Der Mythos der ewigen Wiederkehr. Insel, Frankfurt (franz Original 1949)

Esquirol E (1827) Allgemeine und spezielle Pathologie und Therapie der Seelenstörungen. Bearbeitet von Hille KC und mit Zusätzen von Heinroth ICA. Hartmann, Leipzig

Esquirol E (1838) Des maladies mentales (2 tomes). Braillère, Paris

Fabrega HJ (1979) The ethnography of illness. Soc Sci Med 13a:565–576

Falret J-P (1851) Folie circulaire. Gaz Hôp Salpet Paris 24:238–286

Farmer AE, McGuffin P, Gottesman JJ (1984) Searching for the split in schizophrenia: a twin study perspective. Psychiatry Res 13:109–118

Federn P (1956) Ich-Psychologie und die Psychosen. Huber, Bern Stuttgart

Feinstein AR (1967) Clinical judgement. William & Wilkins, Baltimore

Feuchtersleben E v (1845) Lehrbuch der ärztlichen Seelenkunde. Gerold, Wien

Fink ME (1881) Beitrag zur Kenntnis des Jugendirreseins. Allg Z Psychiatr 37:490–520

Fischer-Homberger E (1968) Das zirkuläre Irresein. Zürcher medizingeschichtliche Abhandlungen, Neue Reihe 53. Juris, Zürich

Flor-Henry P, Gruzelier JH (1983) Laterality and psychopathology. Elsevier, Amsterdam New York Oxford

Foucault M (1961) Madness and civilisation. A history of insanity in the age of reason. Tavistock, London

Foucault M (1968) Psychologie und Geisteskrankheit. Suhrkamp, Frankfurt (franz Original 1954)

Frank JD (1981) Die Heiler. Klett-Cotta, Stuttgart (Original 1961)

Freud S (1968) Die Abwehrneuropsychose (1894). Weitere Bemerkungen über die Abwehrneuropsychose (1896). Ges Werke Bd I. Fischer, Frankfurt

Freud S (1968) Vorlesungen zur Einführung in die Psychoanalyse (1916–1917). Ges Werke. Fischer, Frankfurt

Freud S (1968) Das Ich und das Es (1924). Ges Werke, Bd XIII. Fischer, Frankfurt

Frosch J (1964) The psychotic characters: clinical psychiatric considerations. Psychiatr Q 38:81–96

Glatzel J (1978) Allgemeine Psychopathologie. Enke, Stuttgart

Goffman E (1961) Asylums. Anchor Books, Port Douglas

Griesinger W (1871) Die Pathologie und Therapie der psychischen Krankheiten, 1. Aufl., 1845, 2. Aufl. 1861, 3. Aufl. 1871. Krabbe, Stuttgart

Grof S (1978) Topologie des Unbewußten. LSD im Dienst der tiefenpsychologischen Forschung. Klett-Cotta, Stuttgart

Gruhle HW (1932) Die Psychopathologie. In: Bumke O (Hrsg) Handbuch der Geisteskrankheiten, Bd 9/V. Springer, Berlin

Guislain M (1838) Abhandlung über die Phrenopathien. Übersetzt und herausgegeben von Wunderlich. Rieger, Stuttgart Leipzig

Hagen FW (1870) Studien auf dem Gebiete der ärztlichen Seelenkunde. Besold, Erlangen

Hecker E (1871) Die Hebephrenie. Arch Pathol Anat Physiol Klin Med 52:394–429

Heelas P, Lock A (1981) Indigenous psychologies. The anthropology of the self. Academie Press, London New York

Heinroth ICA (1818) Lehrbuch der Störungen des Seelenlebens oder der Seelenstörungen und ihre Behandlung. Anhang: Anweisung für angehende Irrenärzte zu richtiger Behandlung ihrer Kranken (1825). Vogel, Leipzig

Heinroth ICA (1825) s. Heinroth 1818

Heinroth ICA (1827) s. Esquirol, in deutscher Übertragung von Heinroth

Hermle L (1986) Die Degenerationslehre in der Psychiatrie. Fortschr Neurol Psychiatr 54:69–79

Hoffbauer JC (1801–1807) Untersuchungen über die Krankheiten der Seele und die verwandten Zustände, Teil 1–3. Teil 1 und 2: Hahn, Halle Hannover 1802, 1803. Teil 3. Hemmerde & Schwetschke, Halle 1807

Ideler KW (1835, 1838) Grundriß der Seelenheilkunde, Erster Teil 1835, zweiter Teil 1838. Enslin, Berlin
Ideler KW (1847) Der religiöse Wahnsinn. Schwetschke, Halle
Ideler KW (1848, 1850) Versuch einer Theorie des religiösen Wahnsinns. Ein Beitrag zur Kritik der religiösen Wirren der Gegenwart. Erster Teil: Die Erscheinungen des religiösen Wahnsinns. Zweiter Teil: Die Entwicklung des religiösen Wahnsinns. Schwetschke, Halle
Ingvar DH (1980) Abnormal distribution of cerebral activity in chronic schizophrenia: a neurophysiological interpretation. In: Baxter C, Melnechuk T (eds) Perspectives in schizophrenia research. Raven Press, New York, pp 107–125
Jahrmärker M (1908) Endzustände der Dementia praecox. Zentralbl Nervenheilk 31, Neue Folge 19:489–497
Janzarik W (1978) Wandlungen des Schizophreniebegriffes. Nervenarzt 49:133–139
Jaspers K (1913) Kausale und verständliche Zusammenhänge zwischen Schicksal und Psychose bei der Dementia praecox (Schizophrenie). Z Ges Neurol Psychiatr Orig 14:158–263
Jung CG (1907) Psychogenese der Geisteskrankheiten. Marhold, Halle
Kahlbaum K (1863) Die Gruppierung der psychischen Krankheiten und die Einteilung der Seelenstörungen. Kafemann, Danzig
Kahlbaum K (1874) Die Katatonie oder das Spannungsirresein. Klinische Abhandlungen über psychische Krankheiten. Hirschwald, Berlin
Kendell RE (1975) The role of diagnosis in psychiatry. Blackwell, Oxford London
Kernberg OF (1975) Borderline conditions and pathological narcissism. Aronson, New York
Kernberg OF (1976) Object relations theory and clinical psychoanalysis. Aronson, New York
Kiev A (ed) (1964) Magic, faith and healing. Collier-Mac Millan, London, Free Press, New York
Kindt H (1974) Zur Entstehung und Entwicklung des Psychosebegriffes. Fortschr Neurol Psychiatr 42:453–464
Kindt H (1980) Katatonie. Ein Modell psychischer Krankheit. Enke, Stuttgart
Klaesi J (1922) Über die Bedeutung der Stereotypien. Karger, Berlin
Kleinman A (1980) Patients and healers in the context of culture. Univ California Press, Berkely
Kolle K (1931) Die primäre Verrücktheit. Thieme, Leipzig
Kolle K (1956) Große Nervenärzte. Thieme, Stuttgart
Kraepelin E (1883–1927) Psychiatrie. Ein Lehrbuch für Studierende und Ärzte, 1. Aufl. 1883; 2. Aufl. 1887; 3. Aufl. 1889; 4. Aufl. 1893; 5. Aufl. 1896; 6. Aufl. 1899; 7. Aufl. 1904; 8. Aufl. 1909–1915; 9. Aufl. 1927 (posthum, Lange). Barth, Leipzig
Kraepelin E (1905) Fragestellungen der klinischen Psychiatrie. Zentralbl Nervenheilk Psychiatr 28:573–590
Kraepelin E (1905) Einführung in die psychiatrische Klinik, 2. Aufl. Barth, Leipzig
Kraepelin E (1918) Hundert Jahre Psychiatrie. Z Ges Neurol Psychiatr Orig 38:161–275
Kraepelin E (1920) Die Erscheinungsformen des Irreseins. Z Ges Neurol Psychiatr Orig 62:1–29
Kraepelin E (1983) Lebenserinnerungen. Springer, Berlin
Kretschmer E (1918) Der sensitive Beziehungswahn. Springer, Berlin
Kuhn R (1963) Daseinsanalyse und Psychiatrie. In: Gruhle HW, Jung R, Mayer-Gross W, Müller M (Hrsg) Psychiatrie der Gegenwart, Bd 1/2. Springer, Berlin Göttingen Heidelberg
Kuhn TS (1967) Die Struktur wissenschaftlicher Revolution. Suhrkamp, Frankfurt
Kunz H (1931) Die Grenze der psychopathologischen Wahninterpretation. Z Ges Neurol Psychiatr 135:671–715
Laing RD (1960) The divided self. A study of sanity and madness. Tavistock, London
Laing RD (1967) Phänomenologie der Erfahrung. Suhrkamp, Frankfurt
Larraya FP (1982) Lo irracional en la cultura, vol I–IV. Fundación para la educación, la siencia y la cultura, Buenos Aires
Lewis A (1970) Paranoia and paranoid, a historical perspective. Psychol Med 1:2–12
Lewis A (1971) Endogenous and exogenous – a useful dichotomy. Psychol Med 1:191–196
Lorenz K (1973) Die Rückseite des Spiegels. Versuch einer Naturgeschichte menschlichen Erkennens. Piper, München
Lorr M, Klett CJ, McNair DM (1963) Syndromes of psychosis. McMillan, New York
Mahler MS (1951) On child psychosis and schizophrenia. Autistic and symbiotic infantile psychosis, vol VII. Int Univ Press, New York

Mahler MS (1968) On human symbiosis and the vicissitudes of individuation. Int Univ Press, New York

Maier HW (1912) Über katathyme Wahnbildung und Paranoia. Z Ges Neurol Psychiatr Orig 13:555–610

Maier HW (1923) Über einige Arten psychogener Mechanismen (Katathymie, Athymie, Synthymie). Z Ges Neurol Psychitr 82:193–198

Mayer-Gross (1932) Die Klinik. In: Bumke O (Hrsg) Handbuch der Geisteskrankheiten, Bd 9/V. Springer, Berlin

McKusik VA (1969) On lumpers and splitters, or the nosology of genetic disease. Perspect Biol Med 12:298–312

Meynert T (1890) Klinische Vorlesungen über Psychiatrie. Braunmüller, Wien

Minkowski E (1927) La schizophrénie. Psychopathologie des schizoides et des schizophrènes. Payot, Paris

Möbius PJ (1893) Abriß der Lehre der Nervenkrankheiten. Abel, Leipzig

Morel BA (1860) Traité des maladies mentales. Masson, Paris

Müller C (1958) Psychotherapie der Psychosen. Rascher, Zürich

Müller M (1930) Über Heilungsmechanismen in der Schizophrenie. Abhandl Neurol Psychiat Psychol Heft 57. Karger, Berlin

Murdock GP (1980) Theories of illness. A world survey. Pittsburgh Univ Press, Pittsburgh

Neumann KG (1822) Die Krankheiten des Vorstellungsvermögens. Cnobloch, Leipzig

Pauleikhoff B (1969) Die Katatonie. Fortschr Neurol Psychiatr 37:461–496

Pauleikhoff B (1983) Das Menschenbild im Wandel der Zeit. Ideengeschichte der Psychiatrie und der klinischen Psychologie. Bd I: Von Sokrates bis Kant. Bd II: Die Zeit bis Kraepelin und Freud. Pressler, Hürtgenwald

Pethö B (1972) Hundert Jahre Hebephrenie. Über Entwicklungsgeschichte und gegenwärtigen Stand der nosologischen Kategorie der Hebephrenie. Psychiatr Neurol Med Psychol (Lpz) 24:305–317

Pick A (1891) Über primäre Demenz im jugendlichen Alter. Fischer, Berlin

Pinel P (1801) Philosophisch-medizinische Abhandlungen über Geistesverirrungen oder Manie. Schaumburg, Wien

Pongratz LJ (1984) Problemgeschichte der Psychologie. UTB für Wissenschaft, Francke, München

Popper E (1920) Der schizophrene Reaktionstypus. Z Ges Neurol Psychiatr 62:194–207

Popper KR (1963) Conjectures and refutations. The growth of scientific knowledge. Basic Books, New York

Rank O (1924) Das Trauma der Geburt und seine Bedeutung für die Psychoanalyse. Int Psychoanalyt Verlag, Wien

Riedl R (1980) Biologie der Erkenntnis. Die stammesgeschichtlichen Grundlagen der Vernunft. Parey, Berlin Hamburg

Rosenthal D (1967) A historical and methodological review of genetic studies of schizophrenia. In: Romano J (ed) The origins of schizophrenia. Excerpta Med Found, Amsterdam

Rüdin E (1916) Zur Vererbung und Neuentstehung der Dementia praecox. Springer, Berlin

Scharfetter C (1973) Streifzüge in die Geschichte des Schizophreniebegriffs. Schweiz Arch Neurol Neurochir Psychiatr 112:75–85

Scharfetter C (1986) Schizophrene Menschen. Bewußtseinsbereiche und Psychopathologie, Ich-Psychopathologie des schizophrenen Syndroms, Forschungsansätze und Deutungen, Therapiegrundsätze, 2. Aufl. Urban & Schwarzenberg, München Wien Baltimore

Scharfetter C, Nüsperli M (1980) The group of schizophrenias, schizoaffective psychoses and affective disorders. Schizophr Bull 6:586–591

Scheff TJ (1973) Das Etikett „Geisteskrankheit". Soziale Interaktion und psychische Störung. Fischer, Frankfurt

Schmidt-Degenhard M (1983) Melancholie und Depression. Zur Problemgeschichte der depressiven Erkrankung seit Beginn des 19. Jahrhunderts. Kohlhammer, Stuttgart Berlin Köln Mainz

Schneider K (1939a) Klinische Psychopathologie. Thieme, Stuttgart

Schneider K (1939b) Psychischer Befund und psychiatrische Diagnose. Thieme, Leipzig

Searles HF (1965) Collected papers on schizophrenia and related subjects. Int Univ Press, New York

Sedler MJ (1985) The legacy of Ewald Hecker: a new translation of „Die Hebephrenie". Am J Psychiatry 142:1265–1271

Shields J (1967) The genetics of schizophrenia in historical context. In: Coppen A, Walk A (eds) Recent developments in schizophrenia. Spec Publ 1, Headley, Ashford

Siegler M, Osmond H (1974) Models of madness, models of medicine. McMillan, New York

Snell L (1865) Über Monomanie als primäre Form der Seelenstörung. Allg Z Psychiatr 22:368–381

Spitzer RL, Endicott J, Cohen J, Fleiss JL (1974) Constraints on the validity of computer diagnosis. Arch Gen Psychiatry 31:197–203

Sullivan HST (1953) The interpersonal theory of psychiatry. Norton, New York

Sushruta Samhita (1963) In: Bhishagratna KK (ed) The Sushruta Samhita, vol III, Uttara-Tantra. Chowkhamba Sanskrit Studies, Varanasi

Szasz TS (1961 a) The uses of naming and the origin of the myth of mental illness. Am J Psychol 16:59–65

Szasz TS (1961 b) The myth of mental illness. Harper & Row, New York

Szasz TS (1970) The manufacture of madness. Szasz, Trustec

Szasz TS (1976) Schizophrenia. Basic Books, New York

Strömgren E (1965) Schizophreniform psychoses. Acta Psychiatr Scand 41:483–489

Strömgren E (1974) Psychogenic psychoses. In: Hirsch SR, Shepherd M (eds) Themes and variations in European psychiatry. Wright, Bristol, p 97

Tseng WS, McDermott JF (1981) Culture, mind and therapy. Brunner/Mazel, New York

Vliegen J, Vogel T, Lungershausen E (1975) Modelle endogener Psychosen. Fortschr Neurol Psychiatr 43:223–253

Vollmer G (1975) Evolutionäre Erkenntnistheorie. Hirzel, Stuttgart

WHO (1973) Report of the International Pilot Study of Schizophrenia. WHO, Genf

WHO (1974) Glossary of mental disorders and guide to their classification. WHO, Genf

WHO (ICD) (1975) International Classification of Diseases, 9. Aufl. WHO, Genf

Wing JK, Cooper JE, Sartorius N (1974) The measurement and classification of psychiatric symptoms. Cambridge Univ Press, New York

Wyrsch J (1949) Die Person des Schizophrenen. Haupt, Bern

Wyrsch J (1956) Zur Geschichte und Deutung der endogenen Psychosen. Thieme, Stuttgart

Zeller A (1840) Zweiter Bericht über die Wirksamkeit der Heilanstalt Winnenthal. Med Korrespondenzbl Würthembergischer Ärztl Verein 19:129, 137, 145

Zubin J, Spring G (1977) Vulnerability – a new view of schizophrenia. J Abnorm Psychol 86:103–126

Zubin J, Oppenheimer G, Neugebauer R (1985) Degeneration theory and the stigma of schizophrenia. Biol Psychiatry 20:1145–1148

II. Die Psychopathologie der Schizophrenien

Ch. Mundt und H. Lang

INHALTSVERZEICHNIS

A. Einleitung 39
B. Die historische Ausgangsbasis 41
    I. Einige Hinweise zum Schizophreniebegriff der klassischen Autoren 41
    II. Die Klassiker im Spiegel der operationalen Diagnosesysteme 42
C. Versuche zur Fundierung der Nosologie 44
    I. Die transkulturelle Psychiatrie der Schizophrenien 46
    II. Die Suche nach psychopathologischen Mustern mit objektivierenden
        Methoden 47
    III. Außenkriterien 51
    IV. Zusammenfassung der operational-empirischen Validierungsversuche
        des schizophrenen Syndroms 52
D. Die Ergänzung und Verfeinerung des Symptominventars: Basisstörungen,
    Basisstadien, Negativsymptome 53
E. Psychopathologische Krankheitsmodelle der Schizophrenien 57
    I. Der linguistisch-strukturale Ansatz 58
    II. Das strukturdynamische Modell 62
    III. Die Schizophrenien als Ausdruck einer Störung der Intentionalität 63
    IV. Schizophrenie als Verfehlung des „Zwischen" 64
F. Schlußbemerkung 65
Literatur 66

A. Einleitung

Die Frage, was ein Kapitel über die Psychopathologie der Schizophrenien für dieses Handbuch leisten kann, muß sich am Anspruch des Gesamtwerkes, Psychiatrie der Gegenwart zu sein, bemessen und damit insofern an den beiden Vorläufern dieses Kapitels in den vorigen Auflagen, den Bearbeitungen von Jakob Wyrsch (1960) und Manfred Bleuler (1972 b), als das seither neu hinzugekommene aufgezeigt werden soll. Der Beschreibung dieser neuen, oder besser aktuellen Tendenzen, denn so neu sind sie oft gar nicht, mit den sie bewegenden Fragestellungen, soll Vorrang eingeräumt werden, vor dem Gesichtspunkt einer möglichst systematischen, kompletten Inventarisierung von Symptomen und Forschungsaspekten der Psychopathologie der Schizophrenien.

Je aktueller Forschungsansätze und -ergebnisse sind, um so schwieriger ist es, ihre Validität zu beurteilen. Es ist daher eine gewisse Auswahl zu treffen, zu der auch die Stoffülle nötigt. Sie soll nach Maßgabe der Breite, in der ein Ansatz in der Literatur diskutiert wird und seiner Bewährung erfolgen. Erschwert wird eine solche Auswahl der relevanten Forschungsansätze durch die Auseinanderentwicklung der Schizophrenieforschung in den letzten 10 Jahren in methodologisch zunehmend strenger werdende, operationalisierend-empirisch vorgehende Arbeitsgruppen einerseits und weiterhin idiographisch-hermeneutisch arbeitende Schulen andererseits.

Es scheint, daß Austausch, gegenseitige Anregung, konstruktive Kritik zwischen den beiden Richtungen in den letzten Jahren eher abgenommen haben, eine Begleiterscheinung des Prestigeverlustes der Psychoanalyse und des Aufstiegs der biologischen Psychiatrie in den USA. Es soll ein besonderes Anliegen dieses Kapitels sein, die sich hier anbahnende Spaltung der Forschungsansätze überwinden zu helfen, wobei sowohl die Defizite wie die Verdienste der beiden Richtungen Beachtung finden sollen; die Defizite: Unüberprüfbarkeit auf der einen, Banalität und Theoriedefizit des „Datenfriedhofs" auf der anderen Seite; die Verdienste: Konfrontation mit interpretationsbedürftigen Daten, die zu neuen Hypothesen zwingen auf der einen, ganzheitliches klinisches Wahrnehmen und Denken in historisch-hermeneutisch sich entwickelnden Begriffen andererseits.

Was sind nun die Fragen, die sich der Psychopathologie der Schizophrenien heute noch stellen? Nicht wenige biologisch orientierte Schizophrenieforscher sehen die Aufgabe der Psychopathologie der Schizophrenien als weitgehend gelöst an. Tatsächlich ist die „makroskopisch" deskriptiv erkennbare Psychopathologie nach den tastenden Vorbereitungen im 19. Jahrhundert dann in den ersten beiden Jahrzehnten nach der Jahrhundertwende rasch erarbeitet gewesen. Seither gilt der Ordnung, der strukturellen Zusammengehörigkeit und Interpretation der gewonnenen psychopathologischen Bestände ein Hauptbemühen. Neue Symptome wurden allerdings im Bereich der „mikroskopischen" Deskription, angeregt durch experimental-psychologische Untersuchungen, gefunden. Die stillen Zeiten der Psychose vor allem haben damit in der psychopathologischen Beurteilung einen radikalen Wandel durchgemacht. Aus dem objektiv gesehenen, als irreversibel geltenden Defekt wurden die subjektiv erlebten, therapie- oder doch kompensationsfähigen Basisdefizienzen. Ein realer Wandel der Verlaufsgestalten schizophrener Erkrankungen ist nur zu einem Teil Basis dieses Perspektivenwandels: Schon vor Beginn der Psychopharmakaära zeigten schizophrene Psychosen eine Tendenz zu mitigiertem Verlauf mit mehr blande-asthenischen Residuen oder rezidivierenden Schüben bei relativ gut erhaltener Persönlichkeit im Intervall (Bleuler 1972a). Schließlich hatte sich psychopathologische Forschung immer auch zur Aufgabe gemacht, über die Deskription klinisch-psychopathologischer Phänomene hinaus eine konzeptuelle Integration von Befunden aus verschiedenen Fachrichtungen zu versuchen. Diese für die Entwicklung weiterer Fragestellungen so wichtige Leistung der Psychopathologie ist naturgemäß besonders umstritten, muß sie doch einerseits spekulativ ausholen, ohne sich andererseits vom Boden der Klinik, der Erfahrungswissenschaften und damit der Forderung der empirischen Überprüfbarkeit lösen zu dürfen.

Drei altneue, miteinander verzahnte Grundfragen bleiben der Psychopathologie der Schizophrenien damit auch heute erhalten: 1. In welche strukturelle Ordnung lassen sich die psychopathologischen Bestände der Schizophrenien und damit überhaupt der endogenen Psychosen fügen; das ist das Problem der nosologischen Fundierung der Schizophrenien. 2. Was ist die mutmaßliche Einheit der

Schizophrenien eigentlich, die es erlaubt, bei aller Vielfalt der Einzelsymptome doch zumindest von einer Gruppe der Schizophrenien zu sprechen? Diese Frage berührt das Problem der immer wieder diskutierten Grundstörung. 3. Die Erarbeitung eines aktuellen Inventars psychopathologischer Symptome der Schizophrenien; eine Aufgabe, die eigentlich erst nach Lösung der beiden erstgenannten Fragen möglich ist und doch Grundlage für alle Forschungen darstellt. Diese Fragestellungen sollen diesem Kapitel seine Struktur geben.

B. Die historische Ausgangsbasis

Das Bemühen um vollständige und verfeinerte Symptominventarisierung hat sich, wie auch das der diagnostischen Validierung, in den letzten 10 Jahren mehr und mehr auf die Ebene standardisierter und z. T. operationalisierter psychpathometrischer Instrumente verlagert. Die für die modernen Diagnoseglossare bestimmenden Schizophreniekonzepte stammen im wesentlichen von E. KRAEPELIN, E. BLEULER, K. LEONHARD und K. SCHNEIDER. Die Kenntnis dieser Autoren muß hier im wesentlichen vorausgesetzt werden; sie sind z. T. durch eigene Kapitel in früheren Auflagen der Psychiatrie der Gegenwart vertreten, oder in den historischen Einleitungen der Kapitel von SCHARFETTER und RETTERSTØL in diesem Band abgehandelt. Einige kurze Hinweise sollen aber auf unterschiedliche Akzentsetzungen dieser Klassiker aufmerksam machen, die eine uneinheitliche Ausgangsbasis für die um Standardisierung und empirische Absicherung der Nosologie bemühten Psychopathologen darstellten.

I. Einige Hinweise zum Schizophreniebegriff der klassischen Autoren

Auf KRAEPELIN (1904) geht bekanntlich die stark vereinheitlichende Dichotomie der Psychosen in einen schizophrenen (damals dementia praecox) und einen manisch-depressiven Formenkreis zurück. Ein wesentliches Unterscheidungskriterium wurde für ihn der Langzeitverlauf mit der „Defekt"-Bildung. KICK (1981) und DIEBOLD u. KICK (1986) konnten anhand der alten Originalkrankenakten der Heidelberger Klinik aus der Zeit KRAEPELINS zeigen, daß – oft unausgesprochen – die Verlaufstendenz während der damals wesentlich längeren Aufenthaltszeiten schon für die Beurteilung des einzelnen Schubes als unreflektiertes Klassifikationskriterium mit in die Diagnosestellung einfloß. Dadurch entwickelte KRAEPELIN einen sehr weiten Maniebegriff, der viele der uns heute schizoaffektiv erscheinenden Erkrankungen mit eher günstigem Verlauf aber doch auch schizophrener Produktivsymptomatik einschloß.

E. BLEULER hat sich mit seiner Darstellung der „Gruppe der Schizophrenien" (1911) von der diagnostischen Bestimmung des Krankheitsbildes durch Verlauf und Ausgang gelöst. Die Monographie hat eine später weiter ausgebaute Hypothese zur Ordnung der Symptomenvielfalt hervorgebracht, die Differenzierung in Grund- und akzessorische, bzw. Primär- und Sekundärsymptome. Die Lösung des Schizophreniebegriffes von der Prognose bei E. BLEULER bringt ein weiteres Krankheitskonzept als bei KRAEPELIN mit sich.

K. LEONHARD hat im Gegensatz zur Tradition KRAEPELINS die von WERNICKE fortgeführt mit einer weiteren Aufteilung der endogenen Psychosen. Unter dem Begriff zykloide Psychosen faßte er solche Krankheitsbilder zusammen, die eine den phasischen Psychosen ähnliche, meist akut einbrechende und endende Verlaufsweise zeigen mit ausgeprägten Stimmungsphänomenen, bewegter, dramatischer Motorik, aber eben auch schizophrenen Symptomen. Auch wenn nicht die ganze Feingliedrigkeit seiner Psychopathologie akzeptiert wurde, so hat doch der Hinweis auf die häufige Beimengung affektiver und phasischer Komponenten in der Psychopathologie Schizophrener und deren Beziehung zu günstigem Verlauf und Ausgang stimulierend auf die Forschung gewirkt.

K. SCHNEIDER hat unter den klassischen Autoren, auf die man sich bei der Entwicklung operationaler Diagnoseinstrumente heute stützt, die am eindeutigsten definierbare diagnostische Bestimmung der Schizophrenie entwickelt. Sein Katalog der Erstrangsymptome verzichtet auf die Berücksichtigung und diagnostische Bewertung von Verlauf und Affektivität und konzentriert sich ganz auf Phänomene der Entfremdung. Selbst Denkstörungen im Sinne der Assoziationsauflockkerung werden nicht hoch gewichtet. Die Schizophreniediagnostik K. SCHNEIDERS konzentriert sich damit auf Entfremdungserlebnisse im Sinne von Störungen der Meinhaftigkeit im Krankheitsquerschnitt.

Zusammenfassend zum makroskopischen Symptominventar der Schizophrenien sei damit noch einmal festgehalten, daß die historisch gewachsene Situation der Psychopathologie, die die modernen Autoren bei ihren Versuchen, zu einer empirisch operationalen Fundierung der Nosologie zu kommen, vorfanden, durch konkurrierende Schizophreniekonzepte gekennzeichnet war, denen ihre arbiträr erscheinende verschiedenartige Gewichtung von Einzelaspekten nach lange vorherrschender Ratlosigkeit erst langsam zu Bewußtsein kam. Betrachtet man das von KRAEPELIN dichotomisierte Spektrum endogener Psychosen als Kontinuum von einem schizophrenen zu einem bipolar zyklothymen Pol mit den schizoaffektiven Psychosen als Kernbereich in der Mitte, dem JANZARIK (1980) den Charakter der Einheitspsychose zumißt, so wird die Weite des Schizophreniebandes durch die psychopathologischen Komponenten Entfremdung/Entordnung, Affektivität und Verlauf bestimmt, Komponenten, die überhaupt die Gliederung des ganzen Spektrums bewirken. Die aufgeführten Autoren sind jeweils Vertreter einer Akzentuierung eines der Aspekte zur Gliederung, sei es als Einschluß-, sei es als Ausschlußkriterium.

II. Die Klassiker im Spiegel der operationalen Diagnosesysteme

Die Auseinandersetzung um Schizophreniekonzeptionen hat sich in den letzten 10 Jahren nun mehr auf die Entwicklung von operationalisierenden Diagnosesystemen verlagert. Die wichtigsten der heute in der Forschung und z.T. auch routinemäßig im klinischen Alltag verwandten Systeme sind die nicht streng operationalisierende International Classification of Diseases, ICD (DEGKWITZ et al. 1980); das Diagnostische und Statistische Manual der American Psychiatric Association, DSM (KOEHLER u. SASS 1984); die Research Diagnostic Criteria, RDC

(SPITZER et al. 1978); das mit den Befunden der Present State Examination, PSE (WING et al. 1974) arbeitende Catego-System für computergestützte Datenverarbeitung und Diagnostik; die Wiener Kriterien nach BERNER (1983); die Diagnosen-Sicht-Kartei, DiaSika von VON ZERSSEN (SCHMID et al. 1982) und nach wie vor die Primärsymptome BLEULERS und die Erstrangsymptome SCHNEIDERS. All diese Systeme bestehen aus einer Kriteriensammlung für die Erstellung von psychiatrischen Diagnosen. Zur weiteren Verbesserung der Reliabilität der Diagnostik sind für diese Kriterien wiederum möglichst standardisierte Wege der Informationsgewinnung bzw. der Beurteilung mehrdeutiger Befunde entwickelt worden. KENDELL et al. (1979) konnten allerdings zeigen, daß die Übereinstimmung in der Diagnostik immer noch nicht optimal ist und für die gesamte Gruppe der von ihnen untersuchten Systeme k = 0,5 nicht übersteigt. Es müssen also deutliche Unterschiede in den Konzeptionen bestehen. Insbesondere die Erfassung von symptomarmen Schizophrenien und Residualzuständen gelingt oft nicht befriedigend; sie werden leicht als Depression eingestuft (SCHMID et al. 1982). Relativ am wenigsten umstritten scheint der Kernbereich des Syndroms zu sein, die Wahn- und halluzinatorischen Erlebnisse. Vor allem bizarre Formen der Wahnbildung, von Beeinflussungserlebnissen, werden im RDC, DSM III ausdrücklich als Diagnosekriterien erwähnt. Auch dialogisierende und kommentierende Stimmen werden hoch bewertet. Unterschiedlich im Kernsyndrom werden hingegen formale Denkstörungen gewichtet. RDC weist darauf hin, daß dieses Syndrom gewöhnlich zu oft festgestellt werde, im DSM III spielt es ähnlich wie in den Feighnerkriterien eine untergeordnete Rolle und muß mit entweder affektiver Nivellierung, Wahn und Halluzinationen oder desorganisiertem Verhalten einhergehen, um als Schizophrenie-Symptom Anerkennung zu finden. Sehr breit kommen Denkstörungen im PSE und trotz der Vorbehalte im RDC zum Zug, deutlich die Herkunft aus den Erstrangsymptomen K. SCHNEIDERS aufzeigend. Insbesondere die „Störungen der Meinhaftigkeit" i. S. von K. SCHNEIDER werden in diesen Systemen stark gewichtet. Die entschiedenste Betonung erfährt unter den formalen Denkstörungen die sonst wegen mangelnder Reliabilität mit Zurückhaltung behandelte Inkohärenz in den Wiener Kriterien, wo sie allerdings auch am radikalsten eingegrenzt und von affektiv bedingten assoziativen Auflockerungen und Ideenflucht streng unterschieden wird. Größere Unterschiede in der Definition des Syndroms dürften aber durch die Einführung eines Zeitkriteriums für die zu fordernde Dauer der Symptomatik und den Ausschluß von affektiven Symptomen zustandekommen. DSM III führt in Fortführung der Konzeption der Feighnerkriterien eine Sechsmonatsspanne als Mindestdauer der Symptomatik ein, RDC eine Spanne von zwei Wochen, die anderen Systeme verzichten auf ein Zeitkriterium. KENDELL (1985) hat in einer neueren Untersuchung, die, gemessen am Langzeitverlauf, die Feighner-Kriterien und DSM III als die validesten Diagnosesysteme auswies, gemeint, dieser Befund ergebe sich auch ohne das Sechsmonatskriterium und auch, wenn als validierendes Außenkriterium die erbliche Belastung statt des Langzeitverlaufs zugrunde gelegt werde.

Der Ausschluß dominierender affektiver Symptome zur Zeit des Bestehens der schizophrenen Symptomatik wird von RDC gefordert, nach DSM III dürfen ausgeprägte affektive Symptome nicht vor Entstehen der schizophrenen Symptomatik bestanden haben, oder sie müssen im Vergleich zu dieser kurz gewesen sein.

Faßt man die Tendenzen der Konzeptualisierung des schizophrenen Syndroms, wie sie sich in den z. Z. am meisten gebrauchten Diagnosesystemen offenbaren, zusammen, so ergibt sich folgendes Bild: Die relativ höchste Übereinstimmung wird darin erzielt, daß Krankheitsbilder, in denen während bestimmter Verlaufsstrecken und für eine bestimmte Zeitspanne affektive Symptome dominieren, nicht als Schizophrenien aufgefaßt werden. Die Instrumente behandeln endomorphe Verstimmungen, die gemeinsam mit produktiven Symptomen oder nach ihrem Abflauen auftreten, eher als zur Schizophrenie gehörig, als der schizophrenen Symptomatik vorauslaufende. Die Validität dieser Handhabung wird gleichermaßen durch genetische wie durch Verlaufsuntersuchungen gestützt. Damit wird die alte Schichtenregel von JASPERS aufgehoben, wonach die nur einmal nachweisbare Symptomatik ausreicht, ein Syndrom der jeweils „tiefsten" Schicht der Folge Affektpsychose–Schizophrenie–Organische Psychose zuzuordnen. Diese durchgängige Tendenz stellt auch ein Votum gegen die ausschließlich an der Entfremdung orientierte und damit gegen den affektiven Pol der endogenen Psychosen extrem weite Schizophreniekonzeption K. SCHNEIDERs dar. Sie führt dazu, daß – entsprechend definierte – „schizoaffektive" Psychosen nun den Affektpsychosen, nicht mehr den Schizophrenien zuzuschlagen wären.

Keine Übereinstimmung zeigt die Behandlung der für die Diagnose zu fordernden Zeitdauer der Symptomatik. Es scheint, daß Dauer der Symptomatik und Affektverflachung zwei konkurrierende Merkmale sind, die den erwünschten Bezug zum als validierendes Kriterium angesehenen ungünstigen Langzeitverlauf herzustellen vermögen. Die amerikanischen Instrumente geben dem Merkmal der Zeitdauer den Vorzug, weil es reliabler zu erfassen ist, nehmen damit die confounding-Probleme in Kauf, während die Wiener Gruppe dem klassischen Kriterium der Affektverflachung den Vorzug gibt. Die Psychopathologie der modernen operationalen Diagnosesysteme bevorzugt damit ein enges Schizophreniekonzept, aus dem schizoaffektive, schizophreniforme bzw. reaktive Psychosen herausgelöst sind.

Die Neigung der amerikanischen Psychiatrie, das Merkmal der Affektverflachung als „Defektbildung in nuce" zu ersetzen durch das Zeitkriterium, weist auf eine allgemeine Tendenz in der Arbeit mit operationalen psychopathologischen Systemen hin: Der Reliabilität eines Merkmals wird letztlich der Vorzug vor Validitätsaspekten gegeben. Die in den Arbeiten der Klassiker gepflogene ganzheitliche Sicht der Syndrome wird damit vernachlässigt.

C. Versuche zur Fundierung der Nosologie

Das Ringen um eine gültige Nosologie der Schizophrenien ist untrennbar verbunden mit dem Bemühen, die Gesamtheit des psychopathologischen Symptominventars der idiopathischen Psychosen nosologisch durchzugliedern. Je nach dem, welcher Angelpunkt für die Definition der Schizophrenie führend wurde, verschob sich das Spektrum der Diagnostik und mit ihm im wesentlichen die Dichotomietrennlinie zwischen Schizophrenien und Affektpsychosen, während die Abgrenzung zu den Neurosen und wahnbildenden psychopathischen Entwicklungen besser gelang und im wesentlichen stabil blieb. Aber natürlich verschoben sich mit den Definitions- und Ausgrenzungsbemühungen des Zwischenbereichs die Probleme der Grenzziehung nur, für die komplizierte Nosographie LEONAHRDS (1980) vervielfältigten sie sich. Der arbiträre Charakter dieser Grenzziehungen, durch die Autorität der Vollstrecker oft für eine gewisse Zeit verschleiert, blieb eine Mißlichkeit und hat bei einigen Autoren zu der abschließenden Feststellung geführt, daß die Bestimmung der Psychopathologie der Schizophrenien eben den Charakter einer Konvention habe (JANZARIK 1980). Es lag nahe, nach einem Ausweg aus dieser unbefriedigenden Situation durch die Einführung von Außenkriterien zu suchen. Darüber hinaus haben die modernen Symptomskalen die Möglichkeit eröffnet, maschinell eine Ordnung der psychopathologischen Bestände allein aus deren innerer Struktur zu versuchen – falls es sie gibt – ohne das Vorurteil des Klinikers, der aus der Kenntnis der historisch gewachsenen Konzepte ordnet. Allerdings bleibt die Ausgangsposition, nämlich die Schaffung der Item-pools in einem gewissen Ausmaß von den „Klassikern" abhängig.

Auch wenn die Suche nach objektiv richtigen Ordnungsmustern von Einzelsymptomen in der Psychopathologie die Erwartung, mit ihrer Hilfe eine validere Nosologie der Schizophrenien zu gewinnen, bislang nicht befriedigend erfüllen konnte, muß doch auf diese Forschungsaktivitäten eingegangen werden, da sich die Diskussion um die Ordnungsgefüge schizophrener Symptomatologie mittlerweile vorrangig in diesem Forschungsbereich abspielt.

Für eine Validierung des Morbus Schizophrenie kamen folgende Ansätze in Frage:

1. Die transkulturelle Psychiatrie kann in einer vergleichenden deskriptiven Phänomenologie einen Kernbereich der Psychopathologie der Schizophrenien herausarbeiten, der gewissermaßen nach Substraktion von transkulturell variablen oder fakultativen Symptomen als relativ unveränderbarer Kern überindividueller stereotyper krankhafter Abwandlung übrig bleibt.

2. Faktorenanalytische Untersuchungen von Symptomverbänden, Clusterbildungen können unbestechlich nachvollziehen, was die Intuition des Klinikers, der den psychopathologischen Querschnitt kategorisiert, leistet: Beschreiben, welche Symptome überdurchschnittlich häufig zu Verbänden zusammentreten. Man nennt solche statistisch-mathematisch entwickelten Suchmuster Algorithmen, den heuristischen Ansatz verkürzt Algorithmenforschung.

   Diese beiden Ansätze bieten den Vorteil, sich weiterhin ausschließlich im Paradigma der psychopathologischen Betrachtung zu bewegen. Die beiden folgenden Ansätze verlassen dieses Paradigma und beschwören damit Methodenprobleme herauf.

3. Die Genetik kann untersuchen, ob sich bei den psychotisch erkrankten Familienmitgliedern der Kranken eine Ordnung idiopathischer Psychosen etwa nach Art einer Dichotomisierung zeigt.

4. Eine Fülle biologischer Parameter könnte auf dem Umweg über Untergruppenbildungen des Gesamtspektrums der Schizophrenien zu einer Klärung der nosologischen Frage beitragen, möglicherweise aber auch zu ihrer Komplizierung. Ein Beispiel für dieses Vorgehen stellt die Hypothese vom Typ I und II der Schizophrenie nach CROW (1980) dar. Typ I wird gebildet von den akutrezidivierenden Erkrankungen mit Plussymptomatik. Ihnen liege eine Störung

des Dopaminstoffwechsels zugrunde. Typ II umfaßt die chronisch-progre-
dienten Verläufe mit Minussymptomatik, die mit zerebralem Substanzverlust
einhergehe. Als wohlbekanntes Problem solcher Untergruppenbildungen werden von Kritikern sofort die Übergangsfälle ins Feld geführt. Näher eingegangen werden soll nun auf zwei Wege der Validierung des Morbus, die transkulturelle deskriptive Phänomenologie und die Algorithmensuche.

I. Die transkulturelle Psychiatrie der Schizophrenien

Eine vergleichende deskriptive Phänomenologie schizophrener Syndrome in verschiedenen Kulturen kann zur Validierung des Syndroms dadurch beitragen, daß
sie 1. die konsistent in verschiedenen Kulturen vorkommenden Symptome und
Symptomkomplexe zusammenstellt und 2. die inerten den kulturell gestalt- und
überformbaren gegenüberstellt. Auf diese Weise kann eine bestehende Hypothesen zumindest stützende oder schwächende Aussage über den Kernbereich schizophrener Psychopathologie hergeleitet werden. In den älteren Arbeiten aus den
60er Jahren wies Wulff (s. Mundt 1986) darauf hin, daß sich im ostasiatischen
Raum vermehrt symptomarm verlaufende Schizophrenien fänden oder akut ver-
worrene mit oneiroiden Zuständen, während die von uns als besonders charakteristisch angesehenen paranoid-halluzinatorischen Bilder eher selten seien. Er
führte dies auf die ausgeprägtere soziale Einbindung des ostasiatischen Menschen
zurück und stellte sie der Individualität des westlichen Menschen gegenüber. Die
Interpretation wurde durch eine Analyse der Sprachstrukturen gestützt; so fand
Wulff, daß im Vietnamesischen die Personalpronomina durch die Satzstellung
erübrigt seien. Der Befund des eher seltenen Vorkommens paranoid-halluzinatorischer Syndrome wurde von Yap für Hongkong, von Jakovlijevic für Guinea,
von Pfeiffer für Westjava bestätigt (s. Mundt 1986), allerdings mit der Einschränkung auf systematisierte Wahnbildungen. Beeinflussungsgefühle, abnorme
Bedeutungssetzungen seien so häufig wie bei uns. Ein Zusammenhang zwischen
ausdifferenziertem Wahn und Schulbildung wurde überall gefunden. Die traditionellen, von Kraepelin zusammengestellten Unterformen seien aber grundsätzlich zu finden, mit „erschütternder Gleichförmigkeit" (Pfeiffer 1971). Die stärkste pathoplastische Formbarkeit weisen die Produktionen, insbesondere die systematisierten Wahnbildungen auf. Auch Murphy interpretiert die geringer ausgeprägte Neigung schwarzafrikanischer Schizophrener zu systematisierten Wahnbildungen zugunsten psychomotorischer Symptome damit, daß dafür westliches
Rationalisierungsbedürfnis fördernd sei. Devereux (1974), Pfeiffer (1971) und
Kimura (1980) haben in differentialdiagnostischer Abgrenzung, z. B. von Trance-
zuständen und erwünschten altered states of consciousness, darauf hingewiesen,
daß charakteristischer als psychopathologische Einzelsymptome für Schizophrenie die Störung des „Zwischen" sei, für die ein besonders feiner Indikator das sich
Vergreifen in den äußerst nuancenreichen, vielschichtigen Höflichkeitsformeln im
Japanischen sei.
Die jüngste umfangreiche WHO-Studie (Jablensky 1986) in 12 kulturell verschiedenartigen Regionen an 1 352 Patienten, die die wahre Inzidenz der Gebiete
darstellte, zeigte, daß in den Entwicklungsländern affektive Symptome und Sym-

ptome ersten Ranges nach K. SCHNEIDER seltener zu finden waren, als in den westlichen Industrieländern, hingegen ein vermehrtes Vorkommen optischer Halluzinationen, während die übrigen Symptome in etwa gleich verteilt waren. Wenn
sich die Diagnostik auf floride, akute, schwere Krankheitsbilder einengte, ver-
wischten sich die transkulturellen Unterschiede der Symptombildungen! Interessant ist, daß sich der alte Befund (LIN 1953 u. v. a.), daß der Langzeitverlauf in
den Entwicklungsländern günstiger sei als in den Industrieländern, wieder bestätigt hat. Die größte Unterschiedsvarianz findet sich allerdings im Bereich der mittelschweren Verläufe, so daß nach diesem Befund offenbleiben muß, ob nun die
schwer residualen Veränderungen zum Kern der Erkrankung gehören oder vermehrt sozial überformbar sind.

II. Die Suche nach psychopathologischen Mustern mit objektivierenden Methoden

Da für das Krankheitsbild der Schizophrenie ein verbindliches biologisches Außenkriterium bis heute nicht zur Verfügung steht, mußte die erforderliche Ord-
nungsstruktur letztlich vom Untersucher gestalthaft in die bunte Symptomvielfalt
hineingesehen werden. Der Versuch, ohne das menschliche konzeptuelle Vorurteil computergestützt überzufällige Symptomassoziationen suchen zu lassen,
hofft darauf, in dieser Weise eine „richtige" oder „natürliche" Ordnung der Symptomassoziationen zu finden. Die dazu erforderlichen ausreichend reliablen Symptominventare wurden vor allem mit der In-Patient Multidimensional Psychiatric
Scale, IMPS (LORR et al. 1966) und dem Befundbogen der Arbeitsgemeinschaft
für Methodik und Dokumentation in der Psychiatrie, AMP, seit 1977 AMDP
(BAUMANN u. STIEGLITZ 1983) in den 60er Jahren entwickelt. Es gibt grundsätzlich zwei Möglichkeiten des Vorgehens: Die Diagnosefindung anhand eines Entscheidungsbaumes oder anhand einer durch einen sog. Algorithmus vorgeprägten
Mustererkennung. Da die historisch gewachsene Nosologie, von deren möglicherweise implizitem Vorurteil abstrahiert werden soll, stärker im Prinzip des
Entscheidungsbaumes wirksam bleibt, sollen hier mehr die Untersuchungen mit
Mustererkennungsprozessen interessieren, die in der Regel faktorenanalytisch,
durch Clusteranalyse oder Varimax-Rotation bzw. eine Kombination dieser mul-
tivariaten statistischen Methoden gefunden wurden. Es geht dabei jeweils um eine
genügend konsistente Zuordnung einzelner Symptome zu einer Gruppe von Symptomen bzw. um die Trennschärfe für solche Symptomgruppen.
    Als eine der ersten machten von diesem Vorgehen LORR et al. (1966) mit Hilfe
der von ihnen entwickelten IMPS Gebrauch. Es wurden zunächst faktorenanalytisch die 90 psychopathologischen Einzelitems zu 10 Profilen psychiatrischer Syndrome, also „natürlicherweise" gewöhnlich gemeinsam auftretender Symptomverbände, geordnet. Die diese Ordnung herstellenden psychopathologischen The-
menbereiche wurden Vektoren 1. Ordnung genannt, sie bestehen jeweils aus 8 bis
10 gewöhnlich konsistent gemeinsam ladenden Einzel-Items. Diese Ordnung ist
noch infranosologisch. Die Suche nach Profilsyndromen, als „natürlicherweise"
sich ordnenden Mustern ganzer Profilladungen würde entsprechend Vektoren
2. Ordnung sichtbar machen, die unseren klinischen Syndromen näherstehen, al-

so einen höheren Komplexitätsgrad haben, als die Symptomverbände der aus 8 bis 10 Symptomen bestehenden Profile. Bei der Suche nach diesen Vektoren 2. Ordnung konnten nun einige interessante Befunde erhoben werden. LORR et al. untersuchten ein Kollektiv akut kranker Schizophrener und fanden einige Gruppen von Profilsyndromen, die sich durch drei Vektoren 2. Ordnung determinieren ließen: Apathie versus Erregung, schizophrene Desorganisation und paranoider Prozeß. Man kann in diesen drei Vektoren 2. Ordnung, die also die Psychopathologie eines akut schizophren erkrankten Kollektivs organisieren, unschwer eine Parallele zu den historisch gewachsenen klinischen Konzeptionen des Verlaufs zu Apathie, der formalen Entordnung und der Entfremdung mit Wahnbildung sehen. Bei einer Wiederholung dieser Untersuchungen an einem Kollektiv chronisch Schizophrener verwischt sich diese Dreiteilung etwas. Die Varianz der Psychopathologie des chronischen Kollektivs wurde zu 45% vom Vektor Desorganisation, zu 26% vom Vektor Projektion und zu 17% von der Dimension Selbst- versus Fremdaggressivität bestimmt, nur zu 6% von der Dimension Apathie. In einer Replikation dieser Studie (MUNDT 1985) konnte in einer Clusteranalyse gezeigt werden, daß nacheinander die Vektoren Apathie, paranoide Projektion und motorische Störung als Ordnungsfaktoren wirksam wurden, wobei das Profil Motor Disturbance, das eigentlich das katatone Syndrom kennzeichnen soll, auch ein Item für affektive Inadäquatheit und beziehungsloses vor sich Hinsprechen enthält, also Items, die der „Lockerung der Assoziationen" bzw. Strukturauflösung nahestehen. Zumindest die Entfremdung im paranoid-halluzinatorischen Syndrom, die Residualbildung im Apathiesyndrom und in angedeuteter Form Denkstörungen lassen sich so als Grundelemente schizophrener Psychopathologie bei chronischen Patienten reproduzieren. Einschränkend muß allerdings gesagt werden, daß nur ein geringer Teil der Varianz damit aufgeklärt werden konnte, da ein großer Anteil, 158 von 257 Probanden, bis zur 4-Clusterlösung undifferenziert blieb. Wahrscheinlich wird im Kollektiv chronischer Patienten die Charakteristik des schizophrenen Syndroms zunehmend verwischt.

Im deutschen Sprachraum sind diese Arbeiten z. T. repliziert, z. T. auch originär zeitlich parallel durchgeführt worden mit dem AMP bzw. später AMDP-System. Dieses Inventar psychopathologischer Einzelsymptome, das seit den 60er Jahren entwickelt wurde, orientierte sich letztlich an der Klinik und Systematik von KRAEPELIN. Das von BAUMANN u. STIEGLITZ (1983) herausgegebene Testmanual zeichnet die Entwicklung nach. Die faktorenanalytisch gewonnenen 8 bis 12 Primärskalen zeigen große Ähnlichkeit mit den IMPS-Profilen, von denen einige Faktoren im AMP zusammengefaßt sind, so z. B. die Profile Paranoid Projection, Grandiose Expansivness und Perceptional Distortion des IMPS zum Profil Paranoid-Halluzinatorisches Syndrom des AMP. Eine Übereinstimmung mit Selbstbeurteilungsinstrumenten läßt sich übrigens nicht durchgängig erzielen (TEGELER et al. 1980). Die Modifikation des Systems bei der Weiterentwicklung des AMP zum AMDP-System enthält im Bereich des die Schizophreniesymptome umfassenden Teils eine Reihe kleinerer Glättungen. Am interessantesten ist die Streichung des Items Autismus, das keine ausreichende Reliabilität entwickelte. Auch das Item „negativistisch" wurde gestrichen; es wäre denkbar, daß hier die mangelnde Reliabilität durch eine hohe Abhängigkeit von der Interaktion mit dem Untersucher dieses Items zustandekommt. In der Revision von 1971 überdauerten 8 von 12 Faktoren: 13 Items des paranoid-halluzinatorischen Syndroms decken den Kern der Schizophrenie, dazu einige Items des Syndroms Hostilität, des Syndroms Manie und des Syndroms Apathie. Die drei Faktoren zweiter Ordnung, die sich herausarbeiten lassen, sind das paranoid-halluzinatorische Syndrom, das depressive Syndrom und das psychoorganische Syndrom.

Die aktuellste Nachuntersuchung zu dem System haben GEBHARDT et al. (1983) vorgelegt. Anhand von über 2 300 Patienten der Berliner und Münchener Klinik wurden noch einmal die Primär- und Sekundärfaktoren überprüft. Das paranoid-halluzinatorische Syndrom als das für den Kernbereich der Schizophrenie stehende Profil bildet in ausnahmslos allen Faktorenanalysen den stärksten Faktor. Neben dem Hostilitätssyndrom ist noch das Apathiesyndrom für die schizophrene Symptomatik wichtig. Es ist das am wenigsten prägnante, das aber in den meisten Diagnosegruppen lädt, für das andererseits nur 22% Nullwerte vorkommen. Im übergeordneten paranoid-halluzinatorischen Syndrom 2. Ordnung erscheinen auch 2 Items aus dem Hostilitätssyndrom: Mangel an Krankheitseinsicht und Mangel an Krankheitsgefühl, 2 Items, die sich also „strukturell" oder „natürlicherweise" zum schizophrenen Syndrom zuzugesellen scheinen. Die 3-Faktoren-Lösung legt in stärkerem Ausmaß komplexere nosologische Parallelen nahe. Die Syndrome sind jetzt weitgehend stichprobenunabhängig, ihre Reliabilität ist hoch und unbefriedigend, ihre Validität deutet sich an, bedarf aber noch weiterer Bestätigung.

Die bisherigen Untersuchungen zeigen, daß es einen relativ unumstrittenen Kernbereich schizophrener Symptomatik gibt, der die Phänomene von Wahn und Halluzinationen, Erregung und Apathie sowie Desintegration betrifft. Hinzu kommt als wichtiges Ausschlußkriterium das hirnorganische Syndrom. Gewissermaßen am Rande dieses Kernsyndroms können verschiedene Profile hoch laden, die nicht essentiell zur Psychopathologie der Schizophrenien zu gehören scheinen wie Depression oder Zwang, deren Stellung zum Kern der Psychopathologie der Schizophrenen zu klären wäre.

Für die endomorph depressiven Verstimmungen, die im Rahmen schizophrener Psychosen auftreten können, ist dies in einer Reihe von Studien versucht worden. Schien es Untersuchern, die sich vorrangig am klinischen Eindruck orientierten (HEINRICH 1973), daß endomorph depressive Syndrome postremissiv möglicherweise pharmakogen angestoßen seien, so halten MÖLLER u. VON ZERSSEN (1981) aufgrund ihrer operational erhobenen psychopathologischen Befunde für wahrscheinlich, daß in akuten schizophrenen Zuständen von Anfang an beträchtliche depressive Symptomatik enthalten sei, die bei Rückzug der Entordnung und Produktionen gewissermaßen bloßgelegt wird. Sie nimmt sogar ab von der Aufnahme des akut Erkrankten bis zu seiner Entlassung, wird im Sichtbild der Erkrankung aber aufdringlicher. Für den Überlappungsbereich Zwang (MÜLLER 1953) konnte LANG (1981 b) zeigen, daß diese den Zwangsneurosen ähnlichen Phänomene bei Schizophrenen den Charakter einer Ordnung und Halt gebenden Notfallmaßnahme des in der Intentionsstörung vom Zerfall bedrohten Ich haben.

Es scheint möglich, mit Hilfe der dargestellten Skalen und ihrer algorithmischen Aufarbeitung die klinischen Diagnosen nachzuvollziehen, was für eine Validität des Konstrukts Schizophrenie spricht. Würde man für die Diagnostik der

Schizophrenien von den in diesen Studien erarbeiteten Syndromprofilen ausgehen, so gäbe es kein einfaches Schema pathognomonischer Symptome mehr, wie
es z. B. mit den Erstrangsymptomen von Kurt Schneider oder mit den Primärstö-
rungen von E. Bleuler vertreten worden war, sondern stattdessen ein Gefüge von
dimensionalen Symptomkonfigurationen, von denen einige in einem bestimmten
Ausmaß vorhanden sein müssen, andere ein bestimmtes Ausmaß nicht übersteи-
gen dürfen. Kendell hat dies „vertiefte Diagnostik" genannt (Köhler u. Seminario 1979). Diese quantitativ dimensionalen Gewichtungen haben vor allem die
Entscheidung zu ermöglichen, wieviel affektive Elemente in der Psychopathologie
der Schizophrenen enthalten bleiben dürfen, ohne daß die Diagnose unmöglich
wird, bzw. anders betrachtet, ob das Auftreten schizophrener Symptome in einer
Affektpsychose zur Korrektur der Diagnose in Richtung Schizophrenie zwingt
und ob und wie die Zeitdauer des Bestehens schizophrener Symptome zu werten
ist.

VON ZERSSEN (1985) hat neuerlich mit der IMPS noch einmal an 1 080 endogen
psychotischen Patienten des Max-Planck-Instituts für Psychiatrie in München die
„natürliche", d. h. überzufällige, Assoziation von Symptomen zu Syndromen
überprüft und in der Zwei-Faktoren-Lösung auf der komplexeren Ebene der Vektoren 2. Ordnung die endomorphen Syndrome Schizophrenie und manisch-de-
pressives Syndrom abbilden können. Die allein bei Schizophrenen hoch ladenden
Profilsyndrome 1. Ordnung waren: Paranoide Projection, Perceptional Distortion, Motor Disturbance, Conceptual Disorganization und Obsessive-Phobic-
Profile; während sich Retardation and Apathy bei diesem Kollektiv akut Kranker
dem depressiven Syndrom assoziierte, Excitement und Grandiose Expanisveness
dem manischen. Bei weiterer Zerlegung der Syndrome schichtet sich die Zusammensetzung jeweils etwas um; es entstehen auf der Vier-Faktoren-Ebene schließlich Syndrome der psychotischen Erregung, des paranoid-halluzinatorischen Syndroms, der gehemmten Depression und des organischen Psychosyndroms. Damit
zeigen sich für das schizophrene Syndrom auch hier am haltbarsten Wahn, Halluzinationen und Denkstörungen.

Nimmt man die weitgehend konsistenten Ergebnisse dieser Studien von Lorr
et al., Baumann, Gebhardt, von Zerssen, Mundt zusammen, so läßt sich eine
empirisch fundierte Hierarchie von mehr oder weniger schizophrenen Symptomen bestimmen. Ihr Wesen liegt nicht unbedingt in der Spezifität, sicher nicht
in der pathognomonischen Wertigkeit, sondern in der Haltbarkeit der Symptomassoziationen auf verschiedenen psychopathologischen Komplexitätsebenen. Interessant ist dabei, daß sich diese Hierarchie ohne Paradigmenwechsel, d. h. ohne
Außenkriterien, entwickeln ließ. Denkstörungen scheinen in verschiedenen Studi-
en am konsistentesten den psychopathologischen Kern des schizophrenen Syndroms auszumachen, knapp gefolgt von Wahn und Halluzinationen. Die drei
Symptomkomplexe differenzieren am stärksten zu anderen Syndromen, vor allem
den Affektpsychosen, während z. B. das Apathiesyndrom nach Gebhardt überhaupt nur mit Mühe zu konstituieren ist, indem die Trennschärfekriterien herabgesetzt werden im Vergleich zu den anderen Profilbildungen; auch nach
VON ZERSSEN ist das Apathiesyndrom unspezifisch, nicht konstitutiv für die Diagnose Schizophrenie.

III. Außenkriterien

Aus der Fülle mutmaßlicher biologischer Marker hat sich letztlich nur ein „Außenkriterium" bislang herausgebildet, das eine breite Akzeptanz erreicht hat: die genetische Belastung. Und auch sie meldet nicht die Erkrankung selbst, sondern nur die Disposition zu ihr. Messen läßt sie sich mit der Zahl der erkrankten Familienmitglieder bei Berücksichtigung ihrer biologisch-verwandtschaftlichen Nähe zum Patienten. Die Beziehung von Verlaufscharakteristika zur biologischen Prädisposition ist noch unklar: M. BLEULER (1972a) und K. LEONHARD (1936) sehen bei ungünstigen chronischen Verläufen die geringste genetisch-biologische, die höchste psychogenetische Komponente, KENDELL (1985) das Gegenteil, ZERBIN-RÜDIN (1982) hält die Frage weiterhin offen. Neuerdings wird zunehmend die Möglichkeit diskutiert, daß der chronisch-apathische Verlaufstyp mit besonderen biologischen Gegebenheiten kombiniert sei, z. B. morphologischen zerebralen Veränderungen, die auch genetisch determiniert sein könnten. Sowohl die Genetik wie der Verlauf endogener Psychosen werden in einem eigenen Kapitel dieses Bandes abgehandelt. Da hier die Psychopathologie der Schizophrenien das Thema ist, sei nur kurz auf solche Fundierungsversuche der Nosologie eingegangen, die sich auf Verlaufscharakteristika stützen.

Bemißt man also die Validität des Schizophreniekonzepts im Sinne KENDELLS am ungünstigen Verlauf – Rückkehr zu uralten Fragestellungen – so muß dem zeitlichen Ausprägungsgrad der Symptome essentielle Bedeutung zukommen. Damit ist für Forschungsstrategien aber auch das Problem des "confounding" gegeben, d. h. die Beurteilung des Langzeitverlaufs wird mit der Ausgangsdiagnostik kontaminiert, wenn der ungünstige Verlauf in nuce, also in den Monaten nach den ersten Symptombildungen zur Definition der diagnostischen Klasse mitverwendet wird. KENDELLS Studie wies die Feighner- und DSM III-Kriterien als die restriktivsten aus (FEIGHNER et al. 1972). Sie schlossen nur 15% der klinisch diagnostizierten Fälle als schizophren oder möglicherweise schizophren ein. Der polydiagnostische Ansatz von BERNER zeigt in dessen Studien (KATSCHNIG 1984) sein endomorphes schizophrenes Achsensyndrom als das restriktivste von fünf diagnostischen Systemen. Es scheint, daß es ebenfalls Beziehungen zu ungünstigem Krankheitsverlauf und familiärer Häufung von Schizophrenie hat. BERNERS endomorphes schizophrenes Achsensyndrom fußt vor allem auf Denkstörungen in Verbindung mit Affektverflachung, also einem Zeichen des ungünstigen Verlaufs in nuce. Entscheidend für die hier erreichte Eingrenzung und Spezifizierung formaler Denkstörungen, die ja sonst besonders geringe verlaufsprädiktive Valenz zeigen, ist der Ausschluß von Gedankendrängen und Denkverlangsamung, Symptomen, die damit dem affektiven Achsensyndrom zugeschlagen werden. Es ist interessant, daß die Erstrangsymptome von Kurt SCHNEIDER, die kein Verlaufskriterium in nuce enthalten, kein Ausschlußkriterium in Form eines bestimmten Ausmaßes von Affektivität in der Gesamtsymptomatik, sondern sich ausschließlich auf Entfremdungsphänomene konzentrieren, mit Abstand die weiteste Schizophreniekonzeption repräsentieren. Eine über einen längeren Zeitraum, z. B. 6 Monate, andauernde Produktivsymptomatik, gewissermaßen der Verlauf in nuce, scheint nach diesen Studien also zum Kernbereich der Psychopathologie der Schizophrenien zu gehören. Möglicherweise besteht hier eine Asso-

ziation mit Affektverflachung, dem 3. essentiellen Kriterium. Das paranoid-halluzinatorische Syndrom, das sich schon in der algorithmischen Validierung des
schizophrenen Syndroms als neben den Denkstörungen zentral dargestellt hatte,
scheint nur dann charakteristisch für Schizophrenie zu sein, wenn es über längere
Zeit besteht; andererseits scheint es in allen so unterschiedlichen Verläufen der
Schizophrenien irgendwann einmal vorzukommen (JANZARIK 1968).

Für die Validierungsversuche des schizophrenen Syndroms am Verlauf mit
Hilfe verschiedener Diagnosesysteme bedarf es dringend der weiteren Klärung,
welcher externe Parameter am besten als Fixpunkt geeignet ist; ob Genetik und
Verlauf tatsächlich verschiedene Subtypen der Schizophrenie charakterisieren.
Dieser von BLEULER und LEONHARD behauptete Sachverhalt ist umstritten (ZER-
BIN-RÜDIN 1982). Solange diese Frage nicht geklärt ist, bleibt eine vielverspre-
chende Möglichkeit für die weitere Validierungsforschung ungenutzt.

IV. Zusammenfassung der operational-empirischen Validierungsversuche des schizophrenen Syndroms

Die Versuche, das schizophrene Syndrom nosologisch zu validieren, stützen sich
auf eine vergleichende transkulturelle deskriptive Phänomenologie und auf empi-
risch-operationale Versuche mit psychopathologischen Algorithmen oder Außenkriterien.

In allen Ansätzen zeigt sich deutlich, daß die Symptomenkomplexe der formalen Denkstörung und des paranoid-halluzinatorischen Syndroms den Kern der
schizophrenen Pathologie ausmachen. Alle Ansätze zeigen aber auch, daß Entordnung und Entfremdung als diagnostische Einschlußkriterien (in entsprechend
reliabler operationalisierter Form) für eine Kategorie Schizophrenie sehr weit,
wahrscheinlich zu weit sind, weil sie Patienten umfassen, die hinsichtlich wichtiger
weiterer Merkmale äußerst heterogen sind, z. B. hinsichtlich der Dauer der ersten
und weiterer Krankheitsepisoden, des Verlaufstyps, des Ausgangs, der Primärpersönlichkeit. Es besteht daher heute weitgehende Übereinstimmung darüber,
daß die Phänomene der Entordnung und Entfremdung alleine die Schizophrenie-
diagnose nicht begründen können, weil sie im Spektrum der endogenen Psychosen nahezu ubiquitär, wenngleich sicher mit unterschiedlicher Häufigkeitsvertei-
lung, und selbst darüber hinaus im Bereich exogener Psychosen, im Bereich von
Durchgangssyndromen und im Rahmen von Persönlichkeitsstörungen anzutreffen sind. Es müssen daher, auch darüber herrscht Einigkeit, zu den Einschlußkriterien Ausschlußkriterien hinzutreten. Die Notwendigkeit von Ausschlußkriteri-
en ist dort am wenigsten umstritten, wo sie die Abgrenzung des schizophrenen
Syndroms zu den affektiven Psychosen regeln. Hier stellt sich allerdings die Frage
der Quantität. Eine radikale Anwendung dieser Kriterien, wie z. B. bei den Wiener Kriterien für schizophrene Denkstörungen, führt zu einer Verminderung von
K. Schneider-Schizophrenien um 70%! Die dann resultierende Gruppe ist allerdings wesentlich homogener, z. B. hinsichtlich eines ungünstigen Langzeitverlaufs. Dennoch ist die Handhabung des Zeitkriteriums noch problematischer, da
sie für die Verlaufsforschung das Confounding-Problem mit sich bringt und Verlauf und genetische Belastung als Außenkriterien möglicherweise in entgegenge-

setzter Richtung klassifizieren. Die Validität des Verlaufs in nuce für das schizophrene Syndrom, also die Frage, ob mit der Residualbildung ein auch biologisch verankerter Kernbereich des Syndroms oder eine dem psychogenen Pol nahestehende Ausgestaltung vorliegt, konnte bislang nicht sicher entschieden werden.

D. Die Ergänzung und Verfeinerung des Symptominventars: Basisstörungen, Basisstadien, Negativsymptome

Nach logischen Gesichtspunkten hätte dieser Abschnitt dem vorhergehenden vorangestellt werden müssen, da zur nosologischen Fundierung die vollständige Kenntnis der Symptome einer Erkrankung Voraussetzung ist. Die historische Entwicklung war anders. Die Verfeinerung der Symptombeschreibung hat in psychopathologischer Hinsicht die Diagnostik der Schizophrenie eher wieder aufgeweicht, denn die Spezifität von Basisstörungen ist nicht gesichert. Gleichwohl haben sie in der Diskussion der letzten Jahre eine zentrale Rolle für Hypothesenbildungen und Therapiekonzepte eingenommen. So bot sich die Plazierung zwischen nosologischer Fundierung und psychopathologischen Krankheitsmodellen als historisch natürlich an.

Die intensive Auseinandersetzung mit dem schizophrenen Residuum hat auf breiter Front nach dem II. Weltkrieg eingesetzt (vgl. MÜLLER 1959, 1981). Sie hat zu einer gegenüber den klassischen Autoren z. T. völligen Umwertung der Auffassungen geführt, z. T. aber auch zu einer Wiederannäherung an alte Vorstellungen. Die Umwertung betrifft vor allem den früheren therapeutischen Pessimismus, die Vorstellungen von der Progredienz des Leidens, das Übergewicht der objektiven Befunde an krankheitsuneinsichtigen, gegenüber den subjektiv und schmerzlich erlebten Defizienzen der krankheitsbewußten Patienten, auf die heute geachtet wird. Wie ZUBIN (1977), der nach der akuten Psychose grundsätzlich die Rückkehr zur prämorbiden Vulnerabilität annimmt, wenn sich nicht sekundäre Neurotisierungen und Fehlhaltungen entwickeln, fragt auch CIOMPI (1980) im Sinne von WINGS Theorie der Unter- und Überstimulierung, ob chronische Schizophrenie nicht ein sozial bedingter Artefakt sei. Die Rückkehr zu alten Vorstellungen betrifft die Verbindung der Pathologie dieser Krankheitsstadien mit dem Grundstörungsgedanken, wie er in Begriff und Konzept der Basisstörungen zum Ausdruck kommt. Die Entwicklung hat dazu geführt, daß die symptomarmen Stadien der Schizophrenie heute deutlich stärker im Mittelpunkt des Forschungsinteresses stehen als die produktiven Stadien. Das Studium der Primärpersönlichkeit ist aber eingeschlossen, denn die Symptomatik der Vorstadien der Erkrankung gleicht der der Residuen; und auch die im Residuum akzentuierten Auffälligkeiten der Persönlichkeit lenken das Interesse auf die Eigenarten der Primärpersönlichkeit. Die „Defekt"-Psychopathologie der 50er und 60er Jahre hatte noch drei Merkmale hervorgehoben, die sich im klinischen Bild durchmischen oder es eindeutig bestimmen können, nämlich das Element der akuten produktiven Symptomatik – die reine Psychose im Sinne MÜLLER-SUURS –, das Element der asthenischen Erlahmung, – der reine Defekt i. S. HUBERS – und die Wandlung der Per-

sönlichkeit zum bizarren, eigentümlichen, sonderlingshaften, – die Strukturverformung i. S. des Konzeptes von JANZARIK.

Die weitere Entwicklung wurde wesentlich gebahnt durch die sozialpsychiatri-
schen Forschungen und auch Behandlungserfolge der Arbeitsgruppe um J. WING
und G. BROWN (1970), die mit der Beschreibung primärer, sekundärer und tertiärer Behinderungen eine pragmatische rehabilitationsorientierte Sicht auf den
„Defekt" einführten. Von psychopathologischer Seite entsprach dem die Beschreibung des Verlustes der natürlichen Selbstverständlichkeit durch BLANKEN-
BURG (1971), der mit seiner Monographie genau thematisiert hat, worum es heute
in den „Basisstörungen" geht und mit ganz anderem methodischen Zugang eine
Entsprechung zu den experimentalpsychologischen Befunden etwa des Verlustes
von Gewohnheitshierarchien geschaffen hat.

Die griffige Bezeichnung Basisstörungen hat mit SÜLLWOLDS Monographie
(1977) Verbreitung gefunden. Die aus der Selbstschilderung und Befragung der
Patienten abgeleiteten 103 Items des Frankfurter Beschwerdebogens (FBF) wurden in 12 Kategorien gruppiert, von denen insbesondere die kognitiven Störungen, die der selektiven Aufmerksamkeit und die des Automatismenverlustes für
die Diskussion Bedeutung erlangt haben. Gemeinsam mit der von der Arbeitsgruppe um HUBER (1983) entwickelten Lehre von den Basisstadien impliziert die
Konzeption eine Reihe theoretischer Annahmen. So formulierte SÜLLWOLD in
früheren Arbeiten die Vermutung, daß „in den Basisstörungen noch mehrere Teil-
störungen arbeiten", daß man dem organischen Substrat der Erkrankung aber
wesentlich näher sei als mit der Makrosymptomatik; und HUBER stellte die Basisstadien den „prozeßaktiven" Stadien der Erkrankung gegenüber, deren hoch-
komplexe Endphänomene sich erst aus und über den Basisstörungen aufbauten.
In jüngerer Zeit hat SÜLLWOLD das Ausmaß und die Vernetztheit der Basisstörungen als wesentlich für Schizophrenie hervorgehoben und ist damit von der sehr
partikularisierenden Suche nach einer „Grund"störung hinter den Basisstörungen wieder abgerückt.

Befruchtet wurde das Konzept der Basisstörungen von den experimentalpsychologischen Schizophreniebefunden und der psychophysiologischen Forschung
an high-risk-for-schizophrenia-Probanden. Die Gemeinsamkeit liegt in einem
Mangel oder Abbau der Integriertheit seelischen Lebens und Erlebens. Was sich
in der Klinik der Basisstörungen, wie sie sich im FBF darbietet, als umgrenzte und
passagere Entfremdungsphänomene präsentiert, kann in den experimentalpsychologischen Befunden als Störung der Aufmerksamkeitsverteilung oder als Verlangsamung an einzelnen Aufgaben exemplifiziert werden. HARTWICH (1980, s. a.
sein Kapitel in diesem Band) hat vor allem Reizreaktionszeitmessungen, Vorintervalluntersuchungen, Ablenkreize und die Untersuchungen der crossmodalen
Reiz-Reaktionszeit hervorgehoben, die zu Hypothesenbildungen geführt haben,
die den älteren klinisch-psychopathologischen sehr ähnlich, z. T. bis in wörtliche
Formulierungen hinein mit ihnen identisch sind. Es zeigt sich bei all diesen experimentellen Untersuchungen, daß Schizophrene langsamer und unsicherer in der
Identifizierung und Beantwortung von Reizen sind, leichter durch nicht zur Sache
gehörende Stimuli irritiert werden und in Flexibilität, Neuorientierung, Lernkapazität vermindert sind. Paranoide schneiden oft besser ab als vorwiegend formal
Gestörte. Strenge Schizophreniespezifität läßt sich oft nicht nachweisen. Be-

kanntgeworden sind die Erklärungsmodelle des mental set-deficit (SHAKOW, s. HARTWICH a.a.O.), der Interferenztheorie, der overinclusion, der mangelnden Filterfunktion. Diese Modelle beschreiben auf neuro-physiologischer Ebene die im Vergleich mit Gesunden geringe Integriertheit kognitiv-emotionaler Vorgänge beim Schizophrenen, ihre Bereitschaft zur Desintegration bei geringerer Belastung und bei Irritierung. Das mental-set Modell z. B. zielt zur Erklärung der erschwerten cross-modalen Reizreaktion Schizophrener darauf ab, daß bei ihnen kein inneres Funktionsschema entstehe, das für die möglicherweise zu erwartenden Reize einen Reaktionsablauf bereitstellt. Eine gewissermaßen umständliche Neuorientierung ist jedesmal erforderlich, wo andere sich halbbewußt vorbereiten. SÜLLWOLD spricht in diesem Zusammenhang von Verlust an Gewohnheitshierarchien. Die Modelle der Interferenztheorie, der overinclusion und der mangelnden Filterfunktion versuchen hingegen die Irritierbarkeit der Schizophrenen durch nebensächliche Reize zu fassen, die ja ebenfalls interpretierbar ist als Folge mangelnder innerer Struktur, eines "mental set", das Wahrnehmungen, gedankliche Assoziationen, Handlungsimpulse der Auswahl einer ganzheitlichen integrierten Strebung unterwirft.

Es ist interessant, daß sich diese Befunde z. T. auch bei gesunden Angehörigen Schizophrener und ihren Kindern finden. Auf diese Weise wird ein Bezug zwischen der diskreten psychopathologischen Symptomatik der blanden asthenischen Residuen und der Primärpersönlichkeit hergestellt, wie sie von älteren Autoren immer wieder beschrieben wurde. Einige Arbeitsgruppen (z. B. WATT et al. 1982) konnten wahrscheinlich machen, daß Zeichen einer Desintegrationsneigung als emotionelle Labilität und interpersonelle Disharmonie der Entwicklung von Introversion und Schizoidie vorausgehen, was für die Bleulersche Hypothese einer Schutz- und Abschirmfunktion des Autismus sprechen würde.

In jüngerer Zeit haben mehrere Arbeitsgruppen versucht, neben den sozialpsychiatrisch relevanten Skalen der psychosozialen Behinderungen (vgl. SCHUBARTH et al. 1986) solche der diskreten psychopathologisch relevanten Befindlichkeits- und Verhaltensdevianzen zu entwerfen, dazu gehören die Scale for the Assessment of Negative Symptomes, SANS (ANDREASEN 1982), die Intentionalitäts-Skala, InSka (MUNDT et al. 1985), die Rating Scale for the Subjective Experience of Deficit in Schizophrenia, SEDS (LIDDLE 1986) und die Bonn Scale for the Assessment of Basic Stages, BSABS (GROSS 1985).

Die intensive Beschäftigung mit Basisstörungen, Intentionalitätsstörungen, Negativ-Symptomen – diese Begriffe sollen hier in Annäherung ihres Bedeutungsgehaltes synonym gebraucht werden –, hat sowohl für die Theoriebildung mit ihren weiteren Forschungsstrategien wie für die praktisch-therapeutische Arbeit Konsequenzen gehabt. Spezielle, verhaltenstherapeutisch ausgerichtete Trainingsprogramme wurden entwickelt und ein verfeinertes Bewußtsein für die Selbstschutzmechanismen (BÖKER u. BRENNER 1986), die eine Remission oder Prävention der Erkrankung begünstigen können. Den augenfälligsten Fortschritt hat in diesem Zusammenhang die therapeutisch-psychagogische Arbeit mit Angehörigen Schizophrener gebracht. Sie geht von den Befunden der expressed-emotions-Forschung in Familien Schizophrener aus, der wiederum die Vulnerabilitätsthese von ZUBIN und der experimentalpsychologischen Schizophrenieforschung zugrunde liegt. Die therapeutische Anwendung dieses Ansatzes, dessen

Ziel es ist, die emotionale Spannung für den vulnerablen Patienten in seiner Familie zu reduzieren, beginnt sich jetzt auch in der einzeltherapeutischen Rezidivprophylaxe durchzusetzen. Ein für die Praxis weniger als für die Theorie-Diskussion bedeutsames Problem stellt die Unspezifität der Basisstörungen dar. Eine Reihe von Untersuchungen (TEUSCH 1985; RÖSLER et al. 1985; SIMHANDL et al. 1984; KASPER u. MUNDT 1986) konnte zeigen, daß der Summenscore des FBF bei Schizophrenen nicht höher ausfällt als bei Neurotikern, Strafgefangenen, Depressiven. In einer vergleichenden Untersuchung von vier Diagnosegruppen (KASPER u. MUNDT 1986) lag er bei den Neurosen am höchsten, gefolgt von den Depressiven. Nur Diabetiker zeigten einen niedrigeren Score als Schizophrene; die Subscores verhielten sich weitgehend gleichsinnig. Dies mag zwar z. T. durch die Problematik der Selbstbeurteilung bedingt sein. Dennoch: Auch wenn von SÜLLWOLD nie Schizophreniespezifität der Basisstörungen reklamiert wurde, zwingen diese Befunde doch, die mit der Wahl des Terminus suggerierte Hypothese der Nähe zur Grundstörung in Frage zu stellen. Was für die experimentalpsychologischen, neurophysiologischen Befunde noch vorstellbar ist, daß sie nämlich Ausdruck für eine basale Integrationsschwäche der „Informationsverarbeitung" Schizophrener sind, läßt sich für ihr klinisch psychopathologisches Pendant Basisstörungen nicht mehr in gleicher Weise belegen. Hier müssen erst die komplizierten Umsetzungsprozesse zwischen der ein Symptom ermöglichenden oder erzwingenden oder eine Funktion bereitstellenden biologischen Grundlage und der vitalen, relativ ungebundenen Selbstorganisation des Seelenlebens auf der Basis dieses organischen Funktions- und Dysfunktionsangebotes besser verstanden werden. Mit anderen Worten: Die wissenschaftlich wie therapeutisch so fruchtbar gewordene Fokusverschiebung des Forschungsinteresses von den akuten Krankheitsstadien auf die Residuen und die Eigentümlichkeiten der Primärpersönlichkeit, von der makro- auf die Mikroproduktivität der Basisstörungen wird nicht entwertet; nur der Nachweis des Basischarakters der Störungen gelingt nicht auf der Ebene der psychopathologisch faßbaren manifesten Phänomene. Sie sind offenbar zu sehr durch komplexe Umsetzungsvorgänge zwischen dem biologischen Untergrund und dem einfühlbaren Seelenleben mit seinen immanenten Regeln vermittelt und zu stereotyp in ihrer Ausbildung im Sinne einer gemeinsamen psychopathologischen Endstrecke verschiedenartiger psychophysiologischer Konstellationen, als daß sie uns eine Grundstörung der Schizophrenie enthüllen könnten.

Der von ANDREASEN bevorzugte Begriff der Negativsymptome geht über WING auf JACKSON und REYNOLDS zurück (BERRIOS 1985). Grundidee ist bei JACKSON die Vorstellung, daß spezielle Wahrnehmungs- und Verhaltensmuster enthemmt werden und gewissermaßen leerlaufen, wenn neokortikale Areale ihrer paläokortikalen und mesenzephalen Steuerung beraubt sind. Dieses alte Konzept läßt sich zwanglos mit den in jüngerer Zeit wieder intensiv diskutierten hirnmorphologischen Studien bei Schizophrenen in Verbindung bringen, die vor allem im mesolimbischen Bereich Substanzverluste ausweisen. Auch Auslösbarkeit schizophrener Symptome durch Hippocampusläsionen, etwa bei Epilepsie, fügt sich zu diesem Modell. CROW (s. MUNDT 1986) hat in diesem Sinne ANDREASENS Arbeiten über negative Symptome und deren Beziehung zu Ventrikelerweiterungen bei Schizophrenen aufgegriffen und die erwähnte Dichotomie des schizophrenen

Syndroms in akut rezidivierende und chronisch progrediente Syndrome vorgeschlagen. Obgleich die Klinik mit ihren Übergängen und auch das Fehlen bimo-
daler Werteverteilungen bei den biologischen Parametern gegen die Hypothese
sprechen, ist sie heuristisch interessant und beeinflußt die Forschungsstrategien
zur Zeit. Diese, vor allem in der amerikanischen Forschung beachtete Theorie,
nimmt den Negativsymptomen die zentrale Bedeutung für das Schizophreniever-
ständnis, das SÜLLWOLD und die HUBER-Gruppe den Basisstörungen und Basisstadien gerade auch für die Entstehung der akuten Produktivsymptomatik zu-
messen.

E. Psychopathologische Krankheitsmodelle der Schizophrenien

Als psychopathologische Krankheitsmodelle sollen solche Konzepte bezeichnet
werden, die den disparaten klinischen Einzelsymptomen einen gestalthaften Sinn-
zusammenhang geben. Sie implizieren meist eine pathogenetische, gelegentlich
auch eine ätiologische Hypothese. Ein Beispiel dafür ist die Disharmonielehre
BLEULERs mit ihrer Annahme, daß die schizophrene Persönlichkeit miteinander
unverträgliche Charaktermerkmale aufweise, die, jedes für sich, nicht pathogen
wären. Die von ihnen erzeugte seelische Spannung setze Spaltungsmechanismen
in Gang, die dann zu gewissen stereotypen Symptombildungen führen. Der Phä-
nomenenbereich, auf den Bezug genommen wird, ist die Schizoidie und die Beobachtung, daß es keine pathognomonischen Einzelmerkmale der Persönlichkeit
Schizophrener gibt, auch Schizoidie andererseits wertvolle seelisch-intellektuelle
Leistungen freisetzen kann. Das Weiterschreiten in den transsymptomatologi-
schen Bereich liegt in der Verbindung der beiden Beobachtungen zu einem Konstrukt, das, zumindest pathogenetisch, eine Vielzahl weiterer Symptome erklären
soll. Es liegt auf der Hand, daß solche – notwendigen – psychopathologischen
Modellbildungen erhebliche Methodenprobleme aufwerfen. Die relative Unbe-
fangenheit, mit der, orientiert am medizinischen Paradigma, z. B. der pathologischen Anatomie VIRCHOWS, methodisch unreflektiert psychopathologische Sym-
ptombeschreibungen vorgenommen werden, muß verlorengehen, wenn komplexe
Begriffe wie Charakter, Wahrnehmung, Sprache und damit notwendigerweise die
von anderen Fächern erarbeiteten Anschauungsformen dieser Phänomenberei-
che ins Spiel kommen. Dann drängen die entsprechenden Ansätze der Persönlichkeitstheorien, der philosophischen Erkenntnistheorien, der Linguistik in die Psychopathologie, die solche Vorarbeit zwar nutzen, aber dem Eigengewicht des Be-
griffsapparats und der Methodik dieser Fächer keinen eigenen methodischen Zugang entgegenstellen kann. Die Folgen können im ungünstigen Fall Schwerver-
ständlichkeit durch esoterische Sprache und Begrifflichkeit sein oder ein Über-
mächtigwerden von Methodenproblemen und fundamentalistischen Fragestellungen der geisteswissenschaftlichen Basisdisziplin. Andererseits muß der Zugang
zum psychopathologischen Phänomen methodologisch ausgewiesen sein. Hier
gilt es, eine Ausgewogenheit zu gewinnen. Es sei in diesem Sinne versucht, einige
Forderungen zu formulieren, die gewissermaßen die Belange der Psychopathologie bei ihrer Berührung mit den geisteswissenschaftlichen Basisdisziplinen schüt-

zen und ihre Überlastung mit fremden Fragestellungen verhindern sollen: 1. Die angewandte Methodik von Befunderhebung und -interpretation sollte aus dem Evidenzerleben des Klinikers vermittelbar sein. Die Forderung schließt natürlich nicht aus, daß z. B. in der Philosophie erarbeitete Begrifflichkeit der Sprache, der Persönlichkeit, des Wahrnehmens in die Psychopathologie eingeführt wird. Die wissenschaftliche Qualität dieses Vorgehens bemißt sich aber unter anderem daran, ob diese Begriffe die Wahrnehmung des Klinikers differenzieren oder verdunkeln (gemäß KANTS Satz, Anschauung ohne Begriffe ist blind, Begriffe ohne Anschauung sind leer). Dem gleichen Kriterium wissenschaftlicher Qualität muß sich natürlich die Einführung einer empirisch-operationalen Forschung unterwerfen, wenn sie ihre zunächst sinnleeren Korrelationen zu interpretieren beginnt. 2. Die so entwickelte Metapsychopathologie sollte der klinischen Psychopathologie nützen. Diese Bedingung ist vorrangig durch therapeutische Anwendbarkeit erfüllt, aber auch durch eine gegenüber anderen Theorien verbesserte Integrationsleistung für Einzelsymptome in einen gestalthaft gesehenen Sinn- und Funktionszusammenhang.

Diese Vorüberlegungen sollen bei der Auswahl der abzuhandelnden Hypothesen und bei ihrer Kritik leiten. Die Auffassung der anthropologisch-daseinsanalytischen Sicht wurde bereits bei WYRSCH (1960) ausgefaltet, des kybernetisch-systemischen der Affektlogik von CIOMPI (1979) in Band I dieses Handbuches. Bereits erwähnt wurden einige „Ausläufer" dieser Ansätze, die einen Paradigmenwechsel einschließen: Basisstörungen, Disharmonielehre, Typ I–Typ II-Konzept.

I. Der linguistisch-strukturale Ansatz

Zugang zum „Gegenstand" der Psychopathologie findet der Psychiater vorrangig über die Sprache. So ist er von vornherein auch mit den Sprachstörungen des Schizophrenen konfrontiert. Es sei hier nur an den Begriff der „Schizophasie" erinnert, an die Arbeiten FLEGELS (1965) und SPOERRIS (1966) zur Phänomenologie dieser Thematik. Die Prägung des Begriffs „Schizophrenie" selbst durch E. BLEULER hat bereits zentral mit der Untersuchung schizophrener Sprache zu tun, denn es waren mit die damals am Burghölzli durchgeführten Assoziationsexperimente (JUNG 1906, 1908), die zur These der schizophrenen Grundstörung im Sinne der „Assoziationsauflockerung" führten.

Für BLEULER wie auch für die moderne experimentalpsychologische Forschung (s. Kapitel HARTWICH in diesem Band) reduziert sich die Sprache allerdings zum Ausdruck gestörter Denkprozesse. Die Sprache als solche, ihre konstitutive Funktion für menschliches Dasein überhaupt, und damit auch für krankhaftes menschliches Dasein, gerät nicht in den Blick. Eine Erweiterung dieser Perspektive, die Sprache zum Epiphänomen kognitiver Prozesse verkürzt, bringt die Einführung des Konzeptes der „Struktur", wie es im sogenannten „Strukturalismus" entwickelt wurde. Der Strukturbegriff ist uns bereits im „strukturdynamischen Konzept" JANZARIKS begegnet. Der Grundgedanke, der sich mit dem Begriff der „Struktur" verbindet, besteht darin, daß die Bedeutung des „Ganzen" gegenüber seinen „Teilen" hervorgehoben wird, das „Einzelne" seine Bedeutung durch den „Stellenwert" erfährt, den es für das Ganze hat. Der Strukturgedanke, zunächst von DILTHEY als Gegenkonzept zur elementaristischen Psychologie entwickelt, fand vor allem im sogenannten „Strukturalismus" seinen fruchtbaren Niederschlag. Der Strukturalismus ist eine moderne wissenschaftliche Bewegung, die vorrangig die Linguistik betrifft, aber auch Literaturwissenschaft, Ethnologie und Anthropologie, Philosophie, Geschichte und Psychoanalyse ergriff (vgl. LANG 1980).

Für die Psychiatrie hat vor allem PETERS den strukturalistischen Ansatz im Sinne einer „strukturalen Psychopathologie" fruchtbar gemacht (PETERS 1969, 1972, 1978, 1980 a, b; KREBS u. MARNEROS 1980). Für unsere Thematik ist hier an erster Stelle die Erfassung von „Wortfeld- und Satzfeldstörungen" bei Schizophrenen zu nennen. Eine solche Störung ist dann zu konstatieren, wenn „ein Wort, ein Satz, ein Zeichen, bildlich für zwei auf einem Beobachtungsposten sitzende Beobachter nicht mehr die gleiche Bedeutung haben" (PETERS 1980 b). Eine Patientin gibt zum Beispiel auf die Frage: „Wo ist Ihr Mann?" die Antwort, er befinde sich auf dem Hochzeitsfoto. Der Sprechsituation entsprechend hatte sich die Frage auf den „Aufenthaltsort" des Ehemannes bezogen. Die Antwort erfolgte indessen so, als ob die Frage sich auf die Erklärung der Personen auf mehreren Fotografien bezogen hätte. Der Schizophrene zeigt sich hier nicht in der Lage, den „Kontext" zu erfassen, der erst den einzelnen Textinhalten die angemessene Bedeutung gibt. PETERS sieht diese Störung strukturell identisch mit dem Phänomen der Wahrnehmung und stellt sie deshalb als schizophreniespezifisch den Schneiderschen Symptomen ersten Ranges an die Seite (vgl. weiterhin PETERS 1973; KREBS u. MARNEROS 1979; MARNEROS u. KREBS 1979).

Will man in diesem Zusammenhang der sachlogischen Kontextdetermination von Schizophreniespezifität sprechen, sind die Untersuchungen von TRESS et al. (1984) zur Patholinguistik schizophrener Texte zu erwähnen. Die Autoren gehen davon aus, daß es in einem Text die sachlogischen Verweisungen der Textstellen aufeinander seien, ihre „Kohärenz", die den Sinn eines Textes begründeten. Im Vergleich mit Texten Gesunder, Depressiver und von Hirnorganikern, fanden sich bei Schizophrenen signifikant mehr Störungen im sinnträchtigen Verweisungsgefüge. Die sachlogische Verknüpfung aufeinanderfolgender Sätze einer Nacherzählung (Fabel vom „Salzesel") erwies sich bei Schizophrenen als defizient. Was hier das Prädikat „schizophren" ausmache, sei die „semantisch-sachlogische Brüchigkeit bis hin zur inhaltlichen Auflösung textualer, aber auch kontextualer und szenischer Verweisungsgefüge".

Auf Schwierigkeiten Schizophrener, zu einer kohärenten Sprache zu finden, verweist auch die Schwäche, zentrale und nebensächliche Bedeutungselemente zu diskriminieren (ROCHESTER u. MARTIN 1979) ebenso wie der signifikant seltenere Gebrauch komplexer kausalitäts- und zusammenhangsstiftender Konjunktionen wie „weil" etc. zugunsten von einfacheren aufreihenden Konjunktionen wie „und, dann" (WYKES 1980, 1981; HOFFMAN et al. 1982). Das Erfassen von Zusammenhängen, kontextuelle Sprachkompetenz, ist erforderlich, um die richtige Verständnisebene zu treffen, um beispielsweise diskriminieren zu können, ob etwas wörtlich oder metaphorisch zu verstehen ist. Störungen Schizophrener bei dieser Diskriminierungsaufgabe sind seit langem bekannt. „Das Symbol" hatte schon E. BLEULER in seiner Schizophrenie-Monographie konstatiert, „wird unseren

Kranken gern zur Wirklichkeit; wenn sie ihre heimliche Liebe brennt, so können
sie sich von wirklichen Menschen mit wirklichem Feuer gebrannt glauben" (1911,
S. 42). Im „Fall Ilse" beschreibt L. BINSWANGER, wie eine Schizophrene in Gegen-
wart des Vaters zum Beweis ihrer „brennenden Liebe" die rechte Hand bis zum
Unterarm in einen brennenden Ofen legte. „Wie wir", kommentiert BINSWANGER
dieses Ereignis, „zur Bekräftigung einer An- und Absicht sagen: dafür lege ich die
Hand ins Feuer, legte Ilse *tatsächlich* die Hand ins Feuer" (1957, S. 35). An die
Stelle des „Sagens", des „Symbols", tritt die konkretistische Handlung. GRUHLE
(BERZE u. GRUHLE 1929), VIGOTSKY (1934), GOLDSTEIN (1944), BATESON et al.
(1969), SEARLES (1965), BLANKENBURG (1971, 1984), EBTINGER (1976) und andere
haben weiterhin auf dieses Phänomen des „Konkretismus" hingewiesen.

Allgemein faßbar wird diese Schwierigkeit dann, wenn es explizit darum geht,
metaphorische Bedeutungen zu erkennen. Beispielsweise fordert das Verständnis
von Sprichwörtern ausdrücklich diese Kompetenz. Bereits GRUHLE hat deshalb
Sprichwortanalysen bei der psychologischen Untersuchung Schizophrener eingesetzt. Ausgehend von den struktural-analytischen Untersuchungen LANGs (siehe
später) knüpfte jüngst HOLM-HADULLA (HOLM-HADULLA 1982; HOLM-HADULLA
u. HAUG 1984) an dieses Konzept an. Anhand von Sprichwortinterpretationen
konnte er bei Schizophrenen, im Vergleich zu neurotisch gestörten Patienten, eine
Defizienz in der Realisierung metaphorischer Strukturiertheit auch statistisch signifikant nachweisen. Er traf diese sprachliche Strukturauffälligkeit sowohl bei
residualen Dauerverfassungen als auch bei bewegter schizophrener Symptomatik
an.

Es sind mit diese Beobachtungen, die LANG (1978, 1982) auf dem Hintergrund
strukturalistisch verstandener Psychoanalyse (vgl. auch LACAN 1966) dahin führten, bei Schizophrenen eine Störung der Symbolisierungskompetenz anzunehmen. Von der Bestimmung des Menschen als desjenigen Lebewesens, das Sprache
hat, des Menschen als "animal symbolicum" (CASSIRER 1960), versucht dieser Ansatz zu zeigen, daß es sich im und am Verhältnis zur Sprache bzw. zum Symbolischen entscheidet, ob ein Subjekt „einigermaßen" normal, neurotisch, psychotisch oder psychosomatisch erkrankt begegnet. Konzipiert zum Beispiel die Psychoanalyse den Menschen als Triebwesen, so ist in dieser strukturalen Perspektive
zu beachten, daß menschliche Begierden Forderungen an den Anderen sind, dieser Andere aber ein sprechendes Wesen ist und Befriedigung deshalb nur über eine Beziehung der Kommunikation erfolgen kann. Wenn sich ein Subjekt begeh-
rend an einen anderen wendet, hat es Aussicht auf Erfüllung nur, wenn es sich
vorgängig auf dessen Wünsche, auf dessen Situation bezieht, auf der Basis eines
schon gemeinsamen Codes sich äußert. Auf einer solchen Basis kann sich dann
ein gemeinsamer Horizont des Verstehens, von gemeinsamem Sinn herausbil-
den.

Dieses „Konsens" ermangelt es in der Kommuinikation mit einem Patienten,
der an einer floriden Psychose erkrankt ist. Es fehlt die gemeinsame Sprache. Im
Gegensatz zum Normalen oder Neurotiker spricht der psychotische Patient nicht
von einem gemeinsamen Code aus. Diese Referenz auf eine zusammenhangsstif-
tende Basis scheint aber auch dann defizient, wenn es um die Kommunikation,
die der Patient mit sich selbst führt, geht, um das gewissermaßen, was wir „Ge-
schichtlichkeit" nennen. Im psychotherapeutischen Umgang mit Schizophrenen

erweist es sich als problematisch, daß sie nicht oder nur ungenügend in der Lage sind, einen konsistenten Zusammenhang herzustellen zwischen aktuell erlebten und gleichartigen kindlichen Situationen. Es ist ihnen offensichtlich nicht möglich, ursprüngliche Sozialisationskonfigurationen, die sie gemeinsam mit ihrer genetischen Konstitution geprägt haben und die spätere Begegnungsweisen vorschematisieren, auf die Ebene einer inneren Vergegenwärtigung, einer symbolischen Repräsentation zu heben. Deshalb lassen sich Übertragungen psychotischer Patienten nicht wie eine Übertragungsneurose auflösen. Der konkretistische Weltbezug impliziert eben eine radikale Angewiesenheit auf äußere Ordnungen und real präsente Objekte.

Auch der bei Schizophrenen gegenüber dem repräsentativen Wahrnehmungsmodus überwiegende impressive Wahrnehmungsmodus – eine Beobachtung JANZARIKS (1959) – beruht auf einer solchen Symbolisationsschwäche. Der konkretistische Weltbezug selbst strukturiert auch so eminent psychotische Phänomene wie Halluzinationen. So vermittelte eine 26jährige Studentin den Eindruck, daß die bei ihr zu konstatierende paranoide Eigengeruchspsychose, – der Übelgeruch wurde vorzüglich im Zusammensein mit anderen halluziniert –, die eigene Minderwertigkeit konkretisierte – eine Minderwertigkeit insofern, als sie sich in ihrer „Selbstlosigkeit" völlig sicher war, daß „die anderen sie nicht riechen können". An die Stelle der Metapher tritt hier die Halluzination. Das „Sich-nicht-riechen-können" bleibt nicht auf der Ebene des Symbolischen, der Sprache, sondern wird ganz konkretistisch-leibhaft als Geruchshalluzination erlebt. Der Sinnestäuschung liegt offensichtlich eine Symbolisationsstörung zugrunde. Bei den schizophrenen Halluzinationen scheint, heißt es bereits 1926 bei C. SCHNEIDER, kein „Repräsentationsverhältnis vorzuliegen, sondern eine ganz neuartige Beziehung von Anschauung und Gedanke, die den Gedanken selbst als Anschauung erleben läßt" (S. 79). E. BLEULER hatte ausgeführt, daß Vorstellungsgruppen, die aus dem Assoziationszusammenhang „abgespalten" sind, statt als Erinnerungen plötzlich als Halluzinationen oder Wahnideen „auftauchen" können. Auf der Basis des struktural-analytischen Ansatzes wäre dieser Befund dahingehend zu interpretieren, daß diese Vorstellungen außerhalb des in symbolischer Repräsentation konstituierten lebensgeschichtlichen Kontextes geblieben waren und deshalb in dieser „ich-fremden" konkretistischen Form als „von außen" kommend erlebt werden. K. SCHNEIDER grenzt den Zwangskranken vom Schizophrenen dadurch ab, daß beim ersteren die Bewußtseinsinhalte „von innen" kommen, während es beim letzteren sich um „von außen" gemachte Erlebnisse handele. In das struktural-analytische Konzept übersetzt bedeutet dies: Zwangsneurose spielt innerhalb einer schon symbolisch internalisierten Ordnung und deren Konflikte. Beim Schizophrenen hingegen scheint die Internalisierung zentraler „Komplexe", um diesen alten Ausdruck der Züricher Schule aufzugreifen, aufgrund mangelnder symbolischer Repräsentation mißlungen und deshalb können dann entsprechende Inhalte dieser Komplexe „ich-fremd", „von außen" wiederkehren.

Die Komplexbezogenheit und damit auch Eingrenzbarkeit psychotischer Erlebnisse kann ein Licht darauf werfen, daß sich schizophrene Sprachstörungen, wie BLANKENBURG formuliert, „auf den assoziativen Umkreis einzelner in psychotischer Weise virulent gewordener Komplexe beschränken" können (1984). BLANKENBURG weist noch auf ein wichtiges differentialdiagnostisches Kriterium

im Hinblick auf das Phänomen des Konkretismus hin. In Abhebung von Wort-
witzen, der Sprache des Narren und dichterischen Wortschöpfungen, wo ebenfalls wörtliche und übertragene Bedeutungen sich näherrücken, gilt es beim Schizophrenen zu sehen, daß auf der subjektiven Seite „ein Nicht-anders-Können"
anstelle eines bewußt-absichtlichen So-und-nicht-anders-Wollens vorliegt und es
auf der objektiven Seite der Einbettung in die Intersubjektivitätsbezogenheit der
uns gemeinsamen Welt ermangelt. Der hier sich auch anbietenden Diskussion einer Differenzierung zwischen Psychose und Neurose im Lichte des struktural-
analytischen Ansatzes wie auch der therapeutischen Konsequenzen, die sich daraus ergeben, wurde an anderer Stelle nachgegangen (LANG 1981, 1985; HOFMANN
u. LANG 1982).

Daß diesen klinischen Phänomenen offensichtlich nicht nur ein aktuelles Versagen der Symbolfunktion zugrundeliegt, sondern bereits eine strukturell gegebene Schwäche anzunehmen ist, belegt der Interaktionsmodus, den psychotische
Patienten zeigen. Falls sie sich nicht schon autistisch zurückgezogen oder in einen
chronischen Wahn verpuppt haben, perpetuieren Schizophrene ein primär-nar-
zißtisches Beziehungsmuster, das die Bildung eines Freiraums, in den hinein eigene Identität sich entfalten kann, erschwert.

II. Das strukturdynamische Modell

Der strukturdynamische Ansatz JANZARIKS (1983) entwickelte sich, was seinen
empirischen Ursprung angeht, aus der zu Beginn der Psychopharmakaära gemachten Beobachtung, daß akut aufgeschossene Wahnbildungen wieder in sich
zusammenfielen, wenn der ihnen zugrundeliegende Affekt durch die dämpfende
Neuroleptikawirkung in seinem Ausmaß reduziert wurde. Damit ließen sich interessante, regelhafte Zusammenhänge vermuten zwischen der affektdynami-
schen Aufladung des Seelenlebens, insbesondere einzelner Vorstellungsinhalte
und Intentionen des „Wertgefüges" einerseits und Veränderungen der Wahrneh-
mungsstruktur und Umschichtungen der ganzen Persönlichkeit andererseits. Den
zur Beschreibung dieser Vorgänge notwendigen Begriffsapparat entlehnte JANZA-
RIK – ähnlich wie PETRILOWITSCH – der Charakterkunde der Psychologie von
F. KRÜGER u. A. WELLEK, Vertretern der sog. II. Leipziger Schule, die in der Tradition der Ganzheitspsychologie stand. Ihr Strukturbegriff bezieht sich wiederum
auf W. DILTHEY (1974). Mit Hilfe dieser Begrifflichkeit unterschied JANZARIK
grundsätzlich Dynamik und Struktur in der Persönlichkeit und verfolgte deren
gegenseitige Einflußnahme als strukturdynamische Kohärenz durch die Formen
und Stadien der endogenen Psychosen. Das Modell, das in sich streng im gegebenen Paradigma verbleibt und vielleicht gerade deshalb auch einen Verstehensan-
satz für die psychische Wirkung der biologischen Therapie und Psychopharmaka
anbietet, kann die wichtigsten Phänomene schizophrener Erkrankungen integrieren:

1. Die kognitiv-affektive Entordnung der akuten Psychose wird hinsichtlich der
   Affektivität als unstete Dynamik, in den maniformen Zuständen als expansive
   Dynamik beschrieben, hinsichtlich der Struktur wird die Entordnung als eine

Aktualisierung der „Wertbestände" gesehen, die nun übermächtig ins Wahrnehmungsfeld drängen und damit den „impressiven Wahrnehmungsmodus"
der abulisch-pathisch erlebenden Persönlichkeit erzeugen gegenüber dem in-
tentional-protensiv-bulisch geprägten Wahrnehmungsmodus des Gesunden.
2. Die stabilen Wahnbildungen werden als eine Umlagerung des Wertgefüges,
   der Persönlichkeitsstruktur verstanden, die unter dem Druck ihrer affektiven
   Aufladungen, der „Überforderung der Struktur" zustandekamen.
3. Die Defektbildungen werden als „vorauslaufende Defizienz" angesehen, d. h.
   als Hypodynamie schon der Primärpersönlichkeit, die durch die Psychose und
   die Reifungsforderungen mit fortschreitendem Lebensalter freigelegt werden.
   Mit dem Zusammenrücken von Residualverfassungen mit einem Merkmal der
   prämorbiden Persönlichkeit nahm JANZARIK Ergebnisse der modernen high-
   risk-Forschung vorweg. Die früher einseitige Gewichtung der Rolle der Af-
   fektdynamik mußte dabei freilich einer differenzierteren Würdigung der
   Strukturentwicklung weichen. JANZARIK näherte sich dabei konvergent mit
   anderen Verstehensmodellen dem Konzept einer stetigen wechselseitigen Beeinflussung von Struktur und Dynamik in Zirkulärbewegungen an.

III. Die Schizophrenien als Ausdruck einer Störung der Intentionalität

Der Begriff Intentionalität ist historisch mit einer Vielzahl von philosophischen
und psychologischen Konzepten befrachtet, von denen für das Schizophreniever-
ständnis hier die konstitutionspsychologischen herausgegriffen werden, die ihre
Vorläufer in der mittelalterlichen Scholastik haben, sich im wesentlichen aber von
BRENTANO und HUSSERL herleiten (SPIEGELBERG 1936). Der Begriff Intentionalität
in diesem Denkmodell (MUNDT 1984, 1985) soll die Fähigkeit eines Menschen beschreiben, in Wahrnehmen, Denken, Bewegen, Wollen, die Sinnsetzung verfügbar zu haben. Die Sinnsetzung von Wahrnehmen und Denken und damit auch
von Bewegen und Wollen vollzieht sich im Rahmen einer stark affektgetönten
Gegenseitigkeit mit anderen Menschen, sei es in der Realität, sei es in der Phantasie oder auch im Dialog des Subjektes mit sich selbst. Dieser Vorgang läßt sich
beispielhaft an der Schaffung des Wortsinnes erläutern (TUGENDHAT 1981). Ein
Empfinden für die Bedeutung, die der Hörende oder Sprechende einem Wort gibt,
bedarf der beständigen dialektischen Überprüfung von eigenen assoziativ-projek-
tiv andrängenden Bedeutungsgehalten und den durch andere mit dem Gebrauch
des Wortes eingeführten. Nur im Rahmen einer solchen Dialektik, die aktive Teil-
habe des Sprechenden wie des Hörenden erfordert, ist der Erwerb von Sprachstruktur möglich. Der Akt der niemals zum Abschluß gelangenden Sinnsetzung
fordert seelische Energie, die der Kontrolle eigener Projektionen in der Konfrontation mit dem sozialen Anderen gilt. Die für die Sinnsetzung notwendige Konfrontation mit dem Anderen kann ersetzt werden durch die Konfrontation des
Subjekts mit sich selbst im steten Perspektivenwechsel. Dieser Prozeß der Wirk-
lichkeitskonstituierung kann bis hinunter auf die sinnesphysiologische Ebene des
Gehörs, Gesichts und des Tastorgans verfolgt werden. V. VON WEIZSÄCKERS
(1940) Gestaltkreisphysiologie nimmt Bezug darauf.

Die Störung des Schizophrenen kann nun in einer Irritierung dieser Intentionalität gesehen werden. Die Sinnsetzungen verlieren dann ihre innere Diszipliniertheit, die mit der Einbindung in die Dialektik erzwungen wird. Im Gespräch mit den Kranken können die Sinnsetzungen dann als gleitend, flüchtig in der Hebephrenie, als amorph und aufgelöst im Trema, als ehern und unkorrigierbar im Wahn empfunden werden, auf jeden Fall aber aus der Dialektik ausscherend. Nicht das Verfehlen eines Sinnkonsensus ist also Intentionsstörung, sondern das Ausbrechen aus der notwendig stets unabgeschlossenen Dialektik dorthin. Intentionalität wird vor allem an Inhalten vermehrten Affektdruckes instabil.

Klinische Paradigmen der Intentionsstörung sind die Zerfahrenheit und die Wahnwahrnehmung als Elemente der Entordnung und der Entfremdung in der Psychopathologie. Mit ihnen wird der soziale Konnex des Intentionsinstabilen beschädigt.

Da der Erhalt von Ganzheitlichkeit und Sinnsetzungen affektiv stark aufgeladen und ein Grundprinzip des Seelenlebens ist, wie aus der experimentellen Gestaltpsychologie bekannt, setzen bei Irritierungen der Intentionalität Entlastungs- und Reparationsvorgänge ein. Als ein solcher Reparationsversuch kann z. B. die aus Wahnstimmung und Wahnspannung aufschießende Wahnbildung interpretiert werden, die der Qual des amorphisierenden Tremas durch neue feste Sinnsetzungen nach Maßgabe der projektiv ausgegliederten Konfliktbereiche ein Ende setzt, – freilich um den Preis eines zumindest partiellen Verlustes an mit anderen gemeinsamer Welt. Asthenie und heboide Unverbindlichkeit sind andere Formen einer der akuten Intentionsstörung vorbeugenden Ich-Regression vom Konstituierungs-Druck.

Der Begriff der Intentionalität soll ein Denkmodell anbieten, das den bei aller Vielfalt doch gewissen Regeln unterworfenen Zerfall und die Rekonstruktion schizophrenen Seelenlebens erläutert, ohne eine Aussage über deren Ätiologie und Pathogenese vorwegzunehmen.

IV. Schizophrenie als Verfehlung des „Zwischen"

Eine der methodologisch fundiertesten Aufschließungen der schizophrenen Grundstörung hat BLANKENBURG (1971) anhand der Husserlschen Phänomenologie der intersubjektiven Konstituierung der Lebenswelt erarbeitet. Die von BLANKENBURG untersuchten symptomarmen Verläufe weisen einen Mangel an transzendentaler Organisation auf, also eines für das Ich in seinem Wahrnehmen, Fühlen, Denken, Handeln verläßlichen Rahmens übergeordneter Sinnbezüge, die es erst gestatten würden, den Alltag sinnhaft zu erleben, zu emotionalisieren, zu vitalisieren. Eine der entscheidenden Folgen dieses Mangels an transzendentaler Organisation des Schizophrenen ist seine Schwierigkeit, den Erfahrungen Sinn zu geben, sie zum Aufbau von Ich-Struktur, zu Reifungsschritten zu nutzen. Unangenehme Erfahrungen z. B. geraten so zu sinnblindem Schmerz und das Zeiterleben beginnt zu stagnieren an den Punkten biographischer Sinnbrüche.

Eine Variation dieses Themas stellt die Auslegung der Psychopathologie der Schizophrenien auf eine Störung der Interaktion hin dar. Sie wurde im deutschsprachigen Raum zuletzt von GLATZEL ausgeführt. Ausgangspunkt für seinen

Entwurf einer interaktionalen Psychopathologie stellte die Frage dar, woher der Psychopathologe die Definition des psychisch Normalen und Devianten ableite. GLATZEL (1978, 1981) kommt zu der Antwort, daß das durch gesellschaftlichen Konsens vermittelte Verständnis der Arzt-Patienten-Interaktion in der Untersuchungssituation die Matrix abgebe, auf deren Erwartungshintergrund sich Norm und Devianz abbilden, z. B. an Verhalten, das als distanzlos klassifiziert wird. Die Psychopathologie der Schizophrenien hat durch dieses Konstrukt vor allem für die Interpretation der Wahnphänomene eine Bereicherung erfahren. Sie stellen sich für GLATZEL nicht als objektiv am Patienten zu erweisende Tatbestände dar, sondern als Folgen einer unterschiedlichen Situationsdefinition durch Patient und Untersucher. Der Wähnende unterstellt Konsens, wo er nicht erreichbar ist und gibt dem Untersucher damit das Gefühl von Pseudointimität. Die autonome Situationsdefinition durch den Wähnenden tritt damit als das interaktionale Kriterium des Wahns hervor. Wahn entsteht also erst durch eine Art Brechung dieser autonomen Situationsdefinition am resistenten sozialen Anderen, wie etwa symbiotische Psychosen mit ihrem Vorgang der Wahninduktion zeigen: dort bleibt diese Brechung aus und mit ihr die Qualifikation eines Themas als Wahn durch den Induzierten. GLATZELs Konzeption, die Anregungen aus der Sozialpsychologie und aus seiner Auseinandersetzung mit der Antipsychiatrie aufgenommen hat, wurde gelegentlich entgegen gehalten, die Aufmerksamkeit zu stark auf die Pathologie der kognitiven Funktionen und des Sozialverhaltens zu lenken, Abwandlungen der Befindlichkeit hingegen weniger gerecht zu werden. Auf Kritik stößt auch die Auflösung des Krankheitsbegriffes in einen die Sozietät mit einbeziehenden Normsetzungsprozeß etwa im Sinne der labelling theory. Trotz dieser Einwände bleibt der Ansatz GLATZELS eine sinnvolle Ergänzung anderer vorliegender psychopathologischer Theorien der Schizophrenie. Er findet hier Anschluß an Arbeiten u. a. von SASZ (1972), KISKER (1970) u. KIMURA (1980), die das Leiden des Schizophrenen am Anderen, am situativen Zwischen und den Beitrag des Anderen zu seiner Alienation thematisierten.

F. Schlußbemerkung

Unser Ausblick auf die gegenwärtigen Anstrengungen und Tendenzen der psychopathologischen Erforschung der Schizophrenien hob zwei Aspekte hervor: das Bemühen um eine nosologische Validierung und die tastende Konvergenz der psychopathologischen Krankheitsmodelle. Entordnung und Entfremdung werden, wie früher, als der psychopathologische Kernbereich des Syndroms angesehen; die neu zum Symptominventar hinzugewonnenen Basisstörungen haben ihre Charakteristik für die Schizophrenien erst noch zu erweisen. Es zeichnet sich eine Tendenz ab, durch Ausschluß affektiven Beiwerks und Einführung von Chronizitätsmerkmalen den Schizophreniebegriff stark einzuengen. Eine sichere Fundierung der Nosologie aus der Psychopathologie oder aus Außenkriterien ist aber immer noch nicht gelungen, das Syndrom bleibt weiterhin konsensabhängig, auch wenn sich die Problematik nosographischer Ansätze heute klarer und konkreter darstellt als früher. Bemerkenswert konvergent zeigen sich die psychopathologischen Konstruktbildungen. Trotz heterogener methodischer Ansätze variieren alle das Thema der unsicheren, irritierbaren Sinnbezüge des Schizophrenen und der Weiterungen, die solche Störungen für das Seelenleben mit sich bringen.

Literatur

Andreasen N (1982) Negative symptoms in schizophrenia. Definition and reliability. Arch Gen Psychiatry 39:784–788

Bateson G, Jackson DD, Haley J, Weakland JH (1969) Auf dem Wege zu einer Schizophrenie-Theorie. In: Bateson, Jackson, Laing, Lidz, Wynne u. a. (Hrsg) Schizophrenie und Familie. Suhrkamp, Frankfurt/M

Baumann U, Stieglitz R-D (1983) Testmanual zum AMDP-System: Empirische Studien zur Psychopathologie. Springer, Berlin Heidelberg New York

Berner P (1983) Achsensyndrome endogener Psychosen. In: Huber G (Hrsg) Endogene Psychosen: Diagnostik, Basissymptome und biologische Parameter. Schattauer, Stuttgart

Berrios GE (1985) Positive and negative symptoms and Jackson. A conceptual history. Am J Psychiatry 42:95–97

Berze J, Gruhle HW (1929) Psychologie der Schizophrenie. Springer, Berlin

Binswanger L (1957) Schizophrenie. Neske, Pfullingen

Binswanger L (1962) Grundformen und Erkenntnis menschlichen Daseins. Reinhardt, München Basel

Blankenburg W (1971) Der Verlust der natürlichen Selbstverständlichkeit. Ein Beitrag zur Psychopathologie symptomarmer Schizophrenien. Enke, Stuttgart

Blankenburg W (1984) Störungen von Auffassung und Sprache bei Schizophrenen. In: Bochnik HJ (Hrsg) Sprache, Sprechen, Verstehen. Perimed, Erlangen

Bleuler E (1911) Dementia praecox oder Gruppe der Schizophrenien. In: Aschaffenburg G (Hrsg) Handbuch der Psychiatrie, spez. Teil, 4. Abtl., 1. Hälfte. Deuticke, Leipzig Wien

Bleuler M (1972 a) Die schizophrenen Geistesstörungen im Lichte langjähriger Kranken- und Familiengeschichten. Thieme, Stuttgart

Bleuler M (1972 b) Klinik der schizophrenen Geistesstörungen. In: Kisker KP, Meyer JE, Müller M, Strömgren E (Hrsg) Klinische Psychiatrie 1. Springer, Berlin Heidelberg New York (Psychiatrie der Gegenwart. Forschung und Praxis, 2. Aufl., Bd. II/1, S 7–82)

Böker W, Brenner HD (1983) Selbstheilungsversuche Schizophrener. Psychopathologische Befunde und Folgerungen für Forschung und Therapie. Nervenarzt 54:578–589

Cassirer E (1960) Was ist der Mensch? Kohlhammer, Stuttgart

Ciompi L (1979) Zum Problem der psychiatrischen Primärprevention. In: Kisker KP, Meyer JE, Müller C, Strömgren E (Hrsg) Grundlagen und Methoden der Psychiatrie. Springer, Berlin Heidelberg New York (Psychiatrie der Gegenwart, 2. Aufl., Bd I/1, S 343–386)

Ciompi L (1980) Ist die Schizophrenie ein sozialer Artefakt? Argumente und Gegenargumente. Fortschr Neurol Psychiatr 48:237–248

Crow TJ (1980) Molecular pathology of schizophrenia: more than one desease process? Brit Med J 280:1–9

Degkwitz R, Helmchen H, Kockott G, Mombour W (Hrsg) (1980) Diagnoseschlüssel und Glossar psychiatrischer Krankheiten, 5. Aufl. Springer, Berlin Heidelberg New York

Devereux G (1974) Normal and anormal. Aufsätze zur allgemeinen Ethnopsychiatrie. Suhrkamp, Frankfurt/M

Diebold K, Kick H, Raff (in Druck) Objektivierende Untersuchungen zur klinischen Diagnostik Kraepelins – eine vergleichende Studie anhand archivierter Krankengeschichten aus dem Jahre 1900 und 1970

Dilthey W (1974) Ideen zu einer beschreibenden und zergliedernden Psychologie (1983). In: Ges. Schriften, 6. Aufl, Bd 5. Teubner, Stuttgart

Ebtinger R (1976) Interesse sprachwissenschaftlicher Betrachtungsweisen im Bereich der Psychose. Dargestellt an Schrebers „Denkwürdigkeiten eines Nervenkranken". In: Hofer G, Kisker KP (Hrsg) Die Sprache des Anderen. Karger, Basel New York

Feighner JP, Robins E, Guze SB et al. (1972) Diagnostic criteria for use in psychiatric research. Arch Gen Psychiatry 26:57–63

Flegel H (1965) Schizophasie in linguistischer Deutung. Springer, Berlin Heidelberg New York

Gebhardt R et al. (1983) Skalenbildung im AMDP-System. Arch Psychiatr Nervenkr 233:233–245

Glatzel J (1978) Allgemeine Psychopathologie. Enke, Stuttgart

Glatzel J (1981) Spezielle Psychopathologie. Enke, Stuttgart

Goldstein K (1944) Methodological approach to the study of schizophrenic thought disorder. In: Kasanin JS (eds) Language and thought in schizophrenia. Univ California Press, Berkeley

Griesinger W (1876) Die Pathologie und Therapie der psychischen Krankheiten. Wreden, Braunschweig

Gross G (1985) Bonner Untersuchungsinstrument zur standardisierten Erhebung und Dokumentation von Basissymptomen (BSABS). In: Huber G (Hrsg) Basisstadien endogener Psychosen und das Borderline-Problem. Schattauer, Stuttgart New York

Hartwich P (1980) Schiophrenie und Aufmerksamkeitsstörungen. Zur Psychopathologie der kognitiven Verarbeitung von Aufmerksamkeitsstörungen. Springer, Berlin Heidelberg New York

Hecker E (1913) Die Hebephrenie. Virchows Archiv 52:394–432

Heinrich K (1973) Zur therapeutischen Wirksamkeit von Langzeitneuroleptika. In: Huber G (Hrsg) Verlauf und Ausgang schizophrener Erkrankungen. Schattauer, Stuttgart New York

Hoche A (1912) Die Bedeutung der Symptomkomplexe in der Psychiatrie. Zentralbl Ges Neurol Psychiatr 12:540–551

Hoffmann RE, Kirstein L, Stopek S (1982) Apprehending schizophrenic discourse: a structural analysis of the listener's task. Brain Lang 15:207–233

Hofmann W, Lang H (1982) Grundlinien der Behandlung Schizophrener in der „psychotherapie institutionelle". Z Klin Psychol Psychopathol Psychother 30:354–358

Holm-Hadulla RM (1982) Der Konkretismus als Ausdruck schizophrenen Denkens, Sprechens und Verhaltens. Nervenarzt 53:524–529

Holm-Hadulla RM, Haug F (1984) Die Interpretation von Sprichwörtern als klinische Methode zur Erfassung von schizophrenen Denk-, Sprach- und Symbolisationsstörungen. Nervenarzt 55:496–503

Huber G (1983) Das Konzept substratnaher Basissymptome und seine Bedeutung für Theorie und Therapie schizophrener Erkrankungen. Nervenarzt 54:23–32

Jablensky A (1986) WHO-studies on the incidence of schizophrenia in different populations. Presented at the 3rd Bi-annual Winter-Workshop on Schizophrenia, Schladming, 26.–31.1.1986

Janzarik W (1959) Dynamische Grundkonstellationen in endogenen Psychosen. Springer, Berlin Göttingen Heidelberg

Janzarik W (1968) Schizophrene Verläufe. Eine strukturdynamische Interpretation. Springer, Berlin Heidelberg New York

Janzarik W (1980a) Der schizoaffektive Zwischenbereich und die Lehre von den primären und sekundären Seelenstörungen. Nervenarzt 51:272–279

Janzarik W (1980b) Strukturdynamik. Die Psychologie des 20. Jahrhunderts, In: Peters UH (Hrsg): Psychiatrie Bd X, Kindler, Zürich, S 109–124

Jung CG (1906/1910) Diagnostische Assoziationsstudien. 2 Bde. Barth, Leipzig

Jung CG (1908) Die Psychologie der Dementia praecox. Menhold, Halle a. S.

Kahlbaum K (1874) Die Katatonie oder das Spannungsirresein. Hirschwald, Berlin

Kasper S, Mundt C (1986) Diagnostische Spezifität der sogenannten Negativsymptome, Basissymptome bzw. verminderten Intentionalität. Erste Ergebnisse. Psycho 5:385–386

Katschnig H (1984) Der „polydiagnostische Ansatz" in der psychiatrischen Forschung. In: Hopf A, Beckmann H (Hrsg) Forschungen zur biologischen Psychiatrie. Springer, Berlin Heidelberg New York, S 63–78

Kendell RE (1985) Which Schizophrenia? In: Huber G (Hrsg). Basisstadien endogener Psychosen und das Borderline-Problem. Schattauer, Stuttgart New York

Kendell RE, Brockington IF, Leff JP (1979) Prognostic implications of six alternative definitions of schizophrenia. Arch Gen Psychiatry 36:25–31

Kick H (1981) Die Dichotomie der idiopathischen Psychosen im Syndromprofilvergleich der Kraeplinschen Krankheitsbeschreibungen. Nervenarzt 52:522–524

Kimura B (1980) Phänomenologie des Zwischen – zum Problem der Grundstörung der Schizophrenie. Z Ges Klin Psychol Psychother 28:34–38

Kisker KP (1970) Dialogik der Verrücktheit. Ein Versuch an den Grenzen der Anthropologie. Nijhoff, Den Haag

Koehler K, Saß H (1984) Diagnostisches und statistisches Manual psychischer Störungen. DSM-III. Beltz, Weinheim Basel

Koehler K, Seminario I (1979) Research diagnosable "schizo-affective" disorders in Schneiderian "first rank" schizophrenia. Acta Psychiatr Scand 60:347–354

Kraepelin E (1904) Psychiatrie. Ein Lehrbuch für Studierende und Ärzte, 7. Aufl. Barth, Leipzig

Krebs W, Marneros A (1979) Sinn und Ableitbarkeit von Wortfeld- und Satzfeldstörungen. Ein psychologischer Versuch. Psychiatr Klin 12:191–201

Krebs W, Marneros A (1980) Psychotherapeutische Konsequenzen einer strukturalen Psychopathologie. Psychother Med Psychol 30:227–231

Lacan J (1966) Ecrits. Seuil, Paris

Lang H (1978) Die strukturale Triade. Habilitationsschrift. Universität Heidelberg

Lang H (1980) Freud – ein Strukturalist? Psyche 34:865–884

Lang H (1981 a) Zur Problematik der Übertragung in der Psychose in Abgrenzung zur Neurose. Psyche 35:705–717

Lang H (1981 b) Zur Frage des Zusammenhanges zwischen Zwang und Schizophrenie. Nervenarzt 52:643–648

Lang H (1982) Struktural-analytische Gesichtspunkte zum Verständnis der schizophrenen Psychose. In: Janzarik W (Hrsg) Psychopathologische Konzepte der Gegenwart. Enke, Stuttgart

Lang H (1985) Struktural-analytische Überlegungen zur Psychotherapie Schizophrener. Nervenarzt 56:472–478

Leonhard K (1936) Die defektschizophrenen Krankheitsbilder. Ihre Einteilung in zwei klinisch und erbbiologisch verschiedene Gruppen und in Unterformen vom Charakter der Systemkrankheiten. Thieme, Leipzig

Leonhard K (1980) Aufteilung der endogenen Psychosen. Akademie, Berlin

Liddle PF (1986) A Scale for the Assessment of Subjective Experience Deficits in Schizophrenia (SEDS) Presented at the 3rd Bi-annual Winter Workshoph on Schizophrenia, Schladming, 26.–31.1.1986

Lin Tsung-Yi (1953) The study of the incidence of mental disorder in Chinese and other cultures. Psychiatry 16:313–336

Lorr M (Hrsg) (1966) Explorations in typing psychotics. Pergamon, Oxford

Lorr M et al. (1966) Inpatient Multidimensional Psychiatric Scale (IMPS) revised. Consulting Psychologist, Palo Alto

Marneros A (1984) Frequency of Occurrence of Schneider's First Rank Symptoms in Schizophrenia. Eur Arch Psychiatr Neurol Sci 234:78–82

Marneros A, Krebs W (1979) Wortfeldstörung und Satzfeldstörungen als differentialdiagnostisches Kriterium zwischen endogenen und exogenen paranoid-halluzinatorischen Syndromen. Psychiatr Klin 12:180–190

Möller HJ, Zerssen D von (1981) Depressive Symptomatik bei Aufnahme und Entlassung stationär behandelter schizophrener Patienten. Nervenarzt 52:525–530

Müller C (1953) Der Übergang von Zwangsneurose in Schizophrenie im Lichte der Katamnese. Arch Neurol Psychiatry 72:218–225

Müller C (1959) Über das Senium der Schizophrenen. Karger, Basel

Müller C (1981) Psychische Erkrankungen und ihr Verlauf sowie ihre Beeinflussung durch das Alter. Huber, Bern Stuttgart Wien

Mundt Ch (1984) Der Begriff der Intentionalität und die Defizienzlehre von den Schizophrenien. Nervenarzt 55:582–588

Mundt Ch (1985) Das Apathiesyndrom der Schizophrenen. Eine psychopathologische und computertomographische Untersuchung. Springer, Berlin Heidelberg New York Tokyo

Mundt Ch (1986) Zum gegenwärtigen Stand hirnmorphologischer und „benachbarter" Funktionsdiagnostik bei Schizophrenen. Fortsch Neurol Psychiatr 54:84–91

Mundt Ch (1986) Ethnopsychiatrie. In: Müller C (Hrsg) Lexikon der Psychiatrie. Springer, Berlin Heidelberg New York Tokyo, S 266–273

Mundt Ch, Fiedler P, Pracht B, Rettig R (1985) InSka (Intentionalitätsskala) – ein neues psychopathometrisches Instrument zur quantitativen Erfassung der schizophrenen Residualsymptomatik. Nervenarzt 56:146–149

Peters UH (1969) Strukturale Nosogenese. Schweiz Arch Psychiatr 105:369–378

Peters UH (1972) Wie versteht man eine Krankengeschichte? Strukturalistische Interpretation eines psychiatrischen Falles, Schweiz Arch Neurol Neurochir Psychiatr 111:143–154

Peters UH (1973) Wortfeld-Störung und Satzfeld-Störung. Arch Psychiatr Nervenkr 217:1–10

Peters UH (1978) Einführung in eine strukturale Psychopathologie. Z Klin Psych Psychother 26:5–22

Peters UH (1980a) Der Strukturgedanke in der Psychopathologie. In: Peters UH (Hrsg) Kindler-Enzyklopädie. Die Psychologie des 20. Jahrhunderts, Bd X: Psychiatrie. Kindler, Zürich

Peters UH (1980b) Semiologie der Schizophrenie. In: Peters UH (Hrsg) Kindler-Enzyklopädie. Die Psychologie des 20. Jahrhunderts, Bd X: Psychiatrie, Kindler, Zürich

Pfeiffer WM (1971) Transkulturelle Psychiatrie. Thieme, Stuttgart

Pfeiffer WM (1980) Kulturgebundene Syndrome. In: Pfeiffer WM, Schoene W (Hrsg) Psychopathologie im Kulturvergleich. Enke, Stuttgart

Rochester S, Martin JR (1979) Crazy talk. Plenum Press, New York

Rösler M, Bellaire W, Hengsch G, Kiesling-Muck H, Carls W (1985) Die uncharakteristischen Basissymptome des Frankfurter Beschwerdefragebogens und ihre Beziehungen zu psychopathologischen Syndromen. Nervenarzt 56:259–264

Rümke HC (1942) Das Kernsymptom der Schizophrenie und das „Praecox-Gefühl". Zentralbl Ges Neurol Psychiatr 102:168–169

Schmid W et al. (1974) Die diagnostische Übereinstimmung zwischen Klinikern und dem DIAL-Programm. Eine Untersuchung zur computerunterstützten Diagnostik. Arch Psychiatr Nervenkr 218:339–351

Schmid W, Bronisch T, Zerssen D von (1982) A Comparative Study of PSE CATEGO, and DiaSika: two psychiatric diagnostic systems. Br J Psychiatry 141:292–295

Schneider C (1926) Beiträge zur Lehre von der Schizophrenie. I. Arch Psychiatr Nervenkr 73:47–112

Schneider K (1976) Klinische Psychopathologie. Thieme, Stuttgart

Schubart C et al. (1986) Schizophrenie und soziale Anpassung: eine prospektive Längsschnittuntersuchung. Springer, Berlin Heidelberg New York Tokyo

Searles HF (1965) Collected papers on schizophrenia and related subjects. Hogharth Press, London

Simhandl Ch, Rogan M, Lesch OM, Masalek M, Strobl R (1984) Wertigkeit von Fremd- und Selbstbeurteilungsskalen bei chronisch Schizophrenen. Nervenarzt 55:371–377

Snell L (1965) Über Monomanie als primäre Form der Seelenstörung. Allg Z Psychiatr 22:368–381

Spiegelberg H (1936) Der Begriff der Intentionalität in der Scholastik, bei Brentano und bei Husserl. Philosoph Hefte 5:75–91

Spitzer RL, Endicott J, Robbins E (1978) Research diagnostic criteria. Arch Gen Psychiatry 31:197–203

Spoerri T (1966) Sprachphänomene und Psychose. Karger, Basel

Süllwold L (1977) Symptome schizophrener Erkrankungen. Uncharakteristische Basisstörungen. Springer, Berlin Heidelberg New York

Szasz ThS (1972) The myth of mental illness. Foundations of a theory of personal conduct. Paladin, Frogmore, St Albans USA

Tegeler, J, Lehmann E, Quadbeck H (1980) Teststatistischer Verlgeich von Fremdbeurteilungs-(AMP)- und Selbstbeurteilungs-Verfahren (EWL-K) bei Schizophrenie. Arzneimittelforsch 30:1210

Teusch L (1985) Substratnahe Basisstörungen oder nosologisch vieldeutige subjektive kognitive Störbarkeit? Methodenkritische Überlegungen am Beispiel des Frankfurter Beschwerdefragebogens (FBF) von Süllwold. Nervenarzt 56:265–269

Tress W, Pfaffenberger U, Frommer J (1984) Zur Patholinguistik schizophrener Texte. Eine vergleichende Untersuchung an Depressiven, Schizophrenen, Hirnorganikern und Gesunden. Nervenarzt 55:488–496

Tugendhat E (1981) Selbstbewußtsein und Selbstbestimmung. Sprachanalytische Interpretationen, Suhrkamp, Frankfurt/M.

Vigotsky LS (1934) Thought in schizophrenia. Arch Neurol Psychiatry 31:1063–1077

Watt NF, Grubb TW, Erlenmeyer-Kimling L (1982) Social, emotional, and intellectual behavior at school among children at high risk for schizophrenia. J Cons Clin Psychol 50:171–181

Weizsäcker V von (1940) Der Gestaltkreis. Theorie der Einheit von Wahrnehmen und Bewegen. Thieme, Leipzig

Wing JK, Cooper JE, Sartorius N (1974) The description and classification of psychiatric symptomatology: An instruction manual for the PSE and CATEGO system. University Press, London Cambridge

Wykes T (1980) Language and Schizophrenia. Psychol Med 10:403–406

Wykes T (1981) Can the psychiatrist learn from the psycholinguist. Detecting coherence in the disordered speech of manics and schizophrenics. Psychol Med 11:641–642

Wyrsch J (1960) Klinik der Schizophrenie. In: Gruhle HW, Mayer-Gross W, Müller M (Hrsg) Psychiatrie der Gegenwart, Bd II. Springer, Berlin Göttingen Heidelberg

Zerbin-Rüdin E (1982) Genetische Befunde bei den atypischen Psychosen. In: Huber G (Hrsg) Diagnostik, Basissymptome und biologische Parameter. Schauttauer, Stuttgart New York

Zerssen D von (1985) Psychiatric syndromes from a clinical and a biostatistical point of view. Psychopathology 18:88–97

Zubin J, Spring B (1977) Vulnerability – a new view of schizophrenia. J Abnorm Psychol 86:102–126

III. Schizophrenie – Verlauf und Prognose

N. Retterstøl

INHALTSVERZEICHNIS

A. Einleitung 71
B. Verlaufsstudien – Methodologische Probleme 72
    I. Material – Auswahl – Nachuntersuchung 72
    II. Klinische Faktoren 73
    III. Soziale Faktoren 74
    IV. Persönlichkeitsbezogene Faktoren 74
    V. Evaluierung 74
C. Schizophrenie bei Kindern 75
    Verlauf und Prognose 75
D. Follow-up-Studien über die im Erwachsenenalter aufgetretene Schizophrenie 77
    I. Die Studie Manfred Bleulers 78
    II. Die Bonner Studie 79
    III. Die Lausanner Studie 80
    IV. Andere Studien 81
    V. Einst und jetzt – Veränderungen des Verlaufs schizophrener Störungen
      in günstigem Sinne 87
    VI. Transkulturelle Aspekte 89
E. Verlauf der Spätschizophrenie 90
F. Verlauf der Schizophrenien im Greisenalter 90
G. Tod und Selbstmord als Ausgang schizophrener Leiden 91
H. Prognostische Faktoren 94
    I. Einzelfaktoren 94
    II. Prognose-Skalen 97
    III. Verlauf und Prognose nach verschiedenen diagnostischen Systemen 99
    IV. Zerebralatrophie als prognostischer Faktor 102
    V. Wie wird der weitere Krankheitsverlauf durch Psycho- und Sozialtherapie
      beeinflußt? 103
    VI. Welche Bedeutung hat die medikamentöse Behandlung für den weiteren Verlauf? 105
    VII. Wie beeinflussen die Familienverhältnisse eines Patienten den weiteren Verlauf
      des Leidens? 106
Literatur 108

A. Einleitung

Viele Jahre sind ins Land gegangen, seitdem Manfred BLEULER seinen entsprechend betitelten Beitrag zu der vorigen Ausgabe dieses Handbuches lieferte. Dem scharfen Auge des erfahrenen Klinikers und eminenten, vorausschauenden Forschers entging kaum ein einziger Aspekt seiner Wissenschaft. Mit dem derzeitigen

Stand der Psychiatrie engstens vertraut, konnte er sogar künftige Trends und Richtlinien voraussagen und abschätzen. Der Verfasser des vorliegenden Artikels fühlt sich heute noch den Leistungen Manfred Bleulers verpflichtet.

B. Verlaufsstudien – Methodologische Probleme

I. Material – Auswahl – Nachuntersuchung

An dieser Stelle sollen die mit der Verlaufsforschung verbundenen Probleme nur kurz angedeutet werden. Erstens: Wo findet der angehende Forscher das für seine Zwecke geeignete Material? Selbstverständlich in den psychiatrischen Krankenhäusern. Das kann sich leider nachteilig auswirken, weil die gutartigen Störungen, die kaum jemals stationär behandelt werden, so nicht erfaßt werden können. Dieser Umstand ist, was die Schizophrenie betrifft, eher unerheblich, weil damit gerechnet werden muß, daß praktisch alle Schizophrenen irgendwann in eine Klinik eingewiesen werden, jedenfalls für kürzere Zeit. Ehe man die Aufarbeitung eines aus einer Klinik stammenden Materials in Angriff nimmt, muß klargestellt werden, unter welchen Bedingungen in dem jeweiligen Krankenhaus gearbeitet wird. Handelt es sich um ein Krankenhaus, das annähernd alle schizophrenen Patienten aus einem fest umgrenzten geographischen Gebiet aufnimmt – oder etwa um ein Hospital, wo Kranke mit ungünstiger Prognose untergebracht werden, falls sie aus der einen oder anderen Akutabteilung nicht nach Hause entlassen werden können? Es wird empfohlen, sich auf erstmals aufgenommene Patienten zu beschränken, weil man so die Erkrankung in ihrem Anfangsstadium beobachten kann – ohne etwaige Sekundärerscheinungen, die im Laufe der Therapie entstanden oder gar von der Therapie herbeigeführt worden sind. Welche therapeutische Methoden werden angewandt? Die diagnostischen Kriterien müssen sorgfältig festgelegt werden, damit spätere Nachuntersuchungen generalisierbare Resultate ergeben können. Bisher sind die diagnostischen Traditionen der verschiedenen Länder recht unterschiedlich. Nicht zuletzt unterscheidet sich der Schizophrenie-Begriff amerikanischer Psychiater stark von dem ihrer europäischen Kollegen. Die Skandinavier verstehen allgemein unter Schizophrenie lediglich die „Kern-Schizophrenie", während die schizophreniformen Psychosen weitgehend den Reaktionspsychosen zugeordnet werden. Allmählich ist man aber auf internationaler Ebene zu klarer umgrenzten Definitionen gelangt. So erleichtert z. B. die International Classification of Diseases-9 (ICD-9) eine einheitlichere Diagnostik. Das neue amerikanische System, DSM-III (American Psychiatric Association 1980) führt koordinierende Inklusions- und Exklusionskriterien ein. Diese und ähnliche Neuerungen werden allem Anschein nach künftige Nachuntersuchungen vergleichbarer machen. Diagnostische Probleme (und Systeme), die bei den Schizophrenien von Bedeutung sind, sollen in diesem Buch an anderer Stelle abgehandelt werden.

Prospektive Untersuchungen bringen in der Regel mehr als die retrospektiven, da sie eine genauere Ermittlung des Status, der Symptomologie und der Lebenssituation der Patienten ermöglichen. Des weiteren lassen sich die Befunde anhand im voraus festgelegter wissenschaftlicher Kriterien abschätzen. Ist man dagegen auf die Aufarbeitung von Karteien angewiesen, muß man mit Berichten vorliebnehmen, so wie sie beliebige Ärzte seinerzeit anfertigten, Ärzte, die nicht nur die Probleme aus unterschiedlicher Sicht sahen, sondern auch – was das wissenschaftliche Niveau anlangt – unterschiedliche Qualifikationen vorzuweisen hatten.

Dem Arzt, der in unseren Tagen Nachuntersuchungen durchzuführen wünscht, steht eine Vielzahl neuerer Methoden zur Verfügung, so etwa Interviews per Fragebogen oder per Telefon. Weitaus günstiger ist im Vergleich das persönliche Gespräch mit dem Patienten, vor allem dann, wenn der Arzt den Patienten in dessen vertrauter Umgebung aufsucht. Die Hausbesuche bürden dem Arzt eine Menge Arbeit auf, u. a. viele Reisen. Dafür lernt er die häusliche Atmosphäre und die Familienangehörigen des Patienten kennen. – Der Arzt hat darüber hinaus die Möglichkeit, auf Eintragungen in verschiedene regional bzw. landesweit geführte „Register" zurückzugreifen, wo allerhand Daten gespeichert sind: Einweisungen in psychiatrische Krankenhäuser, Krankschreibungen, Rehabilitation, Invalidität usw.

Jede Nachuntersuchung sollte von einem Facharzt für Psychiatrie durchgeführt werden, der in der Lage ist, sowohl die psychopathologischen als auch die somatischen Aspekte des Leidens zu beurteilen.

Auf ein meistens methodologisches Problem soll hingewiesen werden: Muß der behandelnde Arzt die Nachuntersuchung persönlich durchführen – oder kann sie ebensogut einem anderen Psychiater überlassen werden? Der Therapeut hat den Vorteil, daß er schon Kontakt zum Patienten hat und an dessen Aufenthalt im Krankenhaus anknüpfen kann. Ein beliebig herangezogener Kollege wird hingegen unverhältnismäßig viel Zeit und Kraft aufwenden müssen, um Kontakt zu dem Kranken herzustellen. Auch fehlt ihm die dynamische Einsicht in die Entwicklung des Patienten. Wird nun die Nachuntersuchung „blind" durchgeführt – d. h., der Arzt kennt nicht alle Einzelheiten der jeweiligen Krankengeschichte – kann nur wenigen äußeren Faktoren nachgegangen werden. Trotzdem kann die „blinde" Nachuntersuchung unter Umständen von Nutzen sein, nämlich dann, wenn es um einen Vergleich zweier Patientgruppen geht, die nach verschiedenen Methoden behandelt worden sind.

Eine sach- und fachgerechte Bewertung des Materials hat mindestens drei Aspekte zu berücksichtigen:

II. Klinische Faktoren

Hier sehen wir uns vor die schon erwähnten diagnostischen Probleme gestellt. Der Begriff „Schizophrenie" ist fließend. Einige Kliniker beziehen außerdem in die Diagnostik Elemente des klinischen Verlaufs mit ein, z. B. prämorbide Persönlichkeit, Verhaltensstörungen in der Kindheit, akuten bzw. chronischen Verlauf des Leidens, Symptome wie Depression und Verwirrtheit, episodische oder kontinuierliche Entwicklung der Störung, kognitive und affektive Symptome, welche nach durchlaufenen Episoden nicht abklingen, u. a. Diese Elemente lassen sich schwer eindeutig definieren; auslösende Faktoren können sie günstig oder ungünstig beeinflussen, wechselnd von Material zu Material.

III. Soziale Faktoren

Die sozialen Faktoren tragen häufig mit dazu bei, die Schizophrenie auszulösen, z. T. beeinflussen sie auch den Verlauf der Krankheit. So erschwert z. B. Dauerarbeitslosigkeit die soziale Anpassung des Menschen; fehlende Unterstützung durch das soziale Auffangnetz verschlechtert den Zustand eines schon Erkrankten. Eine unvollkommene soziale Anpassungsfähigkeit ist somit nicht immer auf den schlechten klinischen Zustand des Patienten zurückzuführen.

IV. Persönlichkeitsbezogene Faktoren

Die Menschen reagieren höchst unterschiedlich auf Schicksalsschläge wie Kranksein und daraus folgende Vereinsamung. Auffällig schwere Symptome vereiteln meist alle Bemühungen um soziale Anpassung. In solchen Situationen kann die Haltung des eventuellen Arbeitgebers und der Arbeitskollegen, die Zuwendung der Angehörigen und Freunde ausschlaggebend sein. Die Wechselbeziehungen zwischen den oben erwähnten Faktoren und dem Krankheitsverlauf sollen in diesem Artikel an anderer Stelle abgehandelt werden. Es sei aber erwähnt, daß es Patienten gibt, die trotz schwerer psychotischer Symptome ihr Leben fest im Griff zu haben scheinen. Andere verziehen sich in eine „stille Ecke".

V. Evaluierung

Die Abwägung der klinischen, sozialen und persönlichkeitsbedingten Probleme ist überhaupt eine schwierige Aufgabe. So eignet sich z. B. eine einfache Beschreibung des Status einer Patientengruppe („gut", „befriedigend", „schlecht") kaum als Grundlage eines kritischen Material-Vergleichs: die Merkmale müssen zu diesem Zweck klarer, differenzierter angegeben werden. – Auch ist die Verweildauer im Krankenhaus kein guter Ausgangspunkt für einen etwaigen Vergleich: da wird nicht immer mit gleicher Elle gemessen. Es kommt vor, daß ein Patient, obwohl auf dem Wege der Besserung, noch in der Klinik verbleiben muß, weil seine Familie den mit seiner Erkrankung einhergehenden Problemen nicht gewachsen ist. Ein anderer kann trotz auffälliger Symptome viel früher nach Hause entlassen werden. – Die Verweildauer der Patienten in dem psychiatrischen Krankenhaus ist von einer Reihe von Faktoren abhängig: Familienstand, Beruf usw. Entscheidend ist auch, ob der Patient Besuch bekommt, ob der Kontakt zu den Angehörigen aufrechterhalten bleibt etc. Die Entlassung aus dem Krankenhaus bedeutet folglich nicht in allen Fällen, daß der betreffende Patient genesen ist: Vor über hundert Jahren, zu der Zeit des "moral treatment", war die Entlassungsfrequenz mit der gegenwärtigen durchaus vergleichbar.

Die Dauer der Beobachtung ist bei allen Verlaufsstudien von besonderer Bedeutung. Während man sich in früheren Zeiten mit einem 5jährigen "follow-up" zufrieden gab, wird das weitere Schicksal heutiger Patienten öfter bis zu ihrem Ableben verfolgt. Darüber soll in der Fortsetzung berichtet werden. Verlaufsstudien, bei denen ein Psychiater die Nachuntersuchungen in die Hand nimmt, sind sehr aufschlußreich. Es muß sich, wie schon erwähnt, nicht immer um den behandelnden Arzt handeln; meist sind mehrere Ärzte an den "follow-ups" beteiligt. Wenn diese gut zusammenarbeiten und sich zu der Aufstellung einheitlicher Kriterien durchringen, bilden die Forschungsergebnisse eine durchaus anwendbare Grundlage für wissenschaftliche Vergleichsstudien, bezogen auf die verschiedenen Phasen der Krankengeschichte des einzelnen Patienten sowie auf Variationen verschiedener Patientengruppen.

Eine Übersicht über die mit Nachuntersuchungen in Verbindung stehenden Probleme soll im Zusammenhang mit dem Zwei-Jahres-Status der in der "International Pilot Study of Schizophrenia (WHO 1979)" erfaßten Patienten gegeben werden. Eine zweite Übersicht ist zu finden in dem Report der 2. Rochester International Conference on Schizophrenia, Section 12 (WYNNE et al. 1978; WING: Handbook of Psychiatry 1981–1983).

OPJORDSMOEN u. RETTERSTØL gehen derzeit (1985) den methodologischen Problemen im Zusammenhang mit Nachuntersuchungen paranoider Psychosen nach. Im großen und und ganzen stößt man – ob man nun paranoide Psychosen oder Schizophrenien nachuntersucht – auf ähnliche Probleme. Der Leser wird auf diese Arbeiten verwiesen. Eine detaillierte Analyse der Methodologie fiele aus dem Rahmen dieses Kapitels.

C. Schizophrenie bei Kindern

Verlauf und Prognose

Seit DE SANCTIS (1906) den Zustand „dementia praecocissima" beschrieb, fragen sich Kliniker immer wieder, wie es im späteren Leben den Menschen ergehe, bei denen schon in frühester Kindheit ein schizophrenes Leiden festgestellt wurde. LOURIE et al. betonten erstmals (1943) die Unabdingbarkeit langfristiger "follow-ups". LOTTER (1978) verhielt sich zu dieser Art von Nachuntersuchungen skeptisch: Die diagnostischen Kriterien für infantile Schizophrenie seien nicht einheitlich definiert worden, des weiteren sei der Zeitpunkt des Ausbruchs der Psychose immer schwer festzustellen. – Man verfügte damals noch nicht über nennenswertes Erfahrungsmaterial, da mit kurzen Beobachtungszeiten gearbeitet wurde.

Seit Jahren stehen nun die Relationen zwischen infantiler Schizophrenie und Schizophrenie bei Erwachsenen zur Debatte. Mehrere namhafte Forscher sind der Ansicht, daß eine Psychose im frühen Kindesalter (vor dem 3. Lebensjahr) eine nosologische Einheit darstelle, die mit der Schizophrenie im engeren Sinne nicht auf einen Nenner gebracht werden könne (RUTTER 1972 a, b; EISENBERG 1971; KOLVIN et al. 1971). Dieser Auffassung hält MILLER (1975) entgegen, sie stimme nicht mit den Ergebnissen anderer Forscher überein, auf die er sich seinerseits bezieht: MAHLER u. FURER (1972), BRONBERG et al. (1973), BENDER u. FARETRA (1973), ORNITZ (1971). Deren Forschungsergebnisse deuten darauf hin, daß psychotische Kinder bis ins Erwachsenenalter hinein psychotisch/schizophren bleiben. Dazu ROBINS (1971): „Das psychotische Kind leidet an einer Störung, die bis ins Erwachsenenalter fortdauern wird. Eine vor der Pubertät einsetzende Psychose ist aber nur in äußerst seltenen Fällen – oder nie – als eine frühe Form der Schizophrenie bei Erwachsenen anzusehen." RUTTER (1972 a, b) vertrat die Ansicht, daß der infantile Autismus keine frühe Manifestation der Schizophrenie sei; das eine Leiden sei mit dem anderen überhaupt nicht in Zusammenhang zu bringen. Er bezog sich dabei auf die vorhin erwähnten Studien von KOLVIN et al., wo nachgewiesen wurde, daß die früh (vor dem 3. Lebensjahr) bzw. spät (nach dem 5. Lebensjahr) manifest gewordenen Kinderpsychosen als selbständige nosologische Einheiten zu betrachten sind.

Bis zum heutigen Tag hat man sich zu keiner einheitlichen Definition des Begriffes „Kinderspsychose" durchringen können. Über den Verlauf ist wenig bekannt. Die Studie von HOWELLS u. GURGUIS (1984) deutet jedoch an, daß es sich bei diesem Begriff durchaus um eine Realität handle, und daß zwischen Schizophrenie-ähnlichen Zuständen im Kindes- und im Erwachsenenalter ein klarer Zusammenhang bestehe. HOWELLS und sein Mitarbeiter beobachteten eine auf Veranlassung des britischen Institute of Family Psychiatry, Ipswich, aus 20 Kindern bestehende Gruppe; sämtliche Patienten entsprachen einer Reihe festgelegter Kriterien für infantile Psychose (British Working Party's "nine diagnostic points"). Dauer der Beobachtungszeit: 14 bis 34 Jahre. Die Aufnahmediagnose wurde von einem Kinderpsychiater gestellt, wie auch die Nachuntersuchung von einem Kinderpsychiater durchgeführt wurde. Anhand der erwähnten neun diagnostischen Punkte wurde – retrospektiv – eine neue Diagnose gestellt: Die Patienten waren ruhiger geworden; abgesehen davon hatte sich ihr Zustand praktisch nicht verändert, nach wie vor waren typische Symptome für Kinderschizophrenie deutlich erkennbar. Die Kinder wiesen ähnliche Züge auf wie erwachsene Schizophrene, deren Störungen als „Schizophrenia simplex" diagnostiziert worden waren. Diese Kinder wurden nach Kriterien, die der Erstellung der Diagnose zugrunde lagen, als schizophren eingestuft. Das Krankheitsbild erinnerte ziemlich an KRAEPELINS Beschreibung der Dementia simplex; die Symptome entsprachen zum Teil auch den Kriterien für „residuale" Schizophrenie, wie sie in DSM-III festgelegt sind. Sämtliche Patienten entsprachen weiter den von FEIGHNER et al. (1972) für Schizophrenie aufgestellten Kriterien. Das Lebensalter bei Ausbruch des Leidens war für den Verlauf eher belanglos, doch kam es bei den relativ spät Erkrankten vermehrt zu halluzinatorischen Symptomen.

Eine deutsche Studie (EGGERS 1978) umfaßt 57 Kinder im Alter von 7–14 Jahren, die nach strikten DSM-III-Kriterien in der Retrospektive als schizophren eingestuft worden waren. 1925 wurden sie zum ersten Mal untersucht, nach 1961 hatte man sie keiner weiteren Untersuchung unterzogen. Bei 20% war Vollremission eingetreten, während es 30% besser ging. Den restlichen 50% ging es schlechter – unter diesen waren all die, die vor dem 10. Lebensjahr erkrankt waren. – Bei den Kindern, die von JORDAN u. PRUGH (1971) untersucht wurden, konnte ein noch günstigerer Verlauf festgestellt werden; allerdings war in sämtlichen Fällen eine schizophreniforme Psychose diagnostiziert worden. Von KYDD u. WERRY (1982) stammt eine Studie über 15 Kinder im Alter von 6–15 Jahren, die 1971–1981 in einer australischen Klinik die Diagnose Schizophrenie erhalten hatten. Nach DSM-III-Kriterien wurden 11 als schizophren, 4 als schizophreniform-psychotisch eingestuft. Alle wurden medikamentös behandelt (Antipsychotika). Bei 6 von den Kindern verlief das Leiden chronisch, bei 4 bildeten sich die krankhaften Erscheinungen zurück. Die restlichen 5 waren im ersten Jahr noch in der Behandlung; somit war der weitere Verlauf noch nicht abzusehen. Aus dieser Studie ersieht man folgendes: je jünger das Kind bei Ausbruch der Störungen, um so schlechter die Prognose. Allem Anschein nach eine berechtigte Schlußfolgerung bei jenen Zuständen, die als Kinderschizophrenie bezeichnet werden.

D. Follow-up-Studien über die im Erwachsenenalter aufgetretene Schizophrenie

KRAEPELIN prägte seinerzeit den Begriff „Dementia praecox", den BLEULER später in „Schizophrenie" abwandelte. 1913 legte KRAEPELIN eine Reihe früherer Arbeiten vor, die alle einen ungünstigen Ausgang des Leidens andeuteten, und zwar unabhängig von der Entwicklung des jeweiligen Falles: die Aussichten seien nach KRAEPELIN durchweg düster. Es fragt sich dennoch, ob ihn die Nachwelt richtig verstanden hat; er wollte mit Sicherheit nicht sagen, das Leiden sei ausnahmslos irreversibel und führe zwangsläufig zur Demenz. Vielmehr war er der Ansicht, der Verlauf der Krankheit sei durch häufige Schwankungen gekennzeichnet – mit zeitweilig remittierenden Krankheitserscheinungen. Nicht einmal die Vollremission wollte er gänzlich ausschließen. Von 127 Fällen fand KRAEPELIN 16 (12,5%), die ohne weiteres als geheilt betrachtet werden konnten. – Seine düsteren Prognosen sind zweifellos darauf zurückzuführen, daß zu seiner Zeit fast ausschließlich Schwerkranke in die psychiatrischen Spitäler eingewiesen wurden. Ohnedem war man damals der Ansicht, Schizophrenie-ähnliche Störungen seien vielfach organisch bedingt (Hirnschädigungen) oder stünden mit vererbten Degenerationserscheinungen in Zusammenhang, die über kurz oder lang zwangsläufig zu schweren Geistesstörungen führten (Degenerationslehre).

MAYER-GROSS konnte 1929 die Krankengeschichten von 260 Patienten (ursprünglich 294) verfolgen, die 1912–1913 in ein und dieselbe Klinik aufgenommen worden waren. Nach 16 Jahren fand er, daß 35% „sozial geheilt" waren, während 5% – obwohl nach wie vor behindert – doch aus dem Krankenhaus hatten entlassen werden können. Sterblichkeitsrate der im Krankenhaus verbliebenen: ganze 43%.

Eine Reihe von follow-up-Untersuchungen an vor der Neuroleptika-Aera in Kliniken eingewiesenen Patienten – wobei der Verlauf jeweils anhand von Nachuntersuchungen verfolgt werden konnte, hat ergeben, daß der Verlauf in 44–66% der Fälle ungünstig war (WHO 1979). Allerdings scheitern Vergleiche und Schlußfolgerungen manchmal an den methodologischen Problemen.

Wertvolle, aus den nordischen Ländern stammende Berichte über Nachuntersuchungen –, die auch auf internationaler Ebene großes Aufsehen erregt haben –, sind die Studien LANGFELDTs (1937, 1939). 1937 konnte LANGFELDT nachweisen, daß in 17 von hundert Fällen der „eindeutigen Schizophrenie" Vollremission eingetreten war. 1939 veröffentlichte er die Ergebnisse der Nachuntersuchung an 100 (1926–1932 aus der psychiatrischen Universitätsklinik Oslo entlassenen) Patienten. Sämtliche hatten die Diagnose „nicht eindeutig schizophren". 43 von diesen Patienten hatten ein typisch schizophrenes Leiden entwickelt. 32 waren genesen und symptomfrei, 25 waren auf dem Wege der Besserung. Von 55 bei der Nachuntersuchung als nicht-schizophren eingestuften Fällen ordnete LANGFELDT ganze 28 den reaktiven Psychosen zu. Die Studien LANGFELDTs sind nicht nur deshalb bedeutend, weil er umfassende Nachuntersuchungen durchgeführt, sondern auch, weil er neue Ansichten dargelegt hat – in erster Linie den Begriff „schizophreniforme Psychosen", der später empirisch überprüft werden konnte.

Zwei aus dem angelsächsischen Sprachraum stammende Studien sollen an dieser Stelle erwähnt werden. HARRIS u. NORRIS (1954) führten Nachuntersuchungen an 125 in Maudsley Hospital, London, in den Jahren 1945–1950 aufgenommenen Schizophrenen durch. (Therapie: Insulin-Koma). Nach 5 Jahren waren 45% „sozial rehabilitiert"; 21% waren nach wie vor „sozial behindert", aber immerhin aus dem Krankenhaus entlassen worden.

BROWN et al. (1966) beobachteten 111 Schizophrene, die 1956 in drei verschiedene britische Kliniken erstmals aufgenommen worden waren. Nach 5 Jahren waren 56% "social recoveries", 34% waren noch behindert, während 11% stationär versorgt werden mußten. Vergleicht man nun das Material aus den Jahren 1945–1950 mit dem aus dem Jahr 1956, muß man feststellen, daß sich ein Wandel vollzogen hat. – BROWN und seine Mitarbeiter beschrieben das Verlaufsmuster einer Gruppe erstmals hospitalisierter Patienten wie folgt:

keine Probleme im Laufe der letzten 4 Jahre	35%
geringfügige/keine Probleme in den letzten 2 Jahren	11%
episodischer Verlauf	27%
chronischer Verlauf	28%

Diese Studien untermauern den Eindruck, daß die Aussicht auf Heilung in jüngster Zeit nicht genug ist. Hier kommen drei aus Mitteleuropa stammende Studien an die Reihe, denen besondere Aufmerksamkeit gewidmet werden soll: BLEULER: Burghölzli-Nachuntersuchung, HUBER et al.: Bonner Studie, CIOMPI u. MÜLLER: Lausanner Studie.

I. Die Studie Manfred BLEULERS

In der 2. Auflage dieses Handbuches hat Manfred BLEULER (1972a) seine Nachuntersuchungen selbst erläutert. Er stellt fest, sein Material sei für Patienten repräsentativ, die in den 40er Jahren in psychiatrische Krankenhäuser aufgenommen wurden. „Die 208 Schizophrenen, an denen die folgenden Erfahrungen gemacht wurden, sind mit nur geringen Einschränkungen für alle im Kanton Zürich zu Beginn der vierziger Jahre hospitalisierten Schizophrenen repräsentativ. Mit erheblicher Wahrscheinlichkeit dürfen die an ihnen erhobenen Befunde im wesentlichen für alle Schizophrenen zutreffen, die um die Mitte dieses Jahrhunderts in recht geführte Kliniken von Europa und Nordamerika aufgenommen wurden."

BLEULER zieht den Schluß, daß 25% der Schizophrenen geheilt werden und gesund bleiben, und zwar nach folgenden Kriterien: Abwesenheit psychotischer Symptome, normale soziale Anpassung, Medikamentenunabhängigkeit, kein Bedarf an Unterstützung durch das soziale Auffangnetz. – Einsicht in die früher aufgetretenen psychotischen Symptome ist nach BLEULER kein unabdingbares Kriterium. – Rund $^2/_3$ der Patienten durchlaufen über Jahrzehnte akut-psychotische und remittierende Phasen. Rund 10% bleiben permanent psychotisch. Mit BLEULERS Worten: „Als generelle Qualifizierungen des Verlaufs von Schizophrenien möchte ich noch die folgenden beiden Daten nennen. Bezeichnet man als 'gutartig' jene schizophrenen Psychosen, die in langjährige Heilung oder in ganz leichte chronische Psychosen ausgehen, und jene mit phasischen schweren Episoden kurzer Dauer, und stellt man ihnen als 'bösartig' gegenüber jene, die in schwere und mittelschwere chronische Psychosen übergehen, so ist festzustellen: Ungefähr zwei Drittel bis drei Viertel der Schizophrenien verlaufen gutartig, und nur ein Drittel bis ein Viertel bösartig. Oder eine andere Aufstellung: Die 208 Schizophrenen meiner hauptsächlichen Untersuchung durchlebten von ihrer ersten Erkrankung bis zum Abschluß der Beobachtung 5 567 Jahre und 1 Monat. Davon verbrachten sie 3 600 Jahre außerhalb von Spitälern. Im Durchschnitt verbrachten sie demnach in den ersten 2–3 Jahrzehnten nach ihrer Erkrankung 35% ihrer Lebensjahre in psychiatrischen Spitälern und 65% außerhalb solcher."

„Grob zusammengefaßt: Die häufigste Verlaufsform einer schizophrenen Psychose ist gekennzeichnet durch eine oder mehrere akute Phasen, die wieder abheilen. 30% aller Schizophrenien verlaufen in dieser Weise. Es folgen mit fast gleicher Häufigkeit wellenförmig zu mittelschweren oder leichten chronischen Psychosen verlaufenden Formen (20%). Mit Abstand folgt an Häufigkeit, ist aber doch noch bedeutungsvoll, die chronisch unmittelbar zu schwersten chronischen Psychosen verlaufende Form (8%). Alle anderen Verlaufsformen sind verhältnismäßig selten; sie kommen nur bei 11% aller Kranken vor.

Schon vorher habe ich darauf hingewiesen, daß sich die Verteilung der Verlaufsformen im Laufe unseres Jahrhunderts bereits in günstigem Sinne verändert hat. Die genannten Zahlen gelten für Schizophrene, die in den 40er Jahren hospitalisiert worden sind.

II. Die Bonner Studie

Die Verlaufsforschung bei Schizophrenien steht nach BLEULERS Auffassung erst am Anfang. Ein wichtiger Beitrag kommt aus Bonn (HUBER et al. 1975, 1979). Die Bonner Studie geht von den 758 Kranken aus, die 1945–1959 in die Bonner Universitäts-Nervenklinik aufgenommen und als sichere Schizophrenien diagnostiziert waren. 502 Patienten (Bonner Hauptkollektiv) konnten persönlich nachuntersucht werden, davon 60% im häuslichen Milieu. 13,3% waren zur Zeit der Spätkatamnese dauer-hospitalisiert. Die Diagnose erfolgte nach den Kriterien von SCHNEIDER und BLEULER. Dies bedeutet, daß auch remittierende schizophrene Psychosen im Material enthalten sind, die von anderen Autoren als zykloide (LEONHARD), atypische (MITSUDA u. FUKUDA), schizophreniforme bzw. reaktive (LANGFELDT; STRØMGREN; RETTERSTØL) oder schizoaffektive Psychosen (KASANIN) abgetrennt würden.

Nach einer durchschnittlichen Verlaufsdauer von 22,4 Jahren (mit Prodromen) fand sich im Bonner Hauptkollektiv die folgende Verteilung psychopathologischer Vollremissionen und Residualsyndrome:

Vollremission	22,1%
Reine Residuen	40,2%
Strukturverformungen ohne Psychose	3,0%
Gemischte Residuen	16,5%
Typisch schizophrene Defektpsychosen	10,8%
Chronisch reine Psychosen	4,2%
Strukturverformungen mit Psychose	3,2%

Die Langzeitprognose war weitgehend unabhängig von der Verlaufsdauer. Signifikante Differenzen fehlten. Eine regelhafte Verschlechterung mit einer Zunahme der ungünstigen Ausgänge, also der charakterischen Residuen, trat nicht ein.

Die soziale Situation bei der Spätkatamnese war festgelegt. Als soziale Heilung rechnete man, daß die Probanden auf früherem beruflichen Niveau oder unterhalb des früheren beruflichen Niveaus voll erwerbsfähig waren. 56,2% waren sozial geheilt, davon gut $^2/_3$ auf früherem Niveau, knapp $^1/_3$ unterhalb des prämorbiden Niveaus. Diese hohe Rate sozialer Heilungen war um so erstaunlicher, als nur bei 13% extramurale Rehabilitationsmaßnahmen zum Zuge kamen.

Soziale und psychopathologische Remission korrelierten hochsignifikant. Praktisch alle Probanden mit psychopathologischen Vollremissionen waren sozial geheilt.

Die Langzeituntersuchungen, die den Studien BLEULERs und HUBERs zugrundeliegen, deuten bei schizophrenen Patienten relativ günstige Resultate an. Besonders erfreulich ist der niedrige Prozentsatz der chronischen Psychosen (BLEULER et al. 1976).

III. Die Lausanner Studie

Nun zu dem dritten, aus Mitteleuropa stammenden Forschungsbeitrag: „Lebensweg und Alter der Schizophrenen. Eine katamnestische Langzeitstudie bis ins Senium" (CIOMPI u. MÜLLER 1976).

Auf Betreiben MÜLLERs wurde ein umfassendes Nachuntersuchungsprogramm in die Wege gleitet, das im Laufe von 10 Jahren von MÜLLER und dessen Mitarbeitern durchgeführt wurde. Rund 50 Studien über die Langzeitentwicklung verschiedener psychischer Leiden wurden anschließend veröffentlicht. Die die Schizophrenie betreffenden Befunde wurden in der Monographie von CIOMPI u. MÜLLER (1976) dargelegt. – Das Material umfaßt 5 661 in die psychiatrische Klinik Lausanne aufgenommene Patienten (geboren im Zeitraum 1873–1897), hospitalisiert 1900–1962). Einwohnerzahl der Region, aus der die Klinik Patienten aufnahm: 500 000. Man einigte sich auf bestimmte Alterskriterien, die Nachuntersuchungen an einer größeren Anzahl der Patienten mindestens bis zum 65. Lebensjahr ermöglichen sollten. Infolgedessen ist diese Studie ein besonders bedeutender Beitrag zu der Forschung.

1 642 Patienten (29%) erhielten bei der Aufnahme in die Klinik – nach Bleulerschen Kriterien – die Diagnose Schizophrenie. Die hohe Sterblichkeitsrate und verschiedene andere Umstände ließen die Zahl der Patienten auf 289 schrumpfen,

die nach und nach von einem erfahrenen Psychiater nachuntersucht wurden – wohlgemerkt, in ihrem häuslichen Milieu. Im Durchschnitt dauerte die Beobachtungszeit 36,9 Jahre, was an sich gewiß einmalig ist. Einige zentrale Daten sollen hier referiert werden.

Rund 50% der Patienten wurden während der Beobachtungszeit weniger als 1 Jahr im Krankenhaus versorgt. Etwa $^1/_4$ verbrachte jedoch 20 Jahre (oder mehr) in der Klinik. Die meisten verbrachten weniger als 10% der Beobachtungszeit im Krankenhaus, während $^1/_4$ die längste Zeit hospitalisiert war.

Bei 49% der Schizophrenen war das *globale Resultat* günstig, bei 27% trat Vollremission ein, 22% wiesen geringfügige Rezidive auf. 42% der Fälle hatten ungünstigen Ausgang.

Das *soziale Resultat*: $^2/_5$ wohnten im eigenen Heim (bei ihrer Familie bzw. allein), $^1/_5$ war in öffentlichen Einrichtungen (Pflegeheimen etc.) untergebracht, während $^2/_5$ nach wie vor im Krankenhaus verblieben.

Obowhl die Patienten zu der Zeit, als sie nachuntersucht wurden, im Durchschnitt 74 Jahre alt waren, standen 51% noch im Erwerbsleben, $^2/_3$ teilzeit-, $^1/_3$ vollzeitbeschäftigt. Global gesehen war die soziale Anpassung bei rund $^1/_3$ als gut oder befriedigend einzuschätzen, bei $^2/_3$ mäßig oder wenig befriedigend. – Als wichtigster Befund bleibt somit nicht die Fortdauer der schizophrenen Symptomatologie, sondern die Herabsetzung der sozialen Funktionsfähigkeit.

Vergleicht man nun die drei mitteleuropäischen Studien – alle in deutscher Sprache veröffentlicht, jedoch voneinander total unabhängig ausgearbeitet –, muß man feststellen, daß die Ergebnisse verblüffend ähnlich sind. Anhand einigermaßen einheitlicher Kriterien stellen Veränderungen im günstigen Sinne fest: BLEULER (53%), CIOMPI u. MÜLLER (49%), HUBER et al. (57%). *Bei rund der Hälfte dieser Patienten ist der Ausgang als günstig einzuschätzen.*

IV. Andere Studien

Noch eine aus Mitteleuropa stammende Studie über Langzeituntersuchungen schizophrener Patienten soll erwähnt werden: Die Arbeit HINTERHUBERS (Innsbruck, 1976). Von ursprünglich 157 eindeutig an Schizophrenie Erkrankten, Tiroler Provenienz, wurden die 58, die nach 30–40 Jahren noch lebten, einer sorgfältigen Nachuntersuchung unterzogen. Auch der Lebensweg der inzwischen Verstorbenen wurde bis zu ihrem Todestag ermittelt. Rund 30% der im Ausgangsmaterial enthaltenen Patienten wurden als geheilt eingeschätzt; 30% waren noch schwer gestört und dauerhospitalisiert. Ca. 50% der Probanden bedurften keiner Behandlung.

Die Befunde HINTERHUBERS stehen zum Teil im Gegensatz zu der allgemeinen Auffassung: Ein ungünstiger Verlauf ist zu erwarten in den Fällen, wo das Leiden von einem psychischen Trauma ausgelöst wurde, und auch bei Ausbruch der Störungen nach dem 40. Lebensjahr. Sonst entsprechen seine Befunde weitgehend denen von BLEULER, HUBER et al. (1972 a, b, 1975, 1979): Vollremission bei rund 25% der Kranken. Vom 5. Jahr nach der Erkrankung an verschlimmert sich der Zustand der Kranken im Durchschnitt nicht mehr, viel eher bessert er sich doch. Ungefähr die Hälfte aller früheren Patienten sind nach der Erkrankung wieder langdauernd erwerbstätig. Bei mehr als $^1/_4$ aller Erkrankten zeigen sich aber selbst nach vieljähriger Krankheitsdauer noch dramatische Änderungen im Befinden, die übrigen Kranken erreichen nach einigen Jahren einen ziemlich stabilen Zustand; davon zeigt rund $^1/_4$ der Fälle eine dauernde Heilung (psychopathologische Vollremission). Unter *allen* Schizophrenen ist akuter Beginn der Psychose häufiger als chronischer und sind Verläufe in akuten Episoden, die sich wieder bessern oder die ausheilen, häufiger als ein chronischer Verlauf ohne akutpsychotisches Geschehen. In ungefähr $^1/_5$ aller Fälle tritt nach einer oder mehreren akuten Psychosen immer wieder eine Heilung auf. Katastrophen-Schizophrenien (akuter Beginn, Übergang in schwere psychotische Psychose ohne Remission) sind selten geworden. Unterschiede der Häufigkeit von Schizophrenien in verschiedenen sozialen Klassen lassen sich nicht feststellen.

Aus demselben Zeitraum stammende amerikanische Studien berichten über günstige Entwicklungen. So konnten Bland et al. (1976) die Entwicklung von 91 in Hospitäler erstmals aufgenommenen Schizophrenen verfolgen; es wurde festgestellt, daß 58% als sozial und intellektuell geheilt anzusehen waren. 8% verweilten noch immer im Krankenhaus, 51% waren auf dem früheren beruflichen Niveau voll erwerbstätig, 69% hatten sich gut bzw. befriedigend sozial angepaßt.

Stephens (1978) hat eine umfassende Übersicht über Langzeitprognosen und follow-up-Studien zusammengestellt. Die untenstehenden Tabellen sind seinem Artikel im „Schizophrenia Bulletin" entnommen, zu dem der Leser für Einzelheiten und Referenzen hingewiesen wird.

Auf mehrere der in der Übersicht Stephens angeführten Studien ist schon an anderer Stelle dieses Artikels hingewiesen worden. Es ist aber nicht möglich, in allen Einzelheiten auf sämtliche vorliegenden Arbeiten zum Thema Verlauf der Schizophrenie einzugehen.

Nach dem Referat und der tabellarischen Übersicht wollen wir nun anhand einiger skandinavischer Langzeitstudien (follow-ups) zeigen, daß der Verlauf der schizophrenen Leiden dann weniger günstig erscheinen muß, wenn die Ärzte den „engeren" Schizophrenie-Begriff bei der Erstellung der Diagnose gelten lassen. In Skandinavien wird, wie schon eingangs erwähnt, mit der großen Diagnosegruppe der reaktiven Psychosen sowie mit dem Langfeldtschen Begriff der schizophreniformen Psychosen gearbeitet. Diese umfassen mit Sicherheit viele Fälle, die nach mitteleuropäischen bzw. angelsächsischen Richtlinien den Schizophrenien zugeordnet werden würden.

Als Beispiel werden referiert die Studien von Retterstøl (1966, 1970) über paranoide Psychosen (nach Langfeldtschen Kriterien diagnostiziert). Das Material enthält die Krankengeschichten von 336 Patienten mit paranoiden Psychosen – fortlaufend aufgenommen in die Psychiatrische Universitätsklinik Oslo in den Jahren 1946–1948 (Langzeitmaterial) und 1958–1961 (Kurzzeitmaterial). Ausgeklammert sind affektive Psychosen, Psychosen, die mit Verwirrtheit einhergehen sowie organische Hirnleiden. – Das Kurzzeitmaterial wurde zweimal untersucht: nach 2–6- und nach 5–9 jähriger Beobachtung. Die Nachuntersuchung der Langzeitpatienten erfolgte nach 15–18 Jahren. Alle Nachuntersuchungen wurden von dem Verfasser persönlich durchgeführt. In den meisten Fällen ließen sich Hausbesuche bei den Patienten arrangieren. 30 von den 336 Patienten waren inzwi-

Verfasser	Dauer der Observationszeit (Jahre)	Form der Schizophrenie	Zahl der Patienten	Ge-heilt %	Ge-bessert	Unver-ändert
RENNIE (1939)	15–26 (durchschn. 20)	Unspezifiziert	222	27	13	60
BLEULER, M. (1941)	10–15	Unspezifiziert	316	25	25	50
HARRIS u. LUBIN (1954)	18	Kraepelinsche Schizophrenie	289	?	?	56
		Atypische Schizophrenie	89	?	?	22
HARRIS u. NORRIS (1954)	10	Enger Schizophrenie-Begriff	98	?	?	51
JOHANSON (1958)	10–18 (durchschn. 14)	Enger Langfeldtscher Begriff	98	2	35	63
FAERGEMAN (1963)	16–19	Enger Begriff	23	0	17	83
		Psychogene Psychose	62	70	25	5
		Kombination obenstehend	85	52	22	26
RETTERSTØL (1966)	15–18	Paranoide Schizophrenie	33	15	3	82
		Paranoide Schizophrenie?	39	36	18	46
		Paranoide reaktive Psychose	54	59	24	17
ACHTÉ (1967)	15	Schizophrenie	33	6	12	82
		Schizophrenie?	13	46	23	31
		Reaktive Psychose	30	64	13	23
NOREIK et al. (1967)	16–28 (durchschn. 22)	Enger Begriff aber akuter Ausbruch	219	16	38	46
BECK (1968)	25–35	Unspezifiziert	84	7	10	83
BLEULER, M. (1968)	23	Unspezifiziert	208	30?	35?	35?
STEPHENS (1970)	10–16 (durchschn. 12)	Prozeß	62	6	39	55
		Nicht-Prozeß	81	38	51	11
		Kombination obenstehend	143	24	46	30
SHIMAZONO (1974)	10–17	Unspezifiziert (atypische Kasus ausgeklammert)	110	29	37	35
ROFF (1975)	(Durchschn. 22)	„Günstige Prognose"	67	66	21	13
		„Ungünstige Prognose"	58	19	59	22
HUBER, GROSS u. SCHÜTTLER (1975)	(Durchschn. 22)	Schneidersche Kriterien	502	22	43	35
TSUANG u. WINOKUR (1975)	30–40	Feighnersche Kriterien	139	19	35	47
BLAND u. PARKER (1976)	11–12	DSM-II	88	51	25	17

Tabelle 2. Studien mit durchschnittlich mindestens 10jähriger Observationszeit aller Patienten (mit mindestens 5jähriger Observation sämtlicher Patienten)

Verfasser	Dauer der Observationszeit (Jahre)	Form der Schizophrenie	Zahl der Patienten	Ge-heilt	Ge-bessert	Unver-ändert
				%		
Müller (1951)	5–30 (durchschn. 17)	Unspezifiziert	194	16	17	67
Errera (1957)	8–24 (durchschn. 16)	Unspezifiziert Alter 15–21	54	26	26	48
Holmboe u. Astrup (1957)	6–18 (durchschn. 12)	Enger Begriff aber akuter Ausbruch	225	29	29	42
Eitinger, Laane u. Langfeldt (1958)	5–15 (durchschn. 11)	Enger Begriff Schizophreniforme Psychose	110 44	5 32	13 45	84 23
Ey (1958)	5–24 (durchschn. 15)	Akute Delusionen-Psychose	120	45	20	35
Astrup, Fossum u. Holmboe (1959)	7–19 (durchschn. 11)	Akute reaktive Psychose	135	43	53	4
Astrup, Fossum u. Holmboe (1962)	7–22 (durchschn. 12)	Enger Begriff	435	15	17	68
Vaillant (1966)	8–14	Unspezifiziert	61	26	10	64

Tabelle 3. Studien mit mindestens 5jähriger Observation aller Patienten (Durchschnitt weniger als 10 Jahre)

Verfasser	Dauer der Observationszeit (Jahre)	Form der Schizophrenie	Zahl der Patienten	Ge-heilt %	Ge-bessert	Unver-ändert
LANGFELDT (1937)	6–10	Enger Begriff	100	17	17	66
LANGFELDT (1939)	6–12	Schizophreniforme Psychose	100	32	25	43
MALAMUD u. RENDER (1939)	5– 9	Unspezifiziert	160	16	20	64
RUPP u. FLETCHER (1940)	5–10 (durchschn. 8)	Unspezifiziert	519	8	18	74
MASTERSON (1956)	5–19	Unspezifiziert (Alter 12–18)	83	18	41	41
HASTINGS (1958)	6–12	Unspezifiziert	246	8	33	59
SHEPHERD (1959)	5	Unspezifiziert	123	30	31	39
FRÖSHAUG u. YTREHUS (1963)	6– 8	Unspezifiziert	84	19	19	62
SIMON et al. (1965)	8	Unspezifiziert	56	?	?	80
ASTRUP u. NOREIK (1966)	5–12 (durchschn. 9)	Schizophrenie	271	6	10	84
		Schizophrenie?	89	22	36	72
		Reaktive Psychose	304	26	46	28
BROWN et al. (1966)	5– 6	Früher aufgenommene	100	34	38	28
		Erstmals aufgenommene	202	9	43	48
STEPHENS (1970)	5– 9 (durchschn. 7)	Prozeß	90	7	39	54
		Nicht-Prozeß	116	35	61	4
		Kombination obenstehend	206	22	52	26
FALLIK u. LIRON (1976)	5– 6	Unspezifiziert	65	39	37	24

schen gestorben; 5 verweigerten die Nachuntersuchung. – Das Krankengut setzt sich somit aus 301 Patienten zusammen.

Diejenigen, die mit der von Langfeldt gestellten Diagnose „reaktive Psychose" aus dem Krankenhaus entlassen worden waren, zeigen einen wesentlich günstigeren Verlauf als die mit der Diagnose „Schizophrenie" entlassenen. Bei der Nachuntersuchung waren *nicht-psychotisch* 81% von den ersteren – hingegen lediglich 23% von den Schizophrenen. Von den 76 Kranken, bei denen LANGFELDT eine schizophreniforme Psychose (psychosis e genere incerto) festgestellt hatten, waren 61% nicht-psychotisch. Die soziale Anpassung war entsprechend erfolgt: bei reaktiven Psychosen 79%, bei Schizophrenien 30%, bei schizophreniformen Psychosen 67%.

Im Laufe der Nachuntersuchungen wurde versucht, eine endgültige Diagnose zu stellen, was selbstverständlich einige diagnostische Abänderungen zur Folge hatte. Bei 10% der Fälle wurde – statt reaktiver Psychose – Schizophrenie festgestellt; 14% der ursprünglich Schizophrenen erhielten die Diagnose „reaktive Psychose". 63% der schizophreniformen Psychosen wurden als reaktive Psychosen, 30% als Schizophrenien eingestuft. Die prognostischen Faktoren sollen in der Fortsetzung besprochen werden.

Die in diesem Krankengut enthaltenen Patienten werden z. Z. von OPJORDSMO-EN, einem Mitarbeiter RETTERSTØLS, erneut nachuntersucht. Da sich die Beobachtungszeit inzwischen über 22–38 Jahre erstreckt, durchschnittlich 29 Jahre, darf man sagen, daß es sich um lebenslange Beobachtungen handelt. Das Material ist bis jetzt nicht endgültig aufgearbeitet worden. Immerhin – von den 125 Patienten, die sich als erste der Nachuntersuchung unterzogen haben, ist der Zustand in 29% der Fälle schlechter geworden; 13% geht es besser, 58% sind unverändert geblieben. Die extrem lange Dauer der Beobachtungen lassen insgesamt eine mäßige Verschlechterung der Prognosen ahnen: 19% der Patienten befinden sich in öffentlichen Einrichtungen (Hospital, Pflegeheim etc.), 43% sind nicht mehr in ärztlicher Behandlung, während 25% von Allgemeinpraktikern betreut werden. 13% werden ambulant behandelt (in Polikliniken, von niedergelassenen Fachärzten für Psychiatrie). Die Resultate sind somit keineswegs bedrückend. Dennoch lassen sie keine Bestätigung der Befunde CIOMPIS u. MÜLLERS zu, nach denen die Heilungschancen in unserer Zeit wesentlich besser stünden als in frühren Zeiten.

Das Material ist – nach ICD-9- und DSM-III-Kriterien – aufgeteilt worden. Auch so haben keine erheblichen Unterschiede festgestellt werden können: Bei ganzen 42% von den nach DSM-III-Kriterien als schizophreniform-psychotisch klassifizierten Patienten konnte auf jegliche psychiatrische Behandlung verzichtet werden – dagegen nur bei 21% der Schizophrenen. Der entsprechende Prozentsatz der Erwerbstätigen (bzw. derer, die nach erreichtem Rentenalter pensioniert worden sind): 58 und 18. Von den nach ICD-9 an reaktiven Psychosen Erkrankten sind 68% voll erwerbstätig, 92% wohnen außerhalb des Krankenhauses.

Das Verlaufsmuster scheint demzufolge eher unverändert: am schlechtesten steht es nach wie vor um die Schizophrenen. Patienten mit reaktiven Psychosen haben im Vergleich zu den an schizophreniformen Psychosen leidenden die besseren Aussichten, besonders dann, wenn der Diagnose Langfeldtsche- oder DSM-III-Kriterien zugrundegelegt wurden.

Aus alledem ersieht man, daß nur ein geringer Anteil der Patienten der stationären Behandlung bedarf.

Es soll anschließend eine Reihe sehr umfangreicher, im Gaustad Hospital durchgeführte Nachuntersuchungen besprochen werden. Das Material setzt sich aus Patienten mit funktionellen Psychosen zusammen, die in den Jahren 1938–1962 erstmals in das Krankenhaus aufgenommen wurden. Die Untersuchungen zeigen, daß ein bedeutender Anteil der ursprünglich als reaktive Psychosen diagnostizierten Störungen mit der Zeit in Schizophrenien übergehen. Das Material umfaßt insgesamt 2222 Patienten. 1163 Fälle gingen schizophren, 1059 nichtschizophren aus. Die Patienten wurden von einem Team von Psychiatern persönlich nachuntersucht, wobei sich in fast allen Fällen die erhofften Informationen einholen ließen. Die Beobachtungszeit erstreckte sich über 5–21 Jahre.

15% in der ersten Serie (1938–1950) (Astrup et al. 1962), 16% in der zweiten (1951–1957) Astrup u. Noreik 1966) als schizophren klassifizierten Patienten wurden für geheilt und symptomfrei befunden. In der ersten Serie gingen zur Schizophrenie über: 66% der als reaktiv-paranoid, 18% der als reaktiv-depressiv, 23% der als reaktiv-konfusionell-psychotisch diagnostizierten Fälle. Die zweite Serie wiesen entsprechende Zahlen auf: 47%, 18% und 18%. Es konnte festgestellt werden, daß man mit einiger Sicherheit eine reaktive Psychose vermuten darf, wenn charakterliche Veränderungen, gefühlsmäßige Verarmung, typisch schizophrene Wahnvorstellungen, Dissoziationen des Denkens und Halluzinose *nicht* vorliegen. Je massiver die psychotischen Symptome in Erscheinung treten, desto größer ist die Gefahr des schizophrenen Ausgangs.

Zu der Zeit, als die Nachuntersuchung durchgeführt wurde, konnten insgesamt 40% der Patienten als voll arbeitsfähig bezeichnet werden. Die Zahl der Patienten, die schizophrene Persönlichkeitsveränderungen erlitten hatten, jedoch ohne aktive Symptome waren, entsprach annähernd dem Durchschnitt: 38% (erste Serie), 36% (zweite Serie). Von den persönlich nachuntersuchten Schizophrenen, die trotz aktiver psychotischer Symptome außerhalb des Krankenhauses lebten, waren 17–31% voll, 33% begrenzt, 36% nicht arbeitsfähig. Von den Patienten mit schizophreniformer Psychose waren ganze 85% voll arbeitsfähig, hingegen 62% der Manisch-Depressiven und 48% der Reaktiv-Psychotischen. Die schizophreniforme Psychose war also durchweg erstaunlich gutartig verlaufen.

Von den Patienten der ersten Serie befanden sich 28%, von denen der zweiten Serie 25% während der Nachuntersuchung noch in psychiatrischen Einrichtungen. Ausgang: Schizophrenie. Mehrere von den Patienten hatten im Laufe der Beobachtungszeit kurzfristig im Krankenhaus untergebracht werden müssen. – Im Gaustad Hospital wird eine sehr aktive Entlassungspolitik betrieben; infolgedessen bleiben nur wenige Patienten nach der Erstaufnahme längere Zeit im Krankenhaus.

V. Einst und jetzt – Veränderungen des Verlaufs schizophrener Störungen in günstigem Sinne

Die meisten Forscher sind sich darin einig, daß der Verlauf der schizophrenen Psychosen in unserer Zeit eine eher günstige Tendenz zeigt.

Immerhin – es gibt Forscher, die anhand ihres Materials die in jüngster Zeit beobachteten Verlaufsänderungen der Schizophrenien in Frage stellen. CIOMPI (1980) konnte, anhand seines Lausanner Materials, Verlauf und Ausgang erstmals hospitalisierter Schizophrener vergleichen, und zwar von der Jahrhundertwende bis in die 60er Jahre hinein. Das Material wurde in 6 Dekaden und – je nach angewandten therapeutischen Methoden – in 3 Gruppen aufgeteilt. Die Patienten der ersten Gruppe (vor 1933) – 61% des gesamten Materials – waren in der Zeit vor Einführung der aktiv-therapeutischen Methoden (Elektroschock, Insulin-Koma) hospitalisiert worden, diejenigen der 2. Gruppe aber in dem Zeitraum, als sich diese Methoden schon durchgesetzt hatten, jedoch vor der Neuroleptika-Aera (35%). Die Patienten der 3. Gruppe (4%) – nach Einführung der Neuroleptika und der Milieutherapie hospitalisiert – konnten aufgrund ihrer geringen Zahl nicht statistisch berücksichtigt werden.

Der Vergleich ergab – die ersten beiden Gruppen betreffend – keinen statistisch meßbaren Unterschied des Ausgangs. Demzufolge war den erstmals 1940–1950 hospitalisierten Schizophrenen nicht wesentlich mehr durch die Therapie geholfen worden, als ihren um die Jahrhundertwende in Spitäler aufgenommenen Leidensgenossen. – Vergleicht man nun den Verlauf bei denen, die mit Elektroschock (6,5%), mit Insulin-Koma (12,5%) oder überhaupt nicht spezifisch behandelt wurden, stellt sich heraus, daß der Ausgang durch die Therapie kaum beeinflußt wurde. Dies ist zwar ein interessanter Befund, doch liegen zu viele Fehlerquellen vor, als daß man ohne weiteres schließen könnte, die spezifischen Behandlungsmethoden hätten nichts gefruchtet. Man darf jedoch annehmen, die therapeutischen Methoden hätten eine zu geringe Durchschlagskraft gehabt, um die eventuellen Fehlerquellen in den Schatten zu stellen ...

Von finnischen Psychiatern stammen interessante Studien. ACHTÉ und seine Mitarbeiter verfolgten 5 Jahre lang den Verlauf schizophrener Psychosen bei Patienten, die 1950 und 1960 (ACHTÉ 1967), 1965 (NISKANEN u. ACHTÉ 1972), 1970 (ACHTÉ et al. 1980) und 1975 (ACHTÉ et al. 1985) in Helsinki hospitalisiert worden waren.

Auf dem Gebiet der Therapie hat innerhalb dieses Zeitraumes eine rasante Entwicklung stattgefunden. Die 1950-Kohorte wurde hauptsächlich mit Elektroschock und Insulin-Koma, die 1960-Kohorte dagegen mit Neuroleptika behandelt. Seit 1965 verfügt man über ein breites Angebot an ambulanten Heilmethoden; seit 1975 gibt es außerdem die Psycho- und Milieutherapie. Jede der 5 Kohorten ACHTÉS bestand aus 100 Patienten mit der Diagnose „Schizophrenie" oder „paranoide Psychose" (nach skandinavischen Kriterien). Bei der 1975-Kohorte kamen zusätzlich DSM-III-Kriterien zur Anwendung. Im großen und ganzen waren die Kohorten in ihrer Zusammensetzung vergleichbar: Es handelte sich jeweils um erstmals in Hospitäler eingewiesene Patienten. (Die 1975-Kohorte unterscheidet sich in gewisser Hinsicht von den übrigen, da sie den DSM-III-Kriterien entspricht und sich ausschließlich aus Patienten unter 45 Jahren zusammensetzt). – Es konnte nachgewiesen werden, daß die Verweildauer im Krankenhaus erheblich kürzer wurde: 1950: 121, 1960: 148, 1965: 72, 1970 44 Tage. Die Dauer sämtlicher Klinikaufenthalte ging im Laufe von 5 Jahren von 335 auf 257 Tage zurück. Der Anteil der noch in Krankenhäusern verbliebenen Patienten war am Ende der 5jährigen Observationszeit bzw. 22%, 14%, 10%, 6%. Eine Invalidenrente bezogen 15%, 13%, 20%, 35%. 50% sämtlicher Patienten wohnten extramural. Die Verfasser der oben erwähnten Studien ziehen daraus die Schlußfolgerung, daß der Bedarf an stationärer Versorgung signifikant zurückgegangen ist; nur eine geringe Anzahl Patienten muß nunmehr im Krankenhaus behandelt werden.

Die Patienten der Kohorte 1975 wurden nach enger festgelegten Kriterien retrospektiv ausgesucht (DSM-III). Trotzdem bedurften nur 13% der stationären Behandlung; 56% wurden ambulant betreut, während 25% nicht mehr in ärztlicher Behandlung waren. Der generelle klinische Zustand war bei 25% gut. 15% ging es nach wie vor schlecht. – Hieraus konnte man folgern, daß sich die Prognose des schizophrenen Leidens im Laufe des Zeitraumes, über den sich die Beobachtungen erstreckten, zusehends im günstigen Sinne verändert hat.

VI. Transkulturelle Aspekte

Bei der internationalen Follow-up-Studie der WHO über Schizophrenie handelt es sich um ein auf internationaler Zusammenarbeit basierendes Forschungsprojekt. In 12 verschiedenen Ländern wurden größere Forschungszentren zu dem Zweck errichtet, während zwei Jahren die in die Zentren erstmals aufgenommenen Patienten zu beobachten.

Aus den Forschungsberichten geht hervor, daß Verlauf und Ausgang der Schizophrenien schwer vorhersagbar sind – auch bei Zuständen, die sich gewissermaßen ähneln und die den Kriterien des engeren Schizophrenie-Begriffs entsprechen, treten Unterschiedlichkeiten an den Tag. 32% der Patienten hatten ihre Krankheit überwunden und waren nach zwei Jahren symptomfrei; bei 12% konnte ein nach einigen Wochen abgeheiltes Rezidiv festgestellt werden. Etwa 25% waren weniger als 15% der Beobachtungszeit episodisch psychotisch gewesen, ihre soziale Behinderung war jedoch gering, und ihr Leiden ging nicht in Schizophrenie über. Andererseits steckte $^1/_5$ der Kranken über $^3/_4$ der Observationszeit in psychotischen Episoden; es stellten sich keine Remissionen ein, daher war die soziale Behinderung erheblich. Bei gut $^1/_4$ der Patienten war die Situation unverändert geblieben – oder es war zu schweren Remanifestationen gekommen.

Die Schlußfolgerung scheint somit gerechtfertigt: weder auf unterschiedliche diagnostische Kriterien noch auf methodologische Probleme ist der Umstand zurückzuführen, daß die Forschungsergebnisse auseinandergehen. Tatsache ist, daß man es mit einem äußerst tückischen Leiden zu tun hat, dessen Verlauf und Ausgang schwer abzuschätzen sind.

In der internationalen Studie konnte nachgewiesen werden, daß die Forschungsergebnisse der 12 Zentren nicht immer übereinstimmten. So verzeichneten die in den Entwicklungsländern gelegenen Zentren auffallend viele günstige Krankheitsverläufe. Die meisten Erfolge wurden aus Ibadan und Agra gemeldet, während die in London und Prag – und ganz besonders in Århus – verzeichneten Ergebnisse eher bedrückend waren. Man vermutet, daß dies zum Teil an den unterschiedlichen Gesellschaftsstrukturen liegt: in den Entwicklungsländern ist die Familienzugehörigkeit noch ein sehr wichtiger sozialer Faktor; dort werden psychisch Erkrankte von ihrer engsten Umgebung eher akzeptiert als zurückgestoßen. Die Familienangehörigen lassen den ins Krankenhaus eingewiesenen Kranken nicht im Stich, nicht selten bleibt ein Familienmitglied sogar für die Dauer des Klinikaufenthaltes bei ihm wohnen.

Weiter sind biologische Unterschiede nicht auszuschließen. – Zusammenfassend wurde festgestellt, daß die Schizophrenie – und zwar in sämtlichen Kulturkreisen – ungünstiger verlief als andere psychische Erkrankungen.

E. Verlauf der Spätschizophrenie

In dem deutschsprachigen psychiatrischen Schrifttum wird als Spätschizophrenie ein Leiden bezeichnet, das nach dem 40., vor dem 65. Lebensjahr ausbricht. Gabriel (1978) hat anhand des Lausanner Materials (Ciompi u. Müller 1976) eine katamnestische Studie über die Langzeitentwicklung der Spätschizophrenien geliefert. Etwa ein Drittel sowohl der Schizophrenen des Ausgangs- als des Gesamtkrankengutes erfüllen die von M. Bleuler (1943) vorgeschlagenen Kriterien für die Diagnose einer Spätschizophrenie. Dieses Drittel der Schizophrenen des Gesamtkrankengutes der „Enquête de Lausanne", 110 Probanden, stellt das Krankengut seiner Nachuntersuchung dar. Der Autor hat die größte Teilgruppe, aber nicht alle Probanden, selbst nachuntersucht. Die Verlaufsmerkmale waren die folgenden: bei 40% wurde eine Verbesserung der sozialen Anpassung gefunden, bei 35% eine Verschlechterung und für die Restlichen keine Veränderung.

F. Verlauf der Schizophrenien im Greisenalter

Wir haben uns mit den Schizophrenen im Kindesalter und im Erwachsenenalter bis hin zu der Spätschizophrenie beschäftigt. Nach DSM-III dauert das Risikoalter für Schizophrenie nur bis zum 45. Lebensjahr, wird aber wahrscheinlich in der revidierten Ausgabe von DSM-III (DSM-III R) geändert. Diese Grenze wird international nicht voll anerkannt. Im höheren Alter sind die Symptome eher paranoid gefärbt, der Verlauf günstiger, die Persönlichkeitsänderungen weniger ausgeprägt. Es wird aus mehreren Arbeiten und aus der Erfahrung ersichtlich, daß viele Schizophrenien im Alter noch abklingen. Der Krankheitsverlauf ist nach dem 50. Lebensjahr nicht mehr progressiv. Bleuler findet „allgemein", daß erregte Schizophrene im Alter ruhiger werden, und daß Wahnideen und Halluzinationen nachlassen. Es scheint, daß sich die Kranken an die psychotischen Erscheinungen „gewöhnen".

Eine systematische Nachuntersuchung hat Müller (1959) wie auch Ciompi u. Müller (1976) gemacht. Müller verfolgte 101 Schizophrene über 65 Jahre aus der psychiatrischen Universitätsklinik Lausanne. In sozialer Hinsicht war bei 55 seiner Kranken im Alter eine Besserung eingetreten; nur bei 14 eine Verschlimmerung. Die klinische Symptomatik war bei 27 Kranken gebessert, bei 27 verschlimmert, während der Zustand bei 47 Kranken unverändert war. Der Altersprozeß wirkte verschieden auf Schizophrene wie auch auf Nicht-Schizophrene. In vielen

Fällen kam es zu einer Besserung im Sinne einer allgemeinen Sedierung und Syntonisierung, zu einer Milderung der Abwehrhaltungen und Sublimierungen und zur friedlichen Resignation und Anpassung an die Umgebung; in anderen kam es vermehrt zur Resignation und Abkapselung. Die Wirkung des Altersprozesses war mit der Wirkung neuroleptischer Drogen vergleichbar.

JANZARIK (1959, 1963) hat die „dynamische Entleerung" beschrieben, die mitunter im Alter wieder zurückgehe. Kranke, die 5 Jahre nach Ausbruch der Psychose als kalt, autistisch, kontaktlos, stumpf, leer, verödet und „ausgebrannt" beschrieben wurden, erwiesen sich im Greisenalter als eher interessiert und modulationsfähig. Die „dynamische Entleerung" deutete JANZARIK als eine vorzeitige Alterung. Wenn später die allgemeine Alterung Fortschritte machte, trete sie zurück. Die asynchron vorauslaufende Adynamie werde von der physiologischen Alterung vom 60. Lebensjahr an eingeholt, und durch eine „Rechronisierung des Alterungsprozesses" wieder ausgeglichen. BLEULER hat sich hierüber Gedanken gemacht und fügt hinzu: „Im gleichen Sinne können viele meiner Beobachtungen gedeutet werden. Freilich sah JANZARIK, wie ich auch, Kranke, die bis zum Tode im hohen Alter in ihrem Autismus und in ihrer Adynamie wie versteinert verharren. Sie sind eher Ausnahmen."

G. Tod und Selbstmord als Ausgang schizophrener Leiden

Die Mortalität ist höher bei hospitalisierten Schizophrenen als in der Bevölkerung, doch nur mäßig erhöht, und mehr für Männer als für Frauen, und nur mäßig erhöht auch verglichen mit nicht-psychotischen psychiatrischen Patienten (SAUGSTAD u. ØDEGÅRD 1985). Die mäßig erhöhte Mortalität ist auch durch andere Autoren gefunden worden (TSUANG u. WOOLSON 1978) und bei poliklinisch behandelten (MARTIN et al. 1985). Eine klare Erhöhung der Suizidfrequenz ist seit 1963 für Norwegen nachgewiesen (SAUGSTAD u. ØDEGÅRD 1979, 1985). Unnatürlicher Tod durch Suizid oder Unfall ist in Norwegen bei Schizophrenie immer seltener gewesen als bei den anderen funktionellen Psychosen. Seit 1963 hat sich dies geändert und eine signifikante Erhöhung ist jetzt nachgewiesen für beide Geschlechter. Man hat sich gefragt, ob diese Erhöhung mit medikamentöser Therapie und schwierigerer Lebenssituation für viele relativ rehabilitierte Schizophrene gilt. Wir werden uns deshalb mehr mit dem Selbstmord als Ausgang schizophrener Leiden beschäftigen.

Aus der Suizidologie ist bekannt, daß schizophrene Patienten extrem selbstmordgefährdet sind. M. BLEULER (1950) vertrat sogar die Ansicht, der selbstzerstörerische Drang sei in der Tat das allerschwerste der schizophrenen Symptome. Viele Schizophrene werden gerade deshalb ins Krankenhaus eingewiesen, weil ihre psychische Verfassung den Selbstmord befürchten läßt (PLANANSKY u. JOHNSTON 1971; SOLOMON 1981); solange die Selbstmordgefahr bestehen bleibt, kann man es auch nicht verantworten, die Patienten aus der Klinik zu entlassen (DORWART 1980). Langzeituntersuchungen an Schizophrenen bestätigen, daß es sich bei über 10% der Todesfälle um Suizid handelt (PLANANSKY u. JOHNSTON 1971; NISKANEN et al. 1973). MILES (1977), der 34 Studien über Selbstmordgefahr bei

Schizophrenen ausgewertet hat, weist nach, daß rund 10% aller Schizophrenen freiwillig in den Tod gehen.

Anschließend sollen die Risikofaktoren dargelegt werden:

Geschlecht und Alter

Aus den Statistiken geht hervor, daß mehr jüngere als ältere Schizophrene, mehr Männer als Frauen, sich das Leben nehmen. In den meisten Fällen wird der Selbstmord vor dem 45. Lebensjahr begangen (COHEN et al. 1964; YARDEN 1974; BANEN 1954; VIRKKUNEN 1974). Männliche schizophrene Selbstmörder sind zu dem Zeitpunkt des Suizids im allgemeinen jünger als weibliche (YARDEN 1974; ROY 1982).

Soziale Zusammenhänge

Der typische schizophrene Selbstmörder ist zu dem Zeitpunkt des Selbstmordes unverheiratet und ohne festen Arbeitsplatz. Da die meisten chronisch Schizophrenen ohnehin durch herabgesetzte soziale Anpassung auffallen, können die oben erwähnten Faktoren schwerlich als direkt suizid-prädiktiv gewertet werden (DRAKE et al. 1985). Diese Ansicht bestätigen auch die Befunde von SHAFFER et al. (1974), die zwischen schizophrenen Selbstmördern und den entsprechenden Kontrollgruppen keine signifikanten Unterschiede hinsichtlich des Familien- und Erwerbsstatus feststellen konnten.

Prämorbide Lebenssituation

Man kann sich des Eindrucks nicht erwehren, daß im früheren Leben relativ gut angepaßte Schizophrene besonders dann in Selbstmordgefahr geraten, wenn sie die verheerenden Auswirkungen des Leidens auf ihre Lebenssituation und ihre Zukunftsaussichten endlich erkennen. SLETTEN et al. (1972) konnten nachweisen, daß Schizophrene, die freiwillig aus dem Leben schieden, durchweg auf einer höheren Bildungsstufe standen als der Durchschnittspatient. Entsprechend ging aus der sorgfältig überprüften Studie von FARBEROW et al. (1961) hervor, daß die durch Selbstmord endenden Schizophrenen in der Regel höhere Ausbildung bzw. höheren militärischen Rang gehabt hatten. Dies läßt die Annahme zu, daß die Frustration – besonders bei ehrgeizigen, karrierebewußten Individuen – dann leicht überhand nimmt, wenn sie infolge ihrer Erkrankung zurückstecken müssen und nicht mehr zu Höchstleistungen fähig sind.

Wann ist die Selbstmordgefahr am größten?

Der schizophrene Patient, der in dem Selbstmord den letzten Ausweg sieht, hat eine schwere, lange Jahre dauernde Leidensgeschichte hinter sich. Er hat Rückfälle und Remissionen erlebt (YARDEN 1974; DRAKE et al. 1985), wurde mehrmals in Kliniken stationär behandelt (NISKANEN et al. 1973). Dennoch kann beobachtet werden, daß der Selbstmord in der Regel relativ bald nach dem Ausbruch des Leidens begangen wird (BANEN 1954; VIRKKUNEN 1974; NOREIK 1975), meist innerhalb der ersten 10 Jahre (ROY 1982; WARNES 1968). Häufig erfolgt der Selbstmord in (oder unmittelbar nach) einer weniger psychotischen Phase – und erscheint somit den Hinterlassenen völlig unerklärlich.

Man kann sich andererseits den Sachverhalt so vorstellen: Erst wenn der chronisch Schizophrene in eine nicht-psychotische Phase kommt, erkennt er die Aussichtslosigkeit seiner Situation, ahnt er, was ihm noch bevorsteht, sieht er ein, daß das Unheil nicht mehr abgewendet werden kann. Aus alledem zieht er dann die letzte Konsequenz.

Schizophrene Krankenhauspatienten flüchten sich in den Selbstmord, wenn sie kurzfristig die Klinik verlassen dürfen (FARBEROW et al. 1961; COHEN et al. 1964; CHAPMAN 1965; NISKANEN et al. 1973; ROY 1982) – oder aber unmittelbar nach der Entlassung (POKORNY 1960; WARNES 1968).

Auslösefaktoren

Folgende Faktoren werden generell als Suizid-auslösend betrachtet: Verlust eines nahestehenden Menschen, Verlust des sozialen Ansehens, persönliche Niederlagen, soziale Isolation, Erkrankung etc. Namhafte Forscher geben indessen zu bedenken, daß diese Faktoren für die Selbstmordbereitschaft schizophrener Patienten von eher untergeordneter Bedeutung sind. SHAFFER et al. (1974) stellten fest, daß Schizophrene, die den Freitod gestorben waren, während der letzten 6 Monate ihres Lebens nicht wesentlich schwerere Verlust-Erlebnisse hatten als die Patienten der entsprechenden Kontrollgruppe. Wahrscheinlich fallen bei den Schizophrenen die Veränderungen in dem Krankheitsverlauf wesentlich schwerer ins Gewicht, wie etwa Rückfälle, Klinikeinweisungen und Entlassungen. Die meisten Selbstmorde stationär behandelter Schizophrener finden innerhalb der ersten 6 Monate nach der Einweisung ins Krankenhaus statt – manchmal noch vor Ausgang des ersten Monats (LEVY u. SOUTHCOMBE 1953; BEISSER u. BLANCHETTE 1961; ACHTÉ et al. 1966; SLETTEN et al. 1972). Weiter sind Patienten besonders gefährdet unmittelbar nach der Entlassung aus dem Krankenhaus. Eine sorgfältig überprüfte Studie von ROY (1982) ergibt, daß 30% der Selbstmorde Schizophrener schon während des ersten Monats, 50% innerhalb der ersten 3 Monate nach der Entlassung aus dem Krankenhaus begangen werden.

Soziale Isolation als Risikofaktor

Aus mehreren Studien geht hervor, daß der Selbstmord eines Schizophrenen durchweg mit seiner sozialen Isolation in Zusammenhang gebracht werden kann. Einen besonders schweren Stand haben die Patienten, die nur dürftigen Kontakt zu ihren Familienangehörigen unterhalten. WARNES (1968) stellt in einer gründlich überprüften Arbeit fest, daß Schizophrene, die später Selbstmord begingen, jeglichen Familienkontakt hatten entbehren müssen: sie waren in dieser Beziehung noch schlimmer dran gewesen als die meisten ihrer Leidensgenossen. Diese Ansicht wird auch von COHEN et al. (1964) bestätigt. – Generell kann gesagt werden, daß schizophrene Patienten dazu neigen, die Gesellschaft von Menschen zu meiden; die späteren Selbstmörder bilden in dieser Beziehung sicher keine Ausnahme. Gründlich nachgeprüfte Vergleichsstudien über soziale Isolation bei schizophrenen Selbstmördern und bei sonstigen Schizophrenen liegen unseres Wissens noch nicht vor.

Selbstzerstörerisches Verhalten vor dem Selbstmord

Es wird allgemein angenommen, daß sich über 50% der schizophrenen Selbstmörder schon vor der Tat mit Selbmordgedanken getragen haben. COHEN et al. (1964) vermuten 70% (Kontrollgruppe: 30%). SHAFFER et al. (1974) schreiben der Zahl der unternommenen Selbstmordversuche den weitaus größten prädiktiven Wert zu. Allgemein anerkannte Risikofaktoren wie antisoziales Verhalten und Alkoholsucht sind nach den Befunden von SHAFFER et al. in bezug auf schizophrene Patienten von geringerer Bedeutung. Gewisse Symptome scheinen dem Selbstmord vorauszugehen und sind mithin als Warnsignale aufzufassen: zunehmende Rastlosigkeit, Gereiztheit, Aggression und Angst. Ein verstärkter Rückzug in die soziale Isolation scheint in diesem Zusammenhang keine besonders wichtige Rolle zu spielen.

Psychotische Symptome

Wann gipfelt bei schizophrenen Patienten die Selbstmordgefahr – in den extrem psychotischen oder aber in den weniger psychotischen Phasen ihres Leidens? Darüber gehen die Meinungen auseinander. DRAKE et al. (1985) folgern anhand des psychiatrischen Schrifttums, daß der typische Schizophrene gerade in seinen relativ unpsychotischen Phasen Hand an sich legt, und zwar aus dem Grund, daß er dann Erkrankung und Psychopathologie einzuschätzen vermag. Die Studie von FARBEROW et al. (1961) wies darauf hin, daß sich die meisten Selbstmörder über ihr Leiden im klaren waren; WARNES fand, daß ganze 75% derer, die freiwillig aus dem Leben schieden, die Aussichtslosigkeit der Psychopathologie erkannt hatten (Kontrollgruppe: 44%): Die Verzweiflung über Verfall und Desintegrierung der Persönlichkeit ließ sich dann in 31% der Fälle nicht mehr unterdrücken (Kontrollgruppe: 13%).

H. Prognostische Faktoren

I. Einzelfaktoren

In vielen Arbeiten über den Verlauf der Schizophrenien sind die prognostischen Faktoren evaluiert worden. Die meisten der hier referierten Daten stammen aus der Studie von HUBER et al. (1979).

Geschlecht. Die Langzeitprognose ist bei den Frauen trendmäßig günstiger. Die soziale Remission ist signifikant günstiger. Hier ist auch die methodische Problematik der Beurteilung der Sozialremission bei den als Hausfrauen tätigen weiblichen Kranken zu berücksichtigen (HUBER et al. 1979; NYMAN u. JONSSON 1983). Unter Anwendung operationeller Kriterien für Diagnose und mit Kontrolle für Verschiedenheiten im Alter und in anderen Faktoren fanden LOYD et al. (1985) keinen Unterschied im Ausgang zwischen den Geschlechtern.

Erbanlagen. Vorhandensein oder Fehlen einer Belastung mit Schizophrenien oder Zyklothymien scheint ohne Einfluß auf die Dauerprognose zu sein.

Primärpersönlichkeit. Die meisten Arbeiten zeigen, daß Patienten mit unauffälliger, syntoner Ausgangspersönlichkeit eine günstigere Prognose, während die mit ausgeprägt abnormer, psychopathischer Primärpersönlichkeit eine signifikant ungünstigere Prognose haben. Eine sensitive – gehemmte – Persönlichkeitsstruktur ist günstiger als eine schizoide.

Schulerfolg. Höhere Schulbildung ist günstig.

Gestörte Familienverhältnisse. Broken-home-Situationen bis zum 16. Lebensjahr beeinflussen die Langzeitentwicklung nicht signifikant. Doch ist bei weiblichen Kranken aus zerrütteten Elternhäusern die Langzeitprognose trendmäßig ungünstiger. Dieser Befund aus dem Bonner-Material stimmt gewissermaßen überein mit dem von BLEULER, daß gestörte Familienverhältnisse bei Frauen den Krankheitsverlauf deutlicher beeinflussen als bei Männern.

Soziale Schicht. Nach HOLLINGSHEAD u. REDLICH (1958) galt es lange Zeit als sicher, daß Schizophrene vorwiegend aus den unteren sozioökonomischen Schichten stammten, und daß Zugehörigkeit in einer unteren Sozialgruppe ein prognostisch negativer Faktor war. Dies ist nicht mehr so sicher, wie HUBER et al. (1979) aufgedeckt haben: „Die Zugehörigkeit zu einer bestimmten Sozialschicht hinsichtlich Elternfamilie oder prämorbiden Status beeinflußt die Langzeitentwicklung nicht signifikant."

Auslösefaktoren. Nach HUBER et al. (1979) haben die Gruppen mit Auslösung der Erstmanifestation durch psychische Faktoren eine trendmäßig günstigere Langzeitprognose. In der Teilgruppe mit psychischer Auslösung von Remanifestationen ist die psychopathologische Dauerprognose signifikant günstiger, charakteristische Residuen sind hier signifikant seltener als in der Teilgruppe ohne Auslösung. Die Bonner Befunde bestätigen die Annahmen skandinavischer Autoren (LANGFELDT 1939; FAERGEMAN 1963; RETTERSTØL 1966, 1970), daß psychische Auslösung als prognostisch günstiger Faktor anzusehen sei.

Erkrankungsalter. Nach HUBER et al. hat das Erkrankungsalter keine signifikante prognostische Relevanz. Viele Forscher haben jedoch das Entgegengesetzte gezeigt. CIOMPI u. MÜLLER fanden, je höheres Alter bei Erkrankung, je günstiger der Erfolg. Dies ist heutzutage die allgemeine Auffassung.

Erkrankungsbeginn. Die Langzeitprognose ist bei akutem Einsetzen der psychotischen Erstmanifeststation hochsignifikant günstig (HUBER et al. 1979), bei chronischem Beginn hochsignifikant ungünstig. Akuität des Erkrankungsbeginns korreliert mit der Primärpersönlichkeit insofern, als bei abnormer Ausgangspersönlichkeit ein chronisches Einsetzen häufiger ist als bei unauffälliger oder leicht auffälliger Primärpersönlichkeit.

Psychopathologische Initialsyndrome. Zwischen dominierendem psychopathologischem Initialsyndrom und Langzeitentwicklung bestehen signifikante Beziehungen. Katatone, koenästetische und depressive Anfangsbilder sind prognostisch günstig, hebephrene (insbesondere bei Frauen) ungünstig.

Initialsymptome. Nach HUBER et al.: Folgende Symptome sind prognostisch signifikant günstig: Katatone Symptome, endogen-depressive Verstimmungen und Wahnthemen, motorische Symptome, auto- und allopsychische Depersonalisation sowie wahnhafte Personenverkennung. Nur ein Initialsymptom ist prognostisch signifikant ungünstig, nämlich akustische Halluzinationen ersten Ranges.

Wie können diese Befunde in den einzelnen Fall einbezogen werden? HUBER drückt es so aus: „Für die praktische Individualprognose beim einzelnen Patienten sind Rückschlüsse allenfalls möglich, wenn mehrere, die Dauerprognose gleichsinnig beeinflussende Faktoren kumulieren und prognostisch gegensinnige Faktoren fehlen. Doch besagt auch die Kombination mehrerer günstiger oder ungünstiger Prognosefaktoren und das Fehlen von Faktoren mit konträrer prognostischer Relevanz für den einzelnen Patienten nichts Zwingendes. Im Erkrankungsbeginn ist eine einigermaßen verläßliche Individualprognostik nicht möglich. Im Unterschied zu vielen Pionieren der Verlaufs- und Prognoseforschung und in Übereinstimmung mit den Ergebnissen der Lausanner und der Züricher Studie können die Befunde der Bonner Studie die Annahme nicht stützen, daß schon im Erkrankungsbeginn Kern- und Randschizophrenien, ungünstige und günstige Verläufe differenzierbar sind. Auch die Bonner Studie belegt die Einflußnahme von peristatischen und Persönlichkeitsfaktoren und kann auch dadurch dazu beitragen, den, wie BLEULER sagt, schädlichen Mythos von der Unbeeinflußbarkeit und Unheilbarkeit der Schizophrenien endgültig zu überwinden."

Über den Wert der prognostischen Faktoren gehen jedoch die Meinungen auseinander. CIOMPI (1980) konnte keine spezifische Korrelation feststellen zwischem dem Ausgang des Leidens und dem Geschlecht, der Konstitution, den Erbanlagen, der Intelligenz, der Schulbildung, dem Lebensalter bei Krankheitsbeginn des jeweiligen Patienten. Drei Faktoren haben sich generell als ausschlaggebend für den Ausgang der Erkrankung erwiesen:

Persönlichkeit: je erfolgreicher die soziale Anpassung bis zum Ausbruch der Erkrankung, je harmonischer die prämorbide Persönlichkeit, desto größer ist die statistische Chance eines günstigen Verlaufs.

Krankheitsbild: je florider, je momentaner die Merkmale der Erkrankung (akuter Ausbruch, schwere, jedoch vorübergehende Symptome), desto größer ist die statistische Chance eines günstigen Verlaufs.

Lebensalter: je später im Leben der Patient von der Erkrankung befallen wird, um so größer die Chance eines ruhigen, günstigen Verlaufs.

Die Studie von CIOMPI u. MÜLLER bestätigt – wie übrigens sämtliche referierten Arbeiten – daß man eigentlich von keinem spezifischen Verlauf der Schizophrenie reden kann. Der Krankheitsverlauf ähnelt vielmehr einem „Lebensablauf": das Leiden, das wir Schizophrenie heißen, spiegelt komplexe und variable Reaktionen auf die generelle Lebenssituation des Menschen wider – sowie die Sensitivität, die Persönlichkeitsstruktur, das Verhaltens- und Kommunikationsmuster, die Idiosynkrasien, die früheren und die augenblicklichen Erfahrungen des einzelnen Individuums. Weitere, den Krankheitsverlauf beeinflussende Faktoren sind aufgedeckt worden, etwa die Einstellung der Familienangehörigen, Schicksalsschläge, seelische Belastung (BROWN u. BIRLEY 1968, 1972; VAUGHN u. LEFF 1976 a, b), Erwartungshaltung des Patienten – und nicht zuletzt Erwartungen, welche die Umgebung in ihn setzt. Diese Faktoren sollen an anderer Stelle einzeln abgehandelt werden. Wie von CIOMPI et al. (1979) nachgewiesen: es handelt sich manchmal um „Prophezeihungen, die von selbst in Erfüllung gehen".

Für chronisch Schizophrene (80%, Krankheitsdauer 2 Jahre oder mehr, DSM-III-Kriterien) hat MCGLASHAN (1986) die folgenden Faktoren günstig gefunden: keine schizophrene Krankheitsbelastung, prämorbide gute soziale Funktion, affektive Symptome, besonders depressive Züge, keine psychotische Gewalttätigkeit.

II. Prognose-Skalen

Wir haben uns jetzt die Prognostik schizophrener Erkrankungen auf der Basis von Einzelmerkmalen erörtert. Nun bietet sich die Zusammenfassung von prognostisch relevanten Merkmalen zu Prognose-Skalen als Verfahren an, die prognostischen Möglichkeiten zu verbessern. Durch multivariante Verfahren, die Einzelmerkmale zu optimalen Prädiktorkombinationen zusammenfassen, lassen sich meistens erheblich größere Varianzanteile der "outcome"-Variablen erklären bzw. vorhersagen (STRAUSS u. CARPENTER 1974, 1977; MÖLLER et al. 1982 a–d, 1984).

Ein anderer Weg zur genaueren Prädiktion ist die Zusammenstellung von prognostisch relevanten Merkmalen zu Prognose-Skalen. MÖLLER schreibt: „Die Auswahl der Einzelitems kann dabei auf der Basis der in der Literatur mitgeteilten Ergebnisse erfolgen oder auf der Basis eigener empirischer univariater bzw. multivariater Analysen. Die Werte der Einzelitems werden dann zu einem Summenscore der Gesamtskala addiert und mit den 'outcome'-Variablen in Beziehung gesetzt." Die Strauss-Carpenter-Skala ist der wichtigste Versuch in dieser Richtung (STRAUSS u. CARPENTER 1974; KOKES et al. 1977).

In dieser Skala sind eine Reihe von Merkmalen zusammengefaßt, die sich in Katamnesestudien als prognostisch relevant erwiesen haben (PHILLIPS 1966; VAILLANT 1962; STEPHENS 1970). Diese Skala wurde hinsichtlich ihrer prognostischen Validität überprüft im Rahmen der Follow-up-Studie der WHO (1979). Sowohl bezüglich der Zwei-Jahres-Katamnese, wie auch bezüglich der Fünf-Jahres-Katamnese, konnte der prognostische Wert der Skala bezüglich verschiedener "outcome"-Variablen bestätigt werden. Die Skala von Strauss u. Carpenter, über deren prädiktive Validität im anglo-amerikanischen Schrifttum berichtet wurde, wurde im Rahmen einer Fünf-Jahres-Katamnese an Patienten mit Schizophrenen und verwandten endogenen Psychosen hinsichtlich ihrer prognostischen Bedeutung von Möller et al. (1984) überprüft. Dabei zeigte sich eine enge Korrelation des Summenscores zu allen "outcome"-Kriterien. Obwohl viele Einzelmerkmale eine hohe prognostische Relevanz erreichten, war der Summenscore überlegen. Der Summenscore erreichte hochsignifikante Korrelationen mit allen acht untersuchten "outcome"-Kriterien verschiedener Bereiche.

Obwohl Verlauf und Prognose immer anders eingeschätzt werden, herrscht Einigkeit über die Merkmale, die in der Initialphase der Erkrankung einen günstigen bzw. ungünstigen Ausgang prädizieren. Vor über 20 Jahren konnte Vaillant (1964) – erst anhand retrospektiver, dann prospektiver Untersuchungen – nachweisen, daß nach einer einfachen, sieben diagnostische Punkte umfassenden Skala der Ausgang mit 80% Sicherheit prädiziert werden konnte:

– akuter Ausbruch (weniger als 6 Monate),
– seelische Überlastung vor Ausbruch des Leidens (Auslösefaktor),
– depressive Störungen Familienangehöriger,
– kein Fall von Schizophrenie in der Familie,
– Abwesenheit schizoider Züge in der prämorbiden Persönlichkeit,
– konfusionelle Symptome im Krankheitsbild,
– affektive Symptome im Krankheitsbild.

Anschließend beobachteten Stephens u. Astrup (1966) in der Phipps-Klinik, Baltimore, zwei Patientengruppen zu je 50 Personen. Die eine Gruppe setzte sich aus Patienten zusammen, die 5 Jahre nach Ausbruch ihrer Erkrankung aus dem Hospital entlassen worden waren und draußen gut zurechtkamen; die zweite Gruppe bestand aus Patienten, die noch 5 Jahre nach Ausbruch des Leidens im Krankenhaus versorgt werden mußten. Die hundert Patienten wurden anhand einer "rating scale" – aus 54 Punkten bestehend – untersucht, von denen angenommen wurde, sie wären prognostisch relevant. Der Krankheitsverlauf der einzelnen Patienten war den beobachtenden Ärzten unbekannt. Es stellte sich heraus, daß 11 der Punkte geeignet waren, einen günstigen bzw. ungünstigen weiteren Verlauf zu prädizieren (5%-Niveau). Es gelang Stephens u. Astrup – wie seinerzeit Vaillant – den Verlauf mit 80% Sicherheit vorherzusagen. Die Indizien entsprachen weitgehend denen Vaillants, doch konnten Stephens u. Astrup zusätzlich feststellen, daß „Familienstand: verheiratet" als prädiktiv günstig einzuschätzen war, während niedrige Intelligenz und gefühlsmäßige Verarmung einen ungünstigen Verlauf anzeigten.

Aus alledem geht hervor, daß eine Definition der Schizophrenie, welche alle Patienten mit affektiven Symptomen oder mit Störungen von unter 6 monatiger Dauer ausschließt, die Prognostik zwangsläufig negativ beeinflußt – und zwar deshalb, weil sie gerade jene Patienten nicht mit einbezieht, bei denen (nach Vaillant und Stephens) ein günstiger Ausgang angezeigt ist. Mithin müssen nach der DSM-III-Definition der Schizophrenie die entsprechenden Diagnosen relativ ungünstig ausfallen, weil jene Psychosen ausgeschlossen sind, die sonst den affektiven Störungen oder den schizophreniformen Psychosen zugeordnet werden.

In der WHO-Studie (1979) wurde eine zusammenfassende Darstellung der prognostischen Faktoren gegeben, vergleichend und transkulturell. Faktoren, die in der Regel einen günstigen Ausgang prädizieren (affektive Symptome, akuter Ausbruch, soziale Anpassung, Familienstand „verheiratet") erwiesen sich durchweg als günstig. Schleichende Entwicklung der Störungen, langjährige Krankheit vor Beginn der Therapie, mißglückte soziale Anpassung, Familienstand „geschieden" oder „verwitwet" konnten als prädiktiv ungünstig eingestuft werden. Es stellte sich aber heraus, daß in den verschiedenen Zentren den Prädiktoren unterschiedliches Gewicht beigemessen werden mußte. Prognostische Faktoren, die etwa in Europa und Nordamerika von größter Bedeutung sind, schlagen manchmal in den Entwicklungsländern kaum zu Buche – und umgekehrt. Der Wert der „Fein-Diagnostizierung" erwies sich prognostisch als gering. Klinische Diagnose, Computer-simulierte Diagnose, statistische "clusters", konkordante und nicht-konkordante Schizophrenie wiesen in bezug auf den Ausgang statistische – wenn auch relativ unbedeutende – Unterschiede auf. Keines von den vier diagnostischen Systemen, die den Untersuchungen zugrunde gelegt wurden, konnte als eindeutig bezeichnet werden.

III. Verlauf und Prognose nach verschiedenen diagnostischen Systemen

In diesem Abschnitt soll die Historik der diagnostischen Systeme, die bei der Schizophrenie zur Anwendung kommen, nicht abgehandelt werden. Statt dessen werden wir uns mit vier anglo-amerikanischen Systemen neueren Datums und mit deren prognostsicher Relevanz befassen.

In einer Studie von KENDLER et al. (1984) wird ein Vergleich der gängigen Kriterien angestellt: DSM-III (1980), Research Diagnostic Criteria (RCD), 9. International Classification of Diseases (ICD-9), TSUANG u. WINOKUR (1974). 500 Patienten aus Iowa entsprachen den an der Washington University, St. Louis, aufgestellten Kriterien für Schizophrenie. Die Diagnosen wurden anhand von Krankenberichten gestellt, und zwar von Ärzten, die den Krankheitsverlauf der einzelnen Patienten nicht kannten. Das Kurzzeitresultat basierte auf Krankenkarteien, das Langzeitergebnis jedoch auf individuellen follow-up-Untersuchungen. Die Ergebnisse waren bei der paranoiden Schizophrenie günstiger als bei der nicht-paranoiden. Unterschiedlichkeiten traten in erster Linie in dem Langzeitmaterial an den Tag und fielen dann besonders schwer ins Gewicht, wenn nicht nur das klinische Erscheinungsbild, sondern auch die soziale Anpassung des Patienten berücksichtigt wurde. Bei den am häufigsten vorkommenden nicht-paranoiden Schizophrenien – der hebephrenen und der undifferenzierten Form – stellten sich keine Unterschiede heraus. Die Untergruppierung der Schizophrenien ist von bedeutendem prognostischem Wert – vor allem dann, wenn die von TSUANG u. WINOKUR aufgestellten Kriterien zugrunde gelegt werden: Nach diesen Kriterien ist die Prognose bei paranoider Schizophrenie langfristig ähnlich günstig wie etwa bei der Manie.

Die Einteilung der Schizophrenien nach "good- and poor-prognosis schizophrenia" ist in jüngster Zeit ebenfalls zum Gegenstand etlicher Nachuntersuchungen gemacht worden. Knesevich et al. (1983) gingen von einem nach der Strauss-Carpenter "outcome scale" evaluierten Patientenmaterial aus, dessen globale Ergebnisse nach den Feighnerschen Kriterien von erfahrenen Klinikern festgestellt wurden. Dem Großteil der "poor-prognosis"-Patienten erging es eher schlecht, ihre Selbstmordrate war höher als erwartet, darüber hinaus konnten öfter Anzeichen organischer Hirnschädigungen beobachtet werden. – Die Autoren sind infolgedessen überzeugt, daß sich ein ungünstiger Krankheitsverlauf prädizieren läßt, wenn Faktoren, die erwiesenermaßen den Langzeitverlauf beeinflussen, mit hineinbezogen werden. Sie betonen, daß die extreme Selbstmordgefährdung schizophrener Patienten keineswegs unterschätzt werden darf. Vor evtl. mitwirkenden organischen Faktoren darf der Kliniker auch nicht die Augen schließen.

Nach DSM-III-Kriterien ist eine Schizophrenie-Diagnose erst dann gerechtfertigt, wenn die Störungen des Patienten schon länger als 6 Monate angedauert haben. Diesem Kriterium ist von Helzer et al. (1983) in bezug auf die Verlaufsrelevanz nachgegangen worden. – Das Forschungsmaterial umfaßte 121 Patienten, die 6 Monate oder länger an funktionellen Psychosen gelitten hatten; es wurde ein Vergleich angestellt zwischen Patienten, die den Schizophrenie-Kriterien voll – bzw. nicht voll entsprachen. Aus der Untersuchung ging hervor, daß das 6-Monate-Kriterium zwar bedeutsam war, jedoch bei weitem nicht den einzig wichtigen Faktor darstellte. Bei vielen diesem Kriterium entsprechenden Patienten verlief das Leiden trotzdem günstig; die Gruppe hatte im ganzen einen etwas günstigeren Verlauf als sonstige psychotische Patienten.

Die den Schizophrenie-Kriterien (nach DSM-III) voll entsprechenden Patienten kamen im Vergleich schlechter weg, sowohl in bezug auf klinische Symptomatik als auf soziale Anpassung.

Anschließend werden wir zu einer systematischen Erörterung etlicher diagnostischer Systeme übergehen: Welche von diesen bieten die sichersten Anhaltspunkte für die Abschätzung des Krankheitsverlaufs bzw. der Prognose?

Von Brockington et al. (1978) stammt eine eingehende Analyse der folgenden 12 Systeme:

ICD-9
Feighner et al. (1972)
Forrest u. Hay (1973) Definition der Schizophrenie bei Jugendlichen
Forrest u. Hay (1973) Definition der Schizophrenie im mittleren Alter
Taylor et al. (1975)
Cooper et al. (1972) Projektdiagnose (Zusammenarbeit USA/UK)
Catego-System (Wing et al. 1974)
Schneidersche Symptome ersten Ranges
Carpenter et al.: Flexibles System (1974)
New Haven Schizophrenia Index (Astrachan et al. 1972)
Langfeldtsche Kriterien für die Schizophrenie im engeren Sinne
Research Diagnostic Criteria (Spitzer et al. 1977).

Die Systeme weisen deutliche Verschiedenheiten auf. Zusammenfassend kann gesagt werden: Die Schizophrenie ist zweifelsohne ein unvollständig definierter Begriff, wie auch die diagnostischen Kriterien mit Mängeln behaftet sind. Wahrscheinlich wird sich die Klassifizierung der Psychosen in Zukunft an ätiologischen

Richtlinien orientieren müssen. Trotzdem kann nicht auf die klinische Nosologie verzichtet werden. Die Schizophrenie ist noch immer ein bewährter Begriff innerhalb der psychiatrischen Wissenschaft. Es gibt somit allen Grund, eine engere Begriffsbestimmung voranzutreiben.

Die oben erwähnte Analyse deckt die ganze Bandbreite von Gesichtspunkten auf. Die präzisesten Definitionen erweisen sich in bezug auf sämtliche Aspekte der Prädiktion als den anderen überlegen. Die durchschnittliche Konkordanz der vier genauesten Definitionen liegt bei 0,64 – was zweifellos als ein Fortschritt angesehen werden muß.

Als besonders geeignet erwiesen sich:

die „weite" Definition Spitzers,
die Langfeldtsche Definition,
die Definition Carpenters (5-Symptome-Grenze),
das Catego-System in seiner weitesten Form.

Einsame Spitze sind die Definitionen SPITZERS und LANGFELDTS (Konkordanz 0,79). man darf somit hoffen, daß die Verwirrung um den Schizophrenie-Begriff beseitigt werden kann.

In der analytischen Studie von BROCKINGTON et al. (1978) wird nachgewiesen, daß die folgenden Systeme bezüglich der Prädiktion des Ausgangs zuverlässiger als die übrigen sind: Research Diagnostic Criteria (SPITZER), CATEGO, LANGFELDT, CARPENTER (flexibles System). Trotzdem: Für die Prädiktion eines ungünstigen Ausgangs erweisen sich selbst die genauesten Definitionen nicht als sehr geeignet. HELZER et al. (1981) haben besonders den prädiktiven Wert der DSM-III- und der Feighnerschen Definitionen der Schizophrenie hervorgehoben und diese mit den RDC- und den Catego-Definitionen verglichen. – Nach DSM-III- und nach Feighnerschen Kriterien ist die Schizophrenie als ein eng umgrenzter Begriff anzusehen: Die Diagnose darf erst nach 6 monatiger Dauer des Leidens erstellt werden. Anhand einer Kohorte psychotischer Patienten des "US/UK Diagnostic Project" konnte ermittelt werden, daß die DSM-III- und die Feighnerschen Kriterien restriktiver waren und somit höhere prädiktive Validität hatten als sonstige Definitionen. Diagnosen, die nach diesen Kriterien gestellt worden waren, mußten später nicht geändert werden: Die Patienten hatten fortwährend schizophrene Symptome und soziale Handicaps. – Dieser Befund ist nicht überraschend, da die beiden erwähnten Systeme zum Teil die Einbeziehung des Verlaufs in die Diagnose voraussetzt und somit die Abschätzung des weiteren Verlaufs erleichtert. Aus der Studie wird auch ersichtlich, daß der früher ziemlich dehnbare amerikanische (mit dem europäischen verglichen) Schizophrenie-Begriff derzeit sehr restriktiv – wahrscheinlich sogar restriktiver als in vielen anderen Ländern der Fall ist – ausgelegt wird.

Ein Vergleich des „weiten" und des „restriktiven" amerikanischen Schizophrenie-Begriffes (DSM-II und DSM-III) ist von WESTERMEYER u. HARROW (1984) angestellt worden. Die Autoren gehen in einer prospektiven Untersuchung an 153 nach DSM-II- und DSM-III-Kriterien klassifizierten Schizophrenen der prädiktiven Validität verschiedener demographischer Faktoren nach. Einzelne prognostische Faktoren werden dabei umgewertet: Der Faktor „Geschlecht", dem nach DSM-II hoher prädiktiver Wert zugeschrieben wird, fällt nach DSM-III kaum ins

Gewicht – in erster Linie wohl aus dem Grunde, daß die Störungen bei vielen Frauen günstig verliefen und ohnehin zu kurz andauerten, als daß die Patientinnen nach DSM-III-Kriterien als schizophren hätten eingestuft werden können. Nach DSM-III stellen die Schizophrenen eine weitgehend einheitliche Gruppe dar (vgl. DSM-II). Der Krankheitsverlauf wird als ungünstig eingeschätzt. Gewichtige prädiktive Faktoren sind – nach dem engeren Schizophrenie-Begriff – Bildungsniveau, Lebensalter bei der Erstaufnahme ins Krankenhaus, Arbeitsfähigkeit (Arbeitsanamnese).

IV. Zerebralatrophie als prognostischer Faktor

Auf die Bedeutung der Hirnatrophie als eines der für die Schizophrenie prädisponierenden Faktors ist hingewiesen worden von Fröshaug u. Retterstøl (1956), Huber (1957), Haug (1962). Da die Hirnatrophie häufig mit schizophrenen Störungen einhergeht, haben einzelne Forscher angenommen, die Schizophrenie sei organisch verursacht. Untersuchungen neueren Datums, bei denen "computed axial tomography" (CT) zur Anwendung kam, bestätigen weitgehend die früheren, auf Luftenzephalographie beruhenden Befunde. Seit der ersten nachkontrollierten CT-Untersuchung an Schizophrenen (Johnstone et al. 1976) haben mehrere Forscherteams bei schizophrenen Patienten vergrößerte Zerebralventrikel festgestellt. Mit diesen Befunden hat man prämorbide Unfähigkeit zur sozialen Anpassung (Weinberger et al. 1980a), verminderte Reaktion auf Neuroleptika (Weinberger et al. 1980b) und eventuelle auftretende kognitive Störungen in Zusammenhang gebracht.

Williams et al. (1985) haben 40 an Schizophrenie und an schizoaffektiven Psychosen erkrankte Patienten untersucht; Dauer der Störungen: von 2 bis 20 Jahren. Die Befunde laufen darauf hinaus, die Zerebralatrophie korreliere eher mit einer ungünstig prognostizierten Untergruppe der Schizophrenen als etwa mit prämorbiden Faktoren, Therapie, Stadium der Erkrankung u. a.

Kolakowska et al. (1985) konnten anschließend feststellen, daß vergrößerte Zerebralventrikel und kognitive Störungen signifikant prädiktiv ungünstig waren – und zwar in jenen Fällen, wo keine „milden" neurologischen Symptome beobachtet werden konnten. Bei den schizo-affektiven Patienten konnten vergrößerte Ventrikel nicht festgestellt werden (N = 15 : N = 65). Die Autoren nehmen an, daß es sich bei Schizophrenien, die günstig bzw. ungünstig ausgehen, womöglich um zwei Untergruppen desselben Leidens handle, wobei sich die Bedeutung des organischen Faktors schwerlich feststellen lasse. Andere Forscherteams haben keine entsprechende Korrelation gefunden, die eine endgültige Schlußfolgerung hätte rechtfertigen können. Nach Boronow et al. (1985), die vergleichende, später nachkontrollierte Untersuchungen durchgeführt haben, sind die Befunde vorwiegend negativ. Die Autoren neigen zu der Auffassung, daß die pathologisch-klinische Korrelation mit der Hirnmorphologie nur dann von Bedeutung ist, wenn eine hochgradige Atrophie vorliegt.

Der gegenwärtige Stand der Psychiatrie läßt die Annahme nicht zu, daß die Zerebralatrophie ein ausschlaggebender prognostischer Faktor sei.

V. Wie wird der weitere Krankheitsverlauf durch Psycho- und Sozialtherapie beeinflußt?

Wir, die wir schon vor Anfang der Neuroleptika-Ära, vor der Einführung der aktiven Milieu- und Sozialtherapie in der Psychiatrie tätig waren, hegen keine Zweifel, daß die Entwicklung im psychiatrischen Bereich positiv zu bewerten ist. In den heutigen psychiatrischen Abteilungen herrscht eine ganz andere Atmosphäre als in den übervölkerten Sälen von damals, wo unbeschäftigte, unruhige, schreiende, onanierende, halluzinierende, grotesk abartige Patienten eher aufbewahrt als therapiert wurden. Damals ließ sich gar die Anwendung von Zwangsmitteln nicht vermeiden. Viele von diesen Patienten waren schizophren – zumeist Langzeitepatienten, die für den Rest ihres Lebens in psychiatrischen Einrichtungen versorgt werden mußten.

Viele Symptome, die man zu jener Zeit noch den Medizinstudenten vorführen konnte, existieren kaum mehr, z. B. die Katalepsie, von der man gegenwärtig annimmt, sie sei ein Artefakt der Passivisierung in der Heilanstalt gewesen. Auch der katatone Stupor ist äußerst selten geworden, weil die Patienten in der Regel medikamentös und sozialtherapeutisch behandelt werden, bevor ihr Zustand dieses Stadium erreichen kann.

An dieser Stelle soll auf die Behandlung der Schizophrenien nicht ausführlich eingegangen, sondern lediglich betont werden, daß Verlauf und Prognose zweifelsohne durch therapeutische Maßnahmen beeinflußt werden können. Niemand würde wohl derzeit auf den Gedanken kommen, etwa die Bedeutung der Neuroleptika in Frage zu stellen. Außerdem hat sich die unterstützende Psychotherapie, der menschlichen Kontakt und langjährige Zusammenarbeit zwischen Patient und Therapeut voraussetzt, bewährt. Der schizophrene Patient benötigt jemanden, der ganz für ihn da ist und der ihn sowohl medikamentös als psycho- und sozialtherapeutisch in die Behandlung nimmt. Hinsichtlich der tiefgreifenden einsichtorientierten Psychotherapie bzw. der Anwendung psychoanalytischer Prinzipien gehen die Meinungen auseinander.

In einer ausführlichen Übersicht teilt RACHMAN (1981) anhand einiger kontrollierter Studien eher negative Ergebnisse mit; optimistischer sind dagegen einzelne nicht-kontrollierte kasuistische Studien. Eine relativ gut kontrollierte Studie von KARON u. VAN DER BOS (1972) hebt allerdings die Vorzüge der Psychotherapie gegenüber den konventionelleren Therapieverfahren hervor. MAY u. TUMA (1965), GRINSPOON et al. (1968) verzeichnen hingegen keinen – oder geringen – Effekt der Psychotherapie bei der Behandlung schizophrener Patienten. HEINRICHS u. CARPENTER (1981) sowie STANTON et al. (1984) weisen darauf hin, daß noch immer keine kontrollierten Studien vorliegen, die eindeutig die größeren Erfolge der Psychotherapie bestätigen könnten. Die Boston-Gruppe (STANTON et al. 1984; GUNDERSON et al. 1984) hat zu diesem Thema eine Studie vorgelegt: Vordringliches Ziel der Gruppe war es, im Laufe von 10 Jahren den Erfolg exploratorisch-einsichtorientierter Psychotherapie mit dem der unterstützend-therapeutischen Maßnahmen zu vergleichen. Das Material setzte sich aus 95, über zwei Jahre beobachteten, schizophrenen Patienten zusammen. Die Psychotherapie schien die Ich-Funktionen etwas günstiger zu beeinflussen, während die unterstützende Therapie eher geeignet war, Rezidiven vorzubeugen und die soziale Anpassung

zu erleichtern. Der Unterschied war jedoch gering. Sowohl MAY (1984) als CAR-
PENTER (1984) betonen in ihren Kommentaren, daß durch unterstützende Therapie genauso viel erreicht werden könne als durch intensive, auf psychoanalytischer Theorie und psychodynamischer Praxis basierende Psychotherapie.

In Widerspruch hierzu wird in einer kürzlich erschienenen schwedischen Studie (SJØSTRØM 1985): significant better scores for hospitalization, work, symptoms, and total outcome for psychotherapy patients compared with matched controls treated by conventional methods". Sicher ist das letzte Wort über die Bedeutung der Psychotherapie in der Behandlung Schizophrener noch nicht gesprochen
worden.

Auf aktive Milieutherapie kann in Klinikabteilungen, in denen Schizophrene
versorgt werden, nicht mehr verzichtet werden. Die Erfahrung lehrt aber, daß
man nicht provokativ-explorativ, sondern strukturiert, Ich-unterstützend arbeiten sollte (FRIIS 1984; VAGLUM et al. 1985). Der Verfasser dieses Artikels verfügt
über langjährige Erfahrungen auf dem Gebiet der Schizophrenie-Behandlung,
und zwar sowohl psychoanalytisch-orientiert als auch unterstützend-milieuthera-
peutisch. Im Gaustad Hospital ist eine Station mit acht Betten für junge Schizophrene eingerichtet worden; hierher werden Patienten aus anderen Abteilungen
des Hospitals verlegt, wenn ihre Störungen chronisch zu werden drohen. Da der
Personal-Einsatz in dieser Station besonders intensiv ist, kann ein strukturiertes,
zweijähriges Behandlungsprogramm geboten werden, das sowohl individuell-ein-
sichtorientierte Psychotherapie als auch Sozialtherapie umfaßt (RETTERSTØL
1979; UGELSTAD 1978; HAUGSGJERD 1983).

Der Verfasser ist – nach 35jähriger Tätigkeit in dem psychiatrischen Bereich
– überzeugt, daß die Qualität der dem Patienten angebotenen Therapie für Verlauf und Prognose von entscheidender Bedeutung ist.

Der günstige Effekt psychosozialer Hilfestellungen per se kann jedoch schwerlich endgültig „bewiesen" werden. Eine kritische Übersicht über die einschlägige
Literatur ist von BORROWCLOUGH u. TARRIER (1984) zusammengestellt worden.
Auf die vielen methodologischen Probleme, mit denen derartige Studien behaftet
sind, ist schon hingewiesen worden. Es ist aber – wie aus methodologisch ein-
wandfreien Studien neueren Datums eindeutig hervorgeht – unbestreitbar, daß
sich psychosoziale Therapie, mit neuroleptischer Medikation kombiniert, günstig
auswirkt, sowohl auf die jeweils erforderliche Verweildauer im Krankenhaus als
auf die Rezidivanfälligkeit.

Bisher kann das Zusammenspiel der einzelnen therapeutischen Faktoren nicht
endgültig bewertet werden. Dies ist nicht erstaunlich: ist man sich heutzutage
doch darüber einig, daß die Schizophrenie ein schwer einschätzbares, durch viele
Faktoren bedingtes Leiden ist. Kontrollierte Studien über Ergebnisse der Sozial-
und Familientherapie liegen vor von HOGARTY et al. (1973, 1974a, b, 1979),
GOLDSTEIN et al. (1978, 1981), FALLOON et al. (1981, 1982), FALLOON (1984), LEFF
et al. (1982), BERKOWITZ et al. (1981).

VI. Welche Bedeutung hat die medikamentöse Behandlung für den weiteren Verlauf?

Rezidiv des schizophrenen Leidens
bei Absetzung der neuroleptischen Therapie

Aus neueren Forschungsergebnissen geht eindeutig hervor, daß sich die Neuroleptika bewährt haben – sowohl in der Behandlung aktiver Phasen der Schizophrenie als auch zur Rezidiv-Vorbeugung. Umfangreiche kontrollierte Studien über Neuroleptika haben den Beweis erbracht, daß die Phenotiazine (und die damit verwandten Präparate) schizophrene Symptome wie Dissoziation des Denkens, Wahnvorstellungen und Halluzinationen weitgehend günstig beeinflussen bzw. beseitigen. Bei den negativen Symptomen, etwa Affektverarmung, Autismus etc. ist die Wirkung nicht so überzeugend. Zusammenfassend kann gesagt werden, daß die medikamentös-anti-psychotische Behandlung zweifellos sowohl Verlauf als Prognose ausschlaggebend beeinflußt. Die medikamentöse Behandlung wird an anderer Stelle dieses Handbuches eingehend abgehandelt. Hier soll das Augenmerk auf die stabilisierende Langzeit-Verabreichung von Neuroleptika gerichtet werden. Es ist nachgewiesen worden, daß die Rückfallfrequenz schizophrener Patienten durch langfristige Arzneimittelgabe drastisch reduziert werden kann (DAVIS et al. 1980).

Allgemein akzeptiert scheint die Auffassung, die verabreichten Dosen sollten möglichst klein sein (KEITH et al. 1984; LEVINE et al. 1979; PIETZCKER u. HELMCHEN 1983). Die günstige Wirkung selbst ganz niedriger Dosierung wird durch das Material von HOGARTY et al. (1976) belegt: Eine Rückfallfrequenz von 66% wurde (nach Absetzung der Neuroleptika) bei Patienten festgestellt, die 2–3 Jahre bei minimaler Dosierung rezidivfrei gewesen waren.

KANE et al. (1982) führten eine offene Untersuchung durch, wobei Fluphenazin-Decaonat in kleinen Dosen verabreicht wurde. Nach 6 Monaten war es bei 26% der Patienten zum Rezidiv gekommen. Um nun zu überprüfen, ob bei den Rückfallfreien etwa ein Plazebo-Effekt vorgelegen habe, wurde eine doppel-blinde Kontrolluntersuchung durchgeführt: 16 Patienten bekamen die Medikation abgesetzt. Sechs Monate später konnte festgestellt werden, daß 7 (von 8) Patienten, die Scheinmittel verabreicht bekommen hatten, ein Rezidiv erlitten hatten – gegen nur 2 (von 8), die mit Medikamenten in kleinen Dosen weiterbehandelt wurden. In einigen – nicht aber in allen Fällen – reichen Kleinstdosen hin. KANE et al. (1982) konnten eine höhere Rückfallfrequenz bei Patienten nachweisen, denen nur winzige Dosen verabreicht worden waren: je höher die Dosierung, je niedriger die Rückfallfrequenz. Offensichtlich kommt nur eine Gruppe der Schizophrenen mit Kleinstdosen zurecht; vorläufig ist man sich aber nicht im klaren darüber, welche Patienten zu dieser Gruppe gehören. JOHNSON et al. (1983) fanden eine fast gleich hohe Rückfallfrequenz bei Patienten, die 4 Jahre (60%) bzw. 1 Jahr lang (70%) kein Rezidiv erlitten hatten. Sie folgerten daraus, daß ein Leiden, das über längere Zeit mit Hilfe von Neuroleptika stabilisiert werden kann, besonders gut auf Medikation anspricht; diesen Patienten kann folglich durch langfristige Verabreichung von Neuroleptika ganz besonders geholfen werden. JOHNSON et al. empfehlen infolgedessen, chronisch Schizophrene auf alle Fälle langfristig medikamentös zu behandeln. Man darf aber nicht außer acht lassen, daß manche Schizophrene auch ohne neuroleptische Behandlung von Rückfällen verschont bleiben: nach HOGARTY et al. (1974a, b) 20% nach 4 Jahren. Andererseits gibt es Patienten, die aller neuroleptischer Behandlung zum Trotz Rezidive erleiden. Es geht deshalb nicht nur darum, ob der Patient langfristig stabilisierend-neuroleptisch behandelt werden sollte – sondern es stellt sich die Frage, *welches* Präparat, in *welcher* Dosierung am geeignetsten ist. Man muß immer versuchsweise vorgehen, um die jeweils individuell richtigste Lösung des Problems zu finden.

Aus Erfahrung wissen viele Kliniker, daß der Schizophrene gerade dann einen Rückfall erleidet, wenn er aus irgendeinem Grund aufhört, die anti-psychotischen Medikamente einzunehmen. Auf Nachbetreuung – unter Einbeziehung der Familienangehörigen des Patienten – kann mithin nicht verzichtet werden. Wichtig ist außerdem, daß sich der Patient, wenn er zur Kontrolle (oder etwa zur Erneuerung des Rezepts) beim Arzt erscheint, über seine aktuellen Probleme und seine Lebenssituation sprechen darf. Solche vertraulichen Gespräche tragen mit dazu bei, Rückfällen vorzubeugen.

VII. Wie beeinflussen die Familienverhältnisse eines Patienten den weiteren Verlauf des Leidens?

Schon vor Ausbruch des Leidens sind die meisten Schizophrenen „einsame" Menschen, die sich weitgehend von der Umwelt abkapseln. Viele sind ledig geblieben. – Trotzdem unterhalten schizophrene Patienten – sofern sie nicht dauerhospitalisiert sind – einen gewissen Kontakt zu ihren Familienangehörigen. Es fällt öfter auf, daß die Geduld der Angehörigen schon lange bevor der Patient schließlich ins Krankenhaus aufgenommen wird, überfordert ist. Der Klinikaufenthalt wird manchmal von der Familie als eine Entlastung, eine dringend benötigte Atempause empfunden. Angesichts der gegenwärtig aktiv betriebenen Entlassungspolitik der meisten Krankenhäuser kommt es nicht selten vor, daß sich die Angehörigen des Patienten seiner Entlassung widersetzen: Ihrer Meinung nach sei keine Besserung, geschweige denn die Genesung, eingetreten.

Die Situation verzweifelter Familienangehöriger ist zum literarischen Thema geworden und wird derzeit ausgiebig beleuchtet, z. B. in einem in Norwegen erschienenen Buch, „Balanceakt": die Hauptperson ist eine verheiratete Frau, die nicht nur für mehrere minderjährige Kinder, sondern auch für ihre Schwiegereltern Verantwortung trägt. Der an schwerer Schizophrenie erkrankte Gatte muß wiederholt mit schweren, äußerst belastenden Symptomen ins Krankenhaus eingewiesen werden. Jedesmal wird er jedoch nach ein paar Wochen oder Monaten wieder nach Hause entlassen. Seine Angehörigen sind am Ende ihrer Kraft und außerstande, dem Erkrankten Liebe und Zuwendung entgegenzubringen. Die Ehe geht in die Brüche, die Familienverhältnisse sind derart zerrüttet, daß der Patient für längere Zeit im Hospital untergebracht werden muß. Sein Zustand wird infolgedessen chronisch. – In diesem Fall hatten die Ärzte die Widerstandskraft der betreffenden Familie sträflich überschätzt. Die Angehörigen des Kranken waren den Problemen keineswegs gewachsen –, was sich wiederum auf dessen Zustand und auf den Verlauf des schizophrenen Leidens ungünstig auswirkte.

Die Forschungsergebnisse der letzten 20 Jahre zeigen eindeutig, daß die Einstellung der Familienangehörigen dem Patienten gegenüber den Verlauf ausschlaggebend beeinflussen kann und somit als wichtiger prognostischer Faktor anzusehen ist. LEFF u. WING (1971) wiesen nach, daß rund 7% der Patienten mit akut-schizophrenen Symptomen auf Neuroleptika nicht ansprachen, weiter, daß 30–40% der angemessen medikamentös behandelten Kranken trotzdem Rückfälle erlitten. Britische Forscher, BROWN et al. (1972), VAUGHN u. LEFF (1976 a, b) haben den Begriff "expressed emotion" (EE) geprägt. Sie konnten nachweisen, daß in den ersten 9 Monaten nach der Entlassung aus dem Krankenhaus der sicherste Rückfall-Indikator die von der Schlüsselperson (z. B. der nächste Verwandte des Patienten) zum Ausdruck gebrachten Emotionen waren. Es wurde ein standardisiertes Schema ausgearbeitet, um diese Emotionen zu klären. In dem Index waren drei Komponenten enthalten: kritisch-tadelnde Bemerkungen seitens der Schlüsselperson, offen ausgedrückte Ablehnung, gefühlsmäßiges Überengagement.

Aus den beiden britischen Studien geht hervor, daß die in ausgeprägten EE-Familien lebenden Patienten eine signifikant höhere Rückfallfrequenz zeigen als jene, die in Familien mit unauffälliger EE leben (51% : 13%). Zwei Faktoren können der EE-Wirkung entgegenwirken: geringer Familienkontakt und regelmäßige Medikation reduzieren die Rückfallfrequenz der EE-ausgesetzten Gruppen, während sich bei intensivem Familienkontakt und fehlender regelmäßiger Medikation die Rückfallfrequenz erhöht. – Bei dem nach 2 Jahren durchgeführten follow-up konnten keine wesentlichen Änderungen festgestellt werden (LEFF u. VAUGHN 1981). – Diese Arbeit wurde inzwischen (1984) von VAUGHN et al. in Kalifornien weitergeführt. Anhand neuer entsprechender Untersuchungen konnte festgestellt werden, daß die Einstellung der Schlüsselperson (kritisch-tadelnd, gefühlsmäßig überengagiert) tatsächlich den wichtigsten Indikator dafür darstellte, wie sich das schizophrene Leiden in den folgenden 9 Monaten entwickeln sollte – und zwar unabhängig von dem Umfang der Störungen, dem klinischen Zustand bei der Entlassung aus dem Krankenhaus und von der Krankengeschichte. Die Autoren weisen demzufolge darauf hin, daß die Kliniker die emotionelle Atmosphäre in der Familie des Schizophrenen stets im Auge behalten sollten. Sämtliche EE-Studien legen dar, daß jene Patienten, deren klinische Indikatoren besonders ungünstig sind, der maximalen Nachbetreuung bedürfen: der EE-Faktor muß irgendwie „neutralisiert" werden, z. B. mit Hilfe angemessener Medikation oder durch gelockerten Kontakt zu Familienangehörigen mit ausgeprägter EE. Kritische Bemerkungen über die Anwendbarkeit des Begriffes EE finden sich bei MAC MILLAN et al. (1986), die der Meinung sind, daß die Bedeutung von EE für Verlauf und Prognose sehr zweifelhaft ist.

Literatur

Achté K (1967) On prognosis and rehabilitation in schizophrenia and paranoid psychosis. A comparative follow-up study of two series of patients first admitted to hospital in 1950 and 1960 respectively. Acta Psychiatr Scand [Suppl] 196

Achté K, Stenbäck A, Teravainen H (1966) On suicides committed during treatment in psychiatric hospitals. Acta Psychiatr Scand 42:272–284

Achté K, Lönnqvist J, Piirtola O, Niskanen P (1980) Course and prognosis of schizophrenic psychoses in Helsinki. Psychiatr J Univ Ottawa 4:344–348

Achté K, Lönnqvist J, Kuusi K, Piirtola O. Niskanen P (1986) Outcome studies on schizophrenic psychoses in Helsinki. Psychopathology 19:60–67

Akiskal HS, Chen SE, Davis GC, Puzantian VR, Kashgarian M, Bollinger JM (1972) Borderline: an adjective in search of a noun. J Clin Psychiatry 46:41–48

American Psychiatric Association (1980) Diagnostic and statistical manual of mental disorders, 3rd edn. American Psychiatric Press, Washington D.C.

Astrachan BM, Harrow M, Adler D, Brauer L, Schwarzt A, Schwartz C, Tucker G (1972) A checklist for the diagnosis of schizophrenia. Br J Psychiatry 121:529–539

Astrup C (1975) Predicted and observed outcome in followed up functional psychoses. Biol Psychiatry 10:323–328

Astrup C (1979) The chronic schizophrenias. Universitetsforlaget, Oslo

Astrup C, Noreik K (1966) Functional psychoses: diagnostic and prognostic models. Thomas, Springfield

Astrup C, Fossum A, Holmboe R (1962) Prognosis in functional psychoses. Thomas, Springfield

Banen DM (1954) Suicide by psychotics. J Nerv Ment Dis 120:349–357

Bartko JJ, Strauss JS, Carpenter WT Jr. (1974) An approach to the diagnosis and understanding of schizophrenia. Part II. Expanded perspectives for describing and comparing schizophrenic patients. Schizophr Bull 11:50–60

Beck AT, Kovacs M, Weissman A (1975) Hopelessness and suicidal behavior: an overview. JAMA 234:1146–1149

Beisser A, Blanchette J (1961) A study of suicides in a mental hospital. Dis Nerv Syst 22:365–369

Bender L, Faretra G (1973) The relationship between childhood schizophrenia and adult schizophrenia. In: Kaplan A, Souby A, Morton H (eds) Genetic factors in schizophrenia. Thomas, Springfield Ill. pp 28–64

Berkowitz R, Kuipers L, Eberlein Vries R, Leff J (1981) Lowering expressed emotion in relatives of schizophrenics. In: Goldstein MJ (ed) Developments in Intervention with Families of Schizophrenics. Jossey-Bass, San Francisco

Bland RC, Parker JH, Orn H (1976) Prognosis in schizophrenia. A ten-year folow-up of first admissions. Arch Gen Psychiatry 33:949–954

Bleuler E (1950) Dementia praecox or the group of schizophrenias. Int Univ Press, New York

Bleuler M (1943) Die spätschizophrenen Krankheitsbilder. Fortschr Neurol Psychiatr 15:259–290

Bleuler M (1972a) Der Verlauf schizophrener Psychosen. In: Kisker KP, Meyer JE, Müller C, Strömgren E (Hrsg) Klinische Psychiatrie 1, 2. Aufl., Springer, Berlin Heidelberg New York (Psychiatrie der Gegenwrt, Bd II/1, 2. Aufl)

Bleuler M (1972b) Die schizophrenen Geistesstörungen im Lichte langjähriger Kranken- und Familiengeschichten. Thieme, Stuttgart

Bleuler M, Huber G, Gross G, Schüttler R (1976) Der langfristige Verlauf schizophrener Psychosen. Gemeinsame Ergebnisse zweier Untersuchungen. Nervenarzt 47:477–481

Boronow J, Pickar D, Ninan PT, Roy A, Hommer D, Linnoila M, Paul SM (1985) Atrophy limited to the third ventricle in chronic schizophrenic patients. Report of a controlled series. Arch Gen Psychiatry 42:266–271

Brockington IF, Melzer Y (1983) The nosology of schizoaffective psychosis. Psychiatr Develop 4:317–338

Brockington IF, Kendell RE, Leff JP (1978) Definitions of schizophrenia: concordance and prediction of outcome. Psychol Med 8:387–398

Bronberg D, Szurek S, Etemad J (1973) A statistical study of a group of psychotic children. In: Szurek S, Berlin I (eds) Clinical studies in childhood psychoses. Brunner/Mazel, New York pp 303–346

Brown GW, Birley JLT (1968) Crises and life changes and the onset of schizophrenia. J Health Soc Behav 9:203–214

Brown GW, Bone M, Dalison B, Wing JK (1966) Schizophrenia and social care. Oxford Univ Press, London

Brown GW, Birley JLT, Wing JK (1972) Influence of family life on the course of schizophrenic disorder. Br J Psychiatry 121:241–258

Carpenter WT Jr (1984) A perspective on the psychotherapy of schizophrenia project. Schizophr Bull 10:599–602

Carpenter WT, Stephens JH (1979) An attempted integration of formation relevant to schizophrenic subtypes. Schizophr Bull 5:490–506

Carpenter WT Jr, Strauss JS, Bartko JJ (1974) An approach to the diagnosis and understanding of schizophrenia: Part I. Use of signs and symptoms for the identification of schizophrenic patients. Schizophr Bull 11:37–49

Carpenter WT, Gunderson JG, Strauss JS (1977) Considerations of the borderline syndrome: a longitudinal comparative study of borderline and schizophrenic patients. In: Hartocollis P (ed) Borderline personality disorders. The concept, the syndrome, the patient. Int Univ Press, New York

Chapman RF (1965) Suicide during psychiatric hospitalization. Bull Menninger Clin 29:35–44

Ciompi L (1980) The natural history of schizophrenia in the long term. Br J Psychiatry 136:413–420

Ciompi L, Müller CH (1976) Lebensweg und Alter der Schizophrenen. Eine katamnestische Langzeitstudie bis ins Senium. Springer, Berlin Heidelberg New York

Ciompi L, Dauwalder HP, Ague C (1979) Forschungsprogramm zur Rehabilitation psychisch Kranker. III. Längsschnittuntersuchung zum Rehabilitationserfolg und zur Prognostik. Nervenarzt 50:366–378

Cohen S, Leonard C, Farberow N (1964) Tranquilizers and suicide in schizophrenic patients. Arch Gen Psychiatry 11:312–317

Cooper JE, Kendell RE, Gurland BJ, Sharpe L, Copeland JRM, Simon R (1972) Psychiatric diagnosis in New York and London. Oxford Univ Press, London

Davis JM (1975) Overview: maintenance therapy in psychiatry. I. Schizophrenia. Am J Psychiatry 132:1237–1245

Davis JM, Schaffer CB, Klillian GA, Kinard C, Chan C (1980) Important issues in the drug treatment of schizophrenia. Schizophr Bull 6:70–87

De Sanctis S (1969, original 1906) On some varieties of dementia praecox, Osborn ML (transl). In: Howells JG (ed) Modern perspectives in international child psychiatry. Oliver & Boyd, Edinburgh, Brunner/Mazel, New York, pp 540–609

Diagnostic and Statistical Manual of Mental Disorders (1980) 3rd edn. Washington DC, American Psychiatric Association

Dorwart R (1980) Deinstitutionalization: who is left behind? Hosp Commun Psychiatry 31:336–338

Drake RE, Gates C, Whitaker A, Cotton PG (1985) Suicide among schizophrenics. Compr Psychiatry 26:90–100

Eggers C (1978) Course and prognosis of childhood schizophrenia. J Autism Child Schizophr 8:21–36

Eisenberg L (1971) Chairman's closing remarks. In: Rutter M (ed) Infantile autisme: concepts, characteristics and treatment. Churchill Livingtone, New York, pp 313–315

Eitinger L (1957) Prognosis and therapeutic results in schizophrenia and the schizophreniform states. Report of II. International Congress of Psychiatry, pp 150–153

Eitinger L (1958) Psychiatric examinations among refugees in Norway (In Norwegian: Psykiatriske undersøkelser blant flyktninger i Norge). University Press, Oslo (Universitetsforlaget)

Færgeman PM (1945) Psychogenic Psychoses (in Danish: de psykogene psykoser). Munksgaard, Copenhagen

Færgeman PM (1963) Psychogenic psychoses. Butterworths, London

Falloon IRH (1984) Family management of mental illness. A study of clinical, social, and family benefits. Johns Hopkins University Press, Baltimore

Falloon IRH, Liberman RP, Lillie F, Vaughn C (1981) Family therapy of schizophrenics with high risk of relapse. Fam Process 20:211–221

Falloon IRH, Boyd JL, McGill CW, Razani J, Moss H, Cilerman N (1982) Family management in the prevention of exacerbations of schizophrenia. N Engl J Med 306:1347–1440

Farberow N, Shneidman E, Leonard C (1961) Suicide among schizophrenic hospital patients. In: Farberow N, Shneidman E (eds) The cry for help. McGraw-Hill, New York, pp 78–109

Feighner JP, Robins E, Guze SB, Woodruffe RA, Winokur G, Munoz R (1972) Diagnostic criteria for use in psychiatric research. Arch Gen Psychiatry 26:57–63

Forrest AD, Hay AJ (1973) The schizophrenias: operational definitions. Br J Med Psychol 46:337–346

Friis S (1984) The ward atmosphere; a crucial dimension of inpatient settings. Dissertation. University of Oslo

Fröshaug H, Retterstøl N (1956) Clinical and pneumoencephalographical studies on cerebral atrophies of middle age. Acta Psychiatr Scand [Suppl] 106:83–102

Gabriel E (1978) Die langfristige Entwicklung von Spätschizophrenien. Bibl Psychiatr, No 156. Karger, Basel

Goldstein MJ, Kopeikin HS (1981) Short and long term effects of combining drug and family therapy. In: Goldstein MJ (ed) New developments in intervention with families of schizophrenics. Jossey-Bass, San Francisco

Goldstein MJ, Rodnick EH, Evans JR, May PRA, Steinberg MR (1978) Drug and family therapy in the aftercare of acute schizophrenics. Arch Gen Psychiatry 35:1169–1177

Grinspoon L, Ewalt JR, Shader R (1968) Psychotherapy and pharmacotherapy in chronic schizophrenia. Am J Psychiatry 124:1645–1657

Gunderson JG, Siever LJ, Spaulding E (1983) The search for a schizotype. Crossing the border again. Arch Gen Psychiatry 40:15–22

Gunderson JG, Frank AF, Katz HM, Venicelli ML, Frosch JP, Knapp PH (1984) Effects of psychotherapy in schizophrenia. II. Comparative outcome of two forms of treatment. Schizophr Bull 10:564–584

Harris A, Norris V (1954) Clinical signs, diagnosis and prognosis in the functional psychoses. J Ment Sci 100:727–731

Haug JO (1962) Pneumo-encephalographic studies in mental disease. Acta Psychiatr Scand [Suppl] 165:66–86

Haugsgjerd S (1983) Psychotherapy and milieu therapy in psychotic conditions. (In Norwegian: Psykoterapi og miljøterapi ved psykotiske tilstander), vol 1–2. University Press, Oslo (Universitetsforlaget)

Heinrichs DW, Carpenter WT Jr (1981) The efficacy of individual psychotherapy: a perspective and review emphasizing controlled outcome studies. In: Arieti S, Brodie HK (eds) The American handbook of psychiatry, vol VII. Basic Books, New York

Helzer JE, Brockington IF, Kendell RE (1981) Predictive validity of DSM-III and Feighner's definitions of schizophrenia. A comparison with Research Diagnostic Criteria and Catego. Arch Gen Psychiatry 38:791–797

Helzer JE, Kendell RE, Brockington IF (1983) Contribution of the six-month criterion to the predictive validity of the DSM-III defintion of schizophrenia. Arch Gen Psychiatry 40:1277–1280

Hinterhuber H (1976) Zur Katamnese der Schizophrenien. Eine klinisch-statistische Untersuchung lebenslanger Verläufe. Fortschr Neurol Psychiatr 41:527–558

Hoch PH, Cattell JP, Strahl MO, Pennes HH (1962) The course and outcome of pseudoneurotic schizophrenia. Am J Psychiatry 119:106–115

Hoenig J (1983) The concept of schizophrenia. Kraepelin – Bleuler – Schneider. Br J Psychiatry 142:547–556

Hogarty G, Goldberg S and Collaborative Study Group (1973) Drug and sociotherapy in the aftercare of schizophrenic patients. Arch Gen Psychiatry 28:54–64

Hogarty G, Goldberg S, Schooler NR, Ulrich RF and Collaborative Study Group (1974a) Drug and sociotherapy in the aftercare of schizophrenic patients. II. Two-year relapse rates. Arch Gen Psychiatry 31:603–608

Hogarty G, Goldberg S, Schooler NR and Collaborative Study Group (1974 b) Drug and socio-therapy in the aftercare of schizophrenic patients. III. Adjustment of non-relapsed patients. Arch Gen Psychiatry 31:609–618

Hogarty GT, Ulrich RF, Mussare F, Aristigueta N (1976) Drug discontinuation among long-term successfully maintained schizophrenic outpatients. Dis Nerv Syst 37:494–500

Hogarty G, Schooler NR, Ulrich RF (1979) Fluphenazine and social therapy in the aftercare of schizophrenic patients. Arch Gen Psychiatry 36:1283–1294

Hollingshead AB, Redlich FC (1958) Social class and mental illness. Wiley, New York

Holmboe R, Astrup C (1957) A follow-up study of 255 patients with acute schizophrenia and schizophreniform psychoses. Acta Psychiatr Scand [Suppl] 155

Howells JG, Gurguis WR (1984) Childhood schizophrenia 20 years later. Arch Gen Psychiatry 41:123–128

Huber G (1957) Pneumoencephalographische und psychopathologische Bilder bei endogenen Psychosen. Springer, Berlin Göttingen Heidelberg

Huber G, Gross G, Schüttler R (1975) A long-term follow-up study of schizophrenia: Psychiatric course of illness and prognosis. Acta Psychiatr Scand 52:49–57

Huber G, Gross G, Schüttler R (1979) Schizophrenie. Verlaufs- und sozial-psychiatrische Lang-zeituntersuchungen an den 1945 bis 1959 in Bonn hospitalisierten schizophrenen Kranken. Monographien aus dem Gesamtgebiete der Psychiatrie. Springer, Berlin Heidelberg New York

Huber G, Gross G, Schüttler R (1980) Langzeitentwicklung schizophrener Erkrankungen („Bonn-Studie"). In: Schimmelpenning GW Hrsg) Psychiatrische Verlaufsforschung. Huber, Bern Stuttgart Wien

Janzarik W (1959) Dynamische Grundkonstellationen in endogenen Psychosen. Springer, Berlin Göttingen Heidelberg

Janzarik W (1963) Der Abbau schizophrener Psychosen in der Längsschnittsbetrachtung. Ner-venarzt 34:58–61

Jaspers K (1913) Allgemeine Psychopathologie. Springer, Berlin

Johnson DAW, Pasterski G, Ludlow JM, Street K, Taylor RDW (1983) The discontinuance of maintenance neuroleptic therapy in chronic schizophrenic patients: drug and social con-sequences. Acta Psychiatr Scand 67:339–352

Johnstone EC, Crowe TJ, Frith CD (1976) Cerebral ventricular size and cognitive impairment in chronic schizophrenia. Lancet 2:924–926

Jordan K, Prugh DG (1971) Schizophreniform psychosis of children. Am J Psychiatry 128:103–111

Kane JM, Rifkin A, Woerner M, Reardon G (1982) Low-dose neuroleptics in outpatient schizo-phrenics. Psychopharmacol Bull 18:20–21

Karon B, van der Bos G (1972) The consequences of psychotherapy for schizophrenic patients. Psychother Psychosom 9:111–119

Kasanin J (1933) The acute schizoaffective psychoses. Am J Psychiatry 90:97–126

Keith SJ, Starr S, Matthews SM (1984) A team approach to pharmacologic treatment of chronic schizophrenia. Hosp Commun Psychiatry 35:802–805

Kendler KS, Gruenberg AM, Tsuang MT (1984) Outcome of schizophrenic subtypes defined by four diagnostic systems. Arch Gen Psychiatry 41:149–154

Knesevich JW, Zalcman SJ, Clayton PJ (1983) Six-year follow-up of patients with carefully di-agnosed good- and poor-prognosis schizophrenia. Am J Psychiatry 140:1507–1510

Kokes RF, Strauss JS, Klorman R (1977) Premorbid adjustment in schizophrenia: measuring premorbid adjustment: the instruments and their development. Schizophr Bull 3 B:186–213

Kolakowska T, Williams AD, Reveley MA, Jambov K, Gelder G, Mandelbrote BM (1985) Schizophrenia with good and poor outcome. Early clinical features, response to neuroleptics and signs of organic dysfunction. Br J Psychiatry 146:229–239

Kolk, BA van der, Goldberg HL (1983) Aftercare of schizophrenic patients: pharmacotherapy and consistency of therapists. Hosp Community Psychiatr 34:343–347

Kolvin I, Ounsted C, Humphrey M, McNay A, Richardson L, Garside R, Kidd J, Roth M (1971) Studies in the childhood psychoses. Br J Psychiatry 118:381–414

Kraepelin E (1893) Psychiatrie 4. Ausg. JA Barth, Leipzig

Kraepelin E (1909–1913) Psychiatrie, 8. Ausg. JA Barth, Leipzig

Kraepelin E (1962) 100 years of psychiatry. Philosophical Library, New York

Kydd RR, Werry JS (1982) Schizophrenia in children under 16 years. J Autism Dev Disord 12:343–357

Langfeldt G (1937) The prognosis in schizophrenia and the factors influencing the course of the disease. Acta Psychiatr Scand [Suppl] 13

Langfeldt G (1939) The schizophreniform states. Munksgaard, Copenhagen

Langfeldt G (1982) Definition of "schizophreniform psychosis". Am J Psychiatry 139:703

Leff JP, Vaughn C (1981) The role of maintenance therapy and relatives' expressed emotion in relapse of schizophrenia: a two year follow-up. Br J Psychiatry 139:102–104

Leff JP, Wing JK (1971) Trial of maintenance therapy in schizophrenia. Br Med J 3:599–604

Leff JP, Kuipers L, Berkowitz R, Eberlein Vries R, Sturgeon D (1982) A controlled trial of social intervention in the families of schizophrenic patients. Br J Psychiatry 141:121–134

Levine J, Schooler NR, Cassano GB (1979) The role of depot neuroleptics in the treatment of schizophrenic patients. Psychol Med 9:383–386

Levy S, Southcombe R (1953) Suicide in a state hospital for mentally ill. J Nerv Ment Dis 117:504–514

Lotter V (1978) Follow-up studies. In: Rutter M, Schopler E (eds) Autism: a reappraisal of concepts of treatments. Plenum Press, New York, pp 475–495

Lourie RS, Parcella BL, Pietrowski ZA (1943) Studies on the prognosis in schizophrenia – like psychosis in children. Am J Psychiatry 99:542–552

Loyd D, Simpson JC, Tsuang MT (1985) Are there sex differences in the long-term outcome of schizophrenia? Comparisons with mania, depression and surgical controls. J Nerv Ment Dis 173:643–649

MacMillan JF, Gold A, Crow TJ, Johnson AL, Johnstone EC (1986) IV Expressed emotion and relapse. Br J Psychiatry 148:133–143

Mahler M, Furer M (1972) Childhood psychosis: a theoretical statement and its applications. J Autism Dev Disord 2:213–218

Martin RL, Cloninger R, Guze SB, Clayton PJ (1985) Mortality in a follow-up of 500 psychiatric outpatients. Arch Gen Psychiatry 42:47–66

May P (1984) A step forward in research on psychotherapy of schizophrenia. Schizophr Bull 10:604–607

May P, Tuma AH (1965) Treatment of schizophrenia. Br J Psychiatry 111:503–510

Mayer-Gross W (1929) Die Entwicklung der klinischen Anschauungen Kraepelins. Arch psychiatr Nervenkr 87:30–42

McCabe MS (1975) Reactive psychoses. Acta Psychiatr Scand [Suppl] 259

McCabe MS, Strömgren E (1975) Reactive psychoses. A family study. Arch Gen Psychiatry 32:447

McGlashan TH (1983a) The borderline syndrome. I. Testing three diagnostic systems. Arch Gen Psychiatry 40:1311–1318

McGlashan TH (1983b) The borderline syndrome. II. Is it a variant of schizophrenia or affective disorder? Arch Gen Psychiatry 40:1319–1323

McGlashan TH (1986) The prediction of outcome in chronic schizophrenia. IV. The Chestnut Lodge follow-up study. Arch Gen Psychiatry 43:167–176

Mellsop G, Varghese F, Joshua S, Hicks A (1982) The reliability of axis II of DSM-III. Am J Psychiatry 139:1360–1361

Mental Disorders (1978) Glossary and guide to their classification in accordance with the ninth revision of the International Classification of Diseases. Geneva World Health Organization

Miles C (1977) Conditions predisposing to suicide. J Nerv Ment Dis 164:231–246

Miller RT (1975) Childhood schizophrenia: a review of selected literature. Int J Ment Health 3:3–46

Minkoff K, Bergman E, Beck AT (1973) Hopelessness, depression and attempted suicide. Am J Psychiatry 130:455–459

Møller HJ, Werner-Eilert K, Wüschner-Stokheim M, Zerssen D v (1982a) Relevante Merkmale für die 5-Jahres-Prognose von Patienten mit schizophrenen und verwandten Prognosen. Arch Psychiatr Nervenkr 231:305–322

Møller HJ, Zerssen DV, Werner-Eilert K, Wüschner-Stokheim M (1982b) Outcome in schizophrenic and similar paranoid psychoses. Schizophr Bull 8:99–108

Møller HJ, Wüschner-Stokheim M, Werner-Eilert K, Zerssen D v (1982 c) Verlauf schizophrener Psychosen unter gegenwärtigen Versorgungsstrategien: Ergebnisse einer 5-Jahres-Katamnese. In: Kryspin-Exner K, Hinterhuber H, Schubert H (Hrsg): Ergebnisse der psychiatrischen Therapieforschung. Schattauer, Stuttgart New York

Møller HJ, Werner-Eilert K, Wüschner-Stokheim M, Zerssen D v (1982 d) 5-Jahres-Katamnese an Patienten mit schizophrenen und verwandten Psychosen. In: Heinrich K (Hrsg) Der Schizophrene außerhalb der Klinik. Huber, Bern Stuttgart Wien

Møller HJ, Scharl W, Zerssen D v (1984) Strauss-Carpenter-Skala: Überprüfung ihres prognostischen Wertes für das 5-Jahres-"outcome" schizophrener Patienten. Eur Arch Psychiatr Neurol Sci 234:112–117

Müller C (1959) Über das Senium der Schizophrenen. Bibl Psychiatr Fasc 106. Karger, Basel

Nina N (1984) Balance line (in Norwegian: Balansegang). Universitetsforlaget, Oslo

Niskanen P, Achté K (1972) The course and prognosis of schizophrenic psychoses in Helsinki. A comparative study of first admissions in 1950, 1960, and 1965. Monographs from the Psychiatric Clinic of Helsinki University Central Hospital, No 4

Niskanen P, Lönnquist J, Achté K (1973) Schizophrenia and suicides. Psychiatr Fennica, Yearbook of the Psychiatric Clinic of the Helsinki University Central Hospital, pp 223–227

Noreik K (1970) Classification of functional psychoses with special reference to reactive psychoses. Universitetsforlaget, Oslo

Noreik K (1975) Attempted suicide and suicide in functional psychoses. Acta Psychiatr Scand 52:81–106

Noreik K, Astrup C, Dalgard OS, Holmboe R (1967) A prolonged follow-up of acute schizophrenic and schizophreniform psychoses. Acta Psychiatr Scand 43:432–443

Nyman AK (1978) Non-regressive schizophrenia. Clinical course and outcome. Acta Psychiatr Scand [Suppl] 272

Nyman AK, Jonsson H (1983) Differential evaluation of outcome in schizophrenia. Acta Psychiatr Scand 68:458–475

Nyman GE, Nyman AK, Nylander B (1978) Non-regressive schizophrenia. I. A comparative study of clinical picture, social prognosis and heridity. Acta Psychiatr Scand 57:165–192

Opjordsmoen S (1986) Long-term follow-up of paranoid psychoses. Psychopathology (in press)

Opjordsmoen S, Retterstøl N (1985) Methodological Problems in follow-up studies of paranoid psychoses. Psychiatr Develop 2:187–204

Ornitz E (1971) Disorders of perception common to early infantile autism and schizophrenia. In: Cancro R (ed) The schizophrenie syndrome: annual review. Brunner/Mazel, New York, pp 652–671

Perry JC, O'Connell ME, Drake R (1984) An assessment of the schedule for schizotypal personalities and the DSM-III criteria for diagnosing schizotypal personality disorder. J Nerv Ment Dis 172:674–680

Phillips L (1966) Social competence, the process-reactive distinction and the nature of mental disorder. In: Hoch PH, Zubin J (eds) Psychopathology in schizophrenia. Grune and Stratton, New York

Pietzcker A, Helmchen H (1983) Die Stellung der Neuroleptika im Gesamtbehandlungsplan schizophrener Psychosen. In: Hippius H, Klein HE (Hrsg) Therapie mit Neuroleptika. Perimed, Erlangen, S 214–230

Planansky K, Johnston R (1971) The occurence and characteristics of suicidal preoccupation and acts in schizophrenia. Acta Psychiatr Scand 47:473–483

Pokorny AD (1960) Characteristics of forty-four patients who subsequently committed suicide. Arch Gen Psychiatry 2:314–323

Rachman S (1981) The effects of psychotherapy. Pergamon Press, Oxford

Retterstøl N (1966) Paranoid and paranoiac psychoses. Thomas, Springfield

Retterstøl N (1970) Prognosis in paranoid psychoses. Thomas, Springfield

Retterstøl N (1975) Suizidalproblematik in Norwegen. Fortschr Neurol Psychiatr 43:42–50

Retterstøl N (1979) The psychiatric hospital in change 2 (In Norwegian: Det psykiatriske sykehus i omforming 2). University Press, Oslo (Universitetsforlaget)

Robins LN (1971) Follow-up studies investigating childhood disorders. In: Hare EH, Wing JK (eds) Psychiatric epidemiology. Oxford University Press, London, pp 29–68

Roy A (1982) Suicide in chronic schizophrenia. Br J Psychiatry 141:171–177

Rutter M (1972 a) Childhood schizophrenia reconsidered. J Autism Dev Disord 2:315–337

Rutter M (1972 b) Relationship between child and adult psychiatric disorders. Acta Psychiatr Scand 48:3–21

Saugstad LF, Ødegård Ø (1979) Mortality in psychiatric hospitals in Norway 1950–1974. Acta Psyhiatr Scand 50:431–447

Saugstad LF, Ødegård Ø (1985) Recent rise in supposedly stress dependent causes of death in psychiatric hospitals in Norway indicating increased (stress) in hospitals? Acta Psychiatr Scand 71:402–409

Shaffer JW, Perlin S, Schmidt CW (1974) The prediction of suicide in schizophrenics. J Nerv Ment Dis 159:349–355

Siever LJ, Gunderson JG (1983) The search for a schizotypal personality: historical origins and current status. Compr Psychiatry 24:199–212

Sjøstrøm R (1985) Effects of psychotherapy in schizophrenia. Acta Psychiatr Scand 71:513–522

Sletten I, Brown M, Evenson R (1972) Suicide in mental hospital patients. Dis Nerv Syst 33:328–334

Solomon P (1981) The admission process in two state psychiatric hospitals. Hosp Commun Psychiatry 32:405–408

Spitzer RL, Endicott J, Robins E (1977) Research diagnostic criteria for a selected group of functional disorders, 3 rd edn. New York State Department of Mental Hygiene, New York

Stanton AH, Gunderson JG, Knapp PH, Frank AF, Vanicelli M, Schnitzler R, Rosenthal R (1984) Effects of psychotherapy in schizophrenia. I. Design and implementation of a controlled study. Schizophr Bull 10:520–563

Stephens JH (1970) Long-term course and prognosis in schizophrenia. Sem Psychiatr 2:464–485

Stephens JH (1978) Long-term prognosis and follow-up in schizophrenia. Schizophr Bull 4:25–47

Stephens JH, Astrup C (1966) Prognostic factors in recovered schizophrenia. Am J Psychiatry 122:1116

Strauss JS, Carpenter WT (1974) The prediction of outcome in schizophrenia. II. Relationship between predictor and outcome variables. Arch Gen Psychiatry 31:37–42

Strauss JS, Carpenter WT (1977) The prediction of outcome in schizophrenia. III. 5-year outcome and its predictors. Arch Gen Psychiatry 34:159–163

Strauss JS, Carpenter WT Jr, Bartko JJ (1974) An approach to the diagnosis and understanding of schizophrenia. Part IV. Speculations on the process that underlies schizophrenic symptoms and signs. Schizophr Bull 11:37–49

Strömgren E (1940) Episodic psychoses (in Danish: episodiske psykoser). Munksgaard, Copenhagen

Tarrier N, Barrowclugh C (1984) Psychophysiological assessment of experienced emotion in schizophrenia; a case example. Br J Psychiatry 145:197–203

Taylor MA, Abrams R, Gaztanaga P (1975) Manic depressive illness and schizophrenia. A partial validation of research diagnostic criteria utilizing neuropsychological testing. Compr Psychiatry 16:91–96

Tsuang MT, Winokur G (1974) Criteria for subtyping schizophrenia: clinical differentiation of hebephrenic and paranoid schizophrenia. Arch Gen Psychiatry 31:43–47

Tsuang MT, Woolson RF (1978) Excess mortality in schizophrenia and affective disorders. Arch Gen Psychiatry 35:1181–1185

Ugelstad E (1978) Psychotic long-term patients in psychiatric hospitals – new efforts of treatment (In Norwegian: Psykotiske langtidspasienter i psykiatriske sykehus – nye behandlingsforsøk). University Press, Oslo (Universitetsforlaget)

Vaglum P, Friis S, Karterud S (1985) Why are the results of milieu therapy for schizophrenic patients contradictory? An analysis based on four empirical studies. Yale J Biol Med 58:349–361

Vaillant G (1962) The prediction of recovery in schizophrenia. J Nerv Ment Dis 135:534–543

Vaillant GE (1964) Prospective prediction of schizophrenic remission. Arch Gen Psychiatry 11:509

Vaughn C, Leff J (1976a) The measurement of expressed emotion in the families of psychiatric patients. Br J Soc Psychol 15:157–165

Vaughn C, Leff JP (1976b) The influence of family and social factors on the course of psychiatric illness. Br J Psychiatry 129:125–137

Vaughn C, Snyder KS, Jones S, Freeman MA, Falloon RH (1984) Family factors in schizophrenic relapse. Replication in California of British Research on Expressed Emotion. Arch Gen Psychiatry 41:1169–1177

Virkkunen M (1974) Suicide in schizophrenia and paranoid psychoses. Acta Psychiatr Scand [Suppl] 250:1–334

Virkkunen M (1976) Attitude toward psychiatric treatment before suicide in schizophrenia and paranoid psychoses. Br J Psychiatry 128:47–49

Warnes H (1968) Suicide in schizophrenics. Dis Nerv Syst [Suppl] 29:35–40

Weinberger DR, Cannon-Spoor E, Poikin SG, Wyatt RJ (1980a) Poor pre-morbid adjustment and CT scan abnormalities in chronic schizophrenia. Am J Psychiatry 137:1410–1413

Weinberger DR, Bigelow LB, Kleinman JE, Klein ST, Rosenblatt JE, Wyatt RJ (1980b) Cerebral ventricular enlargement in chronic schizophrenia. An association with poor response to treatment. Arch Gen Psychiatry 37:11–13

Westermeyer JF, Harrow M (1984) Prognosis and outcome using broad (DSM-II) and narrow (DSM-III) concepts of schizophrenia. Schizophr Bull 10:624–636

Williams AO, Reveley MA, Kolakowska T, Ardern MF, Mandelbrote BM (1985) II. Cerebral ventricular size and it's clinical significance. Br J Psychiatry 146:239–246

Wimmer A (1916) Psychogenic forms of psychoses (in Danish: Psykogene sindssygdomsformer). St. Hans Hospitals Jubil umsskrift, Copenhagen

Wing JK (1982) Course and prognosis in schizophrenia. In: Wing JK, Wing L (eds) Psychoses of uncertain aetiology. Cambridge University Press, pp 33–41

Wing JK, Cooper JE, Sartorius N (1974) The measurement and classification of psychiatric symptoms. Cambridge Univ Press, London

World Health Organization (1973) The international pilot study of schizophrenia, vol 1, Geneva

World Health Organization (1979) Schizophrenia. An international follow-up study. Wiley. Chichester New York Toronto

Yarden P (1974) Observations on suicide in chronic schizophrenics. Compr Psychiatry 15:325–333

IV. Ätiologie

1. Epidemiologie und Genetik

K. FLEKKØY

INHALTSVERZEICHNIS

A. Einführung 120
B. Epidemiologie 120
   I. Diagnose 120
  II. Datenerhebung 120
     1. Krankenhausaufnahmen 120
     2. Fallregister 121
     3. Intensive Bevölkerungsuntersuchungen 121
 III. Präsentation der Daten 121
 IV. Prävalenz 122
  V. Inzidenz 122
 VI. Geographische Verteilung 122
 VII. Kulturelle Unterschiede 124
VIII. Veränderungen in der Zeit 125
     1. Kriegszeit-Veränderungen 126
 IX. Saisonale Unterschiede 126
  X. Sozioökonomischer Status 127
 XI. Life events und familiärer Streß 128
     1. Krankheitsbeginn 128
     2. Rückfall 129
 XII. Migration 129
XIII. Fruchtbarkeit und Mortalität 130
XIV. Schwangerschaft und Geburtskomplikationen 132
 XV. Personenstand 132
XVI. Virusfaktoren 132
XVII. Ernährungsfaktoren 133
C. Genetik 134
   I. Belege für eine genetische Transmission 134
  II. Familienuntersuchungen 135
 III. Spezifität der Transmission 136
 IV. Schizophrenie versus manisch-depressive Psychosen 137
  V. Schizophrenie versus schizoaffektive Psychosen 138
 VI. Zwillingsuntersuchungen 139
     1. Variablen mit Einfluß auf die Konkordanzrate 140
     2. Charakteristika der nichtschizophrenen MZ-Co-Zwillinge 142
 VII. Adoptionsstudien 143
VIII. Modelle genetischer Transmission 144
Literatur 146

A. Einführung

Epidemiologische und genetische Daten bilden zwei Ecksteine wissenschaftlicher Schizophrenieforschung. Epidemiologische Daten ergänzen die unmittelbaren ätiologischen Befunde, indem sie einen Bezugsrahmen für überprüfbare Kausal-Hypothesen liefern; zugleich vermitteln sie ein wesentliches Wissen für den praktischen Umgang mit einer Krankheit. Genetische Befunde bilden den unmittelbarsten Beleg für physiologische Komponenten in der Verursachung der Schizophrenie. Die Identifizierung und Korrektur genetischer Abnormitäten ist unser höchstes Ziel. Die weiter unten zu besprechenden Befunde sind als Bausteine des Weges zu diesem Ziel anzusehen.

B. Epidemiologie

I. Diagnose

Die Schizophrenie-Diagnose wird innerhalb eines kulturellen Bezugsrahmens gemacht; Symptome und deren Identifikation hängen bis zu einem gewissen Grade von den kulturellen Gegebenheiten ab. Die meisten der früheren Untersuchungen, welche weiter unten besprochen werden, gründen ihre Diagnostik auf eine globale Einschätzung nach den Kriterien von KRAEPELIN und BLEULER, die dann in der International Classification of Diseases (ICD) spezifiziert wurden, zuletzt in einer Reihe von forschungsbezogenen Diagnostik-Kriterien und im Diagnostic and Statistical Manual (DSM III) der American Psychiatric Association von 1980. Ein recht wertvoller Beitrag zur Vereinheitlichung der diagnostischen Praxis in der transkulturellen Forschung wurde durch WING et al. (1974) in seiner Present State Examination (PSE) und durch die WHO (1973) in ihrer internationalen Pilot-Studie über Schizophrenie gegeben. Die Forschungs-Diagnostik ist in der Konsequenz der Anwendung spezifischer Kriterien zwar einheitlicher geworden, aber die klinische Praxis zeigt noch einen breiten Spielraum: eine unglückliche Situation, insofern wesentliche diagnostische Daten aus der klinischen Praxis gezogen werden.

II. Datenerhebung

1. Krankenhausaufnahmen

Statistiken über Krankenhausaufnahmen sind gewöhnlich leicht verfügbar, zeigen große Fallzahlen und decken ausgedehnte geographische Regionen sowie eine Reihe diagnostischer Kategorien ab. Diese Daten sind indessen mit einiger Zurückhaltung zu bewerten. Gewöhnlich fehlt in solchen Statistiken eine gewisse Anzahl von psychiatrischen Fällen. Was die Schizophrenie angeht, gibt es eine erhebliche lokale Variation; die Mehrzahl der Fälle wird indessen letzten Endes in einer psychiatrischen Institution registriert. Nach den Daten, welche ØDEGAARD aus Norwegen mitgeteilt hat, war der Anteil Hospitalisierter an den im Forschungsprojekt angezielten Schizophrenen auf 72% einzuschätzen. In Island indessen wurden nur 34% je in psychiatrischen Krankenhäusern aufgenommen; 22% wurden in anderen Krankenhäusern registriert.

2. Fallregister

Fallregister erfassen jeden Patienten in einem nationalen oder regionalen Bereich von seiner Erstaufnahme in einer Institution an bis hin zu seinen späteren Entlassungen, Wiederaufnahmen, zur endgültigen Entlassung oder zum Tod. Auf diese Weise können Wiederaufnahmen von Erstaufnahmen verläßlich unterschieden werden; die Beobachtungsperiode ist hinreichend lang, um Statistiken über den Verlauf und die Diagnose zu erhalten; die große Anzahl der Daten sichert – zumindest im Falle eines nationalen Registers – eine detaillierte statistische Bearbeitung und repräsentative Schlußfolgerungen.

3. Intensive Bevölkerungsuntersuchungen

Diese Technik zielt darauf, alle psychisch Kranken einer bestimmten Population komplett zu erfassen, um zu einer Berechnung wahrer Morbiditäts-Raten zu gelangen. In biographischen oder katamnestischen Untersuchungen wird eine komplette Geburts-Kohorte retrospektiv bis zum Ende der Hauptrisikoperiode verfolgt.

III. Präsentation der Daten

Epidemiologische Daten werden am einfachsten in absoluten Zahlen wiedergegeben; gewöhnlich stellt man sie jedoch als *Rate* dar: d. h. pro Tausend oder Hunderttausend der Bevölkerung, spezifiziert nach Alter, Geschlecht, Personenstand usw. *Prävalenz-Raten* werden definiert als Anzahl der Patienten, welche in einer bestimmten Population zu einer gegebenen Zeit gefunden werden; manchmal wird Prävalenz als *Lebenszeit-Prävalenz* bestimmt und bedeutet dann, daß alle seelischen Störungen, welche im Leben der Individuen bis zur Zeit der Registrierung aufgetreten sind, eingeschlossen werden. Ein Problem solcher Prävalenz-Messungen liegt darin, ob die Zahl derjenigen psychiatrischen Patienten, welche durch psychotrope Pharmaka kompensiert wurden, aus der Zählung ausgeschlossen werden oder nicht; ähnliches gilt für den Mortalitätsanstieg bei der Bestimmung der wahren Psychosen-Morbidität. Aus solchen Gründen mag es vorteilhaft sein, sich an die *Inzidenz-Raten* zu halten: Die Anzahl neuer Krankheitsfälle pro Jahr bezogen auf die jeweilige Population. Hier werden meistens alters-spezifische Raten gegeben (d. h., das Risiko, eine Psychose in einer spezifischen Altersspanne zu entwickeln). Nach Addition geben die altersspezifischen Raten das sogenannte *Lebenszeitrisiko* oder *Morbiditätsrisiko*, und zwar für die Zeit von der

Geburt bis zu 80 Jahren. Das Morbiditätsrisiko kann durch die verschiedenen Altersgruppen hindurch verglichen werden, wenn die Rate entsprechend korrigiert wird. Dies geschieht gewöhnlich mit der Weinberg-Methode dadurch, daß die Größe der Stichprobe auf die Anzahl der beobachteten Lebensrisiko-Exponierten reduziert wird.

IV. Prävalenz

BLAND (1984) verwendete die kanadischen nationalen Statistiken aus 1978 über Schizophrene, welche nach ICD-8 diagnostiziert worden waren und fand eine (wahrscheinlich überhöhte) *Perioden*-Prävalenz unter Kombination aller Altersgruppen und der Geschlechter von 8,6 auf 1 000 der Bevölkerung. Diese Zahlen liegen etwas höher als die entsprechende Rate, welche von BABIGIAN (1980) in Monroe County, New York (Rochester und seine Vororte) 1970 gefunden wurden: 4,7 auf 1 000. Dies war eine Fallregister-Untersuchung, und die Lebenszeit-Prävalenz für 1961–1971 betrug 13,3 auf 1 000. Obwohl der Schizophreniebegriff in den USA weiter als in Europa gehandhabt wird, liegen diese Zahlen in demselben Bereich der Lebenszeit-Prävalenz, wie sie von ESSEN-MØLLER (1956) und HAGNELL (1966) in ihren Zensus-Untersuchungen einer städtischen und kleinstädtischen Bevölkerung im südlichen Schweden gefunden wurden: 6,7 und 4,5 auf 1 000 der Bevölkerung. Eine Zusammenfassung der Prävalenz-Untersuchungen in Europa, Asien und Nordamerika, welche von TORREY (1980) gegeben wurde, zeigte Lebenszeit-Prävalenzen von 1,9–9,5 auf Tausend in Europa, 5,2–0,9 in Asien. In Asien lagen die entsprechenden Werte demnach etwas niederiger.

V. Inzidenz

In den Untersuchungen von BLAND (1984) und BABIGIAN (1980), welche oben erwähnt wurden, lag die Inzidenz-Rate für behandelte Schizophrene bei 27 (alle Altersgruppen und beide Geschlechter) bzw. 68 auf 100 000 der Bevölkerung. Neuere europäische Untersuchungen ergaben deutlich niedrigere Werte: MUNK-JØRGENSEN (1986) erhielt eine Rate von 8,5 auf 100 000 Erwachsene, nach ICD-8 diagnostizierten Männern in 1984 (gegenüber 12,6 auf 100 000 in 1970), und zwar aufgrund des nationalen psychiatrischen Aufnahmeregisters in Dänemark. Die entsprechenden Werte lagen für beide Geschlechter in Schottland 1978 bei 11,8, in New South Wales (Australien) bei 22 auf 100 000 in der Zeitstrecke 1974–1977.

VI. Geographische Verteilung

In einer geographisch isolierten Region von nahezu 9 000 Menschen im nördlichen Schweden fand BÖÖK (1953) eine Punkt-Prävalenz von 9,5 auf 1 000. Als dieselbe Region 1977 erneut untersucht wurde, ergab sich eine Prävalenz von 17,0 auf 1 000 (BÖÖK et al. 1978); das ist der höchste Wert, welcher in einer methodisch

korrekt angelegten Untersuchung irgendwo gefunden wurde. Drei große Stammbäume konnten zu drei finnischen Paaren zurückverfolgt werden, welche sich im
17. Jahrhundert in dieser Region niedergelassen hatten. In einer kroatischen Region im nördlichen Jugoslawien wurde in sorgfältigen Untersuchungen eine Prävalenz von 7,4 auf Tausend gefunden; bei einer späteren Untersuchung dieser
Provinz wurde ein doppelt so hoher Wert gefunden. Ähnlich hatte sich auch die
Rate für manisch depressive Psychosen angehoben; dies kontrastiert mit Bööks
Befunden (CROCETTI et al. 1971). Morbiditätsraten und Bevölkerungsabnahme
aufgrund von Auswanderung waren positiv korreliert und legten eine verringerte
Mobilität bei Schizophrenen nahe.

Irische Untersuchungen der Hospital-Prävalenz der Erstaufnahmen und der
Prävalenz einer Gemeinde-Untersuchung an einem bestimmten Tag (WALSH et al.
1979) zeigten eine Anhebung der Werte bei eng definierten Schizophrenien bis zu
einem Hospitalisierungs-Risiko von 4%; dieser Wert lag im westlichen Irland
noch höher. Die Raten scheinen also zu steigen. Einige Befunde verweisen auf sozioökonomische Faktoren als Teil-Erklärung; es zeigen sich Zusammenhänge mit
der kontinuierlichen und stark an die Substanz gehenden Emigration, welche hier
nach der großen Hungersnot von 1845 begann. Die Aufnahmen wegen manisch-
depressiver Psychosen und Alkoholismus stiegen ebenfalls, und es ergab sich eine
sehr starke Verknüpfung zwischen der Schizophrenie-Häufigkeit und niedriger
sozioökonomischer Klasse. Indessen spricht der Morbiditätsanstieg bei der ersten
und zweiten Emigrantengeneration (DEAN et al. 1981) für einen starken familiären oder genetischen Faktor. Dieser kann nach den Vorstellungen von DALEN
(1977) die Form einer intrauterinen Hirnschädigung, einer Genmutation oder anderer ungünstiger Effekte annehmen, die mit dem signifikant angehobenen Alter
der Mütter Schizophrener in Irland verbunden sein mögen. In diesem Puzzle mag
es auch noch andere Teile geben, etwa Diät-Faktoren, Praktiken der Kinderpfle-
ge oder ein Virus.

Methodisch verläßliche Untersuchungen haben auch abnehmende Schizo-
phrenie-Häufigkeiten nachgewiesen. Ein Beispiel hierfür ist die Total-Studie von
RIN u. LIN (1962) an 11 400 Menschen in abgelegenen Gebirgsdörfern Formosas.
Dabei ergab sich eine Lebenszeit-Prävalenz von 0,9 auf Tausend. Unter 12 200
Küsten-Indianern auf Vancouver Island und benachbarten Festlandsgebieten
Britisch-Kolumbiens fanden BATES u. VAN DAM (1984) eine Hospitalaufnahme-
Inzidenz von nur 10 auf 100 000 pro Jahr. Für eine Einschätzung der echten Morbidität ist dies wahrscheinlich ein zu niedriger Wert; die Befunde bedürfen allerdings weiterer Untersuchung hinsichtlich ihrer ätiologischen Bedeutung. Trotz
unterschiedlicher weltweiter Morbiditätsraten zeigt das Gesamtbild doch eine wesentliche Homogenität. Die Entsprechungen der Morbiditätsraten quer zur Zeit,
zur Kultur und zur geographischen Entfernung bezeugen dies: eine Prävalenz von
2,2 auf 1 000 auf der dänischen Insel Samsø (NIELSEN u. NIELSEN 1977); 5,3 auf
1 000 im arktischen Dorf Berlevaag in Norwegen während des letzten Weltkrieges
(BREMER 1951) und 2,3 auf 1 000 in zwei nationalen japanischen Untersuchungen
(1954 und 1963; KATO 1969). Dasselbe zeigt sich in der weltweiten Ähnlichkeit der
Symptome (Weltgesundheitsorganisation 1973) und in der größeren Ähnlichkeit
der Diagnosen bei der Wiederaufnahme im Vergleich zur Erstaufnahme in verschiedenen Ländern (SAUGSTAD u. ØDEGAARD 1983).

VII. Kulturelle Unterschiede

Die relative Wichtigkeit eines bestimmten Symptoms als Teil des schizophrenen Syndroms variiert weltweit. Wird jedoch gesehen, daß diese Symptome auf dem höchsten Integrationsniveau entstehen, so bleibt eine auffallende transkulturelle Ähnlichkeit. In den neuen Zentren rund um die Welt, welche an der internationalen Pilot-Untersuchung über Schizophrenie teilnahmen (WHO 1973) zeigten sich die Schlüsselsymptome: fehlende Krankheitseinsicht, Halluzinationen, Affektflachheit, Verfolgungs- und Beeinträchtigungswahn, Entfremdung des Denkens und Gedankenlautwerden. Es gibt indessen Variationen. MASLOWSKI (1986) fand mehr Beeinflussungsgedanken unter Schizophrenen auf Malta als in Benghasi/Libyen. Die Malteser standen ihrer englischen Vergleichsgruppe klinisch näher. Schizophrene aus Saudi-Arabien schienen weniger floride Symptome zu haben, und häufig richtete sich ihr Verfolgungswahn auf die eigenen Familienmitglieder (EL SENDIONY 1981). Wie zu erwarten, spiegelte der Inhalt der Wahnbildungen und Halluzinationen die unterschiedlichen Kulturmuster am klarsten.

Religiöse Minderheiten bilden einen speziellen Fall kultureller Unterschiede. Ein Beispiel hierfür geben die Hutteriten, welche im industrialisierten Nordamerika leben. Der Anteil der Schizophrenien lag bei ihnen mit 17% überraschend niedrig im Vergleich zu 74% manisch-depressiver Psychosen. Ein anderes Beispiel geben Römisch-Katholische in Kanada. MURPHY u. LEMIEUX (1967) konnten zeigen, daß römisch-katholische Männer höhere Aufnahmeraten hatten als nichtkatholische, und zwar auch dann, wenn die ethnische Herkunft kontrolliert wurde.

Der Verlauf scheint in Entwicklungsländern in der Regel besser als in verwestlichten Ländern zu sein (SARTORIUS et al. 1978; WAXLER 1979). In ihrer Zwölf-Jahres-Katamnese auf Mauritius fanden MURPHY u. RAMAN (1971) die relative Häufigkeit schwergestörter Fälle nahezu ebenso hoch wie in Britannien; der Anteil remittierter Fälle lag höher. Sie nehmen an, daß die psycho-soziale Situation auf Mauritius für die weniger stark betroffenen Patienten günstiger ist als für die schweren Fälle.

Ein häufig behandeltes Thema ist die niedrige Prävalenz Schizophrener in Afrika (so auch in jüngsten Untersuchungen von DE JONG et al. 1986 berichtet) und in Indien sowie in anderen Regionen vor ihrem Kontakt mit der westlichen Kultur. Danach folgt dann ein rapider Anstieg. Hierhin gehören die Beobachtungen von BEAGLEHOLE (1969) unter den Maoris auf Neu Seeland sowie von RIN u. LIN (1962) unter chinesischen Emigranten (hohe Exposition) und Eingeborenen auf Taiwan. Die Absicherung solcher Beobachtungen ist offenkundig problematisch, und es ist besonders schwierig, die Wirksamkeit eines Kausalgliedes zwischen westlichen Kultureinflüssen und psychiatrischer Morbidität zu bestimmen. Die häufigen, kurzdauernden, prognostisch günstigen Psychosen mit Angst, paranoid-halluzinatorischen Erregungen, wie sie von GERMAN (1972) beschrieben wurden, scheinen besonders offen für psychische Einflüsse und häufen sich, wenn es zum Kontakt mit neuen Kulturmustern kommt. Diese Zustände werden durch einige Forscher (z.B. MURPHY u. RAMAN 1971) von der Schizophrenie abgetrennt; andere Forscher wie FORTES u. MAYER (1969) schlossen sie offensichtlich ein. Zusätzlich ist zu bedenken, daß der Schizophrenie-Gruppe auch Fälle infektiöser (Trypanosomen, vielleicht auch Viren) und epileptischer Genese zugerechnet worden sind.

VIII. Veränderungen in der Zeit

Zeitliche Wandlungen der Schizophrenie-Parameter sind wegen ihrer ätiologischen Bedeutung häufig beachtet worden. Zunächst soll auf die Langzeit-Wandlungen eingegangen werden. HARE (1983) hält den markanten Anstieg der Hospitalaufnahme-Prävalenz wegen "insanity" in Irland, England und Wales zwischen 1859 und 1900 für einen realen Inzidenz-Anstieg. SCULL (1979) und TORREY (1980) meinten dasselbe und neigen zur Hypothese, daß der Aufnahmeanstieg auf einer Häufung leichterer Fälle bzw. auf den Wirkungen eines infektiösen (Virus) Agens beruhe. TORREY (1980), später HARE (1983) meinten, daß die Schizophrenie oder ein bestimmter Schizophrenie-Typ in Europa und Amerika vor 1800 in der Tat ungewöhnlich gewesen sei und erst danach zunehmend auftrat. Solche Hypothesen leiden unter dem Mangel an schlüssigen Statistiken und belegbarer Ätiologie. GOLDHAMER u. MARSHALL (1949), welche ein ziemlich stabil bleibendes psychiatrisches Versorgungssystem des Staates Massachusetts in der Zeitstrecke von 1840 bis 1940 untersuchten, sahen keine wirkliche Veränderung der Morbidität, dies mit Ausnahme der Altersgruppe der über Fünfzigjährigen. ØDEGAARD (1971), welcher sich auf ein Fallregister aller psychiatrischen Krankenhausaufnahmen in Norwegen stützte, fand nur geringfügige Änderungen der gesamten Psychosen-Inzidenz zwischen 1926 und 1965; wahrscheinlich spiegelt sich hierin die stabile soziökonomische Situation des Landes in diesem Zeitraum. Die diagnostische Verteilung wandelte sich indessen tiefgreifend. Zu ähnlichen Ergebnissen gelangten BJARNAR et al. (1975) und BÖÖK et al. (1978). EAGLES u. WHALLEY (1985) sahen indessen im beobachteten Absinken der alters-standardisierten Erstaufnahmeraten Schizophrener in Schottland zwischen 1969 und 1978 wahrscheinlich einen echten Inzidenz-Abfall und führten ihn auf Besserungen in der Ernährungsweise und den Sozialbedingungen zurück. Die Befunde von MUNK-JØRGENSEN (1986) zeigen auf der anderen Seite die Bedeutung unterschiedlicher diagnostischer Gewohnheiten: ein Abfall der Erstaufnahmen Schizophrener in Dänemark zwischen 1970 und 1984 von nahezu 37% wurde begleitet durch einen ebenso hohen Anstieg von „Borderline-Zuständen" und paranoiden sowie nicht spezifizierten Psychosen.

Die weitreichenden gegenwärtigen diagnostischen und klinischen Veränderungen, welche gegenwärtig zumindest in Europa und den USA geschehen, beziehen sich auf Früh-Intervention und ausgedehnte poliklinisch-ambulante Behandlung. Dadurch reduziert sich der Hospitalaufenthalt, und eine wachsende Zahl psychotischer Patienten kann von Beginn ab extramural behandelt werden. Konsequenz: Verringerung der Population psychiatrischer Krankenhäuser, Anstieg der Inzidenz-Raten, und zwar im wesentlichen durch Aufnahmen nicht-psychotischer Patienten. Eine andere Auswirkung liegt darin, daß die schizophrene Psychose einen günstigeren Verlauf zu nehmen scheint (mit Ausnahme einer Restgruppe mit allmählichem Beginn; BLEULER 1968). Wichtige soziökonomische Faktoren sind in diesem Prozeß die Schaffung von Arbeitsplätzen und die Eingliederung früherer psychiatrischer Patienten in das Arbeitsleben. Die Diagnose-Muster wiederum spiegeln dies Zusammenspiel zwischen klinischen Phänomenen und therapeutischen Ressourcen der Gesellschaft.

1. Kriegszeit-Veränderungen

Trotz der Brutalität, mit welcher ein moderner Krieg in das Leben der Menschen einbricht, scheint er keine Steigerung der psychiatrischen Morbidität zu bewirken. Der 2. Weltkrieg führte zu einer Absenkung psychiatrischer Krankenhausaufnahmen, und zwar offensichtlich als Resultat einer echten Morbiditätsabnahme. Eine Ausnahme bildeten hier die USA, wo die Aufnahmezahlen für Männer im Alter von 20–24 Jahren anstiegen. Möglicherweise ist dies durch die Entdeckung latenter Psychosen bei der Musterung bewirkt worden. Im besetzten Dänemark und in Norwegen, im neutralen Schweden und in Finnland, welches zeitweilig durch die Kriegsereignisse betroffen wurde, gab es eine Senkung der Schizophrenie-Aufnahmen mit einem kompensatorischen Anstieg nach dem Krieg. Die Gründe sind unklar. Alkoholknappheit und Veränderungen der Ernährung können eine Rolle gespielt haben; ähnlich auch psychologische Veränderungen: Zusammenhalt der Familie und Leistungsnotwendigkeiten angesichts eines gemeinsamen Feindes. Neuere Untersuchungen über die psychiatrischen Auswirkungen des poilitischen Terrors in Nordirland scheinen diese Beobachtungen hinsichtlich der Psychosen zu bestätigen (FRASER 1971). Es kann indessen zu einer Anhebung von psychologischen Belastungssymptomen kommen (CAIRNS u. WILSON 1984).

IX. Saisonale Unterschiede

Eine Häufung der Geburten in der kalten Jahreszeit bei später schizophren Erkrankenden ist wiederholt sowohl für die nördliche als auch für die südliche Hemisphäre beobachtet worden und kann nun als gesichert gelten (DALEN 1974; HARE 1975; ØDEGAARD 1974; TORREY et al. 1977; JONES u. FREI 1979). Einige dieser Untersuchungen basieren auf nationalen Stichproben (z. B. ØDEGAARD, HARE) und auf sehr großen Patientenzahlen. Dieser Effekt scheint auf der südlichen Hemisphäre weniger ausgeprägt. Der Anstieg hält sich gewöhnlich in einem Prozent-Rang von 6–10 und kann manisch-depressive Psychosen, wenngleich minder ausgeprägt, einschließen (HARE 1975). Er zeigt einen Abfall im Zeitverlauf (SHIMURA u. MIURA 1980). Einige Untersucher fanden diesen Effekt in den unteren sozioökonomischen Schichten stärker ausgeprägt; dies konnte indessen durch die Mehrzahl der Untersuchungen nicht bestätigt werden. Charakteristika der Patienten, bei welchen dieser Effekt gefunden wurde, waren: gute Prognose, kurzer Verlauf, keine schizophrenen Verwandten (SHUR 1982). Das paßt zu der Beobachtung von REVELEY et al. (1984), welcher signifikant erweiterte Ventrikel nur bei schizophrenen Zwillingen ohne größere psychiatrische Störungen in der Familienumgebung fand. Auf der anderen Seite konnten MACHÓN et al. (1983) den Jahreszeit-Effekt nur bei Probanden mit hohem genetischen Risiko in einer ländlichen Umgebung nachweisen.

Es ist gut gesichert, daß unterschiedliche Schizophrenie-Begriffe und Artefakte der Alters-Prävalenz nicht zur Erklärung des Jahreszeit-Effektes herangezogen werden können. Sehr wahrscheinlich ist ein Umgebungseinfluß, welcher möglicherweise mit der Temperatur oder mit Infektionskrankheiten in der späten Schwangerschaft oder um die Geburt zusammenhängt, welche zu einer subklinischen Hirnschädigung führen, die ihrerseits das spätere Auftreten schizophrener Symptome begünstigt.

X. Sozioökonomischer Status

Zahlreiche Untersuchungen zeigten eine Verknüpfung zwischen niedriger sozioökonomischer Schicht und höchster Psychosen-Rate. Diese Beziehung ist bei der Schizophrenie am stärksten und ist wiederum besonders ausgeprägt im städtischen und gemischt städtisch-ländlichen Bezirken (zusammenfassender Überblick bei DOHRENWEND 1975). Der Verlauf steht zur niedrigen Sozialschicht in negativer Beziehung (GIFF et al. 1986). Nicht-westliche Kulturen zeigen hier bisweilen unterschiedliche Muster. In Japan fand MURPHY (1959) nur eine lockere Verknüpfung zwischen der Psychosen-Inzidenz und dem Einkommen (die Inzidenz rangierte zwischen 3,9–6,3); in Singapur hatten die Malaysier die niedrigsten Inzidenz-Raten, wiewohl sie allgemein zu den niedrigen Schichten gehören. Eine umfassendere Validität hat wahrscheinlich die Verknüpfung zwischen Schizophrenie und sozialer Benachteiligung und Desorganisation. Schizophrenie und manisch-depressive Psychosen verhalten sich zur sozioökonomischen Schicht unterschiedlich: letztere sind am häufigsten in den höheren Schichten (ØDEGAARD 1972). GOODMAN et al. (1983) konnten dies Muster in einer neueren amerikanischen Studie nicht replizieren.

Die angehobene Schizophrenie-Inzidenz in der niedrigsten Sozialschicht wird am besten durch die Selektions-Hypothese erklärt: Die Fälle kommen aus dem Durchschnitt aller Sozialklassen und sammeln sich dann auf dem niedrigsten Niveau, da es ihnen nicht gelingt, eine Anpassung an die höheren Schichten zu vollziehen (HARKEY et al. 1976). Dies Modell erklärt auch die Anhebung der Schizophrenie-Inzidenz in den zentralen, sozial deprivierten Regionen der größeren (über eine halbe Million) und wachsenden Städte. Alternativ oder ergänzend bewirken ungünstige Lebensbedingungen dann bei genetisch Disponierten psychische Krankheit. LANGNER u. MICHAEL (1963) fanden in ihrer Midtown Manhatten Study indessen noch Schicht-Differenzen der psychiatrischen Morbidität, wenn soziale Belastung statistisch auf einem hohen und konstanten Niveau gehalten wurde. Die Psychosen-Inzidenz variierte in den unteren Sozialschichten mit dem sozialen Streß, nicht aber in der obersten Schicht. Dies spricht dagegen, im sozialen Streß die primäre Bedingung des sozioökonomischen Differentials zu sehen.

XI. Life events und familiärer Streß

1. Krankheitsbeginn

Life events. BROWN u. BIRLEY (1968) fanden zumindest ein markantes Lebenser-
eignis vor dem Einsetzen schizophrener Symptome bei 46% ihrer Patienten; der
Vergleich mit normalen Kontrollen ergab in dieser Hinsicht einen Wert von 14%.
(Die Autoren hatten zunächst 60% ihrer Patienten aus der Untersuchung ausgeschlossen, da der Beginn ihrer Symptome nicht klar bestimmt werden konnte.)
CANTON u. FRACCON (1985) fanden einen signifikanten Anstieg belastender Lebensereignisse in den Bereichen der Arbeit, Gesundheit sowie des sozialen und familiären Lebens bei zwei Drittel ihrer Untersuchungsgruppe, und zwar häufiger
bei akuten als bei chronisch Schizophrenen; sie fanden keinen Anstieg für Ereignisse, welche vom psychischen Zustand des Patienten unabhängig waren. In einer
methodisch fundierten Untersuchung in Saudi-Arabien konnten AL KHANI et al.
(1986) die Ergebnisse von BROWN u. BIRLEY (1968) nicht replizieren und dasselbe
gilt für die Untersuchungen von JACOBS u. MYERS (1976) und CHUNG et al. (1986).
Diese Beziehung scheint für chronische Patienten nicht zuzutreffen, und sie ist bei
Schizophrenen schwächer als bei Manisch-Depressiven (LUKOFF et al. 1984, gab
eine Literaturübersicht). Es könnte kein spezifischer Typ eines belastenden Le-
bensereignisses im Zusammenhang mit schizophrenen Zusammenbrüchen nachgewiesen werden. Die Häufigkeit von life events steigt in Phasen symptomatischer
Remission an (DAY 1981); RAHE u. ARTHUR (1978) beobachteten einen ähnlichen
Anstieg bei praktisch allen Untersuchten medizinische und psychiatrische Störungen. All dies spricht dagegen, belastenden Lebensereignissen eine wesentliche
Rolle innerhalb der Kausierung von Schizophrenien zuzuschreiben. Diese Beziehung mag es indessen bei anderen Krankheitstypen geben, so etwa „Gefahr"-Er-
eignisse bei Angstzuständen und „Verlust"-Ereignisse bei Depression.

Wie oben schon betont, gibt es zu Kriegszeiten keinen Anstieg der Schizophreniehäufigkeit. Die Psychosen, welche hier auftreten, sind kurzdauernd. Die
kampf-induzierten Psychosen mit schizophrener Symptomatik bilden eine interessante Parallele zu den akuten, kurzdauernden Psychosen, welche häufig in Entwicklungsländern beobachtet werden (s. o.). Mit früheren Untersuchungen über
Naturkatastrophen stimmt es überein, daß NAKANE et al. (1985) nur einen Fall von
Schizophrenie unter 133 psychiatrischen Patienten fanden, welche der Über-
schwemmung von Nagasaki 1982 zugeschrieben werden konnte. Befunde über
Auswirkungen solcher Ereignisse auf die Langzeit-Inzidenz sind dürftig; sie scheinen zumeist nicht-psychotische Verfassungen zu betreffen, so etwa Angst und Depression.

Familiärer Streß. GOLDSTEIN et al. (1978) und DOANE et al. (1981) haben den Versuch gemacht, den Beginn schizophrener Störungen bei verhaltensgestörten Adoleszenten auf der Basis der von WYNNE u. SINGER (WYNNE et al. 1977) entwickelten elterlichen Kommunikations-Messungen vorauszusagen; sie studierten auch
den affektiven Stil der verbalen Interaktion zwischen Eltern und Kind (DOANE et
al. 1985). Innerhalb einer Fünf-Jahres-Katamnese konnte nur ein klarer Schizophrenie-Fall identifiziert werden; die Autoren fanden indessen eine statistisch signifikante Verbindung zwischen Verlaufs-Diagnosen, welche sich an einem „er-

weiterten Schizophreniespektrum" orientierten, und den ermittelten Werten für abweichende Kommunikation sowie für die affektive Stilistik elterlichen Verhaltens (DOANE et al. 1981). Es gab jedoch in dieser Untersuchung eine beträchtliche Anzahl falscher positiver Befunde (hohe Devianz-Werte, keine Pathologie), und es ließ sich darin auch nicht die Möglichkeit einer reaktiven oder genetischen Interpretation der Beobachtungen ausschließen. Es mag eine Verbindung zwischen abweichender Kommunikation der Eltern und der Psychopathologie bei den Kindern geben; es besteht jedoch kein Beleg für eine kausale Verknüpfung (Überblick und Diskussion bei FLEKKØY 1981 a, b). Für die soziale und emotionelle Entwicklung des Kindes kann die *Schwere* der seelischen Erkrankung eines oder beider Elternteile größere Bedeutung haben.

2. Rückfall

Seit der Einführung psychotroper Pharmaka kam es zu einem markanten Wandel der Therapie-Muster Ende der fünfziger Jahre: kürzere Krankenhauszeiten, häufigere Wiederaufnahmen. Aus diesem Grund wurde es wichtig, die Faktoren zu bestimmen, welche die Rückfall-Rate beeinflussen. Die neuere Forschung fand heraus, daß eine kritische Einstellung, starke emotionelle Involvierung oder Feindseligkeit (i. S. hoher expressed emotion) von seiten der Familienmitglieder, wenn sie sich zur Zeit der Hospitalisierung auf den Patienten richteten, zum Symptom-Rückfall bei Katamnesen von 9 Monaten bis zu 2 Jahren beitrugen. Diese Einwirkung war unabhängig von allen untersuchten sonstigen sozialen und klinischen Faktoren einschließlich der speziellen Symptombildungen. Weitere Rückfall-Prädiktoren sind: Eltern-Konflikt, männliches Geschlecht, fehlende reguläre Medikation. Zurückhaltender Kontakt mit kritischen und überinvolvierten Verwandten verringert das Rückfall-Risiko (LEFF u. VAUGHN 1981; VAUGHN et al. 1984). Für eine kausale Deutung dieser Befunde spricht, daß es für Schizophrene förderlich ist, wenn ihre Beziehungen gelegentliche und nicht intensive sind und wenn Nicht-Verwandte sie im sozialen Netzwerk unterstützen (GARRISON 1978). Eine von MCGLASHAN (1986) durchgeführte Langzeituntersuchung an Schizophrenen, welche nach DSM-3 diagnostiziert worden waren, zeigte, daß die prämorbide Anpassung die größte Voraussagekraft für den Verlauf während der ersten Krankheitsdekade hatte; die familiäre Funktion bestimmte die zweite Dekade, wohingegen die familiäre Genetik für die dritte Dekade und darüber hinaus wichtig war.

XII. Migration

1932 veröffentlichte Ørnulv ØDEGAARD eine folgenreiche Untersuchung über norwegische Einwanderer in Minnesota. Dabei zeigte sich unter diesen Einwanderern eine exzessive Morbidität, wenn mit den entsprechenden Raten in Norwegen verglichen wurde. Wiewohl nun 50 Jahre vergangen sind, sind wir noch nicht in der Lage zu entscheiden, ob seine Hypothese richtig war, daß Emigranten hinsichtlich der psychiatrischen Morbidität eine ausgewählte Gruppe bilden. Allgemein gesehen hängt die Morbidität in einer solchen Untersuchungsgruppe von den Bedingungen ab, unter welchen Migration geschieht (Wirtschaftskrise; Kriegssituation; Massenwanderung), ferner von der Herkunfts- und Ankunfts-Region (interne Wanderung versus Wanderung zwischen verschiedenen Ländern; städtisch versus ländlich), von der Selektion nach prämorbiden Persönlichkeitszügen und weiteren Faktoren, welche für die Morbiditäts-Rate bedeutsam sind, etwa soziale Schicht, Geschlecht und Personenstand. Es ergibt sich dabei immer die Frage nach einer Vielfach-Kausalität.

In den USA lagen die Erstaufnahmen in Krankenhäusern für Menschen ausländischer Herkunft gewöhnlich höher als für die im Lande geborenen, höher für Frauen als für Männer (worin sich ein Streßfaktor spiegeln kann), schließlich höher für Schizophrenie als für affektive Psychosen (TORREY 1980). In neueren englischen Untersuchungen wurden erstmals hospitalisierte Schizophrene signifikant häufiger diagnostiziert bei Einwanderern aus Westafrika und Westindien als bei Patienten, die im Lande geboren worden waren. Diese Psychosen sind gewöhnlich kurzdauernd und gehen durchschnittlich 6 Jahre nach der Ankunft mit einer religiösen und paranoiden Symptomatik einher (z. B. LITTLEWOOD u. LIPSEDGE 1981). Dieser Anstieg kann sich zumindest teilweise aus der Hineinnahme akuter psychotischer Reaktionen in die Schizophrenie-Kategorie erklären, ein Hinweis auf die Problematik der *Diagnose* in der transkulturellen Psychiatrie. Interessanterweise fand ROYES (1962) etwa dieselben Inzidenz-Raten Schizophrener bei karibischen und englischen Populationen. Das legt eine Deutung der britischen Befunde unter dem Gesichtspunkt der Selektion nahe. Alternativ ist auch an die Einwirkung post-migrativer Belastungen auf prädisponierte Persönlichkeiten zu denken. Irische Einwanderer hatten eine um das 2,4fache angehobene Rate von Erstaufnahmen wegen Schizophrenie 1976 im Vergleich zu einer alters- und geschlechts-korrigierten Gruppe von Patienten aus England. Diese Rate verringerte sich, wenn sie auf die in Irland lebenden Iren bezogen wurde (DEAN et al. 1981). Dies zeigt die Wirksamkeit positiver Selektion und spricht gegen die Bedeutung eines Streß-Faktors. Augenscheinlich ist der Risikoanteil unter Wandernden nicht konstant, sondern zeitlichen Wandlungen unterworfen, und zwar im Zusammenhang mit wechselnden politischen, sozialen und ökonomischen Bedingungen.

Interne Migration (Wanderung innerhalb eines Landes) zeigt ein komplexes Bild. Lokale Bedingungen überwiegen hier oft die allgemeinen Trends. Als Regel kann jedoch festgehalten werden, daß Wanderungen zwischen den einzelnen Staaten in den USA mit einem beträchtlichen Anstieg der Morbidität einhergehen. Sie liegt 60–100% höher im Vergleich zu den Fremdgeborenen (MALZBERG u. LEE EVERETT 1956). Das stimmt mit der Beobachtung wachsender geographischer Mobilität von Schizophrenen vor dem Krankheitsbeginn überein, welche von LEFF (1976) auf eine Tendenz zur sozialen Isolierung bezogen worden ist.

XIII. Fruchtbarkeit und Mortalität

Fruchtbarkeit. Trotz ansteigender und an die allgemeine Bevölkerung heranreichender Trends zeigen neuere Untersuchungen noch, daß die Reproduktions-Rate Schizophrener unter dem Ausgleichs-Wert liegt. In einer norwegischen Fallregister-Untersuchung an verheirateten Frauen, welche zwischen 1956 und 1975 hospitalisiert waren, fand ØDEGAARD (1980) 1,80 Kinder pro Ehe bei Schizophrenen gegen 2,00 bei manisch-depressiver Psychose und 2,41 bei Normalen. SLATER et al. (1971) fanden 0,9 und 0,5 Kinder pro Patient für weibliche bzw. männliche Schizophrene in einem Londoner Material. Dies paßt zu einer Rate von 0,9 bei männlichen (verheirateten und unverheirateten) Schizophrenen aus einem ländlichen Bezirk Schwedens (LARSON u. NYMAN 1973). Interessanterweise erhielten diese Autoren keinen Hinweis auf den gesuchten Beleg nach einem kompensatorischen Fertilitätsanstieg unter den potentiell Gen-verwandten Geschwistern der Probanden i. S. der Polymorphismus-Theorie von HUXLEY et al. (1964). Auch ERLENMEYER-KIMLING (1978) konnte dies nicht nachweisen.

Die relative Fertilität psychiatrischer Patienten zeigte einen mäßigen Anstieg von 72,4 auf 100 zu erwartende Kinder in 1936–1945 auf 83,6 in 1966–1975 (ØDEGAARD 1980). ERLENMEYER-KIMLING et al. (1966) fanden ähnliche Raten und Anstiege bei männlichen und weiblichen Schizophrenen aus dem Staate New York. HILGER et al. (1983) konnten in Westdeutschland keine ansteigende Tendenz nachweisen.

Mortalität. Eine Mortalität hospitalisierter Psychotiker, welche im ersten Teil dieses Jahrhunderts diejenige der Allgemeinbevölkerung um ein Fünffaches überstieg, hat sich nun auf etwa die doppelte Mortalität gesenkt. Dies gilt auch für Schizophrenien. Früher wurde diese hohe Mortalität primär auf Krankheiten bezogen (Infektionskrankheiten einschließlich Tuberkulose, Bronchopneumonie und kardiovaskuläre Erkrankungen); jetzt spielen indessen gewaltsame Todesfälle durch Suizid die wesentlichste Rolle (SAUGSTAD u. ØDEGAARD 1979) In einer neueren katamnestischen Untersuchung an 1 190 schizophrenen Patienten aus Stockholm fanden ALLEBECK u. WISTEDT (1986) die Suizid-Mortalität bei männlichen Patienten zehnmal, bei weiblichen Patienten achtzehnmal höher als in der Allgemeinbevölkerung. Für dieses Anwachsen sind Frühentlassung und Verringerung der Zwangsmaßnahmen innerhalb des Hospitals als verantwortlich anzusehen. Was die Kausalbeziehungen angeht, fand KENDLER (1986), daß Tod durch Trauma häufiger bei den unbetroffenen als bei den betroffenen Partnern eineiiger Zwillingspaare mit Schizophrenie Diskordanz vorlag. Die generelle Mortalitäts-Rate war bei ihnen identisch und zugleich signifikant angehoben. Dies zeigt den wichtigen Beitrag genetischer Faktoren für die Verursachung gewaltsamer Todesfälle. Bestärkt wird das durch die dänische Adoptionsstudie an Schizophrenen (KETY et al. 1978), wo stark erhöhte Mortalität bei biologischen Verwandten Schizophrener Adoptierter nahezu ausschließlich auf einen Anstieg traumatisch bedingter Todesfälle zu beziehen war.

WREDE et al. (1980) fanden eine Anhebung fötaler und neonataler Todesfälle bei den Nachkommen Schizophrener; dieser Befund konnte indessen durch andere Untersucher (NISWANDER u. GORDON 1972) nicht bestätigt werden; soweit eine Häufigkeitszunahme gefunden wurde, blieben Inzidenz und Häufigkeits-Inzidenz innerhalb bescheidener Grenzen oder unspezifisch. Das bisher vorliegende Wissen spricht wahrscheinlich gegen einen signifikanten Anstieg; diese Frage ist indessen noch nicht geklärt.

XIV. Schwangerschaft und Geburtskomplikationen

Zahlreiche Untersuchungen, welche von MCNEIL u. KAIJ (1978) und WALKER u.
EMORY (1983) zusammengefaßt worden sind, stimmen darin überein, daß es keinen signifikanten Anstieg pränataler oder Entbindungs-Komplikationen bei
Frauen mit einer Schizophrenie vor, während oder nach der Schwangerschaft
gibt. Kommt es indessen zu geburtshilflichen Komplikationen, so zeigen sich stärkere Verknüpfungen mit neuromotorischen Schäden und anderen Entwicklungs-
abweichungen bei genetisch prädisponierten Kindern als bei Kontrollen. PARNAS
et al. (1982) fanden signifikant häufigere Geburtskomplikationen bei Risiko-Pro-
banden, welche als Erwachsene schizophren erkrankten als unter „Borderline-
Schizophrenen". MARCUS et al. (1981) konnten dies hinsichtlich perinataler Komplikationen und abweichender motorischer und sensomotorischer Entwicklung
nicht bestätigen. In diesen Zusammenhang gehört, daß WREDE et al. (1980) eine
signifikante Häufung perinataler Probleme bei Winter-Geburten in einer finnischen Kohorte beobachteten (s. saisonale Unterschiede).

XV. Personenstand

Einer der frühesten und konsistentesten Befunde der psychiatrischen Epidemiologie bestand im Nachweis des gehäuften Auftretens seelischer Störungen bei Unverheirateten im Vergleich zu Verheirateten. Im norwegischen Fallregister-Mate-
rial lag das Verhältnis unverheiratet/verheiratet bei 4,0 für Schizophrene und 1,4
für manisch-depressive Psychosen (ØDEGAARD 1972). In einer amerikanischen
Untersuchung ergab sich ein Aufnahme-Verhältnis von 7. Bei Männern ist diese
Häufung ausgeprägter als bei Frauen, bei Schizophrenien höher als bei anderen
diagnostischen Gruppen. Sehr wahrscheinlich resultiert dieses epidemiologische
Muster aus einem Selektionsprozeß, wobei präpsychotische Persönlichkeitszüge
oder mögliche initiale und undiagnostizierte Symptome einer schleichenden Psychose bei der Schizophrenie als Ehehindernis fungieren.

XVI. Virus-Faktoren

Beobachtungen, welche eine Virus-Ätiologie der Schizophrenie nahelegen, sind:
jahreszeitliche Bindung der Geburt, gelegentliche markante Variationen der geographischen Verteilung der Inzidenz und Prävalenz, gelegentliche Simulation
funktioneller Psychosen durch Virus-Enzephalopathien. In ähnliche Richtung
weisen histopathologische und strukturelle Veränderungen der Gehirne schizophrener Patienten postmortal und in vivo: periventrikuläre Fibrillen-Gliose (STE-
VENS 1982), Volumenminderung der limbischen Strukturen und Basalganglien
(BOGERTS et al. 1985), vergrößerte Ventrikelweite (WEINBERGER et al. 1983). Die
empirischen Tests der Virus-Hypothese ergaben auf weite Strecken negative Ergebnisse. Erhöhungen des Zytomegalovirus (CMV)-Antikörper-Verhältnisses
von Liquor/Serum wurden bei 30% der Patienten mit Schizophrenie festgestellt
(ALBRECHT et al. 1980), und die IgM auf dies Virus war bei 11% dieser Patienten

angehoben im Vergleich zu 3% und 17% bei neurologischen bzw. bipolar affektiven Patienten (TORREY et al. 1982). CMV hat bekanntlich eine Affinität zu den limbischen Strukturen (HANSHAW 1976). Neuere Untersuchungen ergaben hinsichtlich der CMV-Antikörper in Serum und Liquor negative Resultate (KING et al. 1985). Ähnliche negative Resultate zeigten sich für CMV-genetisches Material im Hirngewebe des Hippocampus (AULAKH et al. 1981) und hinsichtlich der Immunreaktivität gegen CMV in Neuronen des Nucleus basalis Meynert (4 von 6 Schizophrenen und 3 von 13 Nichtschizophrenen waren positiv; STEVENS 1981). Im Serum wurde kein Interferon und keine natürliche Killerzellen-Aktivität gefunden (SCHINDLER et al. 1986), was gegen die Aktivität eines unidentifizierten oder eines anderen üblichen Virus, einschließlich des Herpes-simplex-Virus spricht. Die Suche nach T-lymphotropen *Retroviren* der Gruppe HTLV-I, -II und -III verlief negativ (ROBERT-GUROFF et al. 1985). Indessen bleibt noch die Möglichkeit einer Hirninfektion *in utero*, bevor sich spezifische humorale Immun-Reaktionen entwickeln. Hier erinnert man sich der Befunde von ROOS (1984), welcher reduzierte Spiegel von Dopamin, Noradrenalin und Serotonin im Hirngewebe von Mäusen nachwies, welche als Neugeborene mit dem Coxsackie B4-Virus infiziert wurden, wiewohl diese niemals neurologische Symptome zeigten.

Ein zytopathischer Effekt auf humane embryonale Fibroblasten-Kulturen, wie er durch den Liquor cerebrospinalis von etwa einem Drittel schizophrener Patienten ausgeübt wird (CROW et al. 1979), wurde auch bei affektiven Erkrankungen und unterschiedlichen neurologischen Zuständen gesehen. Er kann auf einem toxischen Faktor beruhen, der aus einer Schädigung des Hirngewebes resultiert (CROW 1984).

Transmissions-Experimente mit der Bestimmung zellschädigender Effekte nach Injektion von Liquor schizophrener Patienten in das Gehirn von Mäusen und Hamstern ergaben negative Resultate. Dasselbe gilt für intrazerebrale Injektionen von postmortal oder bei Biopsien erhaltenem Hirngewebe bei Primaten (ASHER et al. 1984; CROW 1984). Tests der Kontagiosität-Hypothese an Menschen verliefen ähnlich negativ.

Ein theoretisch denkbarer Wirkungsmechanismus des Virus-Faktors ist die Produktion von Antibrain-Antikörpern. Frühere Forschungen bestätigend, fanden neuere Untersuchungen eine angehobene Häufigkeit von Antibrain-Antikörpern bei der Schizophrenie (VARTANIAN et al. 1978; PANDEY et al. 1981); die Spezifität dieser Befunde ist indessen noch nicht geklärt. In diesem Zusammenhang ist die Annahme KNIGHTS (1985) von Interesse, daß Dopamin-Rezeptor-stimulierende Autoantikörper für die akuten Symptome der Schizophrenie verantwortlich sein könnten. Wie die Dinge liegen, stellt die Virus-Hypothese der Schizophrenie eine wichtige Hypothese dar, für welche allerdings solide experimentelle Belege noch ausstehen.

XVII. Ernährungsfaktoren

1969 und 1973 berichteten DOHAN et al. über signifikant frühere Hospitalentlassungen aufgrund klinischer Besserung sowie über verminderte Neurolepsie-Dosierung bei rezidivierenden Schizophrenien bei Männern (nicht bei anderen Psychosen) unter milch- und getreidefreier Diät. Nach seiner Annahme ist Weizen-Gluten oder seine Subfraktion Gliadin der aktive Faktor. Versuche, dies zu replizieren, gelangten zu gemischten Ergebnissen; doch scheint zumindest eine Untergruppe von Patienten einen positiven Effekt zu zeigen (VLISSIDES et al. 1986). Eine neuere Studie mit switch-over-Design fand ebenfalls diät-bezogene klinische Besserungen (SAGEDAL et al., in Vorbereitung). Diese Untersuchung zeigte auch eine deutliche diät-bezogene Reduktion verhaltenswirksamer Peptid-Faktoren im Urin (HOLE et al. 1979), von welchen früher gezeigt wurde, daß sie bei strikt diagnostizierten Schizophrenen überdurchschnittlich stark produziert wurden (REICHELT et al. 1985). Die Verbindung zwischen Symptomreduktion und Peptidabfall könnte eine kausale sein, wenn REICHELT et al. (1985) mit der Annahme Recht behalten, daß die Schizophrenie eine genetisch bedingte Peptidase-Insuffizienz sei, und daß die Symptomatik aus einer externen (z. B. Gliadin) und/oder endogenen Überladung resultiere. Von einigen Darm-Peptiden ist bekannt, daß sie in das Gehirn eindringen; einige können auch trophische Effekte haben (STEVENS 1982). Würde sie komplett formuliert, so müßte diese Hypothese offensichtlich pränatal entstandene morphologische (KOVELMAN u. SCHEIBEL 1984; ANDREASEN et al. 1986) und funktionelle Veränderungen (MARCUS et al. 1985) bei Schizophrenen in Rechnung stellen, deren genetische Prädisponierung von dem Vater oder einer nicht erkrankten Mutter herzuleiten sein würde, und dies bei ähnlichen Prävalenzraten, z. B. in Japan und Norwegen, trotz unterschiedlicher Massennahrungsmittel. Diese Hypothese hat als eine partielle durchaus ihren Wert.

C. Genetik

I. Belege für eine genetische Transmission

Frühere Untersuchungen. Seit KRAEPELINs Versuch einer klinischen Bestimmung des schizophrenen Syndroms wurden Daten angehäuft, welche einen genetischen Übertragungsmodus der Schizophrenie nahelegten. Ernst RÜDIN, der in München arbeitete, publizierte bereits 1916 eine erste Untersuchung über das Erkrankungsrisiko von Blutsverwandten Schizophrener. Er fand ein korrigiertes Erkrankungsrisiko von 4,5% in einer Serie von 701 Verwandten mit nicht erkrankten Eltern. Viele der Probanden waren von KRAEPELIN selbst diagnostiziert worden. 1932 machte SCHULZ eine Nachuntersuchung von 613 schizophrenen Probanden aus RÜDINS Material und fand ein Erkrankungsrisiko von 8,1% für Blutsverwandte. Die zusammenfassende Untersuchung von KALLMANN (1938) beruhte auf Informationen über 14 000 Verwandte und umfaßte jeweils 2 Generationen aus der Aszendenz und Deszendenz der Probanden. Hierbei ergab sich ein alterskorrigiertes Risiko für die *Kinder* von endgültig und auch von unsicher diagnostizierten Schizophrenen von (überestimiert) 16,4%, *für Verwandte 1. Grades* von 11,5%. Nach ihrer Anlage war ähnlich eindrucksvoll die Zwillingsstudie von LUXENBURGER (1928). Er erfaßte unter 16 000 Patienten 19 eineiige und 13 gleichgeschlechtliche zweieiige Zwillingspaare. Er fand einen Anteil konkordanter Zwillinge in 58% bzw. 0%.

Diese frühen Untersuchungen lieferten Daten, welche für die Risikobestimmung bedeutsam waren, zugleich auch Modelle einer (invariablen monogenetischen) Transmission. In ihnen deutete sich auch bereits das Prinzip der *ätiologischen Heterogenität* an. Das Erkrankungsrisiko für Geschwister stieg von 4,8%, wenn der Schizophrenie des Probanden eine körperliche Erkrankung voranlag, auf 9,2%, wenn dies nicht der Fall war (SCHULZ 1932), was für eine nicht-genetische Mitbedingung sprach; das Risiko für Kinder eines erkrankten Elternteils lag bei Katatonien bei 21,6%, bei paranoiden Probanden bei 10,4% (KALLMANN 1938), Hinweis auf eine schwerere Krankheitsform bei Katatonen.

Konzepte. Genetische Bedingungszusammenhänge, wie sie oben diskutiert wurden, werden gewöhnlich in Form 3 konzentrischer Kreise dargestellt. Eltern und Kind haben einen gemeinsamen halben Gen-Satz, und dasselbe gilt für Geschwister (Verwandtschaft I. Grades); Onkel, Tanten und Neffen haben als Verwandte II. Grades zu $1/4$ einen gemeinsamen Gen-Satz, Halbgeschwister und Cousins haben als Verwandte III. Grades $1/8$ des Gen-Satzes gemeinsam. Monozygote Zwillinge werden als genetisch identisch angesehen, während dizygote Zwillinge ihren Gen-Satz in derselben Weise teilen wie reguläre Geschwister. Die Schizophrenie-Kriterien, welche von diesen frühen Forschern verwendet wurden, unterscheiden sich in wechselndem Ausmaß von denjenigen späterer Untersucher; wahrscheinlich gibt es indessen eine Überschneidung hinsichtlich der Negativ-Symptomatik (affektive Verflachung, Anhedonie, Willenlosigkeit, Verarmung der Sprache und des Denkens, Aufmerksamkeitsstörung; IAMES u. MAY 1981; ANDREASEN et al. 1982).

II. Familienuntersuchungen

Tabelle 1 faßt die Familienuntersuchungen zusammen, welche während der letzten 50 Jahre in Europa innerhalb der diagnostischen Tradition KRAEPELINS durchgeführt worden sind. Zu den spätesten gehören die umfassenden Studien von KAY u. LINDELIUS (1970) in Schweden und BLEULER (1978) in der Schweiz. Hält man das allgemeine Lebenszeit-Morbiditäts-Risiko von 1% im Auge, so ergibt sich aus der Tabelle, daß das Erkrankungsrisiko bei allen Verwandten ansteigt, und zwar um so mehr, je enger die genetische Verwandtschaft ist. Die Beziehung zwischen den Verwandtschaftsgraden gibt den Hauptpunkt der tabellarischen Auflistung wieder. Wir erkennen den ausgeprägten Risikoanstieg für das Kind, wenn wir uns von einem zu zwei erkrankten Elternteilen bewegen. Dies paßt zu einem polygenen Erbgang und zu einem psychologischen Faktor, nicht aber zu einem einfachen, dominanten Gen-Modell. Im letztgenannten Fall würde das Risiko bei einem oder beiden erkrankten Elternteilen dasselbe sein. Das bei den Kindern im Vergleich zu den Eltern angehobene Risiko ist ein häufiger Befund, welcher zum Teil aus der Schwierigkeit resultiert, alle gesunden Kinder in einer Geschwisterreihe zu erfassen, was dann den Prozentrang hebt. ESSEN-MØLLER (1977) mag auch mit der Auffassung im Recht sein, daß das Risiko der Eltern nach oben hin zu korrigieren sei, weil sie vor der Geburt des Probanden

Tabelle 1. Risiken für Verwandte entsprechend genetischer Nähe zum Probanden. (Nach Gottesman u. Shields 1982)

Verwandschaftsverhältnis	Anzahl der Untersuchungen	Gesamtzahl Verwandte	Schizophrene (einschließlich wahrscheinliche Fälle)	Morbiditäts- risiko (%)
Erster Grad				
Kinder				
ein Elternteil schizophren	7	1 577,3	202	12,8
beide Elternteile schizophren	5	134,0	62	46,3
Geschwister				
kein Elternteil schizophren	9	7 264,0	698	9,6
ein Elternteil schizophren	5	623,5	104	16,7
insgesamt	13	9 920,7	1 002	10,1
Eltern	14	8 020,0	447	5,6
Zweiten Grades				
Halbgeschwister	5	499,5	21	4,2
Onkel/Tanten	3	2 421,0	57	2,4
Neffen/Nichten	6	3 965,5	120	3,0
Enkel	5	739,5	27	3,7
Dritten Grades				
Cousins I. Grades	3	1 600,5	39	2,4
Genetisch nicht verwandt				
Ehegatten	4	399.0	9	2,3

nicht in die Risiko-Periode eintreten. Wird die Anzahl dieser beobachteten „Risikolebenszeiten" reduziert, so steigt das korrigierte Morbiditätsrisiko für Eltern auf etwa 11% an.

III. Spezifität der Transmission

Die Belege hierfür sind uneinheitlich. Im Ganzen sprechen sie zumindest auf der Ebene der klassischen klinischen Unterteilungen für eine spezifische Transmission. Werden die verschiedenen Untergruppen zusammengenommen und wird nach einer Spezifität hinsichtlich „Schizophrenie", „reaktive Psychose" und „affektive Psychose" bei Verwandten I. und II. Grades gesucht, so konnte Øde-gaard (1972) bei 1 205 Schizophrenen und anderen Typen von Index-Patienten volle 78% Schizophrene unter den Verwandten von Probanden mit schwerem Defekt bei einer Nachuntersuchung 5 oder mehr Jahre nach Ersthospitalisierung finden. Bei schizophrenen Probanden mit leichtem und katamnestisch nicht erfaßbarem Defekt fiel der Prozentsatz von 70,5 auf 45,8. Kendler et al. (1985) fanden ebenfalls eine signifikant (zumindest um das 18 fache) angehobene Schizophreniehäufigkeit bei blind diagnostizierten Verwandten I. Grades fortlaufend aufgenommener und nach DSM-III diagnostizierter Schizophrener im Vergleich zu den Verwandten chirurgischer Kontrollpatienten. Ein gleicher Risikoanstieg zeigte sich für schizoaffektive, paranoide und „atypische" Psychosen. Kein Risikoanstieg war bei unipolaren affektiven Erkrankungen, bei Angstkrankheiten oder Alkoholismus gegeben. solche Befunde sind typischerweise auch bei einer großen Anzahl anderer Studien erhoben worden (BLEULER 1978; BARON et al. 1985).

Im Gegensatz zu diesen Ergebnissen berichtete KARLSSON (1973) über eine niedrige Prävalenz bei Verwandten I. Grades in einer isländischen Stammbaum-Untersuchung. POPE et al. (1982) fanden keinen Schizophrenie-Fall unter den Verwandten I. Grades von 39 nach DSM-III diagnostizierten Probanden, und ABRAMS u. TAYLOR (1983) sahen keine Hinweise auf eine familiäre Transmission an einem Material ähnlicher Größe. Bei POPE et al. (1982) wurden die Verwandten nicht interviewt; Erkrankungsfälle mögen so übersehen worden sein. ABRAMS u. TAYLOR (1983) scheinen äußerst restriktive diagnostische Kriterien verwendet zu haben, womit sich dann das Risiko falscher Negativ-Befunde anhebt.

Die Spezifität erblicher Prädisponierung geht wahrscheinlich über die klinischen Hauptkategorien hinaus. Bei 14 eineiigen und für Schizophrenie konkordanten Zwillingspaaren waren 13 Paare zugleich konkordant für klinische Subtypen wie Katatonie und Hebephrenie (KRINGLEN 1967). Im Material von GOTTESMAN u. SHIELDS (1972) gehörten 8 von 11 konkordanten monozygoten Zwillingspaaren demselben klinischen Subtyp an. Drei von 4 Vierlingen, welche von ROSENTHAL u. QUINN (1977) untersucht wurden, zeigten eine auffallende Ähnlichkeit hinsichtlich der Häufigkeit und Intensität ihrer Halluzinationen, nicht jedoch hinsichtlich ihrer Wahngedanken. In diesem Zusammenhang ist von Interesse, daß die Negativsymptome (Anhedonie, Willenlosigkeit usw.) ein stärkeres genetisches Gewicht zu haben scheinen als die positiven Symptome. Zumindest auf dem Niveau der großen diagnostischen Unterteilungen gibt es eine klare Spezifität der Transmission; unterhalb dieser Ebene gibt es dann allerdings eine große Variabilität, welche die diagnostischen Grenzen sprengt. Eine Quelle dieser Variabilität liegt in der wechselnden Symptomatik der beginnenden Psychose, die ja gewöhnlich nur zu einem bestimmten Zeitpunkt erfaßt wird.

IV. Schizophrenie versus manisch-depressive Psychose

GALDI et al. (1981) und Hirsch (1982) fanden eine hohe Prävalenz an Depressionen bei aufgenommenen akut Schizophrenen. Es ist bekannt, daß eine Manie als eine Episode beginnen kann, welche der Schizophrenie ähnelt. Es scheint aber Beziehungen zwischen diesen beiden Verfassungen zu geben. Trotz Aufschluß der Kriterien von FEIGHNER bei dem Probanden und seiner Familie fanden GUZE et al. (1983) häufige Episoden interkurrenter Depressionen bei ihrer 6–12 Jahres-Katamnese von Feighner-positiven Schizophrenen. Die Existenz solcher Depressionen berührte indessen nicht die familiäre Häufigkeit an Schizophrenen oder primär affektiven Erkrankungen. In einer Nachuntersuchung von mehr als 500 persönlich interviewten Patienten über eine Zeitstrecke von 30–40 Jahren zeigten TSUANG et al. (1981) eine sehr hohe Stabilität der Diagnosen für Schizophrenie und manisch depressive Psychose (92 bzw. 78 %). Diagnostische Launen erklären das episodische Auftreten affektiver Symptome bei der Schizophrenie wahrscheinlich nicht. Umfassende Familienstudien sprechen für eine starke genetische Dichotomie zwischen Schizophrenie und manisch depressiver Psychose (Kendler et al. 1985). Sucht man nach einem Ausweg aus diesem Gegensatz zwischen genetischen und symptomatologischen Befunden, so bietet sich die Annahme an, daß der Genotyp für schizophrene Symptome bei manchen Individuen mit Genen verknüpft ist, die in Richtung depressiver Symptome codiert sind. Dies zeigt auch ein von Kendler u. Tsuang (1982) berichtetes Paar identischer Zwillinge, welche eine Konkordanz hinsichtlich der Entwicklung einer Schizophrenie aus einer affektiven Erkrankung aufwiesen. McGuffin et al. (1982) berichteten über identische Drillinge, von welchen zwei durch unabhängige Beurteiler als Schizophrene und der dritte als manisch depressiv eingeschätzt wurden.

V. Schizophrenie versus schizoaffektive Psychose

Die Spezifität des schizophrenen Genotypus wird vielleicht nirgendwo unmittelbarer berührt als im Fall der schizoaffektiven Psychose. Der Begriff wurde von Kasanin (1933) geprägt, um die Koexistenz schizophrener und affektiver Symptome bei akuten Patienten abzudecken. Neuerdings scheint er sich in eine Anzahl verschiedenartiger psychiatrischer Störungen aufzulösen. Die alters-korrigierten Erkrankungsraten und das Morbiditätsrisiko scheinen bei Verwandten I. Grades affektiver und schizophrener Probanden mit einem Prozent ziemlich niedrig zu liegen. Die Werte liegen indessen höher als in den Kontrollgruppen. Eine Untersuchung der Verwandten I. Grades schizoaffektiver Probanden (Gershon et al. 1982) zeigte eine Lebenszeit-Prävalanz an großen affektiven Störungen, welche höher lag als diejenige für schizoaffektive Störungen. Berg et al. (1983) fanden unter 20 männlichen Patienten nur 5, welche nach 17–30 Jahren noch als schizoaffektive Erkrankung diagnostiziert werden konnten. Die Mehrzahl dieser Patienten (9 Männer) waren als Schizophrene zu klassifizieren, der Rest als manisch Depressive und Alkoholiker. Aufgrund einer Literaturübersicht gelangt Clayton (1982) zu der Auffassung, daß eine Unterteilung nach der Polarität vorzunehmen sei: die schizoaffektive Manie ähnele Patienten mit bipolaren affektiven Erkrankungen; schizoaffektive Depressive würden biologische Marker des Schlafes und der Dexametason-Suppression mit depressiven Psychotikern teilen. Das Bild zeigt eine große Heterogenität. Ein Weg zu größerer Vereinheitlichung wird durch Kendler u. Hays (1983) vorgeschlagen. Schizophrene, welche nach DSM-III diagnostiziert worden waren und Verwandte I. Grades mit *unipolaren* affektiven Erkrankungen hatten, zeigten signifikant häufiger während der Katamnese depressive Syndrome als Probanden ohne affektiv gestörte Verwandte. Ähnlich zeigten Schizophrene mit *bipolaren* Verwandten stärkere Depressivität während der Prodromalphase ihrer Erkrankung und entwickelten während der Katamnese-Strecke häufiger ein manisches Syndrom. Diese Beobachtungen sind bedeutsam für die oben erwähnte Beimengung affektiver Zustände bei Schizophrenien. Diese Auswirkungen der familiären Konstitution auf die Symptomatik des Probanden überraschen nicht.

VI. Zwillingsuntersuchungen

Die Informationen aus Zwillingsstudien stammen in erster Linie aus dem Vergleich der Konkordanz-Raten monozygoter (MZ) und dizygoter (DZ) Zwillinge sowie aus der Auswertung von Intrapaar-Differenzen bei MZ. Beginnend mit der oben erwähnten Untersuchung LUXENBURGERs (1928) wurde inzwischen ein großes Datenmaterial gesammelt. Tabelle 2 bringt neuere und ausgedehntere Untersuchungen.

Bei Untersuchungen, welche auf unausgelesenen Krankenhausaufnahmen beruhen, wurden keine Geschlechtsdifferenzen hinsichtlich der Häufigkeit und Konkordanz von Schizophrenie gefunden. Schizophrenie war bei MZ ebenso häufig wie bei DZ. Indessen waren MZ-Zwillinge häufiger gleichartig erkrankt als DZ-Zwillinge; der statistische Unterschied war hier hoch signifikant. Das war bei Zugrundelegung einer genetischen Schizophrenie-Hypothese zu erwarten.

KENDLER (1983) hat aus den Daten der Tabelle 2 (ausgenommen diejenigen von KENDLER u. ROBINETTE 1983) einen Koeffizienten der genetischen Determination oder „Erblichkeit im weiteren Sinne" (G) errechnet. G. wurde dabei definiert als Prozentsatz der Varianz einer als normal postulierten Verteilungswahrscheinlichkeit für Schizophrenie aufgrund genetischer Faktoren. G. wurde in den unterschiedlichen Untersuchungen ganz ähnlich gefunden und lag mit 68% der

Tabelle 2. Probanden-Konkordanz für Schizophrenie bei monozygoten und gleichgeschlechtlichen dizygoten Zwillingen. (Im wesentlichen nach KENDLER 1983)

Autor	Jahr	Land	Na	Nb	Monozygote Paare Probanden Konkordanz %	Na	Nb	Gleichgeschlechtliche dizygote Paare Probanden-Konkordanz %
ESSEN-MØLLER	1941	Schweden	11	7	64	27	4	15
SLATER	1953	England	41	32	78	61	14	23
INOUYE	1961	Japan	55	33	60	11	2	18
KRINGLIN	1967	Norwegen	69	31	45	96	14	15
FISCHER et al.	1969	Dänemark	23	14	61	43	12	28
GOTTESMAN u. SHIELDS	1972	England	26	15	58	34	4	12
ALLEN et al.	1972	USA	111	42	38	130	11	8
TIENARI	1975	Finnland	21	7	33	42	6	14
LEONHARD	1982	Germany	44	30	68	34	7	21
KENDLER u. ROBINETTE	1983	USA	194	60	31	277	18	6

Na: Gesamtzahl der Co-Zwillinge primär gesicherter Index-Zwillinge.
Nb: Anzahl der Co-Zwillinge primär gesicherter Index-Zwillinge mit Schizophrenie. Eine Alters-Korrektur wurde nicht gegeben. *Probanden-Konkordanz* ist die Häufigkeit der Erkrankung bei den Co-Zwillingen primär gesicherter Index-Zwillinge; d.h. Zwillinge, welche aufgrund initialer Selektion gefunden wurden (z.B. psychiatrische Hospitalisierung). *Paar-Konkordanz* ist der Prozentsatz aller für eine gegebene Erkrankung konkordanten Zwillings-Paare, wie er in den meisten älteren Studien angegeben wurde. Die erstgenannte Konkordanz ist die genetisch bedeutsamste; allein sie läßt Vergleiche zur Häufigkeit in der Allgemeinpopulation und bei Verwandten zu. (Die Bezugsstelle für LEONHARD 1982 ist KENDLER 1983).

Wahrscheinlichkeits-Varianz nahe bei Werten, welche bei Diabetes mellitus und Hypertonie zu finden sind. Die G-Statistik nimmt an, daß MZ und gleichgeschlechtliche DZ-Zwillinge bis zu einem gewissen Grade dieselben ätiologisch bedeutsamen Umwelt-Variablen gemeinsam haben; aus der Statistik wird ferner ein polygener Transmissionsmodus bei einfacher Manifestations-Schwelle gefolgert.

Was die Ähnlichkeit der Umgebungen angeht, gibt es keine sozio-kulturellen Unterschiede zwischen MZ- und DZ-Zwillingen; die Schizophrenie-Prävalenz ist in beiden Gruppen die gleiche. Bislang konnte kein psychologischer Mechanismus identifiziert werden, welcher stark genug ist, die entscheidende MZ/DZ-Differenz zu erklären. Eine gesteigerte Ähnlichkeit des Verhaltens der Eltern gegenüber MZ-Paarlingen scheint nur für das durch die Zwillinge selbst hervorgerufene Verhalten der Eltern, nicht aber für das durch die Eltern selbst initiierte Verhalten zu gelten, was wiederum für die initiale Ähnlichkeit der MZ spricht. Dies wird durch die Beobachtung unterstützt, daß MZ-Zwillinge, welche getrennt aufwuchsen, keine größeren Unterschiede des IQ, der Persönlichkeit und ihrer Verhaltens-Parameter zeigten als MZ-Zwillinge, welche zusammen aufwuchsen (Befunde von SHIELDS, JUEL-NIELSEN u. NEWMAN; FARBER 1981). Weiter: Von den 12 oder 14 MZ-Zwillingspaaren der Weltliteratur, welche getrennt aufwuchsen und von denen zumindest einer schizophren war, waren 7 oder 9 konkordant und zeigten eine *Paar-Rate* von 58% (7 von 12). Diese Rate liegt in derselben Größenordnung, welche bei gemeinsam aufgewachsenen MZ gefunden wurde. Die Evaluation der letztgenannten Daten ist schwierig, doch sprechen die eben zusammengefaßten Beobachtungen für eine relativ begrenzte Rolle psychosozialer Faktoren im MZ/DZ-Differential.

1. Variablen mit Einfluß auf die Konkordanzrate

Der Konkordanz-Unterschied zwischen MZ- und DZ-Zwillingen ist eindrucksvoll. Dasselbe gilt indessen auch für das Faktum, daß es bei einem der Zwillinge zu einer schizophrenen Psychose kommen kann, während der genetisch identische Zwilling völlig normal lebt. Beide Unterschieds-Typen liefern ätiologisch wichtige Informationen. Offensichtlich sind die diagnostischen Kriterien für die Konkordanz-Rate bedeutsam. Die beste Unterscheidung zwischen MZ- und DZ-Zwillingen läßt sich auf einem „Mittelweg" erreichen, etwa durch die Kriterien von KRAEPELIN u. BLEULER, durch die Research Diagnostic Criteria von SPITZER et al. (1975) und die Kriterien von FEIGHNER et al. (1972). Die engen Kriterien von TAYLOR et al. (1975) und Kurt SCHNEIDERs Symptome ersten Ranges sind weniger diskriminativ. Aus diesen Beobachtungen geht hervor, daß der schizophrene Genotyp einen sehr weiten Manifestations-Spielraum hat.

Selektive Paarung der Eltern reduziert die Unterschiede der MZ/DZ-Konkordanz durch Steigerung der genetischen Ähnlichkeit zwischen den DZ-Zwillingen: Da MZ-Zwillinge gemeinsame Gene haben, führt jede selektive Paarung hinsichtlich genetisch fundierter Zugehörigkeit zur Schizophrenie oder zum schizophrenen Spektrum zu einem Anstieg der genetischen Überschneidung zwischen den DZ-Zwillingen über den Durchschnittswert von 50%, während ein solcher Effekt auf MZ-Zwillinge ausbleibt. Es gibt Hinweise auf solche selektive Paarung hinsichtlich der Schizophrenie, insbesondere hinsichtlich der dem Schizophrenie-Spektrum zugehörenden Störungen (PARNAS 1985). Werden die Ergebnisse der Intelligenz-Forschung zur Leitlinie genommen, liegt die obere Grenze des Effektes selektiver Paarung bei einer 11%igen Unterschätzung der Bedeutung genetischer Faktoren (JENSEN 1967). Das „Zwillings-Transfusions-Syndrom" kann zu einer weiteren Quelle der Unterschätzung genetischer Einflüsse führen. Eine Bluttransfusion von einem Zwilling zum anderen geschieht bei etwa 20% aller MZ-Zwillinge, welche ein gemeinsames Chorion haben; das ist bei DZ-Zwillingen nicht der Fall. Diese Gegebenheit kann bisweilen zu starken Differenzen des Gewichts und der Kraft bei den Neugeborenen führen und die Korrelationen bei Intelligenzmessungen senken. Hier ist zu erinnern, daß KRINGLENS monozygote diskordante Zwillinge signifikante Unterschiede im neonatalen Verhalten und bei physiologischen Messungen im Vergleich zu konkordanten Zwillingen zeigten (FLEKKØY 1981a). Hierdurch wird eine Verknüpfung zwischen Schizophrenie-Diskordanz und Entwicklungsunterschieden nahegelegt.

Konkordanzrate und Schwere der Krankheit scheinen positiv zu korrelieren. Diese Beziehung ließe sich am leichtesten unter der Annahme einer Polygenie erklären; es wirkt aber auch ein Erfassungs-Faktor mit: Behandlungsbedürfnis und die höhere Chance, in eine Untersuchung einbezogen zu werden.

Die Deutung von Zwillingsbefunden wird noch dadurch kompliziert, daß der Genotyp, welcher bei genetisch identischen Individuen *realisiert* wird, nicht identisch sein muß. Ein weiteres Problem wird aus der Studie von BOKLAGE (1977) deutlich. Bei einer Umgruppierung des MZ-Materials der Literatur hinsichtlich der Konkordanz und Diskordanz für *Rechtshändigkeit* fand er eine Schizophrenie-Konkordanz von 96% bei Zwillingen, welche beide rechtshändig waren, während bei Zwillingen, von welchen einer linkshändig, der andere rechtshändig war, die Konkordanz bei 40% lag (p < 0,0001). Bei rechtshändig konkordanten Zwillingen wurde eine Steigerung der globalen Rate psychopathologischer Symptome gefunden. Da Rechtshändigkeit Dominanz der linken Hemisphäre für Ähnlichkeit bedeutet, legen diese Daten einen Bezug zwischen der Aktivität der linken Hemisphäre und der schizophrenen Pathologie nahe. Durch BOKLAGES Material wird diese Annahme unterstützt. Es zeigte sich eine 3fache, statistisch hoch signifikante Häufung von Linkshändern unter den MZ, nicht aber unter den DZ-Zwillingen mit Schizophrenie. Dies macht eine Pathologie der linken Hemisphäre beinahe sicher (durch Beeinflussung der normalen Dominanz der rechten Hand), da der MZ-Co-Zwilling in diesem Fall Rechtshänder war. Im hier gegebenen Zusammenhang ergibt sich indessen folgender wichtiger Punkt: Wenn die Funktion der linken Hemisphäre für die schizophrene Symptomatik primäre Bedeutung hat (und hierfür gibt es substantielle Belege) und wenn das Zwillings-Schicksal oder andere peri- oder postnatale Faktoren die Konkordanz für die Funktion der linken Hemisphäre bei beiden Zwillingen beeinflussen, dann geben die Schizophrenie-Konkordanzen bei MZ-Zwillingen ein verdrehtes Bild der hereditäten Determination dieser Symptome, sofern nicht auch die Indikatoren der Funktion der linken Hemisphäre (z. B. Händigkeit) geprüft werden. LUCHINS et al. (1980) bestätigten die Existenz einer Untergruppe von Schizophrenen mit abnormer Lateralisation (und einer leichteren Verlaufsform der Schizophrenie). Diese Untergruppe ist nicht auf MZ-Zwillinge beschränkt.

Einige Autoren zogen die Auswirkungen von Geburtstraumen zur Erklärung der Schizophrenie-Diskordanzen bei MZ-Zwillingen heran (Roff u. Ricks 1970). Der Zweitgeborene scheint besonders exponiert zu sein, jedoch wurde dabei gewöhnlich kein Schizophrenieanstieg beobachtet. Die auffällige Differenz der Konkordanzraten von MZ und DZ läßt sich auf dieser Basis wahrscheinlich nicht erklären.

2. Charakteristika der nichtschizophrenen MZ-Co-Zwillinge

Anders als die Dichotomie, welche durch den Konkordanz-Begriff nahegelegt wird, lassen sich Intrapaar-Ähnlichkeiten zwischen MZ- und DZ-Zwillingen leichter auf einem Kontinuum beschreiben. Gleichwohl bleibt das Faktum, daß Normalität bei MZ nur ausnahmsweise mit Schizophrenie koexistiert. Die Häufigkeit spielt zwischen zwei bis 43%. Augenscheinlich besteht eine inverse Beziehung zur Krankheitsschwere des Probanden. Ein möglicher Mechanismus, welcher diese merkwürdige Heterogenität bewirkt, wird durch die Befunde Bokla-ges (1977) nahegelegt: Schizophrenie beim Probanden wird durch eine Pathologie der linken Hemisphäre im Zusammenspiel mit einer genetischen Prädisposition hervorgerufen, welche zu schwach ist, um sich bei beiden Zwillingen zu manifestieren; es folgt also Normalität bei einem Co-Zwilling. Die nicht-psychotischen Verfassungen, welche sehr häufig beim nicht-schizophrenen Paarling gefunden werden, sind Persönlichkeitsstörung, Alkoholismus und Neurose. Diese Reihenfolge zeigt zugleich auch die relative Häufigkeit, wenn die Befunde von Kendler u. Robinette (1983) berücksichtigt werden. Gleichwohl haben wir Fischers (1971) Befunde zu erinnern: Unter den Nachkommen von monozygoten schizophrenen Zwillingen und ihren nicht-schizophrenen Co-Zwillingen lag das Risiko, eine Schizophrenie zu entwickeln, bei den nicht signifikant unterschiedenen Werten von 9,6% bzw. 12,9%. Dies zeigt, daß auch der nichterkrankte Zwilling eine Schizophrenie-Prädisposition trägt.

Geburtsgewicht und Reihenfolge der Geburt geben keine Unterscheidung zwischen dem erkrankten (A) und dem weniger (oder überhaupt nicht) erkrankten Zwilling (B). Dasselbe gilt für die wesentlichen Entwicklungsschritte, etwa die Zeiten des Gehenlernens und des Sprechens. Moskalenko (1984) zeigte jedoch an einem großen Zwillingsmaterial der USSR Asphyxie und andere Geburtskomplikationen bei 55% der Zwillinge A, während diese Komplikationen bei den Zwillingen (B) nur in 26% der Fälle zu finden waren. Zwilling A erkrankte häufiger und schwerer in seinem Leben als Zwilling B (30% bzw. 17%). Die markantesten und konsistentesten Unterschiede ergaben sich indessen auf psychologischem Gebiet. Zwilling B ist sehr oft der „geistig schwächere" Paarling: asthenisch, zurückgezogen, ohne Selbstvertrauen, sensibel und furchtsam, weniger extrovertiert (Fischer 1973). Diese Züge können auch als Frühsymptome einer Schizophrenie angesehen werden. Eine alternative Hypothese größerer Wahrscheinlichkeit lautet, daß diese Züge Bewältigungsmechanismen gegenüber psychosozialen Einflüssen bei gegebener Prädisposition sind.

VII. Adoptionsstudien

Genetische und Umgebungseinflüsse blieben in den meisten der oben analysierten Studien ungetrennt. Probanden, welche in ihren biologischen Familien aufwachsen, teilen sowohl ihre Gene als auch ihre psychosoziale Umgebung mit den Eltern und Verwandten. Eine Einschätzung der relativen Bedeutung jeder der beiden Variablen wird möglich, wenn Eltern und Kind sehr früh getrennt sind. Dann kann die Prävalenz unter den Leitlinien des Genetischen und der Umgebung vergleichend studiert werden. Als erster untersuchte HESTON (1966) diese Gegebenheiten in einer Studie über wegadoptierte Nachkommen chronisch schizophrener Frauen in Oregon, USA. Er fand eine Prävalenz von 10,6%, eine alterskorrigierte Prävalenz von 16,6% blind diagnostizierter Schizophrenien unter den Kindern, zusammen mit Soziopathie und anderen (auch positiven) Persönlichkeitsabweichungen, wohingegen bei einer Kontrollgruppe von 50 Adoptierten keine größere psychopathologische Symptomatik beobachtet wurde. Wiewohl sich diese Differenzen eingeengt haben, konnten diese Befunde durch neuere, großangelegte Untersuchungen in Dänemark (ROSENTHAL et al. 1971; KETY et al. 1975, 1978; KETY 1983) und in Finnland (TIENARI et al. 1985) bestätigt werden.

KETY und Mitarbeiter fanden eine signifikant höhere Prävalenz für Störungen des Schizophrenie-Spektrums (unsichere Schizophrenie, schizoide und inadäquate Persönlichkeit sowie chronische, akute, latente oder Borderline-Schizophrenie nach DSM-III) bei biologischen Verwandten schizophrener Adoptierter im Vergleich zu den biologischen Verwandten einer Kontrollgruppe Adoptierter und den nicht blutsverwandten Adoptiv-Eltern. Hinsichtlich der biologischen und Adoptiv-Verwandten wurden diese Ergebnisse an einer nationalen Stichprobe bestätigt (KETY 1983). Die benutzten diagnostischen Kategorien wurden dabei insgesamt vier erneuten Analysen unterzogen. Die dänischen Adoptionsstudien zeigten weiterhin, daß die Schizophrenie-Prävalenz bei den Nachkommen, Eltern, Geschwistern und Halbgeschwistern schizophrener Probanden, welche getrennt von den Verwandten aufgezogen worden waren, keinen signifikanten Unterschied gegenüber den Familien aufwiesen, in welcher der Schizophrene aufgezogen worden war. Dies zeigt, daß die bereits in den Zwillings- und Familien-Untersuchungen aufgewiesene Schizophrenie-Tendenz im wesentlichen auf einem genetischen Faktor beruht, der den Familienmitgliedern gemeinsam ist.

Obwohl die Kinder der oben analysierten Untersuchungen in sehr frühem Alter von ihren Müttern getrennt wurden (bei HESTON vor einem Alter von 3 Tagen; in der Mehrzahl der Fälle von ROSENTHAL u. KETY viele Jahre vor dem Zusammenbruch der Eltern), können peri- und postnatale Faktoren doch den Verlauf beeinflussen. Es ist daher bededutsam, daß KETY et al. (1975) einen deutlichen Anstieg sicherer und unsicherer Schizophrenien ($p = 0,001$) unter den 127 Halbgeschwistern *väterlicherseits* der schizophrenen Index-Fälle beobachtete, dies im Vergleich zu den Halbgeschwistern der Kontrollgruppe. Diese Halbgeschwister teilten nicht dieselbe Mutter, die neonatale Bemutterung oder die postnatale Umgebung mit ihren adoptierten Halbgeschwistern. Die Psychopathologie der Halbgeschwister könnte indessen auch eine kulturelle Transmission widerspiegeln.

Auf der Suche nach familiengebundenen Faktoren, welche den Lebensverlauf genetisch vulnerabler Nachkommen beeinflussen, verglichen HESTON (1966) u.

Higgins (1966, 1976) die Effekte stark unterschiedlicher Typen der Pflege des Kindes (mit einem psychotischen Elternteil, in einer normalen Adoptiv- oder Pflegefamilie oder in einem Kinderheim); sie fanden dabei keine Unterschiede hinsichtlich des Schizophrenie-Risikos. Wender et al. (1974) gelangten zu einem ähnlichen Ergebnis in einer Kreuz-Untersuchung, in welcher Adoptierte mit hohem und niedrigem genetischen Risiko durch psychotische Eltern auf eine restriktive und strenge Weise oder durch normale Eltern betreut wurden. Tienari et al. (1985) fanden eine schwache Interaktion zwischen genetischen Vulnerabilität und den Parametern seelischer Gesundheit in der Familienumgebung.

VIII. Modelle genetischer Transmission

Die referierten Befunde zeigen eine starke genetische Komponente der Schizophrenie-Transmission. Die Art dieser Transmission ist jedoch unbekannt. Die verfügbaren Daten gestatten keine komplette Zurückweisung eines der drei Hauptmodelle: (a) das Modell eines einzigen festlokalisierten Gen-Paares, (b) das polygene Modell mit limitierter Gen-Lokalisation und (c) das multifaktorielle polygene Modell, welches eine größere unspezifische Zahl von Gen-Lokalisationen voraussetzt. Nach Baron (1982) unterstützen weder Prävalenz-Untersuchungen noch Stammbaum-Analysen (Risch u. Baron 1984) das Modell eines einzelnen Gen-Paares mit fester Lokalisation als Basis der Schizophrenie-Vererbung. Dies Modell gestattet insbesondere keine Voraussage des Risikos für eineiige Zwillinge und der Nachkommen zweier Schizophrener. Ein völlig dominanter oder rezessiver Erbgang kann wahrscheinlich beim gegenwärtig gegebenen Wissensstand nicht in Betracht gezogen werden (Überblick und Diskussion bei Faraone u. Tsuang 1985); indessen könnte das Modell eines Hauptort-Gens als gangbare Alternative einer polygenen Transmission angesehen werden. Es gibt indessen auch die Möglichkeit, daß die Schizophrenie eine heterogene Krankheit ist, welche in einigen aber nicht in allen Familien durch eine "Major locus transmission" bewirkt wird.

Ein polygenes Modell mit zwei Lokalisationen autosomaler Gene wurde von Karlsson (1974) vorgeschlagen und durch Böök et al. (1978) in der Richtung eines dominant-rezessiven Genotypus (Aabb) unterstützt. Die letztgenannte Untersuchung bezog sich auf Befunde an 200 schizophrenen Patienten dreier zusammenhängender Stammbäume. Wahrscheinlichkeitsberechnungen ergaben keine wesentlichen Unterschiede zwischen dem monogenen und dem lokal limitierten polygenen Modell. Beide Modelle stimmen darin überein, Umgebungsfaktoren einen relativ großen Anteil für die phänotypische Variabilität der Schizophrenie zuzuschreiben.

Das multifaktoriell-polygene Modell hat die stärkste Unterstützung gefunden, und zwar sowohl von den genetischen Modellvorstellungen wie auch von den klinischen Daten her. Es sind auch path-analytische polygene Modelle entwickelt worden (McGue et al. 1985), welche die beobachteten familiären Prävalenz-Korrelationen der Verwandten in einzelne Erklärungs-Komponenten aufsplittern. Diese Analysen zeigten eine hohe und signifikante genetische Erblichkeit (etwa 0,70; wobei 1 das theoretische Maximum darstellt), dies zusammen mit einer niedrigen und nicht signifikanten kulturellen Determination (zwischen 0,20 und 0,30). Eine wichtige Zusammenstellung klinischer Daten wurde von ØDEGAARD (1972) gegeben. Er teilte seine 330 schizophrenen und affektiven Probanden (Indexfälle) danach auf, ob sie jeweils 0, 1, 2 oder mehr Psychotiker in ihrer Eltern-Generation aufwiesen. Er fand dann einen parallelen Anstieg der Häufigkeit psychotischer Geschwister in der entsprechenden Gruppe der Geschwister-Probanden (8,27, 14,88 bzw. 20,92% bei Alterskorrektur). Wiewohl dies durch ESSEN-MØLLER (1977) an einem sehr viel kleineren Material von nur schizophrenen Probanden nicht bestätigt werden konnte, fand ØDEGAARD denselben Trend, als er seine Befunde in der Form durchschnittlicher Raten psychotischer Geschwister pro Indexfall darstellte, und dies jeweils für 0, 1, 2 und 3 psychotische Elternteile bzw. Onkel und Tanten spezifizierte (ESSEN-MØLLER 1977). SHIELDS (1968) fand ähnliche Geschwister-Risiken bei Fällen mit 0, 1 oder 2 schizophrenen Elternteilen. Diese Befunde lassen sich mit einem polygenen, nicht aber mit einem monogenen Erbgang vereinbaren. Weitere Belege, die für ein polygenes, nicht aber monogenes Modell sprechen: (a) starker Konkordanz-Anstieg bei MZ-Zwillingen in Parallelität zu ansteigender Krankheitsschwere (KRINGLEN 1967), (b) ein diagnostisches Spektrum klinischer Zustände, welche offensichtlich in genetischer Beziehung zur Schizophrenie stehen, (c) das Auftreten von Schizophrenie unterschiedlichen Schweregrades, (d) die Langsamkeit, mit welcher Polygene auf natürliche Selektion reagieren, (e) die Tatsache, daß keine bekannte monogene (durchaus aber polygene) Krankheit in ähnlicher Häufigkeit wie die Schizophrenie auftritt.

Genetische Marker. Die Suche nach genetischen Schizophrenie-Markern hat bis heute keine schlüssigen Resultate gebracht. Ein genetischer Marker ist eine vererbte Charakteristik, welche genetisch-polymorph ist. Der Ort im Chromosom kann also durch mehr als ein Allel besetzt werden. Eine weitere Voraussetzung ist ein bekannter Transmissions-Modus, ferner eine verläßliche Entdeckbarkeit unabhängig von der in Frage stehenden Krankheit, schließlich eine (potentielle) genaue chromosomale Lokation. Wenn eine Verknüpfung (Co-Segregation in Familien) oder Assoziation (Anstieg des Auftretens des Markers in einer Stichprobe sonst beziehungsloser Patienten) zur Schizophrenie herstellbar ist, so könnte dies zu einer Identifizierung der hauptsächlichen Gen-Lokalisation bei dieser Krankheit führen und damit als kraftvoller Beleg für ihre Genetik gelten. Bis heute wurden zahlreiche Marker-Kandidaten in Vorschlag gebracht: summierte evozierte Potentiale, elektrodermale Reaktion, Monamioxydase, smooth-pursuit eye tracking u. a. (Überblick bei IACONO 1982). Viel Interesse fanden auch Histokompatibilität(HLA)-Antigene sowie die Aktivität der Plasma-Monaminoxidase (MAO); dies bislang mit widersprüchlichen oder negativen Resultaten (RUDDUCK et al. 1984; BARON et al. 1985a, b). Verändertes "smooth-pursuit eye tracking" scheint, obgleich unspezifisch, mit der Schizophrenie (HOLZMAN et al. 1984) und schizotypischen Persönlichkeitsstörungen (SIEVER et al. 1984) verknüpft zu sein.

Literatur

Abrams R, Taylor MA (1983) The gentics of schizophrenia: a reassessment using modern criteria. Am J Psychiatry 140:171–175

Albrecht P, Torrey EF, Boone E, Hicks JF (1980) Raised cytomegalovirus-antibody levels in cerebrospinal fluid of schizophrenic patients. Lacet II:769–772

Allebeck P, Wistedt B (1986) Mortality in schizophrenia. Arch Gen Psychiatry 4:650–653

Al Khani MAF, Bebbington PE, Watson JP, House F (1986) Life events and schizophrenia: a Saudi Arabian study. Br J Psychiatry 148:12–22

American Psychiatric Association (1980) Diagnostic and statistical manual of mental disorders (DSM-III) 3 rd edn. Washington DC

Andreasen NC, Olsen S (1982) Negative v positive schizophrenia: definition and validation. Arch Gen Psychiatry 39:789–794

Andreasen NC, Olsen SA, Dennert JW, Smith MR (1982) Ventricular enlargement in schizophrenia: Relationship to positive and negative symptoms. Am J Psychiatry 139:297–302

Andreasen N, Nasrallah HA, Dunn V, Olson SC, Grove WM et al. (1986) Structural abnormities in the frontal system in schizophrenia. A magnetic resonance imaging study. Arch Gen Psychiatry 43:136–144

Asher DM, Kaufman CA, Kleinman JE, Weinberger DR, Gibbs CJ, Gadjusek DC (1984) Attempts to transmit schizophrenia to animals. In: Proceedings of the 137 th Annual Meeting of the American Psychiatric Association, Los Angeles 5–11 th May

Aulakh GS, Kleinman JE, Aulakh HS, Albrecht P, Torrey EF, Wyatt RJ (1981) Search for cytomegalovirus in schizophrenic brain tissue. Proc Soc Exp Biol Med 167:172–174

Babigian HM (1980) Schizophrenia: epidemiology. In: Kaplan HJ (ed) Comprehensive textbook of psychiatry, 3 rd. ed. Williams & Wilkins Co, Baltimore, pp 1113–1121

Baron M (1982) Genetic models of schizophrenia. Acta Psychiatr Scand 65:263–275

Baron M, Gruen R, Rainer JD, Kane J, Asnis L, Lord S (1985) A family study of schizophrenic and normal control probands: Implications for the spectrum concept of schizophrenia. Am J Psychiatry 142:447–455

Baron M, Risch N, Levitt M, Gruen R (1985 a) Genetic analysis of plasma amine oxidase activity in schizophrenia. Psychiatry Res 15:121–132

Baron M, Risch N, Levitt M, Gruen R (1985 b) Genetic analysis of platelet monoamine oxidase activity in families of schizophrenic patients. J Psychiatr Res 19:9–21

Bates CE, van Dam CH (1984) Low incidence of schizophrenia in British Columbia coastal indians. J Epidemiol Community Health 38:127–130

Beaglehole E (1969) Pathology among peoples of the Pacific. In: Edgerton RB, Plog SC (eds) Changing perspectives in mental illness. Holt, Rinehart & Winston, New York

Berg E, Lindelius R, Petterson U, Salum I (1983) Schizoaffective psychoses. A long-term follow-up. Acta Psychiatr Scand 67:389–398

Bjarnar E, Reppesgaard H, Astrup C (1975) Psychiatric morbidity in Berlevåg. Acta Psychiatr Scand [Suppl] 263:60–67

Bland RC (1984) Long term mental illness in Canada: an epidemiological perspective on schizophrenia and affective disorder. Can J Psychiatry 29:242–246

Bleuler M (1968) A 23 year longitudinal study of 208 schizophrenics and impressions in regard to the nature of schizophrenia. In: Rosenthal DA, Kety SS (eds) The transmission of schizophrenia. Pergamon Press, Oxford, pp 3–12

Bleuler M (1978) The schizophrenic disorders: Long-term patient and family studies. Yale University Press, New Haven

Bogerts B, Meertz E, Schønfeldt-Bausch R (1985) Basal ganglia and limbic system pathology in schizophrenia. Arch Gen Psychiatry 42:784–791

Böök JA (1953) A genetic and neuro-psychiatric investigation of a North-Swedish population. Acta Genet Statist Med 4:1–100

Böök JA, Wetterberg L, Modrzewska K (1978) Schizophrenia in a North Swedish geographical isolate, 1900–1977. Epidemiology, genetics and biochemistry. Clin Genet 14:373–394

Boklage CE (1977) Schizophrenia, brain asymmetry development, and twinning: Cellular relationship with possible prognostic implications. Biol Psychiatry 12:19–34

Bremer J (1951) A social psychiatric investigation of a small community in Northern Norway. Acta Psychiatr Neurol Scand [Suppl] 62:1–166

Brown GW, Birley J (1968) Crises and life changes and the onset of schizohrenia. J Health Soc Behav 9:203–214

Brugger C (1931) Versuch einer Geisteskrankenzählung in Thüringen. Z Ges Neurol Psychiatr 133:352

Cairns E, Wilson R (1984) The impact of political violence on mild psychiatric morbidity in Northern Ireland. Br J Psychiatry 145:631–635

Canton G, Fraccon IG (1985) Life events and schizophrenia. A replication. Acta Psychiatr Scand 71:211–216

Chung RK, Langeluddecke P, Tennant C (1986) Threatening life events in the onset of schizophrenia, schizophreniform psychosis and hypomania. Br J Psychiatry 148:680–685

Clayton PJ (1982) Schizoaffective disorders. J Nerv Ment Dis 170:646–650

Crocetti GM, Kulcar Z, Kesic B, Lemkau PV (1971) Selected aspects of the epidemiology of psychoses in Croatia, Yugoslavia, III: the cluster sample and results of the pilot survey. Am J Epidemiol 94:126–134

Crow TJ (1980) Molecular pathology of schizophrenia: more than one disease process? Br Med J 280:1–9

Crow TJ (1984) A re-evaluation of the viral hypothesis: is psychosis the result of retroviral integration at a site close to the cerebral dominance gene? Br J Psychiatry 145:243–253

Crow TJ, Ferrier IN, Johnstone EC, MacMillan JF, Owens DGC, Parry RP, Tyrrell DAJ (1979) Characteristics of patients with schizophrenia or neurological disorder and virus-like agent in cerebrospinal fluid. Lancet 1:842–844

Dalen P (1974) Season of birth. A study of schizophrenia and other mental disorders. American Elsevier, Amsterdam

Dalen P (1977) Maternal age and incidence of schizophrenia in the Republic of Ireland. Br J Psychiatry 131:301–305

Day R (1981) Life events and schizophrenia: the "triggering" hypothesis. Acta Psychiatr Scand 64:97–122

Dean G, Downing H, Sheller E (1981) First admissions to psychiatric hospitals in south-east England in 1976 among immigrants from Ireland. Br Med J 282:1831–1833

Doane JA, West KL, Goldstein MJ, Rodnick EH, Jones JE (1981) Parental communication deviance and affective style. Predictors of subsequent schizophrenia spectrum disorders in vulnerable adolescents. Arch Gen Psychiatry 38:679–685

Doane JA, Falloon IRH, Goldstein MJ, Mintz J (1985) Parental affective style and the treatment of schizophrenia: predicting course of illness and social functioning. Arch Gen Psychiatry 42:34–42

Dohan FC, Grasberger JC (1973) Relapsed schizophrenics: earlier discharge from the hospital after cereal-free, milk-free diet. Am J Psychiatry 130:685–688

Dohan FC, Lowell FM, Johnston HT, Arbegast AW (1969) Relapsed schizophrenics: more rapid improvement on a milk- and cereal-free diet. Br J Psychiatry 115:595–596

Dohrenwend BP (1975) Sociocultural and social-psychological factors in the genesis of mental disorders. J Health Soc Behav 16:365–392

Eagles JM, Whalley LJ (1985) Decline in the diagnosis of schizophrenia among first admissions to Scottish mental hospitals from 1969–1978. Br J Psychiatry 146:151–154

El Sendiony MFM (1981) The effect of Islamic Sharia on behavioural disturbance in Saudi Arabia. Mekkah Printing and Publishing, Riad

Erlenmeyer-Kimling L (1978) Fertility of psychotics: demography. In: Cancro R (ed) Annual review of the schizophrenic syndrome, vol 5. Brunner, Mazel New York

Erlenmeyer-Kimling L, Rainer JD, Kallmann FJ (1966) Current reproductive trends in schizophrenia. In: Hoch PH, Zubin J (eds) Psychopathology of schizophrenia. Grune & Stratton, New York, p 252

Essen-Møller (1956) Individual traits and morbidity in a Swedish rural population. Acta Psychiatr Neurol Suppl 100

Essen-Møller E (1977) Evidence for polygenic inheritance in schizophrenia? Acta Psychiatr Scand 55:202–207

Farber SL (1981) Identical twins reared apart. A reanalysis. Basic Books, New York

Faraone SV, Tsuang MT (1985) Quantitative models for the genetic transmission of schizophrenia. Psychol Bull 98:41–66

Feighner JP, Robins E, Guze SB, Woodruffe RA, Winokur G, Munoz R (1972) Diagnostic criteria for use in psychiatric research. Arch Gen Psychiatry 26:57–67

Fischer M (1971) Psychosis in the offspring of schizophrenic monozygotic twins and their normal co-twins. Br J Psychiatry 118:43–52

Fischer M (1973) Genetic and environmental factors in schizophrenia. Acta Psychiatr Scand (Suppl) 238

Flekkøy K (1981 a) Biological aspects of schizophrenia. Universitetsforlaget, Oslo

Flekkøy K (1981 b) Tenking og sprok hos schizofrene pasientar sett i eit familie-og kommunikasjonsperspektiv. Nordisk Psykology 33:94–109

Fortes M, Mayer DY (1969) Psychosis and social change among the Tallensi of Northern Ghana. In: Foulkes SH, Prince GS (eds) Psychiatry in a changing society. Tavistock, London

Fraser RM (1971) The cost of commotion: analysis of psychiatric sequelae of 1969 Belfast Riots. Br J Psychiatry 118:257–264

Fremming KH (1947) Morbid risk of mental disease and other mental abnormalities in an average Danish population. Munksgaard, Copenhagen

Fremming KH (1951) The expectation of mental infirmity in a sample of Danish population. Cassel & Co, London (Occ Papers on eugenics no 7, Eugenics Society)

Galdi J, Reider RO, Silber D, Boncto RR (1981) Genetic factors in the response to neuroleptics in schizophrenia: a psychoparmacogenetic study. Psychol Med 11:713–728

Garrison V (1978) Support systems of schizophrenic and nonschizophrenic Puerto Rican migrant women in New York City. Schiz Bull 4:561–596

German GA (1972) Aspects of clinical psychiatry in Sub-Saharan Africa. Br J Psychiatry 121:461–479

Gershon ES, Hamovit J, Guroff JJ, Dibble E, Leckman JF et al. (1982) A family study of schizoaffective, bipolar I, bipolar II, unipolar, and normal control probands. Arch Gen Psychiatry 39:1157–1167

Giff TE, Strauss JS, Ritzler BA, Kokes RF, Harder DW (1986) Social class and psychiatric outcome. Am J Psychiatry 143:222–225

Goldberg EM, Morrison SL (1963) Schizophrenia and social class. Br J Psychiatry 109:785–802

Goldhamer H, Marshall AW (1949) The frequency of mental disease: Long-range trends and present status. The Rand Corp, New York

Goldstein MJ, Rodnick EH, Evans Jr, May PRA, Steinberg MR (1978) Drug and familiy therapy in the aftercare of acute schizophrenics. Arch Gen Psychiatry 35:1169–1177

Goodman AB, Siegel C, Craig TJ, Lin SP (1983) The realtionship between socioeconomic class and prevalence of schizophrenia, alcoholism, and affective disorders treated by inpatient care in a suburban area. Am J Psychiatry 140:166–170

Gottesman II, Shields J (1972) Schizophrenia and gentics: A twin study vantage point. Academic Press, New York

Gottesman II, Shields J (1982) Schizophrenia: the epigenetic puzzle. Cambridge University Press, Cambridge London New York

Guze SB, Cloninger R, Martin RL, Clayton PI (1983) A follow-up and family study of schizophrenia. Arch Gen Psychiatry 40:1273–1276

Hagnell O (1966) A prospective study of the incidence of mental disorder. Nordstedt, Stockholm

Hanshaw JB (1976) Cytomegalovirus. In: Remington JS, Klein JO (eds) Infectious diseases of the fetus and the newborn infant. Saunders, Philadelphia, pp 107–155

Hare EH (1965) Mental illness and social class in Bristol. Br J Prev Soc Med 9:191–195

Hare EH (1975) Season of birth in schizophrenia and neurosis. Am J Psychiatry 132:1168–1171

Hare E (1983) Was insanity on the increase? Br J Psychiatry 142:439–455

Harkey J, Miles DL, Ruching WA (1976) The relation between social class and functional status: a new look at the drift hypothesis. J Health Hum Behav 17:194–204

Heston LL (1966) Psychiatric disorders in foster home reared children of schizophrenic mothers. Br J Psychiatry 112:819–825

Higgins J (1966) Effects of child rearing by schizophrenic mothers. J Psychiatr Res 4:153–167
Higgins J (1976) Effects of child rearing by schizophrenic mothers: a follow-up. J Psychiatr Res 13:1–9
Hilger T, Propping P, Haverkamp F (1983) Is there an increase of reproductive rates in schizophrenics? Arch Psychiatr Nervenkr 233:177–186
Hirsch SR (1982) Depression "revealed" in schizophrenia. Br J Psychiatry 140:421–424
Hole K, Bergslien H, Jørgensen HA, Berge O-G, Reichelt KL, Trygstad OE (1979) A peptide-containing fraction in the urine of schizophrenic patients which stimulates opiate receptors and inhibits dopamine uptake. Neurosc 4:1883–1893
Hollingshead AB, Redlich FC (1958) Social class and mental illness: A community study. Wiley, New York
Holzman PS, Solomon CM, Levin S, Waternaux CS (1984) Pursuit eye movement dysfunctions in schizophrenia. Family evidence for specificity. Arch Gen Psychiatry 41:136–139
Huxley JA, Mayr E, Osmond H, Hoffer A (1964) Schizophrenia as a genetic morphism. Nature 204:220–221
Iacono WG (1982) The genetics of psychopathology as a tool for understanding the brain: The search for a genetic marker for schizophrenia. In: Lieblich I (ed) Genetics of the brain. Elsevier, Amsterdam New York Oxford, p 61–91
Iames RL, May PR (1981) Diagnosing schizophrenia: Prof. Kraepelin and research diagnostic criteria. Am J Psychiatry 138:501–504
Jacobs S, Myers J (1976) Recent life events and acute schizophrenic psychosis: a controlled study. J Nerv Ment Dis 162:75–87
Jensen AR (1967) Estimation of the limits of heritability of traits by comparison of monozygotic and dizygotic twins. Proc Nat Acad Sci (USA) 58:149–156
Jones IH, Frei D (1979) Seasonal births in schizophrenia: a southern hemisphere study using matched pairs. Acta Psychiatr Scand 59:164–172
Jong JTVM de, Klein GAJ de, ten Horn SGHMM (1986) A baseline study on mental disorders in Guiné-Bissau. Br J Psychiatry 148:27–32
Kallmann FJ (1938) The genetics of schizophrenia. Augustin, New York
Kallmann FJ (1950) The genetic of psychoses: An analysis of 1,232 twin index families. In: Congres Internationale de Psychiatrie, Rapports 6 Psychiatrie Sociale. Hermann, Paris, pp 1–27
Karlsson JL (1973) An Icelandic familiy study of schizophrenia. Br J Psychiatry 123:549–554
Karlsson JL (1974) Inheritance of schizophrenia. Acta Psychiatr Scand (Suppl) 247:1–116
Kasanin J (1933) The acute schizoaffective psychoses. Am J Psychiatry 13:97–126
Kato M (1969) Psychiatric epidemiological surveys in Japan: the problem of case finding. In: Caudill W, Lin TY (eds) Mental health research in Asia and the Pacific. East-West Center Press
Kay DWK, Lindelius R (1970) Morbidity risks for schizophrenia among parents, siblings, probands' children, and siblings' children. Acta Psychiatr Scand (Suppl) 216:86–88
Kendler KS (1983) Overwiev: a current perspective on twin studies of schizophrenia. Am J Psychiatry 140:1413–1425
Kendler KS (1986) A twin study of mortality in schizophrenia and neurosis. Arch Gen Psychiatry 43:643–649
Kendler KS, Hays P (1983) Schizophrenia subdivided by the family history of affective disorder. Arch Gen Psychiatry 40:951–955
Kendler KS, Robinette CD (1983) Schizophrenia in the National Academy of Sciences-National Research Council Twin Registry: a 16-year update. Am J Psychiatry 140:1551–1563
Kendler KK, Tsuang MT (1982) Identical twins concordant for the progression of affective illness to schizophrenia. Br J Psychiatry 141:563–65
Kendler KS, Gruenberg AM, Tsuang MT (1985) Psychiatric illness in first-degree relatives of schizophrenic and surgical control patients. A familiy study using DSM-III criteria. Arch Gen Psychiatry 42:770–779
Kety SS (1983) Observations on genetic and environmental influences in the etiology of mental disorder from studies on adoptees and their relatives. In: Kety SS, Rowland LP, Sidman RL, Matthysse SW (eds) Genetics of neurological and psychiatric disorders. Raven Press, New York, pp 105–11

Kety SS, Rosenthal D, Wender PH, Schulsinger F, Jacobsen B (1975) Mental illness in the biological and adoptive families of adopted individuals who have become schizophrenic: A preliminary report based on psychiatric interviews. In: Fieve RR, Rosenthal D, Brill H (eds) Genetic research in psychiatry. Johns Hopkins University Press, Baltimore, pp 147–165

Kety SS, Rosenthal D, Wender PH, Schulsinger F, Jacobsen B (1978) The biological and adoptive families of adopted individuals who became schizophrenic: Prevalence of mental illness and other characteristics. In: Wynne LC, Cromwell RL, Matthysse S (eds) The nature of schizophrenia. Wiley, New York, pp 25–37

King DJ, Cooper SJ, Earle JAP, Martin SJ, McFerran NV, Wisdom GB (1985) Serum and CSF antibody titres to seven common viruses in schizophrenic patients. Br J Psychiatry 147:145–149

Knight JG (1985) Possible autoimmune mechanisms in schizophrenia. Integr Psychiatry 3:134–143

Kovelman JA, Scheibel AB (1984) A neurohistological correlate of schizophrenia. Biol Psychiatry 19:1601–1619

Kringlen E (1967) Heredity and environment in the functional psychoses. Heinemann, London

Langner TS, Michael ST (1963) Life stress and mental health. The Midtown Manhatten study. Collier-MacMillan, London

Larson CA, Nyman GE (1973) Differential fertility in schizophrenia. Acta Psychiatr Scand 49:272–280

Leff JP (1976) Schizophrenia and sensitivity to the family environment. Schiz Bull 2:566–574

Leff J, Vaughn C (1981) The role of maintenance therapy and relatives' expressed emotion in relapse of schizophrenia: a two-year follow-up. Br J Psychiatry 139:102–104

Littlewood R, Lipsedge M (1981) Some social and phenomenological characteristics of psychotic immigrants. Psychol Med 11:289–302

Luchins D, Pollin W, Wyatt RJ (1980) Laterality in monozygotic schizophrenic twins: an alternative hypothesis. Biol Psychiatry 15:87–93

Lukoff D, Snyder K, Ventura J, Neuchterlein KH (1984) Life events, familial stress, and coping in the developmental course of schizophrenia. Schiz Bull 10:258–292

Luxenburger H (1928) Vorläufiger Bericht über psychiatrische Serienuntersuchungen an Zwillingen. Z Gesamte Neurol Psychiatr 116:297–326

Machón RA, Mednick SA, Schulsinger F (1983) The interaction of seasonality, place of birth, genetic risk and subsequent schizophrenia in a high risk sample. Br J Psychiatry 143:383–388

Malzberg B, Lee Everett S (1956) Migration and mental disease. Social Science Research Council, New York

Marcus J, Auerbach J, Wilkinson L, Burack CM (1981) Infants at risk for schizophrenia. The Jerusalem infant developmental study. Arch Gen Psychiatry 38:703–713

Marcus J, Hans SL, Mednick SA, Schulsinger F, Michelsen N (1985) Neurological dysfunctioning in offspring of schizophrenics in Israel and Denmark. Arch Gen Psychiatry 42:753–761

Maslowski J (1986) Pathoplastic influences on symptoms of schizophrenia. A comparative study in Libya and Malta. Acta Psychiatr Scand 73:618–623

McGlashan TH (1986) Predictors of shorter-, medium-, and long-term outcome in schizophrenia. Am J Psychiatry 143:50–55

McGue M, Gottesman II, Rao DC (1985) Resolving genetic models for the transmission of schizophrenia. Genet Epidemiol 2:99–110

McGuffin P, Reveley A, Holland A (1982) Identical triplets: Non-identical psychosis? Br J Psychiatry 140:1–6

McNeil T, Kaij L (1978) Obstetric factors in the development of schizophrenia. In: Wynne L, Cromwell R, Matthysse S (eds) The nature of schizophrenia. Wiley, New York

Moskalenko VD (1984) Differences in ontogony, premorbid personality, and severity of schizophrenia in twins. Neurosc Behav Physiol 14 (Nov–Dec):444–448

Munk-Jørgensen P (1986) Decreasing first-admission rates of schizophrenia among males in Denmark from 1970–1984. Changing diagnostic patterns? Acta Psychiatr Scand 73:645–650

Murphy HBM (1959) Culture and mental disorder in Singapore. In: Opler MK (ed) Culture and mental health. Ch C Thomas, Illinois, pp 291–318

Murphy HBM (1968) Cultural factors in the genesis of schizophrenia. In: Rosenthal D, Kety SS (eds) The transmission of schizophrenia. Pergamon Press, Oxford London, pp 137–153

Murphy HBM (1973) The low rate of mental hospitalization, shown by immigrants to Canada. In: Zingman CH, Pfeister-Ammende M (eds) Uprooting and after. Springer, Berlin Heidelberg New York

Murphy HBM, Lemieux M (1967) Quelques considérations sur le taux élevé de schizophrénie dans un type de communauté canadienne-francaise. Canad Psychiatr Ass J 12:72–81

Murphy HBM, Raman AC (1971) The chronicity of schizophrenia in indigeneous tropical peoples. Br J Psychiatry 118:489–497

Nakane Y, Tominaga Y, Araki K, Ohta Y, Takahashi R (1985) Epidemiological investigations concerning functional psychoses in Nagasaki city. In: Sakai T, Tsuboi T (eds) Genetic aspects of human behavior. Igaku-Shoin, Tokyo New York, pp 41–52

Nielsen J, Nielsen JA (1977) A consensus study of mental illness in Samsö. Psychol Med 7:491–503

Niswander K, Gordon M (1972) The women and their pregnancies. WB Saunders, Philadelphia

Ødegaard Ø (1932) Emigration and insanity. A study of mental disease among the norwegian-born population of Minnesota. Acta Psychiatr (Kbh) (Suppl) 4

Ødegaard Ø (1961) L'epidemiologie des troubles mentaux en Norwege. Evolut Psychiatr 26:193–253

Ødegaard Ø (1971) Hospitalized psychoses in Norway: time trends 1926–1965. Soc Psychiatry 6:53–58

Ødegaard Ø (1972) Epidemiology of the psychoses. In: Kisker KP, Meyer J-E, Müller M, Strømgren E (Hrsg) Klinische Psychiatrie 1, Springer, Berlin Heidelberg New York (Psychiatrie der Gegenwart, 2. Aufl, Bd II/1, S 213–258)

Ødegaard Ø (1972) The multifactorial theory of inheritance in predisposition to schizophrenia. In: Kaplan AR (ed) Genetic factors in "schizophrenia." Ch C Thomas, Springfield, Illinois, pp 256–275

Ødegaard Ø (1974) Season of birth in the general population and in patients with mental disorder in Norway. Br J Psychiatry 125:397–405

Ødegaard Ø (1980) Fertility of psychiatric first admissions in Norway 1936–1975. Acta Psychiatr Scand 62:212–220

Pandey RS, Gupta AK, Chaturvedi VC (1981) Autoimmune model of schizophrenia with special reference to antibrain antibodies. Biol Psychiatry 16:1123–1136

Parnas J (1985) Mates of schizophrenic mothers. A study of assortative mating from the American-Danish high risk project. Br J Psychiatry 146:490–497

Parnas J, Schulsinger F, Teasdale T, Schulsinger H, Feldman P, Mednick SA (1982) Perinatal complications and clinical outcome within the schizophrenia spectrum. Br J Psychiatry 140:421–424

Perris C (1966) A study of bipolar and unipolar recurrent depressive psychoses: genetic investigation. Acta Psychiatr Scand (Suppl) 194:15–44

Planansky K, Johnston R (1967) Mate selection in schizophrenia. Acta Psychiatr Scand 43:397–409

Pope HG, Jones JM, Cohen BM, Lipinski JF (1982) Failure to find evidence of schizophrenia in first-degree relatives of schizophrenic probands. Am J Psychiatry 139:826–828

Rahe RH, Arthur RJ (1978) Life change and illness studies: past history and future directions. J Hum Stress 4:3–15

Reichelt KL, Edminson PD, Toft KG (1985) Urinary peptides in schizophrenia and depression. Stress Med 1:169–181

Reveley AM, Reveley MA, Murray RM (1984) Cerebral ventricular enlargement in non-genetic schizophrenia: a controlled twin study. Br J Psychiatry 144:89–93

Rimón R, Ahokas A, Palo J (1986) Serum and cerebrospinal fluid antibodies to cytomegalovirus in schizophrenia. Acta Psychiatr Scand 73:642–644

Rin H, Lin TY (1962) Mental illness among Formosan Aborigines as compared with the Chinese in Taiwan. J Ment Sci 108:134–146

Risch N, Baron M (1984) Segregation analysis of schizophrenia and related disorders. Am J Hum Genet 36:1039–1059

Robert-Guroff M, Torrey EF, Brown M (1985) Retroviruses and schizophrenia (letter). Br J Psychiatry 146:326

Roff M, Ricks DF (1970) Life history research in psychopathology, vol 1. University of Minneapolis Press, Minneapolis

Roos B-E (1984) Schizophrenia and viral and auto immune issues. Psychopharmacol Bull 20:514–518

Rosenthal D, Quinn OW (1977) Quadruplet hallucinations: Phenotypic variations of a schizophrenic genotype. Arch Gen Psychiatry 34:817–827

Rosenthal D, Wender PH, Kety SS, Welner J, Schulsinger F (1971) The adopted-away offspring of schizophrenics. Am J Psychiatry 128:307–311

Royes K (1962) The incidence and features of psychoses in a Carribean community. In: Proceeding of the Third World Congress of Psychiatry 1961, Montreal, vol 2, pp 1121–1125

Rudduck C, Franzén G, Löw B, Rorsman B (1984) HLA antigenes in patients with and without a family history of schizophrenia. Hum Hered 34:291–296

Rüdin E (1916) Zur Vererbung und Neuentstehung der Dementia Praecox. Springer, Berlin

Sagedal E, Landmark J, Lingjærde O, Tschumi Sangvik B, Eggen O, Reichelt KL (in preparation) Schizophrenia: A gluten-dependent disorder? A preliminary report on changes in urinary peptide excretion on diet. Acta Psychiatr Scand

Sartorius N, Jablensky A, Shapiro R (1978) Cross-cultural differences in the short-term prognosis of schizophrenic psychoses. Schiz Bull 4:102–113

Saugstad LF, Ødegaard Ø (1979) Mortality in psychiatric hospitals in Norway 1950–1974. Acta Psychiatr Scand 59:431–447

Saugstad LF, Ødegaard Ø (1983) Persistent discrepancy in international diagnostic practice since 1970. Acta Psychiatr Scand 68:501–510

Schindler L, Leroux M, Beck J, Moises HW, Kirchner H (1986) Studies of cellular immunity, serum interferon titers, and natural killer cell activity in schizophrenic patients. Acta Psychiatr Scand 73:651–657

Scull AT (1979) Museums of madness. Lane, London

Schulz B (1932) Zur Erbpathologie der Schizophrenie. Z Gesamte Neurol Psychiatr 143:175–293

Shimura M, Miura T (1980) Season of birth of mental disorders in Tokyo, Japan, for year of birth, year of admission and age of admission. Acta Psychiatr Scand 61:21–28

Shields J (1968) Summary of the genetic evidence. In: Rosenthal D, Kety SS (eds) The transmission of schizophrenia. Pergamon Press, Oxford

Shrikhande S, Hirsch SR, Coleman JC, Reveley MA, Dayton R (1985) Cytomegalovirus and schizophrenia. A test of a viral hypothesis. Br J Psychiatry 146:503–506

Shur E (1982) Season of birth in high and low genetic risk schizophrenics. Br J Psychiatry 140:410–415

Siever LJ, Coursey RD, Alterman IS, Buchsbaum MS, Murphy DL (1984) Impaired smooth pursuit eye movement: Vulnerability marker for schizotypal personality disorder in a normal volunteer population. Am J Psychiatry 141:1560–1566

Slater E, Hare EH, Price J (1971) Marriage and fertility of psychiatric patients compared with national data. Soc Biol 18:(Suppl)60–73

Spitzer RL, Endicott J, Robins E (1975) Research diagnostic criteria for a selected group of functional disorders. Biometric Research Division, New York State Psychiatric Institute, New York

Stevens JR (1981) Neuropathologic studies of schizophrenia: search for a virus. In: Proceedings of the Symposium on the Psychobiology of Schizophrenia. Eight International Congress of Pharmacology, Gifu, Japan. Pergamon Press, Elmsford New York

Stevens JR (1982) Neuropathology of schizophrenia. Arch Gen Psychiatry 39:1131–1139

Taylor MA, Abrams R, Gaztanaga P (1975) Manic depressive illness and schizophrenia: a partial validation of research diagnostic criteria utilizing neuropsychological testing. Compr Psychiatry 16:91–96

Tienari P, Sorri A, Lahti I et al. (1985) Interaction of genetic and psychosocial factors in schizophrenia. Acta Psychiatr Scand 71:19–30

Torrey EF (1980) Schizophrenia and civilization. Jason Aronsen Inc, Canada

Torrey EF, Torrey BB, Burton-Bradley BG (1974) The epidemiology of schizophrenia in Papua New Guinea. Am J Psychiatry 131:567–573

Torrey EF, Torrey BB, Peterson MR (1977) Seasonality of schizophrenic births in the United States. Arch Gen Psychiatry 34:1065–1070

Torrey EF, Yolken RH, Winfrey CJ (1982) Cytomegalovirus antibody in cerebrospinal fluid of schizophrenic patients detected by enzyme immunoassay. Science 216:892–894

Torrey EF, McGuire M, O'Hare A, Walsh D, Spelman MP (1984) Endemic psychosis in Western Ireland. Am J Psychiatry 141:966–970

Tsuang MT, Woolson RF, Winokur G, Crowe RR (1981) Stability of psychiatric diagnosis. Schizophrenia and affective disorders followed up over a 30- to 40-year period. Arch Gen Psychiatry 38:535–539

Ungvari G (1983) Validity of the ICD-9 schizophrenia classification. A blind family history study. Acta Psychiatr Scand 68:287–296

Vartanian ME, Kolyaskina GI, Lozovsky DV et al. (1978) Aspects of humoral and cellular immunity in schizophrenia. In: Bergsma D, Goldstein AL (eds) Neurochemical and immunological components of schizophrenia, vol 18 (Series: Birth defects) Alan R Liss, New York, pp 339–364

Vaughn CE (1986) Pattern of emotional response in the families of schizophrenic patients. In: Goldstein MJ, Hand I, Hahlweg (eds) Treatment of schizophrenia: family assessment and intervention. Springer, Berlin Heidelberg New York, pp 125–137

Vaughn CE, Sorensen Snyder K, Jones S, Freeman WB, Fallon IRH (1984) Family factors in schizophrenic relapse. Replication in California of British research on expressed emotion. Arch Gen Psychiatry 41:1169–1177

Vlissides DN, Venulet A, Jenner FA (1986) A double-blind gluten-free/gluten load controlled trial in a secure ward population. Br J Psychiatry 148:447–452

Walker E, Emory E (1983) Infants at risk for psychopathology: offspring of schizophrenic parents. Child Dev 54:1269–1285

Walsh D, O'Hare A, Blake B, Halpenny JV, O'Brien PF (1979) The prevalence of mental illness in Ireland: of the three county case register study (mimeograph) Medico-Social Research Board, Dublin

Waxler NE (1979) Is outcome of schizophrenia better in nonindustrial societies? The case of Sri Lanka. J Nerv Ment Dis 167:144–158

Weinberger DR, Wagner RL, Wyatt RJ (1983) Neuropathological studies of schizophrenia: a selective review. Schiz Bull 9:193–212

Wender PH, Rosenthal D, Kety SS, Schulsinger F, Welner J (1974) Cross-fostering: A research strategy for clarifying the role of genetic and experiential factors in the etiology of schizophrenia. Arch Gen Psychiatry 30:121–128

Wing JK, Cooper JE, Sartorius N (1974) Measurement and classification of psychiatric symptoms. An instruction manual for the PSE and Catego program. Cambridge University Press, London

World Health Organization (1973) The international pilot study of schizophrenia, vol 1. Geneva

Wrede G, Mednick SA, Huttunen MO, Nilsson CG (1980) Pregnancy and delivery complications in the births of an unselected series of Finnish children with schizophrenic mothers. Acta Psychiatr Scand 62:369–381

Wynne LC, Singer MT, Bartko JJ, Toohey ML (1977) Schizophrenics and their families: research on parental communication. In: Tanner JM (ed) Developments in psychiatric research. Hodder & Staughton, London

2. Biochemie

P. Baumann

INHALTSVERZEICHNIS

A. Einführung 155
B. Dopaminhypothese 156
    I. Neurobiologie des Dopamins 156
        1. Neuroanatomie des Dopamins 157
        2. Dopaminstoffwechsel und Rezeptoren 157
    II. Dopamin und Schizophrenie 159
C. Molekularbiologische Hypothesen 162
D. Opioidpeptidhypothesen 163
    I. Neurobiologie der Opioidpeptide 163
        1. Stoffwechsel 164
        2. Neuroanatomie 165
        3. Opioidrezeptoren 165
    II. Opioidpeptide und Schizophrenie 166
E. Cholezystokinin 168
    I. Stoffwechsel 168
    II. Cholezystokinin und Schizophrenie 168
F. Andere Hypothesen 169
G. Schlußbemerkungen 171
Literatur 171

A. Einführung

In den abschließenden Bemerkungen seines Beitrages „Stoffwechselpathologie der Zyklothymie und Schizophrenie" hat MATUSSEK (1980) in dieser Buchreihe hervorgehoben, wie kaum errichtete Hypothesen über die biologischen Ursachen von Geisteskrankheiten wegen neuer Erkenntnisse über die Funktion von Transmittern, Neuromodulatoren oder über Regelmechanismen im Nervensystem in Frage gestellt werden müssen. Andererseits gibt er die Hoffnung nicht auf, daß sich in den nächsten Jahren die Kenntnisse über neurobiologische Dysfunktionen bei den Psychosen entscheidend erweitern. Tatsächlich hat die Grundlagenforschung auf dem Gebiete der Neurotransmitter im letzten halben Jahrzehnt große Fortschritte erzielt, so z. B. auf dem Gebiete der Rezeptorenforschung des Dopamins. Die Endorphinforschung hat die in einem ersten Anlauf in sie gesetzten Erwartungen bezüglich der Rolle dieser Peptide in der Schizophrenie und Depression nicht erfüllt. Sie hat aber mit daran erinnert, daß die neurochemischen Prozesse im Hirn nicht linear verlaufen, sondern vielmehr komplizierte Regelkreise das Zusammenspiel von Neurotransmittern wie Dopamin, GABA, Azetylcholin, Substanz P und Neuromodulatoren eine Rolle, die z. B. Endorphinen und Enkephalinen zugesprochen wird, bestimmen. Diese Anschauung hat die Meinung zunehmend verdrängt, wonach endogen gebildete Halluzinogene punktuell als falsche Neurotransmitter für gewisse Symptome der Schizhophrenie verantwortlich seien. Die Suche nach „schizophrenogenen" Substanzen im Urin, Blut und Liquor scheint ihr vorläufiges Ende gefunden zu haben. So sind gewisse biochemische Hypothesen der Schizophrenie beinahe ins Vergessen geraten, – wie die Hypothese der Transmethylierung von Tryptamin – oder Katecholaminderivaten zu psychotomimetischen Substanzen im Hirn des Patienten. Diese Strategie hat aber auch deutlich gemacht, daß die Aussagekraft von Ergebnissen aus neurochemischen Untersuchungen in peripheren Körperflüssigkeiten für die tatsächlichen Vorgänge im Zentralnervensystem stark limitiert ist. Tatsache ist, daß es im menschlichen Hirn etwa 10^{12} Neuronen gibt, von denen jedes bis 1 000 Verbindungen zu anderen Zellen hat (ANONYMOUS 1981). Auch ist erst seit einigen Jahren bekannt, daß gewisse Hormone, vor allem Peptide, als Neuromodulatoren wirken und z. T. in den gleichen Nervenzellen wie die Neurotransmitter vorkommen. Neue Techniken wie Positronenemissionstomographie sind deshalb vielversprechend, wie es das Beispiel von Untersuchungen des Glukosestoffwechsels im Hirn von Gesunden und Schizophrenen zeigt (BUCHSBAUM et al. 1982); diese Methode hat sich für viele neurologische Untersuchungen bereits bewährt, aber für verbindliche Aussagen auf dem Gebiete der Schizophrenie ist das Auflösungsvermögen dieser Methode noch zu verbessern (LEENDERS et al. 1984). Aufgrund dieser mehr systemischen Anschauung wagt man deshalb heute kaum mehr zu hoffen, daß „die Schizophrenie" anatomisch und neurochemisch lokalisiert werden kann, wie es z. B. im Falle des Parkinsonismus der Fall ist, wo eine Degeneration des dopaminergen Systems im nigrostriatalen Bereich für das klinische Zustandsbild verantwortlich ist. Im Hinblick auf die beträchtlichen Fortschritte in der Grundlagenforschung sollen zunächst diese und anschließend die seit dem Beitrag von MATUSSEK (1980) beschriebenen biochemischen Befunde in der Schizophrenieforschung zusammengefaßt und diskutiert werden.

B. Dopaminhypothese

I. Neurobiologie des Dopamins

Die Dopaminhypothese stützt sich auf ältere Befunde, die auch heute noch ihre Gültigkeit haben: Amphetamin besitzt die Eigenschaft, Dopamin freizusetzen und, gesunden Versuchspersonen gegeben, kann es zu psychotischen Zuständen führen, die sich von einer bei Schizophrenen beobachteten Symptomatik kaum unterscheiden. Jenes Weckamin aber auch Apomorphin führen bei Tieren zu stereotypen Verhaltensweisen durch Stimulierung von Dopaminrezeptoren, die durch Neuroleptika gehemmt wird. Diese Rezeptoren sind in den letzten Jahren charakterisiert und klassifiziert worden. Die wichtigsten neurochemischen Verän-

derungen werden nach Gabe von Neuroleptika im Bereiche des Dopaminstoffwechsels beobachtet: Blockade gewisser Dopaminrezeptoren, Stimulierung des
Turnovers von Dopamin mit Anstieg der Homovanillinsäure. Diese Wirkungen
der meisten Neuroleptika sind der Hauptgrund für die bleibende Aktualität der
Dopaminhypothese. Bei der Frage nach einem neuroanatomischen Substrat für
gewisse Symptome der Schizophrenie hat sich die Forschung auch vermehrt auf
das Studium der Interaktionen von dopaminergen Neuronen mit anderen Neurotransmittersystemen gerichtet.

1. Neuroanatomie des Dopamins

Nach LINDVALL u. BJÖRKLUND (1983) lassen sich zehn Systeme dopaminerger
Neurone im Zentralnervensystem beschreiben. Die vier wichtigsten sind:

1. Das nigrostriatale System, das sich vom Locus niger zum Nucleus caudatus
   und Putamen erstreckt. Seine Funktion liegt in der Erhaltung des Gleichgewichtes des extrapyramidalen Systems und in der Kontrolle der Motorik.
2. Die Kernregionen des mesolimbischen Systems liegen in der tegmentoventra-
   len Zone des Hirnstammes und es hat Ausläufer bis zur Amygdala, aber auch
   zum Nucleus accumbens, zur Stria terminalis und zum Tuberculum olfactorium. Dieses Dopaminsystem spielt möglicherweise eine Rolle bei der Regulierung autonomer Funktionen, und von solchen, die den affektiven Bereich betreffen.
3. Das mesokortikale System reicht vom Hirnstamm zum Cingulum, zur Amygdala, aber auch zum Cortex entorhinalis und hin bis zum frontalen Cortex. Seine Funktion dürfte mit der des mesolimbischen Systems verwandt sein, und
   es spielt eine Rolle bei Lern- und Gedächtnisprozessen.
4. Das tuberoinfundibuläre System erstreckt sich vom Nucleus arcuatus des Hypothalamus bis zur Eminentia mediana und durch weitere Verbindungen bis
   hin zur Hypophyse. Es nimmt teil an der Regulierung der Sekretion von Hormonen. So hemmt es vor allem die Sekretion von Prolaktin. Andererseits stimuliert Dopamin die Ausschüttung von Wachstumshormon (GH).
5. Für die Schizophrenieforschung könnte von Bedeutung sein, daß vor wenigen
   Jahren ein neues dopaminerges System im Hippocampus beschrieben wurde,
   das seinen Ursprung in den Kerngebieten A10 und A9 hat (BISCHOFF 1986).

2. Dopaminstoffwechsel und Rezeptoren

Die Schizophrenieforschung beschäftigt sich zur Zeit weniger mit den enzymati-
schen Vorgängen, die für die Synthese und den Abbau von Dopamin verantwortlich sind. Wichtig indessen wären Untersuchungen beim Patienten über die Rolle
der Dihydropteridinreduktase in der Wiederherstellung von Tetrahydrobiopterin
(BH4), das als Kofaktor für die volle Entfaltung der Tyrosinhydroxylase notwendig ist (KAUFMAN 1985). Die Dopaminforschung hat sich vielmehr auf die Klassifizierung der Rezeptoren konzentriert, nachdem 1979 von KEBABIAN u. CALNE

(Stoof u. Kebabian 1984) eine Aufteilung in D-1 und D-2 Rezeptoren vorgeschlagen wurde. Erstere unterscheiden sich von letzteren unter anderem durch ihre Koppelung an ein Adenylzyklasesystem, das nach Stimulierung durch Dopamin die Bildung von zyklischem AMP fördert. Dieses Modell hat zahlreiche Än-
derungsvorschläge erfahren (Seeman 1980; Sokoloff et al. 1980; Martres et al.
1984; Grigoriadis u. Seeman 1984; Seeman u. List 1982; Creese 1982; Leff u.
Creese 1983), wobei nun auch zwischen Dopamin-Bindungsstellen und -Rezepto-
ren unterschieden wird. Bindungsstellen unterscheiden sich nach der Definition
von Rezeptoren insofern, daß letztere eine physiologische Bedeutung haben, indem sie eine Zwischenstelle in der Weiterleitung der Information darstellen. Von
Seeman u. List (1982) wurde aus methodologischen Gründen vorgeschlagen, mit
D-1 nur noch „Dopamin-sensitive Adenylzyklasestellen" zu bezeichnen, stimu-
lierbar oder hemmbar durch mikromolare Konzentrationen von Dopamin resp.
Neuroleptika vom Typ Butyrophenone (Spiperon), aber nicht vom Typ Benzamide (Sulpirid). D-2 Bindungsstellen oder D-2 Rezeptoren sind solche, die auf mikromolare Konzentrationen von Dopamin und nanomolare Konzentrationen
von Neuroleptika (Spiperon) ansprechen und entweder keine oder eine hemmen-
de Wirkung auf das Adenylzyklasesystem ausüben. Die D-3 Bindungsstelle spreche im Gegensatz dazu auf nanomolare Konzentrationen von Dopamin an, die
aber durch mikromolare Konzentrationen von Neuroleptika antagonisiert wird.
Die D4-Stelle, schlußendlich, zeigt sich empfindlich für Dopamin wie auch Neuroleptika im nanomolaren Bereich. Die Klassifizierung der D2-, D3- und D4-Re-
zeptoren von Sokoloff et al. (1980) ist mit dieser nahezu identisch. Die D2-Bin-
dungsstellen verdienen bis heute noch am ehesten die Bezeichnung Dopaminrezeptoren, da die Inhibitionskonstanten der Agonisten und Antagonisten noch am
besten mit den ein Verhalten auslösenden Dosen korrelieren (Grigoriadis u. Seeman 1984; Laduron 1982). Andererseits wird heute die Ansicht vertreten, daß
D2- und D4-Bindungsstellen identisch sind, aber je nachdem in verschiedenen
Zuständen vorkommen: als D2-high und als D2-low, mit hoher, respektive niedriger Affinität. Ein großer Teil, wenn nicht alle D2-high-Rezeptoren können
durch Zugabe von Guaninnukleotiden (GTP) und NaCl in die Form mit niedriger Affinität überführt werden. Diese Befunde werden durch die Arbeiten von
Martres et al. (1984) unterstützt, die nach Zugabe von GTP eine Abnahme der
Bindung von Apomorphin an D2-Bindungsstellen und eine Zunahme seiner Bindung an D4-Bindungsstellen beobachtet haben. Es ist ebenfalls nicht auszuschließen, daß die D1- und D3-Bindungsstellen auch identisch sind, aber wieder verschiedene Zustände darstellen (Leff u. Creese 1983). Man wage deshalb die vorläufige Schlußfolgerung, daß es nach bisherigen Befunden zwei Dopaminbin-
dungsstellen gibt, nämlich D1 und D2, die aber für Liganden in einem Zustand
niedriger oder hoher Affinität vorliegen können.

   Im Hinblick auf die verschiedenen Varianten der Dopaminhypothese der Schizophrenie stellt sich auch die Frage nach der Existenz von dopaminergen (präsynaptischen) Autorezeptoren. Die Argumente für ihre Anwesenheit beruhen auf folgenden Überlegungen: Durch einen negativen Feedbackmechanismus wird durch
ihre Stimulierung durch einen Agonisten oder durch Dopamin selbst die weitere
Freisetzung von Dopamin verhindert. So wird bei Ratten nach höheren Dosen
von Apomorphin eine gesteigerte Motorik, nach niedrigen Dosen eine Sedierung

beobachtet. Diese Beobachtung wird so interpretiert, daß im ersten Falle nur Autorezeptoren, im andern Falle auch postsynaptische Rezeptoren besetzt wurden. Als einer von wenigen bezweifelt LADURON (1984) die Existenz von Autorezeptoren. Er findet die experimentellen Belege für diese Theorie ungenügend, da diese Befunde auch unter der Berücksichtigung von nur postsynaptischen Rezeptoren erklärt werden könnten. Der Autor schlägt in seinem Modell vor, daß in der ersten Situation nur ein Teil der postsynaptischen Rezeptoren von Agonisten besetzt wird, dies aber genüge, durch einen negativen Rückkoppelungsmechanismus präsynaptisch die weitere Freisetzung von Dopamin zu hemmen (Sedierung), und daß erst mit der höheren Dosis von Apomorphin dieses die Motorik steigernde Wirkung voll entfalte.

Zum vollen Verständnis des heutigen Standes der Dopaminforschung gehören auch die Befunde, die auf eine Freisetzung von Dopamin aus den Dendriten hinweisen (CHERAMY et al. 1981). Sie sind sogar fähig, Dopamin zu synthetisieren, aber auch zu speichern, wenn auch nur zum Teil in Vesikeln. Die Autoren nennen für dieses dendritische Dopamin folgende Funktionen: Hemmung von dopaminergen Autorezeptoren, Hemmung von Dopaminrezeptoren auf GABA-Neuronen der striatonigralen Bahn, Hemmung von dopaminergen Interneuronen, und die Beeinflussung anderer Strukturen wie Gliazellen und Kapillaren.

Von Bedeutung ist ferner die unterschiedliche Lokalisierung der Dopaminrezeptoren. Die klassische D1-Bindungsstelle befindet sich in der Nebenschilddrüse. D2-Rezeptoren wurden z.B. im Hypophysenvorderlappen und im Striatum (STOOF u. KEBABIAN 1984) beschrieben, die aber auch D1-Bindungsstellen aufweisen.

Für die Schizophrenieforschung wäre die Existenz von peripheren Modellen für Dopaminrezeptoren wertvoll. So wurden vor kurzem an Lymphozyten Bindungsstellen von Spiperon beschrieben, die wahrscheinlich nicht gleichzusetzen sind mit „Dopaminrezeptoren" (BONDY et al. 1985).

II. Dopamin und Schizophrenie

Seit MATUSSEKS (1980) Übersicht haben sich, wie soeben gezeigt, die Kenntnisse über die Funktionen und das Schicksal des Dopamins rapide erweitert, besonders was Feinmechanismen wie Zwischenwirkungen mit Bindungsstellen und Rezeptoren, mit anderen Neurotransmittern und Neuropeptiden angeht. Diese in diskreten Hirnregionen gleichzeitig aber möglicherweise zum Teil gegenläufig ablaufenden Vorgänge zeigen deutlich die Grenzen einer sinnvollen Interpretation von Befunden, die beim Gesunden oder Schizhophrenen in der Peripherie erhoben wurden.

Da in der biologischen Schizophrenieforschung oft verwendet, soll hier kurz auf die CROWsche (1982) Beschreibung der Typ I- und II-Syndrome in der Schizophrenie eingegangen werden. Im Typ I-Syndrom finden sich vor allem positive (produktive) Symptome wie Halluzinationen, Wahnideen, Denkstörungen, wie sie oft bei der Akuterkrankung auftreten. Das Typ II-Syndrom ist charakterisiert durch Gefühlsverarmung, Antriebsschwäche – (negative oder Minus-)Symptome, die eher beim chronischen Schizophrenen beobachtet werden.

LECRUBIER et al. (1980) haben sich gefragt, ob das dopaminerge System in der Schizophrenie eine Hypo- oder eine Hyperfunktion aufweise. Sie formulierten die Hypothese, daß in akuten Episoden, gekennzeichnet durch eine positive Symptomatik, mit einem hyperdopaminergen, in chronischen Episoden mit Minus-Symptomatik, mit einem hypodopaminergen Zustand zu rechnen sei. Die Argumentation beruht hauptsächlich auf pharmakologischen Überlegungen, unter anderem auf der Annahme, D1- und D2-Rezeptoren seien respektive post- und präsynaptisch. Der Beweis für eine solche Aufteilung der Rezeptoren ist jedoch nicht gegeben (s. Abschn. B.I.2). Die Autoren weisen auch auf Arbeiten hin, wonach in Hirnproben von vor allem chronischen Schizophrenen eine Hypersensibilität der Dopaminrezeptoren vorliege. Dieser Befund gelte auch für unbehandelte Patienten, nicht nur für Behandelte, bei denen ein solches Ergebnis durch die blokkierende Wirkung von Neuroleptika auf die Rezeptoren des Neurotransmitters erklärt werden könnte.

Eine der Strategien, beim Schizophrenen die Dopaminhypothese zu überprüfen, besteht darin, die Reaktivität der Wachstumshormonausschüttung nach Gabe von Apomorphin zu messen. Es muß aber gleich eingeschränkt werden, daß zwar diese Ausschüttung über hypothalamische Dopaminneuronen erfolgt, daß aber eine Dysfunktion dieses Neurotransmittersystems in anderen Strukturen wie im mesolimbischen und mesokortikalen Bereich vermutet wird. ZEMLAN et al. (1985) beobachteten bei Schizophrenen eine negative, nicht lineare Korrelation zwischen dem Liquorspiegel von Homovanillinsäure (HVA) und dem Wachstumshormongipfel nach Apomorphin. Von methodologischer Bedeutung ist, daß die Autoren keinen Unterschied in der Hormonausschüttung oder im HVA-Spiegel zwischen Patienten, die vor kurzem noch unter Neuroleptika standen, und solchen, die entweder nie oder bis zu sechs Monaten vor Untersuchung keine Medikation erhalten hatten, machen. Es ging in dieser Untersuchung nicht darum, einen Vergleich zwischen Gesunden und Schizophrenen anzustellen, aber es zeigte sich hier nach DSM III-Kriterien kein Unterschied zwischen Schizophrenen und „schizophreniformen" Patienten. Sie zeigt, daß nach Apomorphin eine starke Dopaminfreisetzung, ausgedrückt in einem hohen HVA-Anstieg, an eine erniedrigte Wachstumshormon-Ausschüttung gekoppelt ist. D.h., durch ein vermehrtes Dopaminangebot wird die Reaktivität der Dopaminrezeptoren („downreguliert") gedämpft, und zwar spezifischerweise die D2-Rezeptoren, an die Neuroleptika gebunden werden. Ein niedriger Homovanillinsäure-Spiegel gekoppelt an eine starke Hormonausschüttung bedeutet eine hohe Dopaminrezeptoraktivität.

Schizophrene mit starker Wachstumshormon-Ausschüttung nach Apomorphin sollen mehr Symptome ersten Ranges aufweisen, – bei ihnen läge also eine Dopaminrezeptorüberempfindlichkeit vor. LAL et al. (1982) haben eine Übersicht der bisherigen Arbeiten über Veränderungen von Wachstumshormon- und Prolaktinausschüttungen nach Drogen geschrieben. Ihnen fiel auf, daß niemand die Kinetik der untersuchten Droge selbst gemessen hat. Tatsächlich ist anzunehmen, daß das unterschiedliche kinetische Schicksal von z. B. Apomorphin zu individuellen Unterschieden in der Hormonstimulation führen kann. Auf jeden Fall zeigen die von ihnen zitierten Arbeiten keine überzeugenden Unterschiede zwischen Schizophrenen und Kontrollen. Es ist deshalb möglich, daß dopaminerge Neuronen, die an der Regulierung der Sekretion von Wachstumshormon oder Prolaktin teilnehmen, mit den dopaminergen Bahnen, die eventuell in der Schizophrenie gestört sind, nichts gemeinsam haben. Diese Annahme zeigt sich auch in den Untersuchungen, in denen durch Behandlung mit Neuroleptika, die die Sekretion von Prolaktin hemmen, die dopaminergen Rezeptoren vollkommen blockiert werden, auch wenn bei vielen Patienten schizophrene Symptome bestehen.

LEHMANN u. LANGER (1982) untersuchten die mögliche Bedeutung von prä- und postsynaptischen Dopaminrezeptoren für die Schizophrenieforschung. Sie formulierten die Hypothese eines Ungleichgewichtes der Aktivität dieser Rezeptoren: Im Falle einer Schizophrenie mit positiven Symptomen zeichne sich der postsynaptische Rezeptor durch einen hohen und der präsynaptische (Auto-)Rezeptor durch einen niedrigen Tonus aus. Bei einer Schizophrenie mit negativen Symptomen wäre die Lage umgekehrt. Tierexperimentelle Untersuchungen auf diesem Gebiet wurden durch die Entdeckung von verhältnismäßig spezifischen Agonisten und Antagonisten möglich. Eine dieser Substanzen, (−)N-chlorethylnorapomorphin [(−)NCA] wäre möglicherweise sogar ein ideales Neuroleptikum, da es den postsynaptischen Rezeptor blockiert und durch eine agonistische Wirkung am Autorezeptor die Freisetzung von Dopamin hemmt. Biochemische oder direkte pharmakologische Ergebnisse beim Patienten zur Bestätigung dieser Hypothese liegen noch nicht vor. Es ist aber erwähnenswert, daß Neuroleptika ähnlich wie Antidepressiva nach chronischer Gabe zu Veränderungen von Neurotransmitterfunktionen führen: Nach zwei- bis vierwöchiger Behandlung tritt infolge Blockade von postsynaptischen Rezeptoren eine Zunahme der Rezeptoren auf, – ungefähr zum Zeitpunkt des Eintretens der klinischen Wirkung der Neuroleptika.

Post mortem Untersuchungen an Hirnen von Schizophrenen haben zunächst keine auffälligen Ergebnisse geliefert, wie CROW et al. (1981) in einem Übersichtsartikel festgestellt haben: So finden sich keine Unterschiede zwischen Schizophrenen und Gesunden in der Aktivität der Dopamin-Betahydroxylase, der Monoaminoxydase (MAO) oder der Glutaminsäuredekarboxylase. Zwar liegen Ergebnisse vor, die für erhöhte Dopaminspiegel im Hirn von Schizophrenen sprechen; sie waren aber nicht konsistent in einer Multizentrenstudie. Rezeptorbindungsstudien deuten hingegen darauf hin, daß die Bindung von D2-Agonisten im Hirn von Schizophrenen erhöht ist, selbst bei Patienten, die nie unter Neuroleptikabehandlung waren. Bei den heutigen Kenntnissen über die verschiedenen Formen von D2-Rezeptoren (s. Abschn. B.I.2) müßten neue experimentelle Wege zur Überprüfung gefunden werden. Es müßte auch bestätigt werden, daß diese Veränderung der Bindungskapazität von D2-Rezeptoren vor allem bei Patienten mit produktiver Symptomatik vorliegt.

Nach der neuesten Beschreibung dopaminerger Strukturen im Hippocampus (s. Abschn. B.I.1) wird angenommen, daß bei Schizophrenen eine Dysfunktion in diesem System vorliegt, im Zusammenhang mit den Symptomen Affektstörung, Assoziationsbeeinträchtigung und gestörte Willenskraft (BISCHOFF et al. 1985). Diese Autoren heben hervor, daß in diesem neuroanatomischen Gebiet auch die Anwesenheit der Peptide Cholezystokinin, Somatostatin, Substanz P, Neurotensin und VIP (vasoactive intestinal peptide) beschrieben wurde, zusammen mit anderen Neurotransmittern wie GABA, Noradrenalin und Serotonin.

Zudem sprechen Befunde dafür, daß sich die Konzentration einiger dieser Hormone im Hippocampus bei Gesunden und Schizophrenen unterscheiden.

Im Hinblick auf die Beschreibung von Spiperonbindungsstellen an Lymphozyten haben BONDY et al. (1985) in einer Studie an 40 gesunden Versuchspersonen, 27 unbehandelten akut Schizophrenen und 17 Patienten mit der Diagnose einer anderen psychiatrischen Erkrankung als weitere Kontrollgruppe keine Unterschiede zwischen der ersten und der letzten Gruppe bezüglich der maximalen Bindungskapazität von Spiperon am Lymphozyten gefunden. Im Gegensatz dazu waren die Werte bei den schizophrenen Patienten signifikant erhöht. Die Autoren wiesen auf einige wesentliche methodologische Punkte hin: Zum einen waren 20 Schizophrene nie mit Neuroleptika behandelt worden und die restlichen waren seit über einem Jahr neuroleptikafrei, was erklärt, warum es sich bei den meisten Patienten um Ersterkrankungen handelte. Zum anderen haben BONDY et al. (1985) die großen Unterschiede zwischen ihren und den Ergebnissen anderer Autoren so erklärt, daß letztere bei der Berechnung der Bindungskapazität die Anwesenheit von zwei Arten von Bindungsstellen, nämlich einer mit hoher Affinität und kleiner Kapazität und einer anderen nicht sättigbaren Bindungsstelle, nicht berücksichtigt haben.

C. Molekularbiologische Hypothesen

1984 fand in Montreal der erste Weltkongreß über "Research on the Viral Hypothesis of Mental Disorders" statt, nachdem bereits frühere Symposia, wie die 1983 von der WHO organisierte Tagung über „Psychovirologie", steigendes Interesse für diese neue Disziplin gezeigt hatten. Die Hypothesen für eine virale oder autoimmune Ätiologie der Schizophrenie basieren eher auf epidemiologischen, denn als auf immunologischen, virologischen oder neurobiologischen Befunden (KAUFMANN et al. 1984).

Die virale Hypothese wird vor allem von CROW (1984) verteidigt: Die Konkordanzrate für Schizophrenie bei monozygotischen Zwillingen betrage statt 100% nur 36–58% und es müsse deshalb ein Umweltfaktor für den Ausbruch der Krankheit mitverantwortlich sein. Epidemiologisch genetische Argumente für die Schizophrenie als Infektionskrankheit sind z. B.: 1. Gleichgeschlechtliche Geschwisterpaare weisen eine höhere Konkordanz als Bruder-Schwesterpaare auf. 2. Dizygotische Zwillinge haben auch eine höhere Konkordanz als Nicht-Zwillingspaare. Im ersteren Falle würde durch das engere Zusammenleben der Geschwister eine erhöhte Infektionsgefahr bestehen.

Es werden noch ähnliche Argumente aufgeführt, aber auch solche, die auf biologischen Messungen beruhen: 1. Das Verhältnis der Antikörper zum Zytomegalovirus im Liquor/Serum sei wesentlich höher bei Schizophrenen als bei neurologischen Krankheiten oder bipolaren Depressionen. Auch war die Bildung von IgM zu diesem Virus viel höher bei den schizophrenen Patienten. 2. Liquor von Schizophrenen übe einen zytopathischen Effekt in embryonischen Fibroblastkulturen aus. 3. Solche Liquorextrakte zeigen aber in Tieren nach intrazerebraler Injektion wenig Wirkung. Dieser nicht existierende Effekt, aber auch widersprechende Arbeiten zu den zwei erstgenannten Punkten erlauben gewisse Zweifel an der Infektionstheorie.

Als weitere Hypothese führt CROW (1984) die Möglichkeit an, daß die Schizophrenie (und vielleicht auch die bipolare Depression) einer Infektion durch ein Virus zuzuschreiben sei, welches in das Genom integriert werde, manchmal von einer zu der nächsten Generation. Es würden dafür Retroviren in Frage kommen, welche das Gen für die "reverse transcriptase" enthalten, um virales RNA in DNA umzuschreiben und um es dann im Gastgenom als Provirus einzubauen. Gegen diese Hypothese, die bis jetzt noch nicht durch biologische Befunde untermauert wurde, spricht die niedrige Konkordanz bei eineiigen Zwillingen.

Die Beziehungen zwischen Jahreszeitlichkeit der Geburt, Ort der Geburt, genetischem Risiko und späterer Schizophrenie in einer High-Risk-Bevölkerung wurde von MACHON et al. (1983) untersucht. Ihre Analyse ergab, daß in einem großstädtischen Milieu geborene (mit der größten Häufigkeit von Virusinfektionen) genetisch anfällige Personen die höchste Rate für Schizophrenie aufwiesen, nämlich 23,3%, die um ein Vielfaches höher liegt als die allgemeine Häufigkeit (um 1%), und auch höher ist als die 8,9% für High-Risk-Personen im allgemeinen. Diese Befunde stützen die Virushypothese, wonach genetisch anfällige Individuen, im Winter oder in den ersten Frühjahrsmonaten geboren, eher durch eine Virusinfektion geschädigt sein könnten und später eine Schizophrenie entwickeln. Neuere biologische Arbeiten lassen wenigstens zum heutigen Zeitpunkt die Virushypothese nicht aufrecht erhalten: Mit der Peroxydase-Antiperoxydase-Methode konnten STEVENS et al. (1984) im Gegensatz zu eigenen früheren Untersuchungen keine überzeugenden Hinweise für die Anwesenheit von Zytomegalovirus- und Herpesvirus-Antigenen im Hirn von Schizophrenen bringen. Es muß aber darauf hingewiesen werden, daß im Zentralnervensystem etwa 50 000 Gene vorhanden sind (mit den entsprechenden DNA-Sequenzen), daß aber bis heute nur einige hundert Proteine daselbst charakterisiert wurden (ROSENBERG et al. 1985). Es wird deshalb die Strategie empfohlen, zuerst die Krankheit klar zu identifizieren (ein altes Problem in der Psychiatrie!), dann die dafür verantwortliche DNA-Sequenz zu lokalisieren und schließlich die dazu gehörigen Eiweiße oder Funktionen zu bestimmen. Trotz mehrerer Untersuchungen, die sich mit diesem Problem durch die Bestimmung von HLA-Antigenen, IgM-Spiegel, Verteilung der Haptoglobintypen usw. befaßten, steht die Molekularbiologie der Schizophrenie erst am Anfang.

D. Opioidpeptidhypothesen

I. Neurobiologie der Opioidpeptide

Schon kurz nach ihrer Entdeckung wurden Opioidpeptide wie Endorphine und Enkephaline Gegenstand zahlreicher Untersuchungen bezüglich ihrer möglichen Rolle in der Schizophrenie. Die bisherigen Befunde über die mögliche Rolle der Opioidpeptide in der Schizophrenie wurden 1984 von EMRICH zusammengefaßt:
1. Gewisse partielle Agonisten (Cyclazocin, Nalorphin) können bei Gesunden

Halluzinationen hervorrufen, die durch den spezifischen Antagonisten Naloxon aufgehoben werden können. 2. Als klassische Befunde gelten diejenigen von TERENIUS u. Mitarb., die über erhöhte Endorphinspiegel im Liquor von chronischen Schizophrenen berichteten. Jene normalisieren sich nach klinischer Besserung durch Neuroleptika. Diese Ergebnisse, obwohl nicht bestätigt, haben die Opioidforschung stark stimuliert.

GOLDSTEIN u. JAMES (1984) formulierten den Vorschlag, nicht mehr den Begriff „Endorphine" zu verwenden, wenn es um die allgemeine Bezeichnung dieser Peptidfamilie gehe, sondern die Bezeichnung „endogene Opioide" oder „Opioidpeptide" für Abkömmlinge von Proopiomelanokortinen einzuführen. Mit Vorteil spräche man von „Opioidrezeptoren" und nicht mehr vom aus historischen Gründen überholten Begriff „Opiatrezeptoren". Einerseits sind die Kenntnisse über ihren Stoffwechsel und ihre Rolle schnell gewachsen, aber auf der anderen Seite fehlen bis heute noch empfindliche und absolut selektive Methoden zur Bestimmung einzelner Peptide aus biologischen Extrakten, weshalb heute noch in biologisch-psychiatrischen Untersuchungen einschränkend von „endorphinartigen" Substanzen die Rede ist.

1. Stoffwechsel

Proenkephalin (Proenkephalin A), Prodynorphin (Proenkephalin B) und Proopiomelanokortin sind die drei bekannten Vorläufer von Endorphinen und Enkephalinen (UDENFRIEND u. KILPATRICK 1983). Proopiomelanokortin ist ein Polypeptid mit 265 Aminosäuren und enthält die Sequenzen von ACTH (Aminosäuren 132–170), Beta-Lipotropin (173–265), Alpha-MSH (132–144), Beta-MSH (215–232), CLIP (149–170) und Beta-Endorphin (235–265), das im Beta-Lipotropin enthalten ist. Obwohl Metenkephalin (235–239) in der Struktur des Beta-Endorphins vorkommt, wird heute angenommen, daß letzteres nicht die Vorstufe zum Pentapeptid ist. Prodynorphin ist das Ausgangsprodukt zu Dynorphin, Rinorphin, Alpha- und Beta-Neoendorphin und möglicherweise auch von Leuenkephalin.

Die Vorstufe zu den eigentlichen Enkephalinen ist das Proenkephalin, woraus sechs Moleküle Metenkephalin und ein Molekül Leuenkephalin und noch andere Peptide abgespaltet werden. Diese Abspaltung innerhalb der Polypeptidkette ist an den Stellen möglich, an denen Sequenzen mit zwei basischen Aminosäuren vorkommen, z. B. Lys-Arg. Die Neuropeptide selber werden durch Enkephalinasen inaktiviert. Es hat sich nun aber gezeigt, daß gewisse Peptide wie Peptid E, Teilstück des Proenkephalins, sowohl abspaltbares Metenkephalin wie Leuenkephalin enthalten. Peptid E ist jedoch um ein mehrfaches aktiver als die beiden genannten Peptide in klassischen Testanordnungen (μ-Rezeptoren am Dünndarm des Meerschweinchens). Die Autoren (UDENFRIEND u. KILPATRICK 1983) vertreten die Auffassung, daß möglicherweise die Enkephaline eine Nebenrolle spielen, und daß die Eigenwirkung der größeren Peptide wie Beta-Endorphin oder Peptid E die physiologisch wichtige sei. Es stellt sich die Frage, warum so viele wichtige Peptide aus einem gemeinsamen Vorläufer stammen. So hat es sich gezeigt, daß bei Streßsituationen der Anstieg von ACTH und Beta-Endorphin im Blut parallel erfolgt, gemäß ihrer Abstammung aus dem gemeinsamen Vorläufer Opiomelanokortin. Es scheint somit möglich zu sein, mit einem auslösenden Mechanismus mehrere Reaktionen in Gang zu bringen. In diesem Falle würde ACTH die Abwehrbereitschaft des Körpers einleiten; das Beta-Endorphin als endogen wirksames Opioid würde als natürliches Analgetikum die Schmerzschwelle erhöhen. Es wurde z. B. auch festgestellt, daß in der Nebenniere die Ausschüttung von Noradrenalin und Opioidpeptiden durch Exozytose gleichzeitig erfolgt.

2. Neuroanatomie

Die Enkephaline weisen im Hirn eine weit größere Verteilung als die Endorphine auf. Erstere finden sich im Hypothalamus, im limbischen System, im Rückenmark, was ihre Bedeutung für die Modulation des Schmerzempfindens unterstreicht. Die Endorphine finden sich z. B. gehäuft in den Neuronen des Hypothalamus, wo sie an der Ausschüttung von Peptidhormonen wie Prolaktin teilnehmen. Sie sind auch in der Substantia periaquaducta vorhanden, was wiederum ihre Rolle in der Schmerzunterdrückung hervorhebt. Von Bedeutung ist, daß Enkephaline eine Halbwertszeit von wenigen Minuten, Endorphine eine von mehreren Stunden aufweisen (ROSSIER u. CHAPOUTHIER 1982). Es ist auffallend, daß trotz gemeinsamer Vorstufen manche dieser Peptide in gewissen Hirnregionen in unterschiedlichen Proportionen vorkommen. Es hat sich gezeigt, daß sie in den Vorstufen z. T. als Sulfate vorliegen. Diese Gruppen schützen die Peptide vor der Abspaltung, so daß zunächst der Sulfatrest abgespaltet werden muß, bevor das Enkephalin freigesetzt und biologisch aktiv werden kann.

HÖKFELDT et al. (1984) wiesen auf die beträchtlichen methodologischen Schwierigkeiten hin, Opioidpeptide spezifisch mit Methoden zu messen, die auch empfindlich sind. Radioimmunbestimmungen und immunhistochemische Methoden haben zum großen Fortschritt in der Opioidpeptidforschung wesentliches beigetragen. Dennoch scheint es korrekt, von z. B. dynorphin-*artigen* Peptiden zu sprechen. Diese Dynorphine liefern ein Beispiel für das Zusammenwirken von klassischen Neurotransmittern und Neuropeptiden. Dynorphin-positive Bahnen finden sich in der Zona reticulata in der Substantia nigra: möglicherweise nehmen sie an der Kontrolle der aufsteigenden nigrostriatalen dopaminergen Bahnen teil. Die lokale Applikation von Dynorphinpeptiden in der Zona reticulata bewirkt bei der Ratte eine kontralaterale Drehbewegung, die durch Naloxon gehemmt und durch Amphetamin gesteigert werden kann. Man kann daraus schließen, daß Dynorphinpeptide Dopaminneuronen in der Substantia nigra aktivieren. In dieser Hinsicht verhalten sich diese Peptide auch wie Muscimol, ein GABA-Agonist.

3. Opioidrezeptoren

Bis heute wurden eindeutig μ-, δ- und κ-Rezeptoren nachgewiesen; die Existenz von ε- und σ-Rezeptoren ist wahrscheinlich (HERZ 1984). Nach GOLDSTEIN u. JAMES (1984) ist es jedoch auch heute noch schwierig, diese Typen genau zu unterscheiden, da bisher keine selektiven Liganden bekannt sind. So ist z. B. der klassische Opioidantagonist Naloxon für μ-Rezeptoren nur teilweise spezifisch. Morphin ist ein μ-selektiver Ligand (HOLADAY u. TORTELLA 1984), D-Ala^2-D-Leu^5-enkephalin ein verhältnismäßig spezifischer δ-Ligand, so daß diese beiden Rezeptoren am besten charakterisiert werden konnten.

Beta-Endorphin (HERZ 1984) und Peptid E haben ihre größte Affinität für μ-Rezeptoren. Wahrscheinlich sind Met- und Leuenkephalin die natürlichen Liganden der δ-Rezeptoren.

Die Peptide der Reihe Dynorphin weisen die größte Affinität für κ-Rezeptoren auf, – mit kürzerer Kettenlänge findet man eine Zunahme der Affinität für δ-Rezeptoren, wogegen die für μ-Rezeptoren gänzlich fehlt.

II. Opioidpeptide und Schizophrenie

Die Bedeutung der Opioidpeptide für die Schizophrenie wurde mittels zweier Strategien untersucht: einerseits wurden Bestimmungen in Körperflüssigkeiten vorgenommen, um ein eventuelles pathologisches Auftreten (Mangel oder Überschuß) zu untersuchen. Die andere Strategie besteht darin, diese Peptide, Agonisten oder Antagonisten Patienten zu verabreichen, um damit den Krankheitsverlauf günstig zu beeinflussen. Beta-Endorphin peripher in den Blutkreislauf gegeben hat keine analgetische Wirkung, wohl aber intrazerebral im periaquaduktalen Grau. Doch gibt es auch Speziesunterschiede, da Beta-Endorphin bei der Ratte, aber nicht beim Affen eine Katalepsie auslöst.

Die psychotomimetische Wirkung von Opioidagonisten und die früheren Berichte über erhöhte Endorphinspiegel im Liquor von Schizophrenen haben die Begründung der Hypothese einer Hyperaktivität des endogenen Opioidpeptidsystems geliefert. Später kam gar die Hypothese auf, daß in der Schizophrenie eine Hypoaktivität von Opioidpeptiden vorliegt. Im Hinblick auf die Theorie der Hyperaktivität des Opioidsystems gab es denn auch zahlreiche Therapieversuche mit dem Antagonisten Naloxon. Vor allem mit niedrigen Dosen (1,6 mg) wurden kaum positive Erfahrungen gemacht, hingegen sprachen Patienten nach Gabe von größeren Dosen innerhalb 2–7 Stunden auf die Medikation an. Im Einklang mit der Hypothese einer Endorphindefizienz in der Schizophrenie haben denn auch verschiedene Autoren Therapieversuche mit Endorphininfusionen vorgenommen. In Doppelblindstudien konnten jedoch anfängliche Therapieerfolge nicht bestätigt werden. Interessanterweise erhöhen Neuroleptika die Endorphine im Striatum, in der Epiphyse und im Plasma. Die durch diese Medikamente erhöhten Beta-Endorphinspiegel im Plasma stehen aber in keinem Verhältnis zur therapeutischen Wirkung. Erstaunlicherweise verbessert Naloxon die therapeutische Wirkung von Neuroleptika. Nach EMRICH (1984) findet man dafür eine Erklärung in der Tatsache, daß Naloxon eine kurze Halbwertszeit besitzt, und daß nach seiner kurzen antagonistischen Wirkung eine kompensatorische Aktivierung von Endorphinen erfolgt. Andererseits stellt sich aber die Frage nach der Spezifität von beobachteten Endorphinerhöhungen nach verschiedenen therapeutischen Eingriffen: So führt die Elektroschocktherapie bei Depressiven auch zu einem Endorphin-Anstieg. Nalorphin und Cyclazocin, gemischte Agonisten/Antagonisten von Opiatrezeptoren, vor allem der Sigma-Rezeptoren, haben unbestätigte psychotomimetische Effekte, weshalb EMRICH (1984) die Hypothese aufstellt, daß pathologische, endogene Liganden von Sigma-Rezeptoren eine Ursache in der Pathogenese der Schizophrenie sein könnten. Andere Peptide wie Des-Tyr-Gamma-Endorphin, welches keine Morphinwirkung zeigt, aber im Hirn vorkommt, sollen therapeutisch wirken (s. VAN REE u. DE WIED 1984). Diese Autoren formulierten die Hypothese, daß dieses sukkzessiv aus Beta- und Gamma-Endorphin gebildete Peptid ein endogenes Neuroleptikum sei, das aber dem Schizophrenen fehle, da die Bildung von Gamma-Endorphinen gestört sei und somit ein Überschuß an Beta-Endorphinen für die Produktion von gewissen schizophrenen Symptomen verantwortlich sein könnte. Nach EMRICH (1984) fehlen jedoch gut kontrollierte therapeutische Versuche mit diesen Substanzen.

In ihrer Übersicht über Endorphine und Schizophrenie berichten VAN REE u. DE WIED (1984) vor allem über die eigenen Arbeiten mit Gamma-Endorphin [Beta-Endorphin-(1–17)], das nur eine Aminosäure mehr als Alpha-Endorphin [Beta-Endorphin-(1–16)] hat, und mit dem nicht opioiden Fragment des Tyr-1-Gamma-Endorphins. In Verhaltensvermeidungstests verhalten sich mit Gamma-Endorphin aber nicht mit Alpha-Endorphin oder Des-Tyr-Alpha-Endorphin behandelte Ratten ähnlich wie nach Haloperidol. Mit diesen „natürlichen Neuroleptika" behandelte Patienten zeigten nach einer 8–10 tägigen Behandlung mit 1 mg Des-Tyr-1-Gamma-Endorphin täglich oder 3 mg Des-Enkephalin-Gamma-Endorphin intramuskulär folgendes Ansprechen: bei 13 von 64 Patienten war kein therapeutischer Erfolg festzustellen, bei 19 ein leichter, und bei 32 ein mittlerer bis guter. 11 Patienten, die über zwei solche Perioden behandelt wurden, waren nachher frei von psychotischen Symptomen für über 6 Monate. Nach den Beobachtungen dieser Autoren ist die Therapie am günstigsten für Patienten vom paranoiden oder hebephrenen Typ, und für solche mit positiven im Gegensatz zu Patienten mit negativen Symptomen. Bei 32 Patienten traten die Antigene vom Typ HLA-Bw4 und HLA-Cw1 häufiger auf als bei Normalen. Bei Schizophrenen, die günstig auf die Gamma-Peptidbehandlung antworteten, war die vermehrte Häufigkeit von HLA-B15/Cw3 und die erniedrigte Häufigkeit von HLA-B17 auffallend. HLA-B15 war vor allem bei Patienten erhöht, die nicht nur gut ansprachen, sondern nachher auch mindestens 6 Monate lang symptomfrei blieben. An diesem Beispiel wollte VAN REE u. DE WIED (1984) einen möglichen Zusammenhang zwischen genetischen Faktoren und dem therapeutischen Ansprechen auf Endorphine vom Typ Gamma zeigen. Erwähnungswert ist auch, daß an Lymphozyten Rezeptorbindungsstellen für Opioidpeptide nachgewiesen wurden und daß gewisse Neuroleptika mit der Bindung von anti-HLA Antikörpern an HLA-Antigene interferieren. Auffallenderweise hemmt Des-Tyr-1-Gamma-Endorphin die Bindung von Antikörpern an HLA-B15. Es zeichnet sich deshalb die mögliche Anwesenheit immunologischer Faktoren in der Ätiologie der Schizophrenie ab, wo auch Endorphine vom Typ Gamma eine Rolle mitspielen.

Zum andern interferieren Gamma-Endorphine direkt oder indirekt mit dem dopaminergen System im Nucleus accumbens. Diese Gamma-Peptide antagonisieren wie Neuroleptika die Wirkung von Apomorphin, wahrscheinlich über D2-Rezeptoren. Doch wird von den Autoren selbst auch eingeräumt, daß bisher der direkte Nachweis eines Defizits von Gamma-Peptiden im Hirn von Schizophrenen ausblieb. Zudem gibt es in dopaminergen Hirnregionen wie im Nucleus accumbens noch andere Peptide wie Cholezystokinin, die ein ähnliches „neuroleptisches" Wirkungsprofil aufweisen.

E. Cholezystokinin

Unter den anderen Peptiden, die bei Schizophrenen untersucht wurden, sind zu nennen: vasoactive intestinal peptide (VIP), Neurotensin, delta-sleep inducing peptide (DSIP), Somatostatin, Substanz P und vor allem Cholezystokinin, welches das am eingehendsten untersuchte Peptid außerhalb der Opioidreihe ist.

I. Stoffwechsel

Cholezystokinin (CCK) war zuerst als Hormon der Bauspeicheldrüse bekannt und wurde dann auch im Hirn gefunden. Eigentlich stellen die Cholezystokinine eine Familie von Peptiden dar, die sich durch unterschiedliche Längen in der Peptidkette ausweisen. Cholezystokinin-33 (mit 33 Aminosäuren) findet sich vor allem in der Peripherie; im Zentralnervensystem gibt es wohl zwar auch Cholezystokinin-4 und -33, aber vor allem CCK-8 (Snyder 1980). CCK-Zellen gibt es vor allem im Kortex und die Gesamtmenge von CCK daselbst wird auf 1–2 mg bei Menschen geschätzt. Durch seine Anwesenheit im periaqueduktalen Grau des Hirnstamms wird angenommen, daß CCK an der Schmerzverarbeitung teilnimmt.

Dieses Peptid befindet sich auch im Hypothalamus, und CCK-Fasern, aber keine Kerne, wurden in der Amygdala gefunden. Von besonderem Interesse für die Schizophrenieforschung ist der Nachweis der Anwesenheit von CCK zusammen mit Dopamin in Hirnstammneuronen, die ihre Ausläufer zum limbischen System haben. Funktionell wichtige Rezeptoren für CCK im Hirn sind möglicherweise nur die, die für das Tetrapeptid gefunden wurden. Wie Nair et al. (1985) in einer Übersichtsarbeit feststellten, ist das Ergebnis der Zusammenwirkung von CCK und Dopamin nicht eindeutig, da je nach methodologischen Unterschieden, Dosisunterschieden und je nach untersuchten Hirnregionen einmal CCK die Funktion von Dopamin stimuliert oder hemmt. Pharmakologische Tests sprechen jedoch für eine neuroleptische Wirkung von CCK, da es u. a. Katalepsie hervorruft, Amphetamin und Apomorphineffekte hemmt. Durch chronische Neuroleptikabehandlung wird die CCK-33-Rezeptorbindung in bestimmten Hirnregionen gesteigert. Ferner erhöht CCK die Dichte von D2-Rezeptoren im Nucleus accumbens und im Striatum (Dumbrille-Ross u. Seeman 1984). Diese Ergebnisse der Grundlagenforschung erklären, warum CCK für die Schizophrenieforschung von Interesse ist.

II. Cholezystokinin und Schizophrenie

Nair et al. (1985) haben wohl die größte klinische Erfahrung mit diesem Peptid und faßten in einer Übersichtsarbeit die wichtigsten klinischen Arbeiten zusammen. Es muß auch hier wieder bemerkt werden, daß es bis heute noch keine befriedigende spezifische Methode zur Bestimmung von Cholezystokinin gibt.

Zudem ist es zweifelhaft, daß dieses Peptid nach peripherer Applikation tatsächlich ins Hirn aufgenommen wird. Die Halbwertszeit von CCK-8 im menschlichen Plasma beträgt ungefähr 50 Minuten.

NAIR et al. (1985) berichten über zwei Studien in der Literatur, in denen CCK im Liquor von Schizophrenen und Kontrollen gemessen wurde: Die Ergebnisse deuten nicht auf auffällige Veränderungen in den Konzentrationen dieses Peptides bei Schizophrenen hin. Die Arbeiten über Messungen von Cholezystokinin im Hirn von Schizophrenen lieferten widersprüchliche Ergebnisse. Doch auch auf diesem Gebiete scheint die Unterscheidung zwischen der Schizophrenie vom Typ 1 und Typ 2 zu aussagekräftigeren Ergebnissen zu führen. CCK scheint in der Amygdala von Typ 2-Schizophrenen erniedrigt zu sein, aber auch im Temporalkortex von sowohl Typ 1- wie Typ 2-Schizophrenien (ROBERTS et al. 1983).

Trotz der fraglichen Hirngängigkeit von Cholezystokinin wurden verschiedene therapeutische Studien unternommen (NAIR et al. 1985), wovon mehrere mit dem synthetischen Peptid Coeruletid und andere mit CCK-8 und CCK-33. In 10 der 11 bisher veröffentlichten Studien blieben die Patienten weiterhin mit Neuroleptika behandelt. Auffallend ist, daß in den Studien, in denen eine einzige Injektion der Peptide mit einem therapeutischen Erfolg einhergeht, dieser Effekt oft mehrere Tage oder Wochen anhielt. Von den 6 Studien mit Coeruletid waren 4 von einem therapeutischen Erfolg gekrönt. Doch waren nur 3 unter Doppelblindbedingungen vorgenommen worden, wobei sich dieses Peptid nur in einer Untersuchung als therapeutisch wirksam erwies. Die Gruppe um NAIR fand in einer Doppelblindstudie Hinweise für die therapeutische Wirksamkeit von CCK-8, aber die Autoren sind sich darüber einig, daß endgültige Schlußfolgerungen verfrüht sind. Die gleiche Gruppe hat CCK-33 in offenen Studien geprüft und bei einigen bisher therapieresistenten Schizophrenen ein gutes Ansprechen auf die Injektion von Peptiden bemerkt. Zusammenfassend kann gesagt werden, daß das Cholezystokinin für die Biochemie der Schizophrenie weiterhin ein interessantes Thema bleibt.

F. Andere Hypothesen

Wie eingangs bemerkt, gehören einige Hypothesen zumindest vorübergehend der Vergangenheit an. Andere sind zwar Thema von Untersuchungen, haben aber weder zu überzeugenden Ergebnissen noch zu neuen Impulsen geführt. So wurde vermutet, daß Phenylaethylamin wegen seiner chemischen und pharmakologischen Ähnlichkeit mit Amphetamin, aber auch wegen seiner angeblich erhöhten Ausscheidung bei Schizophrenen als möglicher ätiologischer Faktor in der Schizophrenie (aber auch in anderen neuropsychiatrischen Erkrankungen) eine Rolle spiele (WOLF u. MOSNAIM 1983).

RAGHEB u. BAN (1982) plädieren für eine Rolle der Prostaglandine in der Schizophrenie. In Wirklichkeit sind wahrscheinlich vor allem wegen methodologischer Schwierigkeiten die Untersuchungen kaum fortgeschritten. Zunächst gibt es eine große Anzahl sich chemisch mehr oder weniger unterscheidender Prostaglandine, deren Funktionen im einzelnen im Zentralnervensystem noch kaum bekannt sind, insbesondere was ihr Zusammenspiel mit anderen besser dokumentierten Neurotransmittersystemen angeht.

Berichte über eine erniedrigte Aktivität der Monoaminoxydase (MAO) in Thrombozyten von Schizophrenen gab Hoffnung, mit diesem Parameter einen biologischen „Marker" für die Schizophrenie zu erfassen. Die Grundlagenforschung hat gezeigt, daß man inzwischen zwei Formen der MAO kennt, wovon die Form A mehr die hydrophilen Substrate wie Serotonin und Noradrenalin angreift und die bevorzugten Substrate der Form B Amine vom Typ Tyramin, Tryptamin und Phenylaethylamin sind. Dopamin ist Substrat sowohl der Form A wie B. Das Enzym der Thrombozyten ist die MAO-B, – im Hirn tritt vor allem die Form B auf. SIEVER u. COURSEY (1985) haben auf die reiche Literatur hingewiesen, die sich mit den methodologischen Fragestellungen beschäftigt, wie Einfluß von Alter, Geschlecht, Ovulation und Medikamenten. Allgemein fallen die geringen intraindividuellen und die großen interindividuellen Unterschiede in der MAO-Aktivität auf. In ca. drei Viertel der etwa vier Dutzend Studien über die Aktivität der MAO in Blutzellen wurde eine erniedrigte Enzymaktivität bei Schizophrenen gefunden. Doch ist der Einfluß von Neuroleptika auf diesen Parameter nicht genau bekannt. Diese Befunde müssen deshalb mit Vorsicht beurteilt werden, da in nur 15 dieser 40 Studien unbehandelte (wie lang?) Patienten untersucht wurden.

Gegen eine Rolle der MAO spricht die Feststellung, daß die MAO-Aktivität sich unabhängig von Veränderungen der klinischen Symptomatik verhält. SIEVER u. COURSEY (1985) äußern zusätzliche Zweifel an der MAO-Hypothese: In sieben post mortem Untersuchungen wurde kein Unterschied in der MAO-Aktivität im Hirn von Schizophrenen und Kontrollen gefunden. Als weitere Schwierigkeit kommt dazu, daß dieses Enzym nicht nur in den Mitochondrien von Nervenzellen, zudem auch in der Glia und in Blutgefäßen vorkommt. Dies wurde aber in den Untersuchungen kaum berücksichtigt. Ohne daß sich einheitliche Ergebnisse ergaben, wurde auch versucht, die Resultate nach diagnostischen Untergruppen zu beurteilen: chronisch vs akut, halluzinatorische vs paranoide Schizophrenie.

Die Konsequenz einer erniedrigten MAO-Aktivität ist nicht klar, aber es ist nicht auszuschließen, daß sich dadurch eine Erhöhung von „falschen" endogenen und psychotomimetischen Substanzen wie Phenylaethylamin einstellt.

Die neuropsychiatrisch orientierte Noradrenalinforschung hat ihr Schwergewicht mehr auf dem Gebiete der Depression als der Schizophrenie liegen. Mehrere Übersichtsarbeiten zeigen jedoch die Möglichkeit einer Störung des Noradrenalinstoffwechsels in der Schizophrenie. VAN KAMMEN u. ANTELMAN (1984) schließen nicht aus, daß in der Schizophrenie mit vor allem positiver Symptomatik eine Hyperaktivität des Dopamins vorliege, daß aber eine veränderte Aktivität der noradrenergen Neurone für die negativen Symptome verantwortlich sei, – wie Angst, Labilität des Verhaltens, Störungen des autonomen Nervensystems. Das gestörte Verhältnis des Schizophrenen zu seiner Umwelt und die bekannte Funktion von Noradrenalin als Hormon, das auf äußere Stressoren reagiert, suggerieren eine gestörte Funktion dieses Hormons beim Schizophrenen auch in dieser Hinsicht. VAN KAMMEN u. ANTELMAN (1984) fassen die experimentellen Ergebnisse zusammen, die mittels Bestimmungen von Noradrenalin und Metaboliten im Hirnautopsiematerial, Liquor, Blut und Urin erhalten wurden. Obwohl die Biochemie heute über empfindliche und spezifische Methoden zur Bestimmung von Katecholaminen verfügt, haben die zahlreichen Arbeiten keine überzeugenden Hinweise für eine Störung des Noradrenalinstoffwechsels bei Schizophrenen geliefert. Vor allem können die in der Peripherie gewonnenen Daten schwerlich als spezifisch für die Schizophrenie interpretiert werden.

G. Schlußbemerkungen

Dieser Überblick über die Schwerpunkte der biochemischen Forschung auf dem Gebiete der Schizophrenie zeigt vor allem die bleibende Aktualität der Dopaminhypothese und das steigende Interesse für Opioidpeptide. Die Grundlagenforschung verdeutlich durch ihre Erkenntnisse die Komplexität des Zusammenspiels von Überträgersubstanzen. Die anwendbaren Strategien in der Schizophrenieforschung schließen aber konsequent ausgeführte Untersuchungen nach einer systemischen Anschauung aus. Man ist deswegen weiterhin auf die Voraussetzung angewiesen, daß in der Schizophrenie bestimmte Parameter so stark von ihrer normalen Funktion im Hirn abweichen, daß Störungen auch in der Peripherie feststellbar werden. Andererseits haben sich durch die explosive Entwicklung der Molekularbiologie die Untersuchungsmöglichkeiten stark erweitert. In Anbetracht der Virus- und Autoimmunhypothesen liegt möglicherweise *eine* Zukunft der Schizophrenieforschung in einer intensiven Zusammenarbeit zwischen Klinikern und Molekularbiologen.

Literatur

Anonymous (1981) A nature survey of the neurosciences. Neurosciences 293:515–533

Bischoff S (1986) Mesohippocampal dopamine system: characterization, functional and clinical implications. In: Isaacson RL, Pribram KH (eds) The hippocampus, vol 3, Plenum Press, New York, pp 1–32

Bischoff S, Delini-Stula A, Maître L (1985) Blockade der Dopamin-Rezeptoren im Hippokampus als Indikator antipsychotischer Wirksamkeit: Korrelationen zwischen neurochemischen und psychopharmakologischen Wirkungen von Neuroleptika. In: Pflug B, Foerster K, Straube E (Hrsg) Perspektiven der Schizophrenie-Forschung. Fischer, Stuttgart New York, S 97–103

Bondy B, Ackenheil M, Elbers R, Fröhler M (1985) Binding of 3H-spiperone to human lymphocytes: a biological marker in schizophrenia? Psychiatry Res 15:41–48

Buchsbaum MS, Ingvar DH, Kessler R, Waters RN et al. (1982) Cerebral glucography with positron tomography – use in normal subjects and in patients with schizophrenia. Arch Gen Psychiatry 39:251–259

Cheramy A, Leviel V, Glowinski J (1981) Dendritic release of dopamine in the substantia nigra. Nature 289:537–542

Creese I (1982) Dopamine receptors explained. TINS 5:40–43

Crow TJ (1982) The biology of schizophrenia. Experientia 38:1275–1282

Crow TJ (1984) A re-evaluation of the viral hypothesis: is psychosis the result of retroviral integration at a site close to the cerebral dominance gene? Br J Psychiatry 145:243–253

Crow TJ, Owen F, Cross AJ, Ferrier N, Johnstone EC, McCreadie RM, Owens DGC, Poulter
    M (1981) Neurotransmitter enzymes and receptors in post-mortem brain in schizophrenia:
    Evidence that an increase in D2 dopamine receptors is associated with the type I Syndrome.
    In: Riederer P, Usdin E (eds) Transmitter biochemistry of human brain tissue. Proc Sympos
    12th CINP Congress, Göteborg, June 1980. MacMillan, London, pp 85–96
Dumbrille-Ross A, Seeman P (1984) Dopamine receptor elevation by cholecystokinin. Peptides
    5:1207–1212
Emrich HM (1984) Endorphins in psychiatry. Psychiatr Develop 2:97–114
Goldstein A, James IF (1984) Multiple opioid receptors: criteria for identification and classifi-
    cation. Trends Pharmacol Sci 5:503–505
Grigoriadis D, Seeman Ph (1984) The dopamine/neuroleptic receptor. Can J Neurol Sci 11:108–
    113
Herz A (1984) Multiple endorphins as natural ligands of multiple opioid receptors. In: Müller
    EE, Genazzani AR (eds) Central and peripheral endorphins: basic and clinical aspects. Raven
    Press, New York, pp 43–52
Hökfelt T, Vincent SR, Dalsgaard CJ, Herrera-Marschitz M, Ungerstedt U, Schultzberg M,
    Christensson I, Terenius L (1984) Some aspects on distribution and role of opioid peptides
    in the central and peripheral nervous system. In: Müller EE, Genazzani AR (eds) Central and
    peripheral endorphins: basic and clinical aspects. Raven Press, New York, pp 1–16
Holaday JW, Tortella FC (1984) Multiple opioid receptors: possible physiological functions of
    μ and δ binding sites in vivo. In: Müller EE, Genazzani AR (eds) Central and peripheral en-
    dorphins: basic and clinical aspects. Raven Press, New York, pp 237–250
Kammen DP van, Antelman S (1984) Impaired noradrenergic transmission in schizophrenia?
    Life Sci 34:1403–1413
Kaufman S (1985) Aromatic amino acid hydroxylases. Biochem Soc Trans 13(2):433–436
Kaufmann CA, Stevens JR, Torrey EF (1984) 1983 World Health Organization Symposium on
    Psychovirology. Arch Gen Psychiatry 41:1184–1185
Laduron P (1982) Brain dopamine receptor: Multiple binding sites or physiological receptor site.
    In: Kohsaka M, Shohmori T, Tsukada Y, Woodruff GN (eds) Advances in dopamine re-
    search. Pergamon Press, Oxford New York, pp 71–82
Laduron P (1984) Lack of direct evidence for adrenergic and dopaminergic autoreceptors.
    Trends Pharmacol Sci 5:459–461
Lal S, Nair NPV, Iskandar HI, Thavundayil JX, Etienne P, Wood PL, Guyda H (1982) Drug-
    induced growth hormone and prolactin responses in schizophrenia research. Prog Neuropsy-
    chopharmacol Biol Psychiatry 6:631–637
Lecrubier Y, Puech AJ, Simon P, Widlöcher D (1980) Schiophrénie: hyper ou hypofonctionne-
    ment du système dopaminergique? une hypothèse bipolaire. Psychologie Méd 12:21–31
Leenders KL, Gibbs JM, Frackowia RSJ, Lammertsma AA, Jones T (1984) Positron emission
    tomography of the brain: New possibilities for the investigation of human cerebral patho-
    physiology. Prog Neurobiol 23:1–38
Leff SE, Creese I (1983) Dopamine receptors re-explained. Trends Pharmacol Sci 4:463–467
Lehmann J, Langer SZ (1982) The pharmacological distinction between central pre- and post-
    synaptic dopamine receptors: implications for the pathology and therapy of schizophrenia.
    In: Kohsaka M, Shohmori T, Tsukada Y, Woodruff GN (eds) Advances in dopamine re-
    search. Pergamon Press, Oxford New York (Adv in Biosciences, vol 37, pp 25–39)
Lindvall O, Björklund A (1983) Dopamine- and norepinephrine-containing neuron systems:
    Their anatomy in the rat brain. In: Emson PC (ed) Chemical neuroanatomy. Raven Press,
    New York, pp 229–255
Machon RA, Mednick SA, Schulsinger F (1983) The interaction of seasonality, place of birth,
    genetic risk and subsequent schizophrenia in a high risk sample. Br J Psychiatry 143:383–
    388
Martres MP, Sokoloff P, Schwartz JC (1984) Dopaminergic binding sites in rat striatal slices and
    the action of guanyl nucleotides. Naunyn Schmiedebergs Arch Pharmacol 325:116–123
Matussek N (1980) Stoffwechselpathologie der Zyklothymie und Schizophrenie. In: Angst J,
    Carlsson A, Gross J, Jung R, Kempe P, Künkel H, Laitinen L, Matussek N, Ottosson JO,
    Ploog D, Richter D, Woggon B, Zerbin-Rüdin E, von Zerssen D (Hrsg) Grundlagen und Me-
    thoden der Psychiatrie (Teil 2). Springer, Berlin Heidelberg New York S 90–109

Nair NPV, Lal S, Bloom DM (1985) Cholecystokinin peptides, dopamine and schizophrenia – a review. Prog Neuropsychopharmacol Biol Psychiatry 9:515–524

Ragheb M, Ban TA (1982) Prostaglandins and schizophrenia: a review. Prog neuropsychopharmacol Biol Psychiatry 6:87–93

Ree JM van, Wied D de (1984) Endorphins and related peptides in schizophrenia. In: Müller EE, Genazzani AR (eds) Central and peripheral endorphins: Basic and clinical aspects. Raven Press, New York, pp 325–332

Roberts GW, Ferrier IN, Lee Y, Crow TJ, Johnstone EC, Owens DGC, Bacarese-Hamilton AJ, McGregor G, O'Shaughnessey D, Polak JM, Bloom SR (1983) Peptides, the limbic lobe and schizophrenia. Brain Res 288:199–211

Rosenberg MB, Hansen Jr C, Breakefield XO (1985) Molecular genetic approaches to neurologic and psychiatric diseases. Prog Neurobiol 24:95–140

Rossier J, Chapouthier G (1982) Brain opiates. Endeavour S 6(4):168–176

Seeman P (1980a) Brain dopamine receptors. Pharmacol Rev 32/3:230–313

Seeman P, List S (1982b) Multiple receptors for dopamine (D2, D3, D4). In: Kohsaka M, Shohmori T, Tsukada Y, Woodruff GN (eds) Advances in dopamine research. Pergamon Press, Oxford, New York (Adv. in Biosci, vol 37, pp 61–70)

Siever LJ, Coursey RD (1985) Biological markers for schizophrenia and the biological high-risk approach. J Nerv Ment Dis 173:4–16

Snyder S (1980) Brain peptides as neurotransmitters. Science 209:976–983

Sokoloff P, Martres MP, Schwartz JC (1980) Three classes of dopamine receptor (D2, D3, D4) identified by binding studies with 3H-apomorphine and 3H-domperidone. Naunyn-Schmiedebergs Arch Pharmacol 315:89–102

Stevens JR, Langloss JM, Albrecht P, Yolken R, Wang YN (1984) A search for cytomegalovirus und herpes viral antigen in brains of schizophrenic patients. Arch Gen Psychiatry 41:795–801

Stoof JC, Kebabian JW (1984) Two dopamine receptors: biochemistry, physiology and pharmacology. Life Sci 35:2281–2296

Udenfriend S, Kilpatrick DL (1983) Biochemistry of the enkephalins and enkephalin-containing peptides (invited paper). Arch Biochem Biophys 221:309–323

Wolf ME, Mosnaim AD (1983) Phenylethylamine in neuropsychiatric disorders. Gen Pharmacol 14:385–390

Zemlan FP, Hitzemann RJ, Hirschowitz J, Garver DL (1985) Down-regulation of central dopamine receptors in schizophrenia. Am J Psychiatry 142:1334–1337

3. Kognitive Gesichtspunkte

P. HARTWICH

INHALTSVERZEICHNIS

A. Wissenschaftstheoretischer Standort der kognitiven und der psychodynamischen
  Bereiche in der Schizophrenieforschung 175
   I. Der kognitive Zugang 175
  II. Der psychodynamische Zugang 176
 III. Zum Umgang mit dem „Versus" der beiden wissenschaftlichen Zugangswege . 177
B. Forschungsgebiete der kognitiven Leistungen bei Schizophrenen 178
   I. Aufmerksamkeitsstörungen aus historischer Sicht 178
  II. Historische Verknüpfung älterer Beschreibungen mit neueren Befunden . . . 179
 III. Experimentell erfaßte kognitive Leistungsbereiche 181
  IV. Informationsprozeßmodelle 184
   V. Selbsteinschätzung kognitiver Störungen 187
  VI. Vorhersage 188
 VII. Regellernen und kognitive Störungen 188
VIII. Zur Frage der Ätiologie: Modelle und mögliche Ursachen 189
  IX. Praktische Konsequenzen und Therapie 190
C. Wechselwirkung psychodynamischer und kognitiver Gesichtspunkte 191
Literatur 192

A. Wissenschaftstheoretischer Standort der kognitiven und der psychodynamischen Bereiche in der Schizophrenieforschung

I. Der kognitive Zugang

Die Beobachtung und messende Erfassung kognitiver Vorgänge und insbesondere kognitiver Störungen in der Psychopathologie hat wesentliche wissenschaftliche Wurzeln im Positivismus. Sein behavioristischer Zweig ist dem experimentellen Vorgehen besonders stark verpflichtet; hiernach ist unser Verhalten eine Abfolge von Reaktionsweisen auf Reize. Im früheren Behaviorismus galt das Postulat der berechenbaren Wahrscheinlichkeiten zwischen Reiz und Reaktion. Demgegenüber waren komplexere, nicht berechenbare Beziehungen auch nicht Gegenstand ernsthafter wissenschaftlicher Forschung. In der Psychopathologie der Schizophrenie sind einfachere Reiz-Reaktionsphänomene relativ gut apparativ und experimentell erfaßbar, der empirisch-experimentelle Zugriff ist jedoch um so schwerer, je komlexer die Vorgänge in ihrer lebendigen Vielfalt sind. Das gilt insbesondere dann, „wenn wir psychopathologische Phänomene als gemeinsame

Endstrecken komplexer Bedingungszusammenhänge auffassen" (HEIMANN 1979).

Heute wird die Grundvoraussetzung des frühen Behaviorismus, der zwischen Reiz und Reaktion berechenbare Wahrscheinlichkeiten und auch konstante Beziehungen annahm, modifiziert vertreten. Die dynamischen Beziehungsgefüge, die Reize in Reaktionsformen überleiten, sind stärker ins Blickfeld gerückt. Diese Weiterentwicklung in der Betrachtungsweise wendet sich zu den Faktoren hin, die im Umformungsraum zwischen Reiz und Reaktion gelegen sind. Hiermit ist das umschrieben, was heute schlagwortartig als die „kognitive Wende" (STEINER 1979) bezeichnet wird.

Wenn von kognitiven Prozessen die Rede ist, so geht es nicht allein um den Differenzierungsgrad der Einzelelemente, die Bausteine der Informationssysteme sind, sondern um den „Zyklus" (NEISSER 1978), in dem sich Wechselwirkungen gestalten. „Die kognitive Theorie postuliert die Integration der Stimuli in eine kognitive Repräsentation der Umwelt, von der das Individuum selber ein Teil ist. Stimuli lösen demnach in einem Organismus nicht unmittelbare Reaktionen aus, vielmehr werden sie als Information von Anfang an durch einen aktiven Wahrnehmungsmechanismus verarbeitet, in ein kognitives System integriert, das seinerseits die Reaktionen des Organismus auslöst und steuert" (STEINER 1979).

In der Psychopathologie spricht man neuerdings von *kognitiven Störungen*. Hier gilt es, vorsichtig zu sein und die Übernahme von Termini aus einem benachbarten Wissenschaftsbereich sorgfältig zu handhaben und sie nicht leichtfertig in einen anderen Kontext zu übertragen. Indem man die kognitiven Prozesse als „gestört" bezeichnet, postuliert man nämlich, kognitive „Normalvorgänge" seien hinreichend in ihren Gesetzmäßigkeiten bekannt, erforscht, normiert etc. Diese Vorwegnahme könnte suggerieren, daß man schon wisse, was als gestört oder abnorm zu gelten habe. Festzuhalten ist, daß die Erforschung gesicherter Ergebnisse hier erst am Anfang steht.

Der Begriff kognitive Störungen bezieht sich auf Phänomene, die psychopathologisch genannt werden und die man durch Veränderungen in Informationsprozeßverarbeitungssystemen zu erklären versucht.

II. Der psychodynamische Zugang

Triebdynamische Gesichtspunkte weisen auch auf biologische Verankerungen hin; Aggressions- und Sexualtriebmodelle sind Beispiele für das Neben- und Miteinander von biologischen, psychoanalytischen und psychologischen Betrachtungsweisen (HARTWICH 1986). Die Annahmen und Beobachtungen, wie sich Triebe im Psychischen manifestieren, werden mit der psychoanalytischen Persönlichkeitstheorie verknüpft. Dem historischen Verlauf folgend hat sich die Psychoanalyse von der Betrachtung der unbewußten Triebdynamik zur modernen Psychodynamik weiterentwickelt, wo, im Sinne von BENEDETTI (s. Kapitel Psychotherapeutische Behandlungsmethoden in diesem Band), die Vorgänge des Ich und des Selbst als zentral in der funktionellen Psychopathologie anzusehen sind. Deswegen spricht man heute weniger von Triebdynamik als eher von Psychodynamik. Das psychodynamische Vorgehen entspricht der Entdeckung und Enthüllung der Verursachung, der Motivationen, der Beeinflussungen und der Wechselwirkungen von psychischen Phänomenen. BENEDETTI (s. Kapitel in diesem Band) bezeichnet die Psychodynamik als das „Wechselspiel psychischer Kräfte, Triebe, Motivationen, Charakterhaltungen, Widerstände, Ängste usw., sowohl untereinander als auch in der Beziehung zwischen Organismus und Umwelt". Somit sind die folgenden Bereiche unter anderem als wichtige Teilaspekte der Psychodynamik anzusehen:

1. Die Lebensgeschichte des Menschen mit ihren Entwicklungsbedingungen in biologisch-psychologischer Wechselwirkung;
2. die Psychodynamik der Handlungen, als Spontanhandlungen und als Reaktionen auf die Umwelt;
3. die Psychodynamik von Symptomen und Syndromen und
4. die Psychodynamik der menschlichen Beziehungen in ihren interaktionellen Gefügen.

Die Erforschungsmethoden der Psychodynamik fußen nicht auf dem naturwissenschaftlichen Kausalitätsprinzip. Die Dynamik des Psychischen läßt sich nur schwerlich streng systematisch beobachten oder gar exakt quantifizieren, allenfalls kann ihre Auswirkung empirisch erfaßt werden. Somit beruht die Erforschung der Psychodynamik auf anderen methodischen Grundlagen, nämlich auf Anschaulichkeit und Verstehensevidenz. Damit wird deutlich, daß es nicht damit getan ist, daß der Beobachter bestimmte Erscheinungsweisen oder Verhaltenseinheiten registriert, sondern der „Beobachter" kann Psychodynamik nur dann erfassen, wenn er sich in sein Gegenüber hineinversetzt, die psychische Wechselwirkung erlebt und versucht, die beim Untersuchten und sich selbst entstehenden kognitiven und emotionalen Vorgänge synchron zu begreifen.

III. Zum Umgang mit dem „Versus" der beiden wissenschaftlichen Zugangswege

Beide wissenschaftlichen Zugangswege, der empirisch-experimentelle und der psychodynamische, stehen nebeneinander, vermutlich in einem dualistischen Verhältnis; damit ist, wissenschaftstheoretisch gesehen, eine Vermischung oder Vermengung nicht anzuraten. In unserer Forschungslandschaft begegnet man infolgedessen Vertretern der jeweiligen Bereiche, die sich mit ihnen identifizieren und sich damit entschieden voneinander abgrenzen. Hierdurch spiegelt sich der Dualismus in gegenüberstehenden Personengruppierungen wider.

Der klinisch tätige Psychopathologe wird in der Diagnostik und insbesondere in der Therapie eine solch scharfe Abgrenzung auf die Dauer nicht durchhalten können. Gerade die über Jahre dauernden Behandlungen und Begleitungen Schizophrener lehren uns, daß rein psychodynamische Aspekte ihre Relativierung und Modifizierung erfahren, wenn kognitive Störungen, wie beispielsweise Gedankenabreißen, Aufmerksamkeitsverlust, Gerinnen der Phantasietätigkeit und Verminderung der Leitbarkeit der Denkvorgänge, die Kommunikations- und Handlungsfähigkeit des Schizophrenen beeinträchtigen.

Genauso wird die reine Beschäftigung mit den kognitiven Störungen beim Schizophrenen in der Therapie auf die Dauer nicht wesentlich weiterführen, wenn beispielsweise der psychodynamische Einfluß solcher Störungen auf das Erleben und Verhalten des Patienten nicht ausreichend gesehen und er auch nicht in seiner lebensgeschichtlichen sowie gegenwärtigen Psychodynamik verstanden wird. Es kommt noch hinzu, daß der verstehende Umgang mit solchen Faktoren wesentlich dazu beitragen kann, daß sich der Patient im therapeutischen Geschehen erst angenommen fühlt.

Unter dem Aspekt des mehr Theoretisch-wissenschaftlichen wird man die beiden oben dargelegten Positionen eher als gegensätzlich und von jeweils oppositionellen Vertretern formuliert finden. In unserer praktischen Tätigkeit mit schizophrenen Patienten sollten wir jedoch beide Standpunkte als komplementäre Möglichkeiten in uns – also in *einer* Person – zulassen und ihnen Raum geben können. Dadurch kann es uns vielleicht eher gelingen, die Spannung, die sich in uns durch die Konstellation der beiden Pole auflädt, auszuhalten und die erlebbare Energie in Kreatives einmünden zu lassen.

B. Forschungsgebiete der kognitiven Leistungen bei Schizophrenen

I. Aufmerksamkeitsstörungen aus historischer Sicht

Die mehr experimentell geprägten historischen Vorläufer der Erforschung kognitiver Leistungen in der Psychopathologie gehen weit zurück und sind früher am häufigsten unter dem Aspekt der *Aufmerksamkeitsleistungen* und deren Störungen untersucht worden; diese waren in den unterschiedlichsten Reaktionsanordnungen operationalisiert worden. Schon 1874 fand OBERSTEINER bei Geisteskranken Verlangsamungen am Psychodometer. SOMMER berichtete 1894 über Hemmungen geistiger Vorgänge bei Katatonen, die er durch den Zeitaufwand beim Lösen von Rechenaufgaben ermittelt hatte. BUSCH beschrieb 1908 die Ergebnisse am Schußplatten- und Trommelapparat: „Die Kranken sind nicht imstande, dem Versuch die Aufmerksamkeit entgegenzubringen, zu der sich ein Gesunder ohne weiteres einfach gezwungen fühlt." Besonders hervorzuheben ist, daß BUSCH damals das Problem der Spezifität von Leistungsveränderungen schon erkannt hatte; er formulierte die für heutige Untersuchungen noch gültige Auffassung, daß die in seinen „Ergebnissen hervortretenden Störungen nicht ausschließlich für die Dementia praecox kennzeichnend sind". Die Vertiefung dieser experimentellen Forschungsrichtung fand später in englischsprachigen Ländern ihre Weiterentwicklung.

Andere Störungen der Fähigkeiten Schizophrener wurden unter der Perspektive des *Verlustes von regelhaften Leistungen* untersucht. In dem Bestreben, einen neutralen Oberbegriff für die Einordnung der gewonnenen experimentellen Resultate zu finden, haben HUNT u. COFER (1944) den Begriff des "psychological deficit" eingeführt, einen Unterbereich stellen dabei die "attentional dysfunction"-Untersuchungen dar, wie sie McGHIE et al. (1965) und viele andere durchgeführt haben.

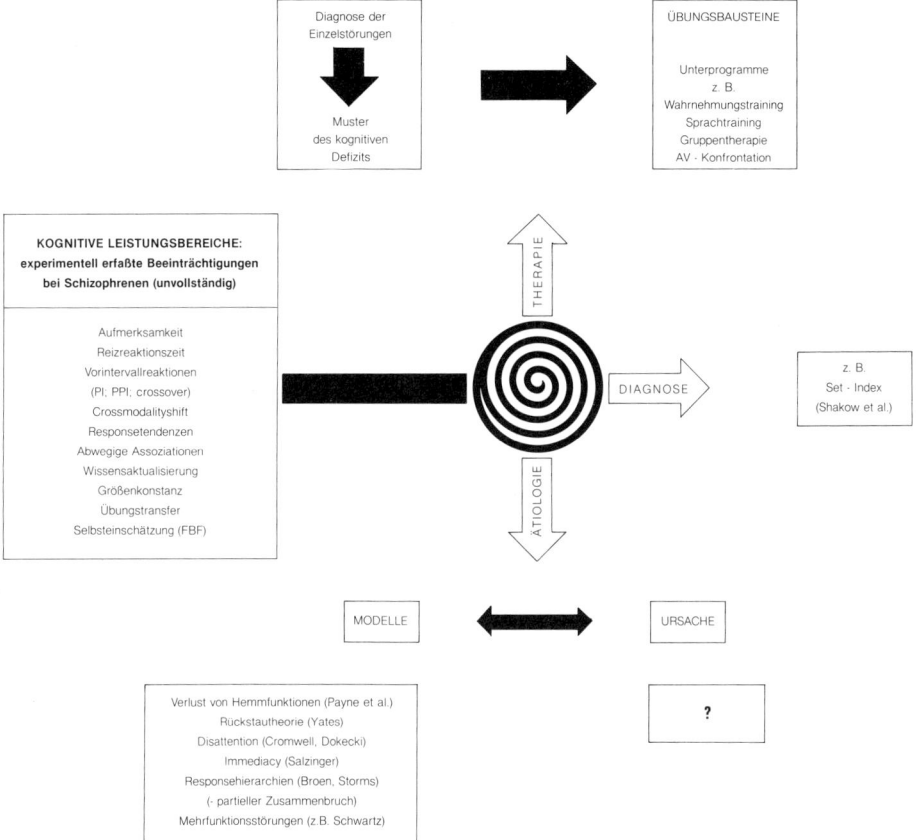

Abb. 1. Zuordnung und Einteilung der unterschiedlichen Forschungsrichtungen über kognitive Leistungen bei Schizophrenien: Das Spiralenzentrum symbolisiert, daß die einzelnen Gebiete nicht voneinander losgelöst angesehen und bearbeitet werden können. Ergebnisse und Erkenntnisse aus jedem Einzelbereich bewirken Weiterentwicklungen in den jeweiligen anderen Bereichen. So stoßen Resultate aus *experimentell erfaßten Beeinträchtigungen* neue Überlegungen in der *Therapie*, der *Diagnose* und der *Ätiologie* an. Kommt es zur Entwicklung *neuer Modelle*, werden experimentelle und zufallskritische Überprüfungen notwendig und neue therapeutische Überlegungen schließen sich oft an. An der Effektivität der *Übungsverfahren* werden dann die diagnostische Zuordnung, die experimentellen Grundlagen und der Nutzen der Modellvorstellungen gewogen

II. Historische Verknüpfung älterer Beschreibungen mit neueren Befunden

Bei der Betrachtung dessen, was wir heute kognitive oder informationsverarbeitende Prozesse nennen, finden sich eine Reihe von Beschreibungen, die in der klassischen Psychopathologie um die Jahrhundertwende vorgeformt worden sind. Manchmal sind es sogar Aussagen, die fast bis ins Wörtliche gehende Vorwegnahmen darstellen. Vergleicht man beispielsweise den von CAMERON (1939) für Psychosen geprägten Begriff *overinclusion*, der heute in aller Munde ist, und den er als "inability to maintain conceptual boundaries" und "interpenetration of personal themes" beschrieben hat (CHAPMAN: Unter overinclusion wird die Schwäche verstanden, Gedanken- und Vorstellungsinhalte nach den Gesichtspunkten der Dazugehörigkeit und des inhaltlich Wesentlichen zu ordnen) mit früheren Beschreibungen, so findet man bei ZIEHEN (1902) die „Störungen des Assoziationszusammenhanges" bei Psychosen, denen „dominierende Zielvorstellungen" verlorengegangen sind; es besteht eine „Sejunktion", d. h. „eine Lockerung in dem festen Gefüge der Assoziationen" (WERNICKE 1900). Schon diagnostisch eingrenzender formulierte BLEULER (1911) für Schizophrenien: „Unter den Determinanten ihrer Assoziationen fehlt die wichtigste, die Zielvorstellung... dafür können Vorstellungen zur Wirkung kommen, die keinen oder einen ganz ungenügenden Zusammenhang mit der Hauptidee haben und somit vom Gedankengang ausgeschlossen sein sollten." Eine ebenfalls treffende Entsprechung findet man bei KRAEPELIN (1909): „Wir haben es... mit einem mehr oder weniger vollständigen Verlust des inneren und äußeren Zusammenhanges der Vorstellungsreihen zu tun... die verschiedensten Vorstellungen reihen sich völlig unvermittelt aneinander an... ein planloses Herumfahren in denselben allgemeinen Bahnen, mit zahlreichen verblüffenden Abirrungen."

Wie wir sehen, findet sich in den Beschreibungen von ZIEHEN und BLEULER die Aussage, daß der Schizophrene unfähig sei, *gedankliche Leitlinien* aufrechtzuerhalten, wobei gleichzeitig das Hinzukommen *nicht hinzugehöriger Gedanken* charakteristisch ist. Hier ist eine Entsprechung gegeben, wie sie im overinclusion-Konzept später von CAMERON (1939) und dann von CHAPMAN et al. (1964) experimentell ausführlich weiterverfolgt wurde.

Aus den genannten Beobachtungen gingen noch andere Formulierungen hervor, beispielsweise die *Interferenzhypothese* (BUSS u. LANG 1965); diese hebt hervor, daß sich Nebengedanken und situationsirrelevante Reize zwischen das assoziative Hauptmaterial schieben. Dabei nimmt die eigentliche Prägnanz der Bedeutsamkeit von Leitgedanken ab, und es kommt zu ungewöhnlichen und abgelegenen Assoziationen. Bei der Suche nach Entsprechungen in der klassischen Psychopathologie lassen sich auch Beschreibungen von GRIESINGER (1867) heranziehen, der über bruchstückartig sich einschiebende Gedanken und Vorstellungen schrieb: „Es scheint, daß conventionelle Klangbilder (Worte) direkt ein anderes Vorstellen anregen, anspielen oder – häufig – Gehörshallucinationen unmittelbar dem Kranken neue Silbenkombinationen aufdringen, die er dann behält und festhält...".

Der Vergleich der Aussagen aus den modernen experimentellen Schizophrenieforschungsansätzen, vorwiegend aus England und Nordamerika, mit Beschreibungen aus der klassischen europäischen Psychiatrie um die Jahrhundertwende, weist eine erstaunliche Parallelität auf. Der Fortschritt gegenüber den klassischen Darstellungen liegt aber eindeutig in der geschaffenen Möglichkeit der operationalen Erfassung von psychopathologischen Phänomenen, die dadurch dem experimentellen Vorgehen zugänglich gemacht worden sind. Daraus ist in mühsamer methodischer Arbeit eine große Zahl von Ergebnissen gewonnen worden; diese können Vorannahmen in Form von Beschreibungen, Hypothesen und Theorien entweder unterstützen oder ihre Wahrscheinlichkeit mindern. Somit können manche der früheren Beobachtungen der klassischen Psychopathologie, die mehr subjektiv gefärbt sind, durch die sich verbreiternde experimentelle Basis über die Schwelle der zufallskritischen Absicherung gehoben werden.

III. Experimentell erfaßte kognitive Leistungsbereiche

WELLS u. KELLEY (1922) und SAUNDERS u. ISAACS (1929) gehören in Nordamerika zu den ersten, die systematisch Schizophrene untersucht und verlängerte Reaktionszeiten gegenüber Gesunden beschrieben haben. Fortgesetzt wurde diese Tradition durch die bahnbrechenden Arbeiten von HUSTON et al. (1937) sowie RODNIK u. SHAKOW (1940). So erwiesen sich beispielsweise Reaktionen auf optische und akustische Reize als verlangsamt bei chronisch Schizophrenen gegenüber Gesunden. Aus den verlängerten Reaktionszeiten schlossen die Untersucher, daß bei den Kranken ein *Funktionsmangel* vorliegen müsse, der eine rasche Antwort auf einen Reiz hin verhindere. Zur adäquat schnellen Reaktion müsse die Fähigkeit gegeben sein, ein *mental set* aufrechtzuerhalten. Die Schwäche Schizophrener bestehe darin, hierzu die erforderliche Aufmerksamkeitseinstellung nicht ausreichend bereitstellen zu können.

Die von SHAKOW et al. (1962, 1963, 1965, 1969) in vielen Versuchsreihen erhobenen Resultate führten zu den folgenden weiteren Untersuchungsperspektiven (s. Abb. 1: Leistungsbereiche): Einfluß der Vorintervalldauer (PI, PPI, crossover), wobei das Vorintervall eine variable Zeitstrecke ist, die dem eigentlichen Reiz, auf den reagiert werden soll, vorausgeht;
Einfluß der Regelmäßigkeit dieser Vorintervalle;
Einfluß der Vor-vor-Intervalle (PPI);
die Einführung von Ablenkreizen und der Wechsel von Reizmodalitäten.

Die Kombination von regelmäßigen und unregelmäßigen Vorintervallen sowie der Wechsel der Modalitäten führte zum *crossover-Phänomen* (SHAKOW 1969); aus der Interaktion zwischen Regelmäßigkeit der Reizdarbietung und der Vorintervalldauer ergibt sich der folgende Befund: Schizophrene reagieren bei längerer Vorintervalldauer schneller, wenn die Vorintervalle unregelmäßig sind bezüglich ihrer Dauer, als im Falle der Regelmäßigkeit; bei Gesunden ist das Umgekehrte der Fall.

Auf der Suche nach diagnostischen Parametern (s. Abb. 1: Diagnose), die möglicherweise einen entscheidenden Beitrag zur Diagnose der Schizophrenie leisten können, wurde aus dem *crossover* der *set-Index* entwickelt (SHAKOW 1969). Dieser kombiniert über eine Formel die folgenden drei Funktionen: Reaktionszeit, crossover und Vorintervalldauer. Nach den ersten Untersuchungen mit dem set-Index schien sich eine zuverlässige Unterscheidungsmöglichkeit zwischen Schizophrenen und anderen diagnostischen Gruppen sowie Gesunden anzudeuten. Bei eingehenderen experimentellen Nachprüfungen waren aber in den untersuchten Gruppen die Überlappungszonen mit anderen Diagnosen und Gesunden zu groß; somit stellte sich der set-Index zur Einzelfalldiagnostik doch als ungeeignet heraus. Wenn auch die Hoffnung, auf diesem Niveau einen schizophreniespezifischen Parameter zu finden, nicht in Erfüllung ging, so konnten doch positive Korrelationen mit der Krankheitsschwere (ROSENTHAL et al. 1960) sowie mit prognostischen Kriterien (ZAHN u. CARPENTER 1978) aufgefunden werden.

Die Untersuchungen zum Reizreaktionsverhalten sind vielfach als spezieller Aspekt der Aufmerksamkeit operationalisiert worden. Hierzu gehören die folgenden weiteren experimentellen Variationen: *Ablenkreize* (LUDWIG et al. 1973; STRAUBE u. GERMER 1979), *Störreize* (STILSON u. KOPELL 1964) und *crossmodale Reizkonstellationen* (CHAPMAN u. MCGHIE 1962). Im Auditory-visual-distraction Test zeigten Schizophrene langsamere Umschaltfähigkeit (SUTTON et al. 1961); bei Unsicherheit in der Erwartung der Modalität kam es insbesondere beim Wechsel auf akustischen Input (SUTTON u. ZUBIN 1965) zur Reaktionszeitverlängerung. Aus dieser Beobachtung formulierte ZUBIN das *crossmodal-Paradigma*: Wenn bei Einfachreaktionen in unregelmäßigen Zeitabständen optische und akustische Stimuli in einer Reizserie wechseln, so reagieren Schizophrene langsamer. ZUBIN interpretierte die Befunde in dem Sinne, daß bei Schizophrenen eine länger persistierende neuronale Erregung sowie Hemmung bestünde. Das Charakteristische sah er dabei in der Aufmerksamkeitsfunktion und deren Störungen; er unterschied hier drei Bereiche: selection, maintenance und shift. Im deutschsprachigen Raum konnte REY in einer sorgfältig durchgeführten Untersuchung die Zubinschen Befunde auch für die hiesigen Schizophreniegruppen bestätigen: „Schizophrene sind besonders dann beeinträchtigt, wenn sie innerhalb kurzer Zeitintervalle bei ihrer Reizaufnahme zwischen zwei Sinnesmodalitäten wechseln müssen. Dieses Defizit beim ‚modality shift‘ ist nachweisbar bei Patienten in stationärer Behandlung, deren akute Krankheitsphase erst kurze Zeit zurückliegt, es ist aber auch bei ambulanten Patienten, die seit mindestens 6 Monaten aus einer stationären Aufnahme entlassen wurden, nachweisbar" (REY). In der Darstellung von REY u. OLDIGS (1982) zeigte sich die crossmodale Retardierung auch noch nach 18 Monaten bei ambulanten Patienten, wobei der Einfluß von Neuroleptika kontrolliert war. Die statistisch signifikanten Ergebnisse beziehen sich auf die Gruppe der nonparanoiden Schizophrenen. REY und OLDIGS halten die Ergebnisse des modality shift für einen Aufmerksamkeitsstörungsindikator, der für diese Untergruppe ein „zeitlich überdauerndes Phänomen" darstellt. Die Kenntnis solcher Defizite als qualitativ bestimmbare Teilkomponenten der schizophrenen Vulnerabilität (WING 1982; VENABLES 1978) wäre für die Fragen der Nachsorge, Rückfallprophylaxe und Wiedereingliederung wichtig. In den Alltag übertragen, lassen sich viele Bedingungskonstellationen finden, bei denen der Wechsel von optische auf akustische Inputmodalitäten besser nicht gestört wäre: Begegnungen mit anderen Menschen, Stadtverkehr, Fernsehen etc.

Darüber hinaus sind Untersuchungen anzuführen, die sich um eine höhere Relevanz zu klinisch psychopathologischen Erscheinungen bemühen. In einer eigenen Untersuchung (HARTWICH 1980) haben wir Bedingungen untersucht, die einer natürlichen Umwelt näher kommen; dadurch konnten Wechselwirkungen zwischen bestimmten Umweltreizen und dem psychopathologischen Zustandsbild in einem Bereich erforscht werden, der komplexeren Lebensbedingungen näher kommt. Durch akustische Vorbahnung wurde erwartungsgeleitetes Erkennen induziert, bei nonparanoid Schizophrenen kam es zu Verlangsamungen und bei paranoid Schizophrenen kann es bei bestimmten Reizintensitätsstufen zu einer *Richtungsumlenkung der Aufmerksamkeit hinweg von dem assoziativ Näherliegenden, Gewohnten, Gebahnten*, kommen. Die Ergebnisse bei paranoid Schizophrenen legen die Vermutung nahe, daß bestimmte Reizintensitäten und deren Koppelung konstellierende Faktoren bei der Wahnbildung sein können. Allerdings handelt es sich bei der Wahnbildung um etwas derart Komplexes, daß mit *einer* aus einem Gesamtverband gelösten regelhaften Anomalie nicht eine umfassend erklärende wahnspezifische Funktionsstörung vorliegen kann, es handelt sich allenfalls um ein Gestaltungsprinzip, einen möglichen „Eckpfeiler" einer Wahnstruktur. Wir nehmen an, daß es sich bei der Umlenkung der Aufmerksamkeit um eine kognitive Abweichung handelt, die bei bestimmten Reizkonstellationen auftritt. Diese kognitive Störung, deren affektiver Anteil noch zu ergänzen und zu untersuchen ist, läßt eine Reihe von Verhaltens- und Denkweisen bei Wahnkranken voraussehen, beispielsweise die Unzugänglichkeit zu naheliegenden Erfahrungen und zwingenden Schlüssen, die mangelnde Fähigkeit, Naheliegendes als möglich anzuerkennen, die Mißtrauenshaltung dem selbstverständlich Folgerichtigen gegenüber etc.

Ebenfalls unter der Perspektive der „Funktionsgesetzlichkeiten der Interaktion zwischen Organismus und seiner jeweiligen Umwelt" (COHEN u. MEYER-OSTERKAMP 1974) sind die Größenkonstanzuntersuchungen von MEYER-OSTERKAMP u. COHEN (1973) zu sehen. In ihrer experimentellen Arbeit konnten sie die Hypothese stützen, „daß für die Größenkonstanz Schizophrener die Art der jeweiligen Situation sowie der Einfluß spezifischer kognitiver Leistungen charakteristisch ist". Paranoide urteilten als Gesamtgruppe realitätsgerechter und stabil, während bei nonparanoiden Schizophrenen die Verarbeitung von Tiefenkriterien beeinträchtigt ist, wenn viele Reize zusammenkommen.

Auch psychophysiologische Befunde sind mit Aufmerksamkeitsleistungen und kognitiven Prozessen in Verbindung gebracht worden. Besonders gründlich sind hierzu die elektrodermalen Orientierungsreaktionen (SCORs) untersucht worden.

BAGSHAW et al. (1965, 1968) fanden heraus, daß Affen, die amygdalektomiert waren, bezüglich der elektrodermalen Orientierungsreaktion zu Hyporespondern oder Nonrespondern wurden. Demgegenüber zeigten Affen, die hippokampektomiert waren, eher Überreaktionen und habituierten kaum.

Als eine interessante Parallele zu solchen Ergebnissen sind einige Resultate der elektrodermalen Orientierungsreaktionen bei Versuchspersonen mit schizophrenen Erkrankungen interpretiert worden; GRUZELIER u. VENABLES (1973, 1975) fanden unter den Schizophrenen etwa 50% Nonresponder und 50% Responder. Diese bimodale Verteilung wurde in mehreren Untersuchungen bestätigt (z. B. PATTERSON u. VENABLES 1973; BERNSTEIN u. TAYLOR 1978), in anderen, beispielsweise in der von ZAHN (1976), nicht.

HEIMANN u. STRAUBE (1981) gelang ein wichtiger Brückenschlag zwischen SCOR-Ergebnissen und psychopathologischen Symptomen. Die schizophrenen Nonresponder zeigten in der BPRS unter anderen Ergebnissen mehr formale Denkstörungen und stärkeren emotionalen Rückzug als die Responder.

Ausgehend von den SCOR wurde in den letzten Jahren auch untersucht, wie weit korrelative Zusammenhänge mit Pupillenreaktionen bestehen (HEIMANN u. STRAUBE 1981; GIEDKE et al. 1982; PATTERSON 1976 a, b; VENABELS u. PATTERSON 1978). RUBIN (1974) weist auf die unterschiedlichen Reaktionsformen bei Schizophrenen hin: die Reaktivität der Pupille auf Lichtreize ist entweder erhöht oder abgeschwächt. Die maximale Pupillenkonstriktion ist bei den Schizophrenen, die zu den Nonrespondern gehören, vermindert. Heimann u. Straube folgern daraus: „...erstens, daß Untergruppen unterschiedlicher psychophysiologischer Reaktivität innerhalb der Schizophrenie existieren, und zweitens, daß die Gruppe der elektrodermalen Nonresponder eine generelle autonome Reaktivitätseinschränkung aufweist".

IV. Informationsprozeßmodelle

Um kognitive Vorgänge und ihre Störungen, d. h. Abweichungen der Informationsprozesse, besser verstehen und möglicherweise auch erklären zu können, sind eine Reihe von Modellen entwickelt worden. Eines der bekanntesten ist das Filtermodell von Broadbent (1958, 1972). Es sieht die folgende Erklärung für Informationsprozesse bei Gesunden vor: Außenreize, die auf unser Nervensystem einwirken können, werden von sensorischen Rezeptoren zunächst registriert und dann in das Kurzzeitgedächtnis übergeleitet; hier wird eine größere Anzahl von Reizen zunächst gespeichert. Danach passieren die Reize ein Übergangssystem, das eine relativ konstante und damit auch natürlicherweise begrenzende Aufnahme- und Durchlaufkapazität hat. Die dann erfolgende Weiterverarbeitung geschieht entweder bis zur Reaktion unseres Organismus oder es kommt zur Abspeicherung im Langzeitgedächtnis. Nach der Rezeption, einschließlich der Passage des Kurzzeitgedächtnisbereiches, „entscheidet" ein Filtermechanismus über die Art, die Anzahl und die Reduktion der weiter zu verarbeitenden Reize. Die Selektion, die durch den Filtermechanismus erfolgt, wird in physischen und motivationalen Anteilen gesehen. Es wird im Filtermodell somit versucht, Aspekte der Aufmerksamkeit und der Motivation zu verbinden. Allerdings sind es zunächst vorwiegend physikalische Eigenschaften der Reizgegebenheiten, die entscheiden, ob ein bestimmter Reiz in das informationsverarbeitende System aufgenommen und auch weitertransportiert werden kann. Dabei ist fraglich geblieben, wie die Filtermechanik auf bestimmte Reizeingänge umschalten kann, ohne diese speziellen Umweltreize vorher schon zu „kennen" (Ruckstuhl 1981). Damit wird deutlich, daß eine rein physikalische Filtermechanik, wie das ursprüngliche Modell konzipiert war, nicht ausreicht; es bedarf einer Selektion der Umweltreize, die nicht ohne einen psychischen Akt des Auswählens wirksam sein kann. Dieser Akt wird beeinflußt durch vorherige Bekanntheit, Erfahrung, emotionale Gestimmtheit und Nutzen für die gegenwärtige Situation. Die Beobachtung, daß bei der Informationsaufnahme physikalisch untergeordnete, aber psychisch bedeutsame Reize bevorzugt werden, spricht dafür, daß vor der Umschaltung auf die entsprechenden Eingangskanäle (optisch, akustisch etc.) die eingehenden Informationen einen gewissen Bekanntheitsgrad haben müßten, was im ursprünglichen Filtermodell nicht vorgesehen ist, auch die Ergänzung des Modells (1972) kann diesen Einwand nicht ganz ausräumen. Es gehen in das Kanalsystem mit begrenzter Kapazität nicht determinante Informationseinheiten, sondern probabilistische Evidenzen ein (Broadbent 1958, 1972; Ruckstuhl 1981).

Eine Vielzahl von Untersuchungsergebnissen und weiteren methodischen Ansätzen, die sich mit kognitiven Störungen bei Schizophrenen befassen, sind auf eine Defizienz im „Filtersystem" bezogen worden (z. B. Payne et al. 1959, 1960;

McGHIE et al. 1965). Sie werden interpretiert als „Störung des Filters" oder als „Zusammenbrechen der Filterfunktion" mit nachfolgenden Überflutungen durch von außen oder von innen einströmende Informationen. Wenn beispielsweise innere Informationen, wie Erinnerungsbilder und Gedächtnisinhalte, nicht mehr in adäquaten Bezug zu Informationen aus der Umwelt gebracht werden können, dann kommt es zu einer Reihe von psychopathologischen Störungen, wie Derealisation, Verkennungen, inadäquate Beziehungssetzungen, Störungen des Zeitgitters etc. Der Aufmerksamkeit kommt hier die Funktion der Auswahl und der Zuordnung von inneren und von äußeren Informationen zu.

Die Defizienzen werden in unterschiedlichen Bereichen (s. Abb. 1) gesehen. PAYNE et al. (1959, 1960) halten bei Schizophrenen den Aufmerksamkeitsanteil im Informationsgeschehen in dem Sinne für gestört, daß ein *Verlust von Hemmfunktionen* bestünde. Er meint damit, daß der gestörte Filter unpassende Informationen, die gleichzeitig eingehen, nicht ausreichend unterdrücken und ausblenden kann. Zusätzlich kommt es durch die dann entstehende relative Begrenzung der Kanalkapazität, die die Weitergabe von Informationen aus dem Kurzzeitspeicher an die Langzeitspeicher garantieren soll, zu Überladungen.

YATES (1966) sieht in seiner *Rückstautheorie* die hauptsächliche Störung in einem „späteren" Bereich des BROADBENTschen Filtermechanismus, indem nämlich bei Schizophrenen Informationen überdurchschnittlich langsam verarbeitet oder weitertransportiert werden, und zwar aufgrund einer „begrenzten Kapazität des Verarbeitungskanals"; dadurch kommt es in den frühen Informationsprozeßverarbeitungsbereichen zu Rückstauungen. YATES beschränkt das Modell auf nonparanoid Schizophrene und sieht darin eine Erklärung der verlangsamten Reaktionszeiten.

In ihrer *Disattention-Hypothese* sehen CROMWELL u. DOKECKI (1968) bei Schizophrenen die hauptsächliche Störung dadurch gegeben, daß sie die Aufmerksamkeit von einem unmittelbar vorausgegangenen Reiz nicht schnell genug auf einen neuen Stimulus überleiten können. Informationen, die für eine gegebene Situation irrelevant sind, haften dann zu nachhaltig und behindern dadurch wichtige und dazugehörige Informationen, adäquat verarbeitet zu werden.

In seiner *Immediacy-Hypothese* sieht SALZINGER (1971) Schizophrene stärker als Gesunde unmittelbaren Umgebungsreizen ausgesetzt. Die Unmittelbarkeit ist abhängig von der zeitlichen und räumlichen Nähe sowie von der Intensität des Reizes. Infolgedessen wird die gesamte Assoziationstätigkeit eher nach den Regeln der räumlichen und/oder assoziativen Nähe und Ähnlichkeit als durch inhaltliche und logische Gesichtspunkte bestimmt.

Bei den genannten Hypothesen wird deutlich, daß sie sich auf begrenzte psychopathologische Ausschnitte aus dem Gesamtverlauf einer schizophrenen Erkrankung beziehen. Beispielsweise orientiert sich die Immediacy-Hypothese an einem psychopathologischen Zustand, der eher zu Beginn einer floriden Psychose auftreten kann. Darüber hinaus ist die Hypothese wenig schizophreniespezifisch, denn die damit beschriebenen psychopathologischen Phänomene sind ebenfalls bei hirnorganischen Erkrankungen, maniformen Zuständen, Drogen, Alkohol etc. zu finden.

Die dargestellten Modelle, *Disattentionhypothese, Rückstautheorie, Immediacyhypothese*, konzentrieren sich vorwiegend auf den Bereich der perzeptiven Vorgänge. Im Zentrum steht die Reizaufnahme und ihre anschließende Verarbeitung. Andere Modelle befassen sich mit wesentlich späteren Schritten des Informationsprozesses, so geht es beispielsweise in der BROEN-STORMS Theorie um die *Responsetendenzen*, die miteinander konkurrieren und interferieren können (BROEN 1968; BROEN u. STORMS 1967). Damit sind die möglichen unterschiedlichen Reaktionen auf Reize und die Vielfalt der Beantwortungsversionen in einer unmittelbar gegebenen Situation gemeint. Die Theorie geht von der zentralen Idee einer *hierarchischen Organisation* der *Responsetendenzen* bei Gesunden aus. Nach der Hullschen Theorie sind Responsetendenzen vielschichtige und vielfältige Reaktionsmöglichkeiten, die auf einen Reiz hin erfolgen; diese treten untereinander in Konkurrenz und schließlich wird eine von ihnen dominant, die dann zur eigentlich sichtbaren und erlebbaren Reaktion führt. Die auf einen Reiz hin gleichzeitig erfolgenden Responsetendenzen treten miteinander in Verbindung, indem sie konkurrieren, sich unterdrücken, sich ausschließen, sich verstärken etc.; dieses so in der Momentaufnahme gestaltete Zueinander der Responsetendenzen wird als hierarchisch aufgebaut angenommen (s. auch MALTZMAN 1955; HILGARD u. BOWER 1970).

Grundsätzlich sei die hierarchische Aufbauweise bei Schizophrenen ebenfalls gegeben, allerdings in zwei wesentlichen Abweichungen:

a) Die Stärke der einzelnen Responsetendenzen, die miteinander in Verbindung treten, sei bei Gesunden unterschiedlich intensiv ausgeprägt; bei Schizophrenen sei die Stärke der Unterschiedlichkeit herabgesetzt, nivelliert.

b) Die Stärke der Responsetendenzen wird nach der HULL-SPENCEschen Formel als multiplikative Funktion von zwei Größen, nämlich der psychophysischen Aktivierung und der Gewohnheitsstärke, angegeben. Sie ist durch eine obere individuelle Grenze eingeschränkt (response strength ceiling). Bei Schizophrenen sei dieses Begrenzungsniveau herabgesetzt.

Die beiden Komponenten, engeres Zusammenliegen der Reaktionstendenzen und herabgesetztes Niveau der in der Hierarchie erreichbaren Gesamtstärken bei Schizophrenen, bewirken eine Abnahme der gewöhnlich dominierenden Responsetendenzen zugunsten anderer und führen zu einem partiellen Zusammenbruch der Responsehierarchien. Das Modell wird somit zur Erklärung herangezogen, warum bei Schizophrenen irrtümliche Tendenzen und abwegige Reaktionen, wie sie bei Gesunden nur gelegentlich auftauchen, in verstärkter Weise zu beobachten sind. Dieser Ansatz blieb in neuerer Zeit nicht unwidersprochen. WATSON et al. (1981) führten hierzu mit 100 Schizophrenen und ebensovielen Kontrollpersonen eine interessante Studie durch. Die Versuchspersonen mußten sich einer Lernaufgabe unterziehen, bei der die Antriebsstärke mittels elektrischer Schmerzreize und mittels Aufmerksamkeitszuwendung variiert wurde; die Asymptote der Ergebnisse der Lernaufgaben konnte allerdings weder mit der Diagnose noch mit der Antriebsstärke assoziiert werden. Damit ist ein wesentlicher Einwand gegen die postulierte Responsehierarchie mit ihren partiellen Zusammenbrüchen bei Schizophrenen beigebracht worden.

Im Modell des Russen POLJAKOV besteht die Störung der Schizophrenen hauptsächlich in der Art und Auswahl, der Bereitstellung und Zugriffsmöglichkeiten, der im Gedächtnis vorliegenden Kenntnisse und Erfahrungen, die im Vordergrund des Erkennens mit dem jeweiligen Objekt verknüpft werden; diese Fähigkeiten werden zusammengefaßt als *Wissensaktualisierung:* „Alle Erkenntnisprozesse (sowohl die Denkprozesse als auch die perzeptiven), deren Verlauf bei Schizophrenen verändert ist, haben in ihrer Struktur ein gemeinsames Glied. Es besteht darin, daß es in einer bestimmten Etappe der Abwicklung des Prozesses (in einem bestimmten „Moment" der Tätigkeit) möglich und notwendig wird, aus dem Gedächtnis eine Gruppe von Kenntnissen beizuziehen (Aktualisation), wenn die Situation und die Analyse der Bedingungen keine ausreichenden Orientierungspunkte geben, um der Wahl die Unbestimmtheit zu nehmen, um eine Vorstellung zu bevorzugen. In solchen Fällen konnte das diese oder jene Gruppe von Eigenschaften, von Beziehungen der Gegenstände sein, die für ihren Vergleich, ihre Klassifikation bzw. für die Lösung der Problemaufgaben erforderlich waren, in anderen Fällen ein Komplex dieser oder jener Sprachelemente, die für die Vollendung des Wortes, des Satzes erforderlich waren, im dritten dieses oder jenes System von Musterbildern und Engrammen, die beim Erkennen schwer zu enträtselnder Reize benutzt werden" (POLJAKOW 1973).

Der Hypothese zufolge ist die Erkenntnistätigkeit Schizophrener besonders dadurch gestört, daß die selektive Aktualisierung von Gedächtnisinhalten gegenüber der Norm beeinträchtigt oder verändert ist. Das russische Modell geht über die bisher genannten Einzelfunktionsstörungen hinaus und bezieht sich auf eine übergeordnete Funktion im Informationsverarbeitungsprozeß.

Ebenfalls breitere Ansätze bieten *Modelle mit mehreren Funktionsstörungen,* die sich sowohl auf Reizaufnahme, die Weiterverarbeitung und auch die Reaktionsweisen beziehen. MARSHALL (1973) und auch HEMSLEY (1978) postulieren mehrere abweichende Funktionen an verschiedenen Stellen eines Informationssystems. So sieht MARSHALL beispielsweise die Störung in Stimulationsanalyse, Responseauswahl, Kurzzeitspeicher und Informationsabruf.

In den letzten Jahren haben einige Modelle an Komplexität erheblich zugenommen, beispielsweise werden in dem Vorschlag von SCHWARTZ (1978) fünf unterschiedliche Funktionseinheiten einzeln oder in kaum noch überschaubaren Kombinationen als gestört postuliert. Für experimentelle Forschungsansätze wird es immer dann unübersichtlicher, wenn die diskutierten Lokalisationen und weitere gleichzeitige Einflußmöglichkeiten in ihrer Anzahl zunehmen. Vereinzelt ist auch eine Tendenz zu erkennen, die Lokalisationsfrage in den Informationsprozeßmodellen bis ins Uferlose zu erweitern. Hier scheint auch die experimentelle Schizophrenieforschung allmählich in ein Komplexitätsniveau einzutauchen, welches sich dem exakten Zugriff langsam entzieht und sich der lebendigen Vielfalt schizophrener Erlebens- und Verhaltenseigentümlichkeiten annähert.

V. Selbsteinschätzung kognitiver Störungen

SÜLLWOLD (1977, 1981, 1983) geht von der Beobachtung aus, daß Schizophrene auch außerhalb akuter produktiver Stadien unter den Auswirkungen kognitiver Störungen leiden, und daß ihnen diese Beeinträchtigungen bewußt sind. Die Autorin postuliert, daß die von der experimentellen Schizophrenieforschung aufgedeckten kognitiven Störungen aus einem Basisbereich resultieren, der ebenfalls an den Entsprechungen des subjektiven Erlebens beteiligt ist. Zur systematischen Erfassung erarbeitete sie ein Forschungsinstrument, das sich zu dem heute gebräuchlichen Frankfurter Beschwerdefragebogen (FBF) entwickelt hat. Aus zunächst 100 und später 70 Items, in denen die subjektive Erlebnisweise von Beeinträchtigungen erfaßt wurde, ließen sich faktorenanalytisch Syndromvergesellschaftungen errechnen, die die Autorin unter die folgenden psychopathologischen Oberbegriffe stellte: „Störungen automatisierter Abläufe", „Wahrnehmungsstörungen", „spezielle sensorische Störungen", „Depressivität: durchdringende Unlust", "overinclusion". Auch in der oben schon zitierten Untersuchung von REY (1982) wurde gleichzeitig der FBF verwendet, um zusätzlich die Frage der korrelativen Zusammenhänge zwischen objektiven und subjektiven Zugangswegen zu überprüfen. Wenn diese Frage auch gegenwärtig noch nicht eindeutig beantwortet werden kann, so stellte sich doch heraus, daß durch den FBF zeitstabile Beeinträchtigungen erfaßt werden können, die im Einklang mit Reaktionszeitbefunden stehen; nach REY erweist sich der FBF „zudem als hochhomogenes Instrument mit einem geringen Anteil an Fehlervarianz".

VI. Vorhersage

Die Frage der Vorhersage bezieht sich auf solche Menschen, deren Wahrscheinlichkeit, an Schizophrenie zu erkranken, höher liegt als bei der Durchschnittsbevölkerung. Das sind beispielsweise diejenigen, bei denen eine genetische Disposition anzunehmen ist oder andere Faktoren somatischer, psychischer oder sozialer Art sich in einer Weise verdichten oder kombinieren, daß es zu einer schizophrenen Erkrankung kommen kann.

Zum Zwecke der Vorhersageforschung werden diejenigen heute besonders beachtet, bei denen eine gesicherte Wahrscheinlichkeitsrate gegeben ist; es handelt sich dabei um die high-risk-Kinder, bei denen ein Elternteil oder gar beide an einer Schizophrenie erkrankt sind oder waren, so daß hier eine Risikopopulation gegeben ist, bei der 12% (ein Elter) oder ca. 40% (beide Eltern) später im jugendlichen oder im erwachsenen Alter erkranken werden. Um gegebenenfalls festzustellen, bei welchen Kindern eine Disposition vorliegt oder gar manifest werden kann, gilt es nach Parametern zu suchen, die hier zu einer Aussage beitragen können. Bei der Heranziehung kognitiver Leistungen zeigten high-risk-Kinder eine größere Fehlerrate beim continuous performance Test (ERLENMEYER-KIMLING et al. 1983), und auch in der Israeli high-risk-Studie kennzeichneten Schwächen die Index-Gruppe in der Verbalisation und in visuell-motorischen Fertigkeiten (LIFSHITZ et al. 1985).

VII. Regellernen und kognitive Störungen

In den Bereichen *Abstraktionsfähigkeit* und *Finden von Problemlösungsstrategien* stellten PISHKIN u. BOURNE Beeinträchtigungen fest. Die empirischen Untersuchungen von BOURNE et al. (1977), PISHKIN et al. (1977) u. REY (1981) legen nahe, daß Annahme, Verwertung und Gebrauch von logischen Regeln sowie Organisation und Kategorisierung des Inputs aus der Umwelt bei Schizophrenen als erschwert anzusehen sind.

SCHWARTZ-PLACE u. GILMORE (1980) nahmen aufgrund ihrer tachistoskopischen Untersuchungen an, daß die Beeinträchtigungen auf sehr früher Stufe der Informationsverarbeitung zu finden sind; damit sind das Ultrakurzzeitgedächtnis, die echoische und ikonische Speicherung sowie praeattentive Leistungen gemeint.

Im historischen Vergleich ist hier erwähnenswert, daß schon DARASZKIEWICZ 1892 die Frage der *Verwertung* von Gelerntem bei Hebephrenen diskutiert hat: „Das eigentliche Gedächtnis, die Fähigkeit Ideenassoziationen zu bilden, bleibt erhalten, kann jedoch wegen der Störung der Aufmerksamkeit nicht gehörig ausgenutzt werden."

VIII. Zur Frage der Ätiologie: Modelle und mögliche Ursachen

Anschauliche und sprachlich eingängige Modelle werden dann besonders gern übernommen, wenn sich damit ätiologische Hinweise verbinden lassen. Das gilt beispielsweise für das Filtermodell von BROADBENT (1958, 1972); es wurde gern für die mehr mechanistische Betrachtungsweise der Selektionsvorgänge bei der Informationsaufnahme aus der Fülle der möglichen ankommenden Informationen eines Individuums verwendet. Die Aussage eines „Filterdefektes" bei kognitiven Störungen Schizophrener übt eine gewisse Faszination aus und suggeriert Plausibilität. Allerdings müssen wir uns bei dem derzeitig noch bestehenden Mangel an Kausalerklärungen für Symptome bei der Schizophrenie deutlich vor Augen halten, wann und wo unser „kausales Bedürfnis" (JASPERS 1953) nur unzureichend bewußt wird. Bleibt diese dem Menschen innewohnende Ordnungskraft unbewußt, kann dieses Bedürfnis auch eigene Wege gehen, und wir laufen dann Gefahr, Erklärungsmodelle zu nahe an einlinige Kausalitätsvorstellungen zu rükken. Das geschieht beispielsweise dann, wenn die Modellvorstellung eines defekten Filters zu wörtlich genommen wird und vorschnell als neurophysiologische Tatsache oder gar als morphologisch lokalisierbar eingeordnet wird. Eine strenge Position bezieht hier RUCKSTUHL (1981): „Alle experimentalpsychologischen Schizophrenietheorien sind rein formal und deskriptiv, d. h. sie thematisieren das Wie und nicht das Warum einer Störung". Damit wird noch einmal verdeutlicht, daß Antworten zur Frage der Verursachungen kognitiver Störungen bei Schizophrenen mit Vorsicht zu betrachten sind.

Eine weitere Perspektive stellen die klinisch psychopathologischen Entsprechungen zu den experimentell gewonnenen Daten der kognitiven Störungen dar. Wie mehrere Autoren (CHAPMAN u. McGHIE 1962; HARTWICH 1980, 1982, 1983; MARSHALL 1973; REY 1982; SÜLLWOLD 1977, 1981) zeigen konnten, ist es gelungen, einige breitere Verbindungen herzustellen. Auf der subjektiven Erlebensseite stellte SÜLLWOLD die Verknüpfungen zu den Basisstörungen her. Die Autorin verbleibt im experimentell-deskriptiven Bereich und stellt nur vorsichtige Vermutungen über zugrundeliegende neurophysiologische Entsprechungen an. HUBER et al. (1979) gehen einen Schritt weiter und betonen die hirnorganische Nähe; sie sprechen von „substratnahen Basisstörungen", die sie folgendermaßen auffassen:

„Basisstörungen können allgemein als Folgeerscheinungen einer dem präphäno-
menal-somatischen Bereich zuzurechnenden Störung der selektiven Filterung,
der Aufnahme und Verarbeitung von Informationen und der Dekodierung von
Erfahrungen aus dem Langzeitspeicher des limbischen Systems erklärt werden."
Eine weitere Perspektive der Basisstörungen beleuchtet REY (1982), indem er die
Vulnerabilität (SPRING u. ZUBIN 1978) Schizophrener als relativ zeitstabiles
Merkmal in diesem Zusammenhang diskutiert; hieraus können sich, wenn eine
bestimmte Schwelle überschritten wird, instabile Zustände (Schübe) herausheb-
ben.

IX. Praktische Konsequenzen und Therapie

Bezüglich der Bedeutung der Erforschung kognitiver Störungen innerhalb der
Psychopathologie gilt auch hier die Aussage HEIMANNs (1979): „Psychopathologie ist heute, anders als zu Beginn des Jahrhunderts, konfrontiert mit einer Praxis
aktiver, somatischer, psychotherapeutischer und soziotherapeutischer Behandlungsmethoden, und ihre Erkenntnisse werden gewogen an der Bedeutung für die
Praxis." SÜLLWOLD (1977, 1981, 1983) hat für die Basisstörungen eine Reihe von
rehabilitativen Maßnahmen vorgeschlagen, beispielsweise bei Störungen der
Sprachflüssigkeit, Lese- und Ausdrucksübungen mit allmählich steigendem
Schwierigkeitsgrad, einzeln und auch in Gruppengesprächen, durchzuführen. Bei
Verlust automatisierter Fertigkeiten sollen Handlungsabläufe systematisch einge-
übt werden.

BRENNER et al. (1980) haben Trainingsprogramme zur Verminderung kognitiver Störungen aufgestellt. Bei der Durchführung der experimentalpsychologisch
orientierten Lernprogramme stellte sich heraus, daß sie sich offensichtlich besser
bewährten, wenn sie in ein entsprechendes therapeutisches Gesamtmilieu eingebettet waren. Aufgrund dieser Erfahrungen verschob sich der Schwerpunkt ihrer
Arbeit mit schizophrenen Patienten allmählich „von einer anfänglich größeren
Gewichtung der kognitiven Prozesse langsam in Richtung einer zunehmenden
Betonung der allgemeinen sozialen Kompetenz". Auch ist es nicht ohne weiteres
möglich, verhaltenstherapeutische Programme bei schizophrenen Störungen einzusetzen, um kognitive Beeinträchtigungen zu beeinflussen. HEMSLEY hat schon
1976 darauf hingewiesen, daß die bei Neurosen gewonnenen Erfahrungen nicht
ohne Modifikation auf Schizophrene übertragen werden könnten. Eine der
Hauptschwierigkeiten dürfte dabei die verminderte Fähigkeit sein, Übungstransfers zu bilden; damit ist gemeint, daß in der Therapie Erlerntes schwerer auf andere Lebenssituationen generalisiert werden kann. Hierzu müßten zur Vervoll-
ständigung noch eine ganze Reihe von weiteren Faktoren diskutiert werden, die
sich auf Motivation, Antriebslage, Stimmung und Intensität der psychopathologischen Störungen beziehen; diese Faktoren sind jedoch nicht Gegenstand des
vorliegenden Kapitels.

In eigenen therapeutischen Ansätzen (HARTWICH 1982, 1983, 1985) wurden in
Einzel- und Gruppentherapie sowie mittels audiovisueller Selbstkonfrontation
kognitive Beeinträchtigungen speziell beübt. Bei der Indikationsstellung ist bedeutsam, daß akute und floride psychotische Krankheitsstadien für die Übungs-

behandlung weniger gut geeignet sind, erst bei postakuten Zuständen erweist sie sich als sinnvoll. Beim einzelnen Kranken (s. Abb. 1: Therapie) ist zunächst eine genaue Diagnostik der Einzelstörungen sowie des Störungsmusters erforderlich, um die entsprechenden Anforderungen gemäß den individuellen Defizienzen langsam und angepaßt zu steigern.

Bei systematischem Einbezug der kognitiven Störungen in der *Gruppenpsychotherapie* sind Regeln zu beachten, die sich an den kognitiven Beeinträchtigungen der meisten Mitglieder annähernd im Durchschnitt orientieren (HARTWICH u. SCHUMACHER 1985). Häufig wird es dabei für den Therapeuten erforderlich, das Tempo des Geschehens mit zu beeinflussen, indem beispielsweise der Gruppenprozeß in bestimmten Phasen nicht beschleunigt wird oder das Tempo erforderlichenfalls auch reduziert wird. Inhaltlich sind im sprachlichen Bereich Hilfestellungen zu geben, indem beispielsweise undeutliche Äußerungen eines Patienten vereinfacht, wiederholt und strukturiert werden; weitere Vorgehensweisen sind: Wiederholenlassen und Verstärkung der mehr bildhaften und konkreteren Aussagen, um abstraktere Formulierungen zu vermindern oder wenigstens zu übersetzen. Ganz entscheidend ist die Beachtung des verminderten Übungstransfers und der geschwächten Generalisierungsfähigkeit.

Die genannten Vorgehensweisen sind nicht nur als isolierte Bausteine für die Beübung kognitiver Störungsmuster zu sehen, sondern sie sollten im Zusammenklang mit dem überwiegend affektiven Geschehen in der Gruppenpsychotherapie sinnvoll eingebettet sein. Bei allen Beübungsformen ist zu beachten, daß es schizophrenen Patienten oft schwerfällt, über längere Zeit konsequent die entsprechenden Schritte zu verfolgen. Dabei zeichnet sich ab, daß die Kenntnis der kognitiven Störungen einen wesentlichen Beitrag zum Verständnis leisten kann, warum bei manchen Patienten in der geduldigen rehabilitativ orientierten Übungstherapie nur relativ geringfügige Veränderungen erst über lange Zeit möglich sind.

C. Wechselwirkung psychodynamischer und kognitiver Gesichtspunkte

Die genaue Kenntnis der psychodynamischen Verhältnisse und der kognitiven Störungen werden über Aussagen zur Remittierbarkeit der einzelnen Patienten mitentscheiden. Dem einen Patienten wird dabei durch geeignete therapeutische Übungsschritte geholfen und der andere kann vor rückfallgefährdender Belastung geschützt werden. Entscheidend ist dabei, daß das Miteinander und die Wechselwirkung kognitiver und psychodynamischer Faktoren in Zukunft die therapeutischen Vorgehensweisen stärker bestimmen. Ein wesentliches Moment liegt in der Erkenntnis, daß innerhalb einer Beziehung, sei es eine familiäre oder eine therapeutische, kognitive Störungen etwas stark Trennendes darstellen können. Bei aller psychodynamischen Einfühlung gerät der Therapeut hier an Grenzen, die es zu respektieren gilt. Durch das zunehmende Verständnis der kognitiven Störungen kann der Schizophrene vor Überforderung in einer psychodynamisch orientierten Therapie bewahrt werden. Wenn wir also lernen, innerhalb der psychodynamischen Geschehnisse die kognitiven Beeinträchtigungen angemessen zu berücksichtigen, so vergrößert sich die Chance, die Effektivität unserer therapeutischen Maßnahmen zu erhöhen.

So zeigt sich in der Schizophrenieforschung die allgemeine Tatsache besonders deutlich, daß Affektives und Kognitives untrennbar miteinander verbunden sind; CIOMPI (1982) spricht von affektiv-kognitivem Erleben und bei der „schizophrenen Verrückung" von einer „Verschiebung des psychischen Gleichgewichtszustandes in ein neues System von affektiv-kognitiven Bezügen".

Zum Schluß scheint mir der Hinweis auf eine historische Wurzel noch angebracht: STRANSKY sprach im Jahre 1904 bei der Dementia praecox von einer intrapsychischen Ataxie als Ausdruck der Inkongruenz von Vorstellung und Gefühlston, einer Störung des Zusammenspiels von Noopsyche und Thymopsyche, womit er einerseits die intellektuellen und andererseits die affektiven Vorgänge meinte. Beide Bereiche sind bisher, jeweils für sich, mit erheblichem wissenschaftlichen Aufwand weiterentwickelt worden, wie wir in unserer Darstellung ausgeführt und wie BENEDETTI in dem Kapitel dieses Bandes „Psychotherapeutische Behandlungsmethoden" beschrieben hat.

Heute sind wir in der Geschichte der Schizophrenieforschung in ein Stadium eingemündet, in dem das Zusammenwirken beider Bereiche in der Ursachenforschung, in den Ätiologiemodellen und in den Behandlungs- und Rehabilitationsbemühungen zukünftig intensiv zu bearbeiten sein wird.

Literatur

Bagshaw MH, Benzies S (1968) Multiple weakness of the orienting reaction and their dissociation after amygdalectomy in monkeys. Exp Neurol 20:175–187
Bagshaw MH, Kimble DP, Pribram KH (1965) The GSR of monkeys during orienting and habituation and after ablation of the amygdala hippocampus and inferotemporal cortex. Neuropsychologia 3:111–119
Bernstein AS, Taylor KW (1978) The interaction of stimulus information with potential stimulus significance in eliciting the skin conductance orienting response. Presented N.A.T.O. Conference on orienting, Amsterdam
Bleuler E (1911) Dementia praecox oder Gruppe der Schizophrenien. Deuticke, Leipzig Wien
Bourne LE, Justesen DR, Abraham T, Becker C, Brauchi JT, Whitaker LC, Yaroush RA (1977) Limits of conceptual rule-learning by schizophrenic patients. J Clin Psychol 33:324–334
Brenner HD, Stramke WG, Meses J, Liese F, Seeger G (1980) Erfahrungen mit einem spezifischen Therapieprogramm zum Training kognitiver und kommunikativer Fähigkeiten in der Rehabilitation chronisch schizophrener Patienten. Nervenarzt 51:106–112
Broadbent DE (1958) Perception and communication. Pergamon Press, Oxford
Broadbent DE (1972) Decision and stress. Academic Press, New York
Broen WE (1968) Schizophrenia. Research and theory. Academic Press, New York London
Broen WE, Storms LH (1967) A theory of response interference in schizophrenia. In: Maher BA (ed) Progress in experimental personality research. Academic Press, New York London
Busch A (1908) Auffassungs- und Merkfähigkeit bei Dementia praecox. In: Kraepelin E (Hrsg) Psychologische Arbeiten, Bd V. Engelmann, Leipzig, S 293–337
Buss AH, Lang PJ (1965) Psychological deficit in Schizophrenia: I. Affect, reinforcement, and concept attainment. J Abnorm Psychol 70/1:2–24
Cameron N (1939) Deterioration and regression in schizophrenic thinking. J Abnorm Soc Psychol 34:265–270
Chapman J, McGhie A (1962) A comparative study of disordered attention in schizophrenia. J Ment Sci 108:487–500

Chapman LJ (1958) Intrusion of associative responses into schizophrenic conceptual performance. J Abnorm Soc Psychol 56:374–379

Chapman LJ, Chapmann JP, Miller GA (1964) A theory of verbal behavior in schizophrenia. In: Maher BA (ed) Progress in experimental personality research, vol I. Academic Press, New York London

Ciompi L (1982) Affektlogik. Klett-Cotta, Stuttgart

Cohen R, Meyer-Osterkamp S (1974) Experimentalpsychologische Untersuchungen in der psychopathologischen Forschung (dargestellt an Arbeiten zur Eigenart schizophrener Verhaltensstörungen). In: Schraml W, Baumann U (Hrsg) Klinische Psychologie II. Huber, Bern Stuttgart Wien, S 457–485

Cromwell RL, Dokecki PR (1968) Schizophrenic language: a disattention interpretation. In: Rosenberg S, Koplin JH (eds) Developments in applied psycholinguistic research. Macmillan, New Jersey

Daraszkiewicz L (1892) Über Hebephrenie, insbesondere deren schwere Form. Diss. Dorpat 1892. Zusammenfassung in: Kretschmer W. Reifung als Grund von Krise und Psychose. Thieme, Stuttgart 1972

Erlenmeyer-Kimling L, Cornblatt B, Golden R (1983) Early indicators of vulnerability to schizophrenia in children at high genetic risk. In: Guze SB, Earls FJ, Barrett JE (eds) Childhood Psychopathology and development. Raven Press, New York

Giedke H, Heimann H, Straube E (1982) Vergleichende Ergebnisse psychophysiologischer Untersuchungen bei Schizophrenien und Depressionen. In: Huber G (Hrsg) Endogene Psychosen: Diagnostik, Basissymptome und biologische Parameter. Schattauer, Stuttgart New York

Griesinger W (1867) Die Pathologie und Therapie der psychischen Krankheiten, 2. Aufl. Krabbe, Stuttgart

Gruzelier JH, Venables PH (1973) Skin conductance responses to tones with and without attentional significance in schizophrenic and nonschizophrenic psychiatric patients. Neuropsychologia 11:221–230

Gruzelier JH, Venables PH (1975) Evidence of high and low levels of physiological arousal in schizophrenics. Psychophysiology 22:66–73

Hartwich P (1980) Schizophrenie und Aufmerksamkeitsstörungen. Zur Psychopathologie der kognitiven Verarbeitung von Aufmerksamkeitsleistungen. Springer, Berlin Heidelberg New York

Hartwich P (1982) Gruppentherapie bei Schizophrenen in der Nachsorgeambulanz. In: Helmchen H, Linden M, Rüger U (Hrsg) Psychotherapie in der Psychiatrie. Springer, Berlin Heidelberg New York

Hartwich P (1982) Untersuchungen über Aufmerksamkeitsstörungen bei Schizophrenen. In: Huber G (Hrsg) Endogene Psychosen: Diagnostik Basissymptome und biologische Parameter. Schattauer, Stuttgart New York

Hartwich P (1986) Aggressivität. In: Müller Chr (Hrsg) Lexikon der Psychiatrie 2. Aufl. Springer, Berlin Heidelberg New York Tokyo

Hartwich P, Schumacher E (1983) Video in der Nachsorgeambulanz. In: Stille D, Hartwich P (Hrsg) Video in der klinischen Arbeit von Psychiatern und Psychotherapeuten. Plantane, Berlin

Hartwich P, Schumacher E (1985) Zum Stellenwert der Gruppenpsychotherapie in der Nachsorge Schizophrener. Eine 5-Jahres-Verlaufsstudie. Nervenarzt 56:365–372

Heimann H (1979) Psychopathologie. In: Kisker KP, Meyer JE, Müller C, Strömgen E (Hrsg) Psychiatrie der Gegenwart. I, 1. Springer, Berlin Heidelberg New York

Heimann H, Straube E (1981) Psychophysiologische Untersuchungen Schizophrener. In: Huber G (Hrsg) Schizophrenie. Stand und Entwicklungstendenzen der Forschung. Schattauer, Stuttgart New York

Hemsley DR (1976) Problems in the interpretation of cognitive abnormalities in schizophrenia. Br J Psychiatry 129:32–35

Hemsley DR (1977) What have cognitive deficits to do with schizophrenic symptoms? Br J Psychiatry 130:167–173

Hemsley DR (1978) Limitations of operant procedures in the modification of schizophrenic functions: The possible relevance of studies of cognitive disturbances. Behav Anal Mod 2:165–173

Hilgard ER, Bower GH (1970) Theorien des Lernens. Klett, Stuttgart

Huber G, Gross G, Schüttler R (1979) Schizophrenie. Eine verlaufs- und sozialpsychiatrische Langzeitstudie. Springer, Berlin Heidelberg New York

Hunt JM, Cofer E (1944) Psychological deficit in schizophrenia. In: Hunt JM (ed) Personality and behavior disorders. Ronald Press, New York

Huston PE, Shakow D, Riggs LA (1937) Studies of motor function in schizophrenia. II. Reaction time. J Gen Psychol 16:39–82

Jaspers K (1953) Allgemeine Psychopathologie, 6. Aufl. Springer, Berlin Göttingen Heidelberg

Kraepelin E (1909 ff) Psychiatrie, 8. Aufl. Bd 1, 1909, Bd 2, 1922, Bd 3, 1913, Bd 4, 1915. Barth, Leipzig

Lifshitz M, Kugelmass S, Karov M (1985) Perceptual motor and memory performance of high-risk children. Schizophr Bull 11:74–84

Ludwig AM, Stark LH (1973) Schizophrenia, sensory deprivation, and sensory overload. J Nerv Ment Dis 157:210–216

Maltzman J (1955) Denken in behavioristischer Sicht. In: Graumann CF (ed) Denken, 5. Aufl. Kiepenheuer-Witsch, Köln Berlin

Marshall WL (1973) Cognitive functioning in schizophrenia. Br J Psychiatry 123:413–417

McGhie A, Chapman J, Lawson JS (1965) The effect of distraction on schizophrenic performance. (1) Perception and immediate memory. Br J Psychiatry 111:383–390

Meyer-Osterkamp S, Cohen R (1973) Zur Größenkonstanz bei Schizophrenen. Eine experimentalpsychologische Untersuchung. Springer, Berlin Heidelberg New York

Neisser U (1978) Visuelles Vorstellen und Wahrnehmen. In: Steiner G (Hrsg) Die Psychologie des 20. Jh, Bd 7. Kindler, Zürich

Obersteiner H (1874) Über eine einfache Methode zur Bestimmung der psychischen Leistungsfähigkeit des Gehirns Geisteskranker. Virchows Arch 59:427–458

Patterson T (1976a) Skin conductance recovery and pupillometrics in chronic schizophrenics. Psychophysiology 13:189–195

Patterson T (1976b) Skin conductance responding/nonresponding and pupillometrics in chronic schizophrenia: A confirmation of Gruzelier and Venables. J Nerv Ment Dis 163:200–209

Patterson TE, Venables PH (1973) Bilateral skin conductance and skin potential in schizophrenic and normal subjects: The identification of the fast habituator group of schizophrenics. Psychophysiology 15:556–560

Payne R, Matussek P, George E (1959) An experimental study of schizophrenic thought disorder. J Ment Sci 105:627–652

Payne RW, Hewlett JHG (1960) Thought disorder in psychotic patients. In: Eysenck HJ (ed) Experiments in personality. Vol II. Psychodiagnostics and psychodynamics. Routledge & Kegan, London, pp 3–104

Pishkin V, Bourne LE (1981) Abstraction and the use of available information by schizophrenic and normal individuals. J Abnorm Psychol 89:197–203

Pishkin V, Lovallo WR, Lenk RG, Bourne LE (1977) Schizophrenic cognitive dysfunction: a deficit in rule transfer. J Clin Psychol 33:335–342

Poljakov J (1973) Schizophrenie und Erkenntnistätigkeit. Hippokrates, Stuttgart

Rey ER (1980) Schizophrene Störungen. In: Wittlingen W (Hrsg) Hdb Klinische Psychologie, Bd 4. Hoffmann Campe, Hamburg

Rey ER (1982) Unveröffentlichter Arbeitsbericht des SSB 116 Psychiatrische Epidemiologie. Zentralinstitut für Seelische Gesundheit der Universität Heidelberg, S 139–290

Rey ER, Oldigs J (1981) Eine experimentelle Untersuchung über Strategielernen Schizophrener und Konsequenzen für die Therapie. In: Brengelmann JC (ed) Entwicklung der Verhaltenstherapie in der Praxis. Themen der Verhaltenstherapiewoche. Riva, München

Rey ER, Oldigs J (1982) Ergebnisse einer experimentellen zweijährigen Verlaufsuntersuchung zu Störungen der Informationsverarbeitung Schizophrener. In: Huber G (Hrsg) Endogene Psychosen: Diagnostik, Basissymptome und biologische Parameter. Schattauer, Stuttgart New York

Rodnick EH, Shakow D (1940) Set in the schizophrenic as measured by a composite reaction time index. Am J Psychiatry 97:214–225

Rosenthal D, Lawler WG, Zahn TP, Shakow D (1960) The relationship of some aspects of mental set to degree of schizophrenic disorganisation. J Pers 28:26–38

Rubin LS (1974) The utilization of pupillometry in the differential diagnosis and treatment of psychotic and behavioral disorders. In: Janisse MP (ed) Pupillary dynamics and behavior. Plenum Press, New York

Ruckstuhl U (1981) Schizophrenieforschung. Die theoretischen und empirischen Beiträge der experimentellen Psychologie. Beltz, Weinheim Basel

Salzinger K (1971) An hypothesis about schizophrenic behavior. Am J Psychother 25:601–614

Salzinger K (1973) Schizophrenia: Behavioral aspects. Wiley, New York

Salzinger K, Portnoy S, Feldman RS (1978) Communicability deficit in schizophrenics resulting from a more general deficit. In: Schwartz S (ed) Language and cognition in schizophrenia. Erlbaum, Hillsdale

Saunders EB, Isaacs S (1929) Tests of reaction-time and motor inhibition in the psychoses. Am J Psychiatry 86:79–112

Schwartz S (1978) Language and cognition: a review and synthesis. In: Schwartz S (ed) Language and cognition in schizophrenia. Erlbaum, Hillsdale

Schwartz-Place EJ, Gilmore GC (1980) Perceptual organisation in schizophrenia. J Abnorm Psychol 89:409–418

Shakow D (1962) Segmental set. A theory of the formal psychological deficit in schizophrenia. Arch Gen Psychiatry 6:17–33

Shakow D (1963) Psychological deficit in schizophrenia. Behav Sci 8:275–305

Shakow D (1969) On doing research in schizophrenia. Arch Gen Psychiatry 20:618–642

Shakow D, McCormick MY (1965) Mental set in schizophrenia studied in a discrimination setting. J Pers Soc Psychol 1:88–95

Sommer R (1894) Zur Lehre von der „Hemmung" geistiger Vorgänge. Allg Z Psychiat 50:234–257

Spring B, Zubin J (1978) Attention and information processing as indicators of vulnerability to schizophrenic episodes. J Psychiatr Res 14:289–301

Steiner G (1979) Wahrnehmen und Vorstellen in kognitiver Sicht: Die kognitive Wende. In: Steiner G (Hrsg) Die Psychologie des 20. Jh, Bd 7. Kindler, Zürich

Stilson D, Kopell B (1964) The recognition of visual signals in the presence of visual noise by psychiatric patients. J Nerv Ment Dis 139:209–221

Stransky E (1904) Zur Lehre der Dementia praecox. Centralbl Nervenheilk Psychiat 27:1–19

Straube ER, Germer CK (1979) Dichotic shadowing and selective attention to word meaning in schizophrenia. J Abnorm Psychol 88:346–353

Süllwold L (1977) Symptome schizophrener Erkrankungen. Uncharakteristische Basisstörungen. Springer, Berlin Heidelberg New York

Süllwold L (1981) Basisstörungen. Ergebnisse und offene Fragen. In: Huber G (Hrsg) Schizophrenie. Stand und Entwicklungstendenzen der Forschung. Schattauer, Stuttgart New York

Süllwold L (1983) Schizophrenie. Kohlhammer, Stuttgart Berlin Köln Mainz

Sutton S, Zubin J (1965) Effect of sequence on reaction time in schizophrenia. In: Welford AT, Birren JE (eds) Behavior, aging, and the nervous system. Thomas, Springfield, Ill

Sutton S, Hakerem G, Zubin J, Portnoy M (1961) The effect of shift of sensory modality on serial reaction-time: A comparison of schizophrenics and normals. Am J Psychol 74:224–232

Venables PH (1978) Die Psychophysiologie der Schizophrenie. Nervenarzt 49:625–633

Venables PH, Patterson T (1978) Speech perception and decision processes in relation to skin conductance and pupillographic measures in schizophrenia. In: Wynne LC, Cromwell RL, Matthysse S (eds) The nature of schizophrenia. J Wiley, New York

Watson CG, Wold J, Anderson R, Schulte D, Jacobs L (1981) A test of the Broen-Storms theory of cognitive deficit in schizophrenia. J Clin Psychol 37:698–705

Wells FL, Kelley CM (1922) The simple reaction in psychosis. Am J Psychiatry 79:53–59

Wernicke C (1900) Grundriß der Psychiatrie. Thieme, Leipzig

Wing JK (1982) Sozialpsychiatrie. Übersetzt, bearbeitet und ergänzt von P. Hartwich. Springer, Berlin Heidelberg New York

Yates AJ (1966) Psychological deficit. Annu Rev Psychol 5:111–144

Zahn TP (1976) On the bimodality of the distribution of electrodermal orienting responses in schizophrenic patients. J Nerv Ment Dis 162:195–199

Zahn TP (1977) Comments on "reaction time and attention in schizophrenia". Schizophr Bull
    3:452–456
Zahn TP, Carpenter WT (1978) Effects of short-term outcome and clinical improvement on reac-
    tion time in acute schizophrenia. J Psychiatr Res 14:59–68
Ziehen T (1902) Psychiatrie. Hirzel, Leipzig
Ziehen T (1908) Zur Lehre von der Aufmerksamkeit. Monatsschr Psychiat 24:173–180
Zubin J (1975) Problem of attention in schizophrenia. In: Kietzman ML, Sutton S, Zubin J (eds)
    Experimental approaches to psychopathology. Academic Press, New York San Francisco
    London

V. Psychogene nicht-schizophrene Psychosen

E. STRÖMGREN

INHALTSVERZEICHNIS

A. Einleitung: Definition 197
B. Historik 198
C. Nosologie: Genetik 201
D. Verlauf 202
E. Klinische Formen 202
F. Diskussion: Die psychogenen Psychosen in internationaler Sicht 204
Literatur 208

A. Einleitung: Definition

Inwieweit psychische Faktoren schizophrene Psychosen verursachen oder auslösen können, wurde seit langem lebhaft diskutiert. Extreme Anschauungen stehen einander gegenüber. Fest steht aber, daß, wenn psychogene Faktoren überhaupt von Bedeutung sind, sie sehr selten den Charakter eines schweren, akuten, einfühlbaren Erlebnisses haben, so wie es für die sogenannten psychogenen (reaktiven) Psychosen typisch ist. Damit steht nicht im Widerstreit, daß psychogene Psychosen gelegentlich eine schizophrenieähnliche Symptomatologie aufweisen können, so daß in erster Linie der Verlauf die endgültige Diagnose möglich macht.

Der Begriff „Psychogene Psychosen" ist ein kontroverser und oft mißverstandener Begriff. In vielen Ländern, darunter nicht zuletzt den nordischen, spielt der Begriff eine große und selbstverständliche Rolle. Die Bezeichnung grenzt dort einen großen Teil der Psychosen ab und scheint somit unentbehrlich. In vielen anderen Ländern wird der Begriff dagegen überhaupt nicht gebraucht; für die Psychiater in solchen Ländern wirkt die Bezeichnung anscheinend oft befremdend und unnötig, und dies obwohl die Psychosen, die in den erstgenannten Ländern als psychogen bezeichnet werden, voraussichtlich mit etwa der gleichen Frequenz in den letztgenannten Ländern vorkommen. Wie werden sie aber dort benannt, und welche Auffassung hat man über ihre Natur? Das sind Fragen, die für die internationale Verständigung innerhalb der Psychiatrie von großer Bedeutung sind.

Eine grobe Definition des Begriffes psychogene Psychosen würde einfach aussagen, daß es sich um Psychosen handelt, für deren Ätiologie psychische Traumata die wichtigsten Momente sind. Solche Psychosen hat man seit Anfang der Psychiatrie oft genug beschrieben. Eine genauere wissenschaftliche Beschreibung der psychogenen Psychosen ist aber erst Anfang des 20. Jahrhunderts erfolgt. Der erste, der die Bezeichnung „psychogen" gebraucht hat, war allem Anschein nach Robert SOMMER, und zwar in seiner „Diagnostik der Geisteskrankheiten" (1894). Er hat die Bezeichnung eingeführt zum Ersatz der Bezeichnung hysterisch, die sonst für die meisten hierhergehörigen Zustände gebraucht worden war, und den SOMMER mit Recht als für viele dieser Zustände nicht angemessen angesehen hat.

B. Historik

Die erste begrifflich und terminologisch genaue Umgrenzung der psychogenen psychischen Leiden stammt von JASPERS (1913) in der ersten Ausgabe seiner „Allgemeinen Psychopathologie". JASPERS macht die wichtige Unterscheidung zwischen „bloß ausgelösten Psychosen" und „echten Reaktionen". Die letzteren sind Psychosen, deren *Inhalt* in verständlichem Zusammenhang mit dem Erlebnis steht, die *nicht* aufgetreten wären *ohne* das Erlebnis, und die in ihrem Verlauf von dem Erlebnis und seinen Zusammenhängen abhängig sind. Die Psychose bleibt auf das zentrale Erlebnis bezogen. Im Gegensatz dazu steht bei „bloß ausgelösten Psychosen" der Inhalt in keinem verständlichen Zusammenhang mit dem Erlebnis. So löst z. B. ein Todesfall einen katatonischen Krankheitsprozeß, eine zirkuläre Depression aus. Die Art der Psychose braucht dem Erlebnis gar nicht zu entsprechen, die seelische Erschütterung ist nur der letzte, eventuell entbehrliche Anlaß, durch den eine Krankheit zum Ausdruck kommt, die auch ohne diesen Anlaß schließlich entstanden wäre und nun nach ihren eigenen Gesetzen in völliger Unabhängigkeit vom psychischen Anlaß verläuft.

Obwohl das Jasperssche Buch auch in den nordischen Ländern schnell außerordentliches Ansehen erreichte, wurde das große Interesse der nordischen Psychiater für die psychogenen Psychosen in erster Linie durch das Erscheinen einer Monographie geweckt, die diese Krankheitsgruppe zum Thema hatte. Dieses Buch wurde von dem späteren Professor der Psychiatrie an der Universität Kopenhagen August WIMMER (1916) verfaßt, auf der Grundlage eines Vortrages vom Jahre 1913, also im selben Jahre, in dem die Allgemeine Psychopathologie von JASPERS erschien. WIMMER gibt eine sehr präzise, ins kleinste Detail gehende, Definition der psychogenen Psychosen, die mit derjenigen von Jaspers genau übereinstimmt:

„Unter psychogenen Psychosen verstehen wir die verschiedenartigen, klinisch selbständigen Psychosen, deren Hauptmerkmal es ist, daß sie – gewöhnlich auf einem bestimmten prädisponierendem Boden – verursacht werden durch seelische Ursachen („psychische Traumen"), und ebenso, daß diese Pathemata bestimmend sind für den Zeitpunkt des Ausbruches der Psychose, für die Wandlungen der Krankheit (Remissionen – Intermissionen – Exazerbationen), sehr oft auch für ihr Aufhören, wozu noch die Psychose in ihrer Form und ihrem Inhalt, mehr oder weniger direkt und vollständig (in „verständlicher Weise") die auslösende seelische Ursache spiegelt. Zu diesen Kriterien können wir weiter anfügen, daß diese Krankheiten ganz überwiegend zur Genesung neigen, und speziell, daß sie niemals in Demenz enden."

Nach einer genauen Durchmusterung der schon damals sehr umfassenden Literatur, besonders innerhalb der deutschen und der französischen Psychiatrie, beschreibt WIMMER sein eigenes Material, das aus 24 Fällen besteht. Zusammenfassend kann gesagt werden, daß es sich in sämtlichen Fällen um Psychosen gehandelt hat, die eindeutig durch ein schweres psychisches Trauma verursacht wurden und die völlig zur Heilung kamen, eine Heilung, die sicher in den meisten Fällen dauernd war. Obwohl keine längeren Katamnesen gemacht wurden, steht fest, daß keine von diesen Kranken in das betreffende Krankenhaus wieder aufgenommen wurden, das einzige psychiatrische Krankenhaus des betreffenden Gebietes, nämlich der Stadt Kopenhagen.

WIMMERs Material wurde während des ersten Weltkrieges, an dem Dänemark ja nicht beteiligt war, gesammelt, was einen gewissen Unterschied bedingt im Vergleich zu der gleichzeitigen deutschen Literatur über psychogene Psychosen, die ganz überwiegend von den Kriegserfahrungen geprägt ist. In den vorhergehenden Jahrzehnten gab es hingegen eine reichhaltige deutsche Literatur über andersartige psychogene Psychosen, z.B. von GANSER (1898) und RAECKE (1901) über hysterische Psychosen, von BONHOEFFER (1907) über die sog. Degenerationspsychosen und Gefängnispsychosen. Außerdem hat damals in Deutschland die Diskussion über Psychogenese von paranoiden Syndromen angefangen, besonders in den berühmten Arbeiten von FRIEDMANN (1905) und GAUPP (1910). Diese Diskussion gipfelte in KRETSCHMERs (1918) klassischem Buch über den sensitiven Beziehungswahn. Hier wurde besonders anschaulich, wie auf dem Boden einer besonders gearteten Persönlichkeit spezifische katathyme Schlüsselerlebnisse die paranoiden Reaktionen bewirken. Der oft geäußerte Verdacht, daß es sich in diesen Fällen doch um paranoide Schizophrenien handele, ist durch die jahrzehntelangen Katamnesen endgültig widerlegt worden.

Die nächste zusammenfassende Übersicht über die psychogenen Psychosen findet man in dem von Kurt SCHNEIDER (1927) veröffentlichten Kapitel im Aschaffenburgschen Handbuch mit dem Titel „Die abnormen seelischen Reaktionen".

In der grundsätzlichen Begriffsformulierung schließt sich SCHNEIDER wesentlich an JASPERS an. Sehr interessant ist es, daß SCHNEIDER, im Gegensatz zur Terminologie in seinen späteren Arbeiten, hier wiederholt den Terminus „psychogene Psychosen" verwendet. Ein großer Teil der beschriebenen abnormen Reaktionen sind in der Tat auch wirklich ausgesprochene Psychosen. Voraussetzung für diesen Sprachgebrauch ist selbstverständlich, daß man „Psychose" wie üblich als einen phänomenologischen Begriff auffaßt und in ihn keine ätiologische Kriterien einmischt, so wie SCHNEIDER es seit Anfang der 30er Jahre getan hat, indem er für „Krankheiten" (einschließlich Psychosen) nur physische Ursachen anerkannte, währenddem psychische Einwirkungen lediglich quantitative Abweichungen von der Norm bewirken könnten, in der Form von Persönlichkeitsvarianten und abnorm starken Erlebnisreaktionen. Diese Denkweise hat offenbar die deutsche Psychiatrie weitgehend beeinflußt und dadurch von der Psychiatrie in anderen Ländern entfernt, wo man sich immerfort überwiegend an die Jasperssche Auffassung des Psychose-Begriffes hält, so wie sie auch in den Definitionen in der ICD und der DSM III zum Ausdruck kommt.

SCHNEIDER unterscheidet in dem erwähnten Handbuchkapitel drei Hauptgruppen: die reaktiven abnormen Gefühlszustände, den reaktiven Wahn und die reaktiven Bewußtseinstrübungen. Die Wahngruppe enthält eine ganze Reihe von Untergruppen: 1. Paranoia, 2. Querulanten, 3. Sensitive Paranoia, 4. Wahnhafte Einbildungen Gefangener, 5. Präseniler Begnadigungswahn lebenslänglich Inhaftierter, 6. Verfolgungswahn Schwerhöriger, 7. Verfolgungswahn sprachlich Isolierter, 8. Induzierter Wahn. – Wie kann man umhin, diese Wahnkrankheiten als Psychosen aufzufassen?

Das erste große, für statistische Zwecke ausnützbare Material von psychogenen Psychosen ist dasjenige von F RGEMAN (1945). Das Material besteht aus 170 Fällen, die in den Jahren 1922–1924 in der Wimmerschen Universitätsklinik in Kopenhagen als psychogene Psychosen diagnostiziert worden waren und dann von F RGEMAN nachuntersucht wurden, im Durchschnitt nach etwa 18 Jahren. Nur in drei Fällen war es nicht möglich, die betreffenden Probanden wiederzufinden. Es hat sich gezeigt, daß nur in der Hälfte der Fälle die Diagnose psychogene Psychose festgehalten werden konnte. Die Mehrzahl der übrigen entpuppten sich allmählich als Schizophrenien, einige auch als manisch-depressive Psychosen. Dieses Ergebnis kann nicht verwundern. Es handelte sich um ein Material von einer Großstadtklinik mit sehr vielen Aufnahmen und kurzer Verweildauer. Für eine hinreichend begründete Diagnose genügte die Aufenthaltszeit in vielen Fällen nicht. Hierzu kommt noch der Umstand, daß ja bei Unsicherheit gewöhnlich eine Tendenz besteht, die gutartigste Diagnose zu wählen. Immerhin besteht die Tatsache, daß es sich um eine große Gruppe von verifizierten psychogenen Psychosen gehandelt hat, die einen beträchtlichen Prozentsatz der Aufnahmen ausmachte.

FÆRGEMANS Monographie erschien während des Krieges und damals in dänischer Sprache. 1963 hat FÆRGEMAN eine englische Ausgabe herausgegeben, und zwar nachdem er inzwischen eine psychoanalytische Ausbildung erhalten hatte und als Psychoanalytiker langjährig in Amerika tätig gewesen war.

Im selben Jahr erschien eine Monographie von dem Baseler Psychiater F. LABHARDT über die sogenannten „schizophrenieähnlichen Emotionspsychosen", ein Begriff der von LABHARDTs Lehrer STAEHELIN geschaffen worden war. LABHARDT beschreibt eine große Anzahl von Psychosen, die akuten Schizophrenien ähneln, mit paranoider und katatoner Symptomatik; schwere Angst- und Erregungszustände, Stuporen, Katastrophen- und Weltuntergangsideen herrschen vor. Formelle Denkstörungen sind angedeutet. Trotz dieser Symptomatik sind laut LABHARDT die Emotionspsychosen von den Schizophrenien zu unterscheiden. Er hebt fünf Punkte von prinzipieller Bedeutung für die Annahme einer Emotionspsychose hervor:

1. Das Bestehen einer mit dem Ausbruch der Psychose in Zusammenhang stehenden emotionellen Spannungssituation; diese kann durch eine konstitutionelle Abnormität, durch abnorme seelische Entwicklung oder durch körperliche Störungen kompliziert werden.
2. Das Fehlen einer hereditären Belastung mit Schizophrenie.
3. Ein leicht verständlicher, oft an der Grenze des Normalen stehender Inhalt der Psychose.

4. Guter affektiver Rapport der Kranken sowie Fehlen von uneinfühlbaren Symptomen und namentlich einer sogenannten „schizophrenen Atmosphäre".
5. Rascher Ablauf des psychotischen Zustandes, oft sogar ohne therapeutische Maßnahmen, innerhalb von 1–4 Wochen. Kein Zurückbleiben von Defektsymptomen.

C. Nosologie: Genetik

Was von LABHARDT über die genetischen Zusammenhänge bei den Emotionspsychosen gesagt wird, stimmt gut überein mit Untersuchungen, die in der psychiatrischen Klinik der Universität Aarhus in den 50er Jahren vorgenommen wurden. Dabei wurde das Familienbild von Probanden studiert, die gutartige schizophrenieähnliche Psychosen gehabt hatten, welche symptomatologisch den Emotionspsychosen ähnlich waren. In diesen Familien fanden wir nicht mehr Fälle von Schizophrenie als der Häufigkeit in der Durchschnittsbevölkerung entspricht. Es kamen zwar in den Familien viele psychische Abnormitäten vor, in erster Linie Neurosen und Psychopathien sowie psychogene Psychosen. Es scheint somit, als ob die symptomatologische Ähnlichkeit dieser Psychosen mit Schizophrenien nicht auf eine genetische Verwandtschaft mit den Schizophrenieanlagen zurückzuführen ist (WELNER u. STRÖMGREN 1958).

Weitere Untersuchungen über die genetischen Grundlagen der psychogenen Psychosen wurden in der Aarhus Klinik von zwei amerikanischen Psychiatern durchgeführt. Zuerst hat SHAPIRO (1970) ein Zwillingsmaterial studiert. Durch Kombination des dänischen psychiatrischen Registers mit dem dänischen Zwillingregister wurden eineiige Zwillingspaare gefunden, in denen ein Zwilling eine psychogene depressive Psychose erlebt hatte. Bei Untersuchung der Zwillingspartner zeigte es sich, daß diese in großem Ausmaße auch psychisch abweichend waren, vorzugsweise in der Form von Neurosen und Persönlichkeitsstörungen, Abnormitäten, die aber nicht hinreichten, ohne weiteres Psychosen vom psychogenen depressiven Typus hervorzurufen. Dafür war ein psychisches Trauma notwendig. Es gab also Konkordanz in Hinsicht auf die Persönlichkeit, aber nicht in bezug auf die Psychose, die somit als exogen zu betrachten war.

McCABE (1975) hat intensive Familienuntersuchungen in den Sippen von psychogen psychotischen Probanden durchgeführt. Es zeigte sich wiederum, daß in diesen Sippen keine Belastung mit Schizophrenie vorlag, wohl aber mit Persönlichkeitsstörungen. Dazu kommt noch eine leichte Erhöhung bezüglich der Krankheitserwartung für manisch-depressive Psychose. Es könnte also so aussehen, als ob eine begrenzte Gruppe der als psychogenen Psychosen diagnostizierten Fälle genetische Beziehungen zur manisch-depressiven Psychose haben könnte.

Interessant sind in dieser Beziehung die Untersuchungen von BOETERS (1971) über Probanden mit oneiroiden Emotionspsychosen, die in der Kieler Klinik besonders studiert wurden. BOETERS kommt zu dem Schluß, daß es sich um eine heterogene Gruppe handelt, daß aber ein nicht unbeträchtlicher Teil Beziehungen zur manisch-depressiven Psychose hat. In diesen Fällen ist gewöhnlich eine Bewußtseinsstörung vorhanden.

D. Verlauf

Wie schon hervorgehoben, ist die Prognose der psychogenen Psychosen prinzipiell gut. Die große Mehrzahl der Psychosen heilen in wenigen Tagen oder Wochen aus, mit vollkommener Wiederherstellung der habituellen Persönlichkeit. Bei neuen Belastungen kommen gelegentlich Rückfälle vor. Nur die paranoiden Formen können bisweilen, bei fortsetzenden Belastungen und inadäquater Therapie, länger dauern, bzw. chronisch werden.

Ein großes Material von psychogenen Psychosen, in erster Linie durch Bewußtseinsstörungen charakterisiert, wurde in Stockholm von Waltraut BERGMAN (1976) untersucht. Von 143 Probanden stellten sich bei der Nachuntersuchung 129 als einwandfreie Fälle von psychogener Psychose dar. Rückfälle kamen in $^2/_3$ der Fälle vor, beinahe immer vom gleichen Typus, und die Genesung war vollkommen.

Von anderen Untersuchungen, die die überwiegend gute Prognose der als psychogene diagnostizierten Psychosen demonstrieren, seien die von NOREIK (1970), von PANDURANGI u. KAPUR (1980) und von ANDERSEN u. LÆRUM (1980) erwähnt.

E. Klinische Formen

Die folgende Aufzählung gibt eine Übersicht über die wichtigsten Formen von psychogenen Psychosen:

1. Emotionelle Syndrome
   a) Depressionen; Angstzustände
   b) Erregungszustände
   c) Emotionslähmung (BAELZ)
2. Bewußtseinsstörungen
   a) Delirien
   b) Dämmerzustände
3. Paranoide Syndrome
   a) Sensitiver Beziehungswahn
   b) Querulantenwahn
   c) Haftpsychosen
   d) Wahn der Schwerhörigen
   e) Wahn in sprachfremder Umgebung
   f) Induzierter Wahn

Unter den emotionellen Syndromen sind die Depressionen bei weitem die häufigsten. Das wichtigste Problem ist hier die Differenzierung von endogenen Depressionen. Wichtig ist hier, außer Vorliegen eines schweren aktuellen psychischen Traumas, sowie beständige Beschäftigung der Gedanken mit diesem Trauma, Fehlen des typisch endogenen Tagesrhythmus, der Hemmung, der Selbstbezichtigungen und des Heranziehens von weit zurückliegenden Episoden, usw.

Die Bewußtseinsstörungen werden in der älteren Literatur weitgehend als hysterische Psychosen benannt.

Die paranoiden Syndrome werden in Kap. VI in diesem Bande ausführlich beschrieben.

Mit Rücksicht auf die Häufigkeit der psychogenen Psychosen kann erwähnt werden, daß sie in Dänemark i. allg. etwa 10% aller psychiatrischen Aufnahmen ausmachen, und zwar 15–20% der Psychosen. Die Häufigkeit ist derjenigen der manisch-depressiven Psychosen etwa gleich und etwas größer als die Häufigkeit der Schizophrenien. Im Jahre 1978 gab es in ganz Dänemark etwa 39 000 psychiatrische Aufnahmen, davon gehörten 3 155 zu der Gruppe der psychogenen Psychosen; von diesen gehörten 56% zu der Untergruppe der emotionellen Syndrome, 10% zu den Bewußtseinsstörungen, 27% zu den paranoiden Syndromen; 7% waren gemischte Fälle.

In den Jahren 1975–1984 wurden von 100 000 Frauen etwa 90 pro Jahr mit der Diagnose psychogene Psychose in psychiatrische Institutionen aufgenommen, davon ungefähr 30 als Erstaufnahmen. Die entsprechenden Ziffern waren für Männer 50 bzw. 20.

Obwohl Übergänge und Mischformen zwischen den drei Hauptgruppen durchaus nicht selten sind, unterscheiden sich die reinen Formen dieser Haupttypen grundsätzlich voneinander. Wovon hängen diese Unterschiede ab? Warum reagiert unter schweren psychischen Belastungen der eine mit einer einfachen Depression, der andere mit einem Dämmerzustand und ein dritter mit der Entwicklung eines Wahnes? Sind die Ursachen der Verschiedenheiten der Konstitution oder den Umweltfaktoren zuzuschreiben?

Die alleinige Berücksichtigung der konstitutionellen Reaktionsbereitschaften kann nicht befriedigen. Man könnte z. B. vermuten, die Syntonen reagierten auf psychische Belastungen mit emotionellen, die Schizoiden mit paranoiden Syndromen; das stimmt aber einfach mit der alltäglichen klinischen Erfahrung nicht überein. Und mit einer „reinen Umwelthypothese" ist es nicht besser bestellt.

Anstelle dieser beiden Theorien drängt sich eine dritte auf, nämlich die von einer spezifischen Relation zwischen dem Trauma und der betroffenen Persönlichkeit: wenn das betreffende Trauma für eben diese Persönlichkeit ein (katathym bedingtes) Schlüsselerlebnis bedeutet, dann entsteht eine Psychose von einer ganz bestimmten Form.

Besonders klar wurde eine solche spezifische Relation von KRETSCHMER (1918) beschrieben und verständlich gemacht, und zwar am Beispiel des sensitiven Beziehungswahnes. Das klassische pathogene Erlebnis der sensitiven, ethisch ambitiösen Persönlichkeit ist hier die beschämende Erkenntnis der eigenen ethischen Niederlage. Es handelt sich dabei um eine unerträgliche Läsion des Persönlichkeitsbewußtseins. In dieser Beziehung analoge Konflikte lagen auch in den wohlbekannten Krankengeschichten von FRIEDMANN (1905), LANGE (1923) und KEHRER (1922) vor. Es scheint überhaupt gerechtfertigt, anzunehmen, daß bei allen psychogenen Wahnbildungen eine solche Läsion des Persönlichkeitsbewußtseins Ausgangspunkt des Wahnes ist. Je plötzlicher die Läsion eintritt, desto größer ist die Wahngefährdung; aber auch in Fällen, wo sich objektiv eine Änderung der Person nur allmählich einstellt, kann mit Wahn reagiert werden; das sehen wir

z. B. bei den Änderungen des Körperschemas, die bekanntlich paranoide Mechanismen wie das Antonsche Symptom und andere Anosognosien veranlassen können. Obwohl sich der objektive körperliche Defekt in diesen Fällen langsam entwickeln mag, kann die subjektive Erkenntnis desselben sehr wohl plötzlich zustande kommen und – im Anschluß daran – der Wahn auftreten: wenn die nichtpsychotischen Abwehrmechanismen nicht mehr ausreichen, wird der Wahn notwendig.

Bei den psychogenen Bewußtseinsstörungen scheinen andere Mechanismen am Werke zu sein. Noch wichtiger ist hier in der Pathogenese das plötzliche Einsetzen der psychischen Belastung, und zwar scheint es sich hier durchweg um eine Läsion des Gegenstandsbewußtseins zu handeln. Die Dämmerzustände entstehen, wenn irgend etwas geschieht, was mit dem Weltbilde des Betreffenden ganz unvereinbar ist, wenn also das Verhalten der Umwelt ganz unerträglich erscheint, und zwar in der Weise „unerträglich", daß die Ereignisse im Gegensatz zu allen bisherigen Erfahrungen stehen und eben dadurch Ratlosigkeit, Angst bis zur Panik und Flucht in den Dämmerzustand hervorrufen.

Bei den psychogenen Depressionen liegen die Verhältnisse nun wiederum anders. Gewöhnlich läßt sich hier nichts nachweisen, was als Riß im Persönlichkeitsbewußtsein oder Gegenstandsbewußtsein beschrieben werden könnte. Die Belastungen, die in diesen Fällen vorliegen, könnten eher als „einfache Situationskonflikte" bezeichnet werden; es handelt sich um Erlebnisse (Todesfälle, Familienkonflikte, unerwünschte Schwangerschaft, Geldverlust usw.), die, wie betrübend sie auch sein mögen, doch von den Betreffenden als von vornherein durchaus möglich, vielleicht sogar wahrscheinlich und jedenfalls keineswegs als mit ihrem Selbst- und Weltbild unvereinbar gewertet werden können. Die Reaktionen wirken hier mehr holothym als katathym, sie sind für den Zuschauer i. allgm. qualitativ ganz und quantitativ weitgehend einfühlbar.

Wir hätten hier ein scheinbar einfaches Schema für die Korrelation zwischen Trauma und Form der Reaktion; aber eben nur scheinbar einfach, weil es sich dabei nicht um irgendwelche objektive, sachliche Einteilung der Traumen handeln kann, sondern um die Relationen dieser zu bestimmten Gebieten der betroffenen Persönlichkeit. Für die Beurteilung der pathogenen und pathoplastischen Kraft einer psychischen Belastung ist somit eine genaue Kenntnis der Struktur des Persönlichkeits- und Gegenstandsbewußtseins eben dieses Kranken notwendig.

F. Diskussion: Die psychogenen Psychosen in internationaler Sicht

Zusammenfassend läßt sich wohl sagen, daß die Existenz von einer ziemlich großen Gruppe von Psychosen, die mit Recht als psychogen aufgefaßt werden können, feststeht. Um so merkwürdiger ist es, daß dieser Begriff, der in vielen Ländern ein selbstverständlicher und offenbar unentbehrlicher ist, in anderen überhaupt nicht gebraucht, in einigen Ländern sogar eifrig bekämpft wird. In den nordischen Ländern findet man diese Gruppe unentbehrlich; in Schweden wird die Diagnose jedoch etwas seltener gebraucht, als es in Norwegen und Dänemark der

Fall ist. Zwischen Norwegen und Dänemark hat es in terminologischer Hinsicht früher einen Unterschied gegeben: Sowohl norwegische wie dänische Psychiater erkennen die konstitutionelle oder dispositionelle Vulnerabilität bei vielen dieser Probanden, sehen aber das psychische Trauma als conditio sine qua non für die Ätiologie der Psychose an. Trotzdem wurde in Norwegen früher die Bezeichnung „konstitutionelle Psychose" (wohl ursprünglich zum Ersatz der obsoleten „Degenerationspsychose") angewandt, in Dänemark aber „psychogene Psychose". Ein Kompromiß, auch mit Rücksicht auf die internationale Terminologie, wurde dann dadurch erreicht, daß man in beiden Ländern die Bezeichnung „reaktive Psychose" einführte. Ganz befriedigend ist diese Bezeichnung aber nicht, weil die psychogene Ätiologie hinter ihr verborgen bleibt – eine „Reaktion" kann ja ebensowohl somatogen wie psychogen sein.

In Rußland und Japan sind die psychogenen Psychosen ein selbstverständlicher Begriff in den Klassifikationen und den Lehrbüchern.

In Frankreich ist die Terminologie und Klassifikation bekanntlich immer von den Terminologien und Klassifikationen in anderen Ländern stark abgewichen, wozu noch kommt, daß verschiedene Schulen unterschiedliche Terminologien bewahrt haben. Eine allgemeine Tendenz hat darin bestanden, daß man sich mehr für Symptomatologie und Verlauf interessiert hat als für Ätiologie und Nosologie. Die psychogenen Psychosen sind deshalb unter Bezeichnungen zu finden wie „Délire aigu", „bouffée délirante", „délire d'emblée", und dergleichen. Unter diesen Bezeichnungen verbergen sich aber sowohl mehr somatogene wie psychogene und auch als ganz autochtone Psychosen aufgefaßte Zustände.

In England hat man sich für die Abgrenzung einer besonderen Gruppe von psychogenen Psychosen nicht interessiert, in erster Linie weil seit den Untersuchungen von Aubrey LEWIS (1934) in den 30er Jahren über depressive Psychosen die Auffassung vorherrschend war, daß die sogenannten endogenen bzw. reaktiven Psychosen sich auf einem Kontinuum befanden, und daß eine Distinktion zwischen diesen Gruppen künstlich oder bestenfalls willkürlich wäre. Nach und nach wurde aber die Berechtigung dieser Anschauung auch von führenden englischen Forschern bestritten, so vor allem von Martin ROTH und seinen Schülern in Newcastle, die innerhalb der Gruppe der Depressionen einen klaren Unterschied zwischen endogenen und exogenen Fällen fanden. In dieser Diskussion ist es von besonderem Interesse, daß vor wenigen Jahren eine Arbeit von KILOH u. GARSIDE (1977) veröffentlicht wurde, die eine faktoranalytische Studie enthielt über das ursprüngliche Material von Aubrey LEWIS. Die Autoren konnten nachweisen, daß in diesem klassischen Material ein deutlicher Unterschied bestand zwischen zwei Gruppen von endogenen und psychogenen Fällen.

In Nordamerika sind zweifellos die ganz überwiegende Mehrzahl der psychogenen Psychosen als "schizophrenic reactions" oder "schizophrenic episodes" bezeichnet worden. Es ist deshalb kein Wunder, daß in amerikanischen Statistiken so viele geheilte Schizophrenien vorkommen.

Kurz und gut: International gibt es somit sehr große Diskrepanzen auf diesem Gebiete. Die nächstliegende Frage ist dann: Wie hat man in der internationalen Klassifikation der Weltgesundheitsorganisation dieses Problem bewältigt? Es ist kein Zweifel, daß gerade dieses Problem dazu beigetragen hat, daß es so lange gedauert hat, bevor die International Classification of Diseases von einer Mehrzahl der Länder akzeptiert wurde. Die siebente Ausgabe der ICD (1957), die bis 1967 gültig war, enthielt überhaupt keine Klasse, die für die psychogenen Psychosen verwendbar war. Als die Vorarbeiten für die achte Ausgabe zu Beginn der 60er Jahre anfingen, war es klar, daß dieses Problem gelöst werden mußte; sonst wäre es für eine große Anzahl von Ländern unmöglich gewesen, sich der ICD anzuschließen. Es wurde verabredet, daß eine solche Klasse geschaffen werden sollte, zwar ziemlich gut maskiert, nämlich unter dem Haupttitel „andere Psychosen". Diese Ausgabe wurde dann von den meisten Mitgliedsländern der United Nations angenommen. Es zeigte sich aber, daß von der Klasse „reaktive" Psychosen in sehr verschiedenem Grade Gebrauch gemacht wurde. So wurde zum Beispiel in dem englischen und dem amerikanischen Kommentar zu der Liste ausdrücklich hervorgehoben, daß diese Gruppe i. allg. nicht verwendet werden sollte.

Viel besser war die Situation nicht nach Veröffentlichung der neunten Ausgabe der ICD. Hier befinden sich die reaktiven Psychosen in Gruppe 298 „Andere nichtorganische Psychosen". In dem offiziellen Kommentar wird ausdrücklich gesagt, daß die Verwendung dieser Klasse „auf die kleine Gruppe von Psychosen beschränkt bleiben sollen, die maßgebend oder vollständig einem kürzlich vorangegangenen Erlebnis zugeschrieben werden können". Es wird also hier direkt behauptet, daß es sich um eine *kleine* Gruppe handelt; solche Häufigkeitsangaben kommen sonst in der ICD nur ausnahmsweise vor.

Es leuchtet ein, daß von dieser Klasse innerhalb der ICD in verschiedenen Ländern in ganz verschiedenem Grade Gebrauch gemacht wird. Ein statistischer Vergleich betreffend Vorkommen dieser Psychose ist somit von vornherein unmöglich. Die Unzufriedenheit mit dieser Sachlage ist in den letzten Jahren immer deutlicher zu Wort gekommen, und zwar besonders von asiatischen und afrikanischen Ländern. Es wird von den dortigen Kollegen hervorgehoben, daß sie zahlreiche akute Psychosen sehen, von denen viele als psychogen aufgefaßt werden. Man ist der Meinung, daß diese Psychosen in der ICD einen prominenten Platz finden sollen.

Wie schwierig die Situation ist, wenn man internationale Vergleiche machen möchte betreffend Inzidenz von psychogenen Psychosen, wird deutlich, wenn man die Tabellen 1 und 2 anschaut.

Abschließend seien ein paar Worte gesagt über die Relation des Begriffes „psychogene Psychosen" zu gewissen anderen gegenwärtig oft gebrauchten Begriffen bzw. Termini.

1. Die Bezeichnung *„schizophreniform"* wurde von LANGFELDT (1939) eingeführt, und zwar als Folge der ersten Erfahrungen mit den Schocktherapien: diejenigen Schizophrenien, die auf solche Therapien gut ansprachen, wurden von LANGFELDT schizophreniforme Psychosen genannt, im Unterschied von den schlecht ansprechenden Prozeß-Schizophrenien. Es handelt sich um eine heterogene Gruppe, die jedenfalls nicht ohne weiteres mit der Gruppe der psychogenen Psychosen verwechselt werden soll. Am besten wäre es, wenn man die Bezeichnung schizophreniform für solche Zustände gebrauchen würde, die der Schizophrenie ähnlich sind, ohne Schizophrenien sein zu müssen; psychogene Psychosen, manisch-depressive Psychosen und organische Psychosen können gelegentlich schizophreniform sein. In der amerikanischen DSM III wird der Ausdruck

Tabelle 1. Wo sind die „psychogenen Psychosen" in der ICD 9?
(Aus WHO 1975/1977)

295.4	Acute schizophrenic episode
.7	Schizoaffective type
.8	Acute schizophrenia
.9	Schizophrenic reaction
	Schizophreniform psychosis
297.3	Induced psychosis
298	Other nonorganic psychoses
.0	Depressive type
.1	Excitative type
.2	Reactive confusion
.3	Acute paranoid reaction
.4	Psychogenic paranoid psychosis
.8	Other and unspecified reactive psychosis, hysterical psychosis, psychogenic stupor, psychogenic psychosis nos
300	Anxiety states: Panic attack
.1	Hysteria
	Dissociative reaction
	Ganser's syndrome
300.4	Neurotic depression
	Reactive depression

Tabelle 2. Wo sind die „psychogenen Psychosen" in der DSM III?
(Aus DSM III 1980)

295.40	Schizophreniform disorder
.70	Schizoaffective disorder
297.30	Shared paranoid disorder
.90	Atypical paranoid disorder
298.30	Acute paranoid disorder
.80	Brief reactive psychosis
.90	Atypical psychosis
300.01	Panic disorder
.12	Psychogenic amnesia
.13	Psychogenic fugue
.14	Multiple personality
308.30	Post-traumatic stress disorder, acute

„Schizophreniforme Störung" in einer naturwidrigen Weise gebraucht, nämlich für Psychosen, die der Schizophrenie ähnlich sind, die aber eine Dauer von weniger als 6 Monaten und mehr als 2 Wochen haben. Noch komplizierter wird die Begriffsbildung dann, wenn die betreffenden Psychosen weniger als 2 Wochen dauern, denn dann werden sie „Kurze reaktive Psychose" genannt, mit der Einschränkung, daß sie Folge einer „psychosozialen Belastung" sein müssen; sollte dies nicht der Fall sein, wird die Bezeichnung „Atypische Psychose" für sie gewählt. Auffallend ist, daß laut DSM III die erwähnte „psychosoziale Belastung" eine solche sein muß, die bei fast jedem Menschen „erhebliche Symptome schmerzlicher Bedrückung" hervorrufen würde; für den Begriff der Katathymie bleibt offenbar kein Platz übrig.

2. Die Bezeichnung *„schizoaffektive Psychosen"* wurde von KASANIN (1933) eingeführt, und zwar für gutartige, kurzdauernde Psychosen mit sehr buntem Symptomenbild, durch psychische Traumen ausgelöst. Später wurde diese Gruppe in den USA als Untergruppe der Schizophrenie aufgefaßt. Der Terminus wird in ganz verschiedener Weise und ganz verschiedenem Ausmaß gebraucht und vielerorts offenbar nur als Sammelbecken für schwer diagnostizierbare Fälle. Die meisten dieser Erkrankungen gehören wahrscheinlich zum manisch-depressiven Formenkreis, ein kleinerer Anteil sicher auch zu den psychogenen Psychosen.

3. Die *zykloiden Psychosen*, die von LEONHARD (1957) beschrieben wurden, in klarer und scharfer Weise, entsprechen jetzt vielerorts – besonders nach den Veröffentlichungen von PERRIS (1974) – einer bunten, schwer abgrenzbaren Gruppe, die aber sicher auch psychogene Psychosen enthält.

Skandinavische Psychiater werden bisweilen gefragt, warum ihnen so viel daran liegt, psychogene Psychosen als Sondergruppe zu behalten. Die Hauptantwort darauf ist, daß eine Unterscheidung aus prognostischen und therapeutischen Gründen für die Kranken von größter Bedeutung ist. Die psychogenen Psychosen haben prinzipiell eine durchaus gute Prognose; Rückfälle können vorkommen, aber ein chronischer Zustand entwickelt sich nie. Therapeutisch ist es wichtig, daß diese Fälle vorerst mit Psychotherapie behandelt werden sollen, und zwar besonders in der Form von einer psychotherapeutischen Nachbetreuung, die Rückfälle verhindern soll und überhaupt die Anpassung der Betreffenden verbessern soll. Medikamente werden nur ausnahmsweise und nur ganz kurzdauernd gebraucht, besonders in den schweren Fällen, die in Gefahr stehen, in ein „Delirium acutum" auszugehen. Ganz besonders wichtig ist es, daß man eine psychogene Psychose mit schizophreniformer Symptomatologie nicht als Schizophrenie verkennt und als Folge einer solchen Fehldiagnose eine langdauernde antipsychotische medikamentöse Behandlung durchgeführt, die nicht nur überflüssig ist, sondern auch durch unerwünschte Nebenwirkungen direkt invalidisierend wirken kann.

Literatur

Andersen J, Lærum H (1980) Psychogenic psychoses. A retrospective study with special reference to clinical course and prognosis. Acta Psychiatr Scand 62:331–342
Baelz E (1901) Über Emotionslähmung. Allg Z Psychiatr 58:717–721
Bergman W (1976) Om psykogena psykoser av konfusionstyp. En efterundersökning av 143 patienter. Karolinska Institutets psykiatriska klinik vid S:t Görans sjukhus, Stockholm
Boeters U (1971) Die oneiroiden Emotionspsychosen. Klinische Studie als Beitrag zur Differentialdiagnose atypischer Psychosen. Karger, Basel München Paris London New York Sydney
Bonhoeffer K (1907) Klinische Beiträge zur Lehre von den Degenerationspsychosen. Marhold, Halle
Diagnostic and statistical manual of mental disorders, 3 rd edn (DSM III) (1980). American Psychiatric Association, Washington

Færgeman P (1945) De psykogene psykoser belyst gennem katamnestiske undersøgelser. Ejnar Munksgaard, København

Færgeman P (1963) Psychogenic psychoses. A description and follow-up of psychoses following psychological stress. Butterworths, London

Friedmann M (1905) Beiträge zur Lehre von der Paranoia. Monatsschr Psychiat Neurol 17:467–484

Ganser S (1898) Über einen eigenartigen hysterischen Dämmerzustand. Arch Psychiatr Nervenkr 30:633–640

Gaupp R (1910) Über paranoische Veranlagung und abortive Paranoia. Allg Z Psychiatr 67:317–321

Jaspers K (1913) Allgemeine Psychopathologie. Ein Leitfaden für Studierende, Ärzte und Psychologen. Springer, Berlin

Kasanin J (1933) The acute schizoaffective psychoses. Am J Psychiatry 90:97–126

Kehrer F (1922) Erotische Wahnbildungen sexuell unbefriedigter weiblicher Wesen. Arch Psychiatr 65:315–385

Kiloh LG, Garside RF (1977) Depression: a multivariate study of Sir Aubrey Lewis's data on melancholia. Aust NZ J Psychiatry 11:149–156

Kretschmer E (1918) Der sensitive Beziehungswahn. Ein Beitrag zur Paranoiafrage und zur psychiatrischen Charakterlehre. Springer, Berlin

Labhardt F (1963) Die schizophrenieähnlichen Emotionspsychosen. Ein Beitrag zur Abgrenzung schizophrenieartiger Zustandsbilder. Springer, Berlin Göttingen Heidelberg

Lange J (1923) Der Fall Bertha Hempel. Z Neurol 85:170–273

Langfeldt G (1939) The schizophreniform states. A katamnestic study based on individual re-examinations with special reference to diagnostic and prognostic clues, and with a view to presenting a standard material for comparison with the remissions effected by shock treatment. Munksgaard, København

Leonhard K (1957) Aufteilung der endogenen Psychosen. Akademie-Verlag, Berlin

Lewis AJ (1934) Melancholia: a clinical survey of depressive states. J Ment Sci 80:277–378

McCabe MS (1975) Reactive psychoses. A clinical and genetic investigation. Acta Psychiatr Scand Suppl 259. Munksgaard, København

Noreik K (1970) Follow-up and classification of functional psychoses with special reference to reactive psychoses. Universitetsforlaget, Oslo

Pandurangi AK, Kapur RL (1980) Reactive psychosis. A prospective study. Acta Psychiatr Scand 61:89–95

Perris C (1974) A study of cycloid psychoses. Acta Psychiatr Scand Suppl 253. Munksgaard, København

Raecke J (1901) Beitrag zur Kenntnis des hysterischen Dämmerzustandes. Allg Z Psychiatr 58:115–163

Schneider K (1927) Die abnormen seelischen Reaktionen. In: Aschaffenburg G (Hrsg) Handbuch der Psychiatrie. Spezieller Teil. 7. Abteilung, II. Teil, 1. Hälfte. Franz Deuticke, Leipzig Wien, S 1–123

Shapiro RW (1970) A twin study of non-endogenous depression. Universitetsforlaget i Aarhus. Ejnar Munksgaard, København

Slater E (1964) Special syndromes and treatments. Br J Psychiatry 110:114–118

Sommer R (1894) Diagnostik der Geisteskrankheiten. Urban & Schwarzenberg, Wien

Welner J, Strömgren E (1958) Clinical and genetic studies on benign schizophreniform psychoses based on a follow-up. Acta Psychiatr Scand 33:379–399

Wimmer A (1916) Psykogene Sindssygdomsformer. In: Wimmer A (ed) St. Hans Hospital 1816–1916. G.E.C. Gads Forlag, København, pp 85–216

World Health Organization (1957, 1967, 1977) Manual of the international statistical classification of diseases, injuries, and causes of death. 7. Revision 1955, 1957. 8. Revision 1965, 1967. 9. Revision 1975, 1977. World Health Organization, Geneva

VI. Nicht-schizophrene paranoide Entwicklungen und Paranoia

N. Retterstøl

INHALTSVERZEICHNIS

A. Einleitung. 211
B. Historischer Überblick 212
C. Definitionen. 214
D. Nosologische Einteilung der paranoiden Psychosen 215
E. Generelles über prädisponierende bzw. auslösende Faktoren bei den nicht-schizophrenen
   paranoiden Psychosen 216
F. Reaktive Psychosen (Psychogene Psychosen). 217
   I. Eifersuchtswahn. 218
   II. Paranoia hypochondrica 220
   III. Querulantenwahn (Paranoia querulatoria) 222
   IV. Erotischer Beziehungswahn „später Mädchen" (Erotomania, „old maids"
   psychosis) 226
   V. Folie à deux (induzierte Paranoia, shared paranoid disorder) 226
   VI. Größenwahn. 227
   VII. Das Capgras-Syndrom. 227
G. Richtlinien für die Therapie 228
H. Generelles über den Verlauf der nicht-schizophrenen paranoiden Psychosen
   Prognostische Faktoren. 229
Literatur. 231

A. Einleitung

Die paranoiden Störungen sind ein Grundphänomen in der Geschichte der Psychiatrie. Ursprünglich war das Wort Paranoia (griech. pará: neben, noūs: Verstand, Intellekt) der Sammelbegriff für all das, was wir in unseren Tagen als Geisteskrankheit bezeichnen. In dem klassischen psychiatrischen Schrifttum wird das Wort vielfach mit geistiger Erkrankung überhaupt gleichgesetzt. Noch heute ist der Bedeutungsinhalt der Begriffe paranoid und paranoisch international nicht eindeutig festgelegt.

Die zwei diagnostischen Systeme, z. B. das internationale (ICD-9) und das amerikanische (DSM-III), teilen die nicht-schizophrenen paranoiden Psychosen je nach Hauptmerkmalen in verschiedene Gruppen ein. Im ICD-9 findet man sie unter Punkt 297 ("paranoid states"), wo die folgenden Erscheinungsformen verzeichnet sind "paranoid state", "simple paranoia", "paraphrenia", "induced paranoid psychosis" („folie à deux"), Querulantenwahn, sensitiver Beziehungswahn und die nicht eindeutig definierte paranoide Psychose.

Das ICD-9 erwähnt die nicht-schizophrenen paranoiden Psychosen unter Punkt 298: „sonstige, nicht organisch bedingte Psychosen". Die folgenden Erscheinungsformen werden des weiteren unter Punkt 298 angeführt: akute paranoide Reaktion (vgl. franz. bouffée délirante, 298.3) und psychogene paranoide Psychosen (298.4).

Das DSM-III-System hebt den Verfolgungs- und den Eifersuchtswahn als Hauptmerkmale der paranoiden Störungen hervor. Die Paranoia (297.10) und shared paranoid disorder"/„folie à deux" (297.30) werden den paranoiden Störungen zugeordnet. Eine weitere Gruppe erfaßt "atypical paranoid disorder" – eine residuäre Kategorie. Hier sind jene paranoiden Störungen angeführt, die keiner der oben erwähnten Gruppen zugeordnet werden können. Das DSM-III führt weiter "acute paranoid disorders" von unter 6 monatiger Dauer unter Punkt 298.30 an. In der Gruppe "brief reactive disorders" findet man (298.80) reaktiv ausgelöste Psychosen von weniger als zwei Wochen Dauer, die auch hin und wieder paranoider Art sein können.

Auf den folgenden Seiten werden wir den beiden erwähnten diagnostischen Systemen nicht sklavisch folgen, sondern nur gelegentlich beim Abhandeln der paranoiden Reaktionen, der nicht-schizophrenen Entwicklungen und der Paranoia auf sie hinweisen.

Die Begriffe müssen im historischen Zusammenhang betrachtet werden. Die europäische Psychiatrie hat z. T. andere Traditionen entwickelt als die amerikanische.

B. Historischer Überblick

Die Etymologie des Wortes Paranoia ist schon erwähnt worden. Im Mittelalter wurde das Wort kaum verwendet: Melancholie und Manie waren zu der Zeit die gängigen Bezeichnungen für Geisteskrankheiten. Bis ins 19. Jahrhundert wurden Melancholie und Manie weitgehend als die beiden primären Störungen betrachtet.

ESQUIROLS Studie zum Thema „Monomanie" (1838), wo der Begriff „monomanie intellectuelle" erstmals eingeführt wurde, legte die Grundlagen für die Lehre von der Paranoia. Die deutschen Psychiater HOFFMANN (1862) und SNELL (1865) sahen die Paranoia als eine primäre, sowohl von der Manie als von der Melancholie abgesonderte Geistesstörung. GRIESINGER (1867) bezeichnete den Wahn als ein primäres Leiden. KRAEPELIN, der Meister der Systematik, war es, der später die Paranoia-Lehre so formulierte, wie sie in der Hauptsache gegenwärtig maßgeblich ist (1889, 1893, 1896, 1899, 1909–1915). In der ersten Ausgabe seines Lehrbuches (1889) teilte er die Erscheinungsformen der Paranoia (der „Verrücktheit") je nach der Art der Wahnvorstellungen in depressive und expansive Störungen ein. Er klammerte dabei die Störungen aus, die allmählich zur Demenz (dementia praecox) führten. 1896 brachte er "dementia paranoides", "dementia praecox" und Katatonie auf einen gemeinsamen Nenner: „Verblödungsprozesse". Unter Paranoia verstand KRAEPELIN eine Reihe von Erkrankungen, die durch eine sich nach und nach verstärkende Herausbildung eines Systems von

Wahnvorstellungen gekennzeichnet waren, ohne daß Klarheit, Urteilsvermögen, Gedächtnis oder Intellekt in Mitleidenschaft gezogen wurden. Er betrachtete die Paranoia als Folge einer krankhaften charakterlichen Entwicklung („Entartung"). Zustände, die von Halluzinationen begleitet waren, wurden als Paraphrenie bezeichnet. KRAEPELIN verstand die Paranoia als ein stets von innen kommendes (endogenes) Leiden.

Anfang des 20. Jahrhunderts gingen anschließend deutsche Kliniker der Psychogenese der Paranoia und der paranoiden Psychosen nach. MARGULIES (1901) stellte die Frage, ob bei gewissen Arten von paranoiden Psychosen „psychogene Traumen" als auslösende Faktoren anzusehen wären. Seine Annahme wurde von BONHOEFFER (1907), BIRNBAUM (1907, 1908) und GAUPP (1910) bestätigt. Die damals vorgelegten Theorien sind nach wie vor von entscheidender Bedeutung: Sowohl die paranoiden Störungen als die Paranoia sind als Fluchtmechanismen anzusehen, die in unerträglichen Lebenssituationen wirksam werden.

Schon 1896 hatte FREUD einen Fall von paranoider Psychose, die er als „Abwehrpsychose" interpretierte, beschrieben. Er neigte dazu, die Psychodynamik solcher Störungen mit der der Neurosen gleichzusetzen. 1911 publizierte er eine Analyse des bekannten „Falles Schreber" und schuf die Grundlagen für eine psychoanalytische Deutung des Wahns. Die Studie FREUDs fußt auf der Autobiographie des Senatspräsidenten D. P. Schreber (gest. 1911) –, den er nie kennengelernt hatte. FREUDs Ferndiagnose lautete auf Paranoia. Heutige Psychiater hätten sich höchstwahrscheinlich – da der Patient unter Halluzinationen litt – auf die Diagnose Schizophrenie festgelegt. FREUD betrachtete die Wahnvorstellungen Schrebers, die das Krankheitsbild dominierten, als Projektion uneingestandener homosexueller Wunschphantasien: das Ich, so FREUD, wehre seine homosexuellen Wünsche ab, indem es sie einerseits verleugne und andererseits als Wahnvorstellungen auf die Umgebung projiziere. Daraus folgerte FREUD, daß die Wahnvorstellungen – das charakteristischste Symptom der Paranoia – nicht an sich als krankhaft, sondern eher als mehr oder weniger erfolgreiche Selbstbehauptungsversuche des Ich anzusehen wären.

Die Gedanken FREUDs zur Paranoia sind umstritten und sind nicht gleicherweise akzeptiert worden, wie etwa seine Theorien über die Neurosen. Aus manchen Lehrbüchern könnte man den Eindruck gewinnen, FREUD habe als erster die Paranoia von einem psychodynamischen Gesichtspunkt aus betrachtet. Dem ist entgegenzuhalten, daß die oben erwähnten Psychiater von der Freudschen Lehre kaum beeinflußt waren – auch KRETSCHMER (1918) nicht. KRETSCHMERs Studie zum sensitiven Beziehungswahn stellt einen wichtigen Beitrag zu der Erforschung der Paranoia dar. Er versteht die prämorbide hypersensitive (sowie die sthenische) Persönlichkeitsstruktur als wichtigen Auslöserfaktor: durch das Zusammenwirken einer „wahnbereiten Persönlichkeit" und eines „Schlüsselerlebnisses" werde die Psychose ausgelöst.

JASPERS (1913), der Schöpfer des Begriffes der „psychogenen Psychosen", hat die Forschung nachhaltig beeinflußt. Die Psychiater – allen voran die skandinavischen – sind geneigt, eine große Anzahl sowohl der paranoiden wie der paranoischen Psychosen als „psychogen" zu bezeichnen. JASPERS Studien ist es zu verdanken, daß sich skandinavische Forscher auf die Erforschung und die Systematisierung der sog. „reaktiven Psychosen" konzentriert haben. Sehr wichtig sind dabei die paranoiden Erscheinungsformen; als solche werden häufig auch die paranoischen Psychosen klassifiziert, die im deutschen psychiatrischen Schrifttum „paranoische Entwicklungen" genannt werden. Die „paranoiden Reaktionen" werden aufgrund ihres meist akuten Verlaufs erklärlicherweise dieser Gruppe zugeordnet – auch nach mitteleuropäischen Forschertraditionen (RETTERSTØL 1968, 1970; NOREIK 1969).

Mitteleuropäische Forscher legen traditionell großes Gewicht auf die Trennung zwischen primären und sekundären Wahnvorstellungen: erstere entstehen ohne für uns verständlichen Zusammenhang mit dem Lebenslauf und der Lebenssituation des Kranken, während letztere dagegen als Widerspiegelung der Entwicklung, der Persönlichkeit und der Lebenslage, kurz, des Werdegangs des Patienten anzusehen sind. Diese strikte Unterscheidung "the Heidelberger approach", wird von vielen hervorragenden deutschen Psychiatern verfochten (GRUHLE 1932, 1951; MAYER-GROSS 1932; KOLLE 1931 a; SCHNEIDER 1920, 1927, 1962).

In den beiden Studien BERNERS, „Das paranoische Syndrom" (1965) und „Paranoide Syndrome" (1972) wird das Thema eingehend analysiert. RETTERSTØL geht in "Paranoid and Paranoiac Psychoses" (1966) und in "Prognosis in Paranoid Psychoses" (1970) ähnlichen Problemen nach.

An dieser Stelle soll die gegenwärtige Auffassung betont werden, daß die paranoiden Psychosen auf eine Vielzahl von Auslöserfaktoren zurückzuführen sind: Kindheitserlebnisse, Persönlichkeitsentwicklung, Lebensgeschichte, psychogene und somatische Faktoren können zur Pathogenese der Störungen beitragen. Neben BERNER haben die folgenden mitteleuropäischen Forscher maßgebliche Arbeiten publiziert: JANZARIK (1967, 1968), HELMCHEN (1968), LABHARDT (1963), LEONHARD (1959), PAULEIKHOFF (1967), PETERS (1967), SCHIMMELPENNING (1965), ZUTT u. KULENKAMPFF (1958) – die beiden letzten vom existenzialanalytischem Gesichtspunkt aus. Auch aus den USA stammen mehrere bedeutende Studien, wie etwa MEYER (1913), CAMERON (1959), SULLIVAN (1956), WINOKUR (1977), KENDLER (1980 a, b, 1985), SWANSON et al. (1970), TANNA (1974). Historische Darstellungen liegen vor von LEWIS (1970), MILLER (1941) und SWANSON et al. (1970).

C. Definitionen

Paranoid nennt man eine in Wahnvorstellungen sich äußernde Psychose.

Unter Wahn versteht man eine objektiv falsche, aus krankhafter Ursache entstehende Überzeugung, die ohne entsprechende Anregung von außen entsteht und trotz vernünftiger Gegengründe aufrechterhalten wird. Der Inhalt einer Wahnvorstellung wird innerhalb der soziokulturellen Gruppe des Betroffenen von niemandem geteilt, sondern im Gegenteil als abwegig eingeschätzt!

Die paranoischen Wahnvorstellungen sind nach einem gewissen System aufgebaut, gewinnen langsam die Oberhand, können als eine Weiterentwicklung prämorbider Persönlichkeitszüge angesehen werden – vielfach vestärkt durch traumatische Erlebnisse, die ein besonders verwundbares Individuum schließlich aus der Bahn werfen. Halluzinationen treten in den meisten Fällen nicht auf, die Gemütslage bleibt in der Regel neutral. Die Wahnvorstellungen sind tief eingewurzelt, weitgehend unkorrigierbar, weiten sich aber nur selten aus. Die Persönlichkeit bleibt intakt, der Patient fällt im sozialen Zusammenhang nicht aus dem Rahmen; von einer Klinikeinweisung kann in der Regel abgesehen werden. Die Wahnvorstellungen nehmen nur ausnahmsweise paranoide (nicht-systematisierte) Züge an. Störungen, bei denen die paranoischen Vorstellungen ohne Halluzinationen eskalierende Wahnideen und affektive Symptome bleiben, werden *Paranoia* genannt. Die Paranoia ist ein relativ selten vorkommendes Leiden, das jedoch sehr charakteristische Merkmale aufweist. Wir werden an anderer Stelle darauf zu sprechen kommen.

Die paranoiden Wahnvorstellungen sind weder systematisiert noch logisch und treten häufig im Zusammenhang mit sonstigen psychopathologischen Phänomenen auf, wie etwa Halluzinationen, affektiven oder dementiellen Störungen. Sie liegen bei den meisten Geisteskrankheiten vor. In diesem Kapitel sollen lediglich die nicht-schizophrenen paranoiden Psychosen abgehandelt werden. Es geht dabei um die paranoiden Formen der „reaktiven Psychosen" (vgl. die skandinavische Terminologie) und um die paranoiden Psychosen, die im ICD-9 und DSM-III angeführt sind.

D. Nosologische Einteilung der paranoiden Psychosen

Seit Einführung des Paranoia-Begriffes steht die Einordnung der paranoiden Psychosen in die diagnostischen Systeme zur Debatte. Drei verschiedene Gesichtspunkte sind zur Sprache gekommen: KOLLE (1931), SAKEL (1958) und SCHNEIDER (1959) vertreten die Ansicht, die paranoiden Psychosen seien lediglich eine Variante der Schizophrenie. SPECHT (1901) behauptet, es handle sich um eine affektive Störung. Die heutige Psychiatrie hat sich aber auf die Begriffsbestimmung KRAEPELINS – obwohl etwas modifiziert – festgelegt: Die paranoiden Störungen stellen eine diagnostisch definierte Einheit dar; sie sind von der Schizophrenie sowie von den affektiven Störungen zu unterscheiden (DSM-III, American Psychiatric Association 1980, ICD-9, World Health Organization 1980).

Die Familienforschung hat diese Begriffsbestimmung untermauert (KENDLER 1980). Insgesamt liegen sechs Familienuntersuchungen vor (KENDLER u. DAVIS 1981), in denen man der Häufigkeit psychischer Erkrankungen bei Angehörigen von an paranoiden Psychosen leidenden Patienten nachgegangen ist (KOLLE 1931 a, b; RETTERSTØL 1967; DEBRAY 1974; WINOKUR 1977; WATT et al. 1980; KENDLER u. HAYS 1981). In keiner von diesen Studien ließ sich eine Häufigkeit affektiver Störungen bei Familienangehörigen paranoider Kranker feststellen: drei Untersuchungen weisen auf eine leicht erhöhte Schizophrenieanfälligkeit hin. In einer neueren, akribisch überprüften Untersuchung (KENDLER et al. 1985) konnte unter Anwendung modernster Methodik nachgewiesen werden, daß "paranoid personality disorder" bei Angehörigen paranoider Patienten wesentlich häufiger auftrat, während keine Häufung der schizophrenen Störungen festzustellen war.

E. Generelles über prädisponierende bzw. auslösende Faktoren bei den nicht-schizophrenen paranoiden Psychosen

Die Ursachen der paranoiden Disposition sind teils im somatisch-biologischen Bereich, teils in der Psychodynamik im Sinne von Störungen der frühkindlichen oder späteren seelischen Entwicklung erklärbar.

Eklektisch-orientierte Forscher sehen ein Zusammenwirken konstitutionell-angeborener und erworbener Bereitschaft und erlebnisbedingter Einflüsse. Von entscheidender Bedeutung ist offensichtlich eine anlagebedingte tiefe Unsicherheit, die wahrscheinlich auf frühkindliche Erlebnisse zurückzuführen ist, und die die Tendenz zur Projektion von eigenen Vorstellungen und Gefühlen in die Außenwelt verstärkt. Klinische Erfahrungen lehren, daß der paranoide Patient schon in frühester Kindheit unter Kontaktstörungen gelitten hat; elterliche Verständnislosigkeit und Ablehnung haben Wunden hinterlassen, die den Patienten in einer späteren Lebensphase aus der Bahn werfen können. Mißtrauisch, starr und abweisend – jedoch nicht selten hypersensitiv – steht er seiner Umgebung gegenüber. Seine mißtrauische Wesensart läßt zwischen ihm und der Umwelt eine breite Kontaktlücke entstehen, die mit den Jahren breiter wird und ihn zunehmend isoliert. Die Isolation provoziert wiederum die wahnbereite Persönlichkeit. Verleugnung und Projektion sind die wichtigsten Abwehrmechanismen des zutiefst verunsicherten Ich. Das Gefühl von Minderwertigkeit und Unzulänglichkeit kann unter Umständen durch Selbstüberschätzung oder gar durch Verfolgungsängste ersetzt werden. Umweltfaktoren sind in der Regel die Auslöser abartiger Persönlichkeitsentwicklungen: sie zerrütten das schon angeschlagene Ich und führen Wahnvorstellungen herbei. Es handelt sich in den meisten Fällen um einen lückenlosen und schleichenden Prozeß. Der genaue Zeitpunkt für die Entstehung einer Psychose ist folglich schwer festzustellen.

Mein Forschungsmaterial umfaßt Fälle, wo die Psychose als Folge traumatischer Ehekonflikte und erotischer Probleme überhaupt zum Ausbruch gekommen ist (bei mehr als $^1/_3$ der Patienten); soziale Isolation oder aber Milieuwechsel können bei $^1/_3$ der restlichen Fälle als ausschlaggebende Faktoren betrachtet werden. Wir werden in der Fortsetzung diesen Faktoren nachgehen:

Es wird allgemein akzeptiert, daß soziale Isolation und Milieuwechsel zu paranoiden Reaktionen führen können. Allers beschrieb (1920) den Verfolgungswahn bei sprachlich isolierten Individuen. Paranoide Reaktionen in sprach- und kulturfremder Umgebung sind von Kino (1951) bei polnischen, von Risso u. Böker (1964) bei süditalienischen, von Burner u. Zaragoza (1965) bei spanischen, von Pinter (1968) bei osteuropäischen und von Floru (1975) bei sonstigen Migranten beschreiben worden. Weiter haben Böker (1975) und Böker u. Schwartz (1977) in Übersichten über psychische Störungen bei Gastarbeitern auf das Problem hingewiesen. Eitinger (1958) hat signifikant (mehr als zehnmal) häufiger auftretende paranoide Reaktionen bei Flüchtlingen in Norwegen festgestellt, als in einer entsprechenden einheimischen Bevölkerungsgruppe. Verunsicherung und Isolation werden durchweg als die wichtigsten Auslösefaktoren hervorgehoben: Sie verstärken die Projektionsbereitschaft und die Neigung zur Wahnbildung (Berner 1972). Mangelhafte Sprachkenntnisse und Unkenntnis der gültigen

Spielregeln des menschlichen Zusammenlebens im Gastland verschlimmern die Unsicherheit: Der Immigrant gerät in ein unklares Wahrnehmungsfeld, in das er seine Ängste, seine unangemessenen Erwartungen und sein Kontaktbedürfnis dann hineinprojiziert. Ähnliche Überlegungen gelten auch für paranoide Psychosen bei Häftlingen und bei Menschen mit Sinnesdefekten.

Gibt es eine besondere, Taube und Schwerhörige befallende paranoide Psychose? Darüber streitet man. Nach BLEULER (1955), HOUSTON u. ROYSE (1954), PRITZKER (1938) gibt es eine leichte, aber deutliche Korrelation, die jedoch von neueren Autoren bestritten wird (COOPER et al. 1976). Organische Hirnschädigungen, körperliche Belastungen und somatische Krankheiten, die zu Isolation und Versagen führen, spielen eine noch wichtigere Rolle als die Sinnesdefekte an sich (BAUM 1962; SCHIMMELPENNING 1965; RETTERSTØL 1966).

Experimentelle Unterstützung finden diese Erkenntnisse in Untersuchungen, aus denen hervorgeht, daß soziale Isolation häufig Wahn, namentlich den Verfolgungswahn provoziert (BEXTON et al. 1954; HEBB 1955; ZISKIND 1958).

In den folgenden Abschnitten sollen die einzelnen klinischen Gruppen der nicht-schizophrenen paranoiden Entwicklungen, einschließlich der Paranoia, erörtert werden. Weil der Verfasser eine zusammenhängende Darstellung zu geben beabsichtigt, und da er selbst Skandinavier ist, möchte er an dieser Stelle eine kurze Übersicht über die reaktiven paranoiden Psychosen bringen. Sämtliche Erkrankungen, denen hier nachgegangen wird, können aus skandinavischer Sicht den reaktiven Psychosen zugeordnet werden. Der Verfasser zieht es jedoch vor, sie als nosologische Einheiten darzustellen.

F. Reaktive Psychosen (Psychogene Psychosen)

Einleitend wurde die Einordnung der Begriffe in die diagnostischen Systeme kurz erwähnt. ICD-9 verzeichnet unter Punkt 298 die akuten paranoiden Reaktionen (298.3) und die psychogenen paranoiden Psychosen (298.4). In Skandinavien verwendet man für diese beiden Gruppen die Bezeichnung „reaktive Psychosen". Dieser Begriff umfaßt darüber hinaus "acute paranoid disorder" (DSM-III, 298.30) von unter sechsmonatiger Dauer, sowie "brief reactive psychosis" (298.80) von weniger als zwei Wochen Dauer.

Die Bezeichnung „reaktive Psychose" wäre fast im Keim erstickt worden und hat sich noch nicht international durchgesetzt. In Skandinavien gilt diese Störung als die am häufigsten diagnostizierte Psychose, weshalb wir uns intensiv damit beschäftigen werden müssen. Die Grundlagen für die Forschung wurden um die Jahrhundertwende von deutschen Klinikern gelegt: BONHOEFFER (1907), BIRNBAUM (1908). Allen voran haben JASPERS (1913) und KRETSCHMER (1918) wichtige Beiträge geliefert.

Die frühen Studien deutscher (und französischer) Psychiater zu den sog. „psychogenen Psychosen" schufen die Basis für die Erforschung dieser Störungen. In Japan, Rußland und Skandinavien haben ihre Ansichten größere Anerkennung errungen als in dem deutschen Sprachraum. Deutsche Psychiater, nicht zuletzt Kurt SCHNEIDER, haben ihrerseits die Berechtigung dieses spezifischen Psychose-

Begriffs bestritten und haben ihn mit Skepsis aufgenommen. In meinen beiden Abhandlungen (1966, 1970) wird der paranoiden Erscheinungsform der reaktiven Psychosen nachgegangen unter besonderer Berücksichtigung der Klassifikation und des Verlaufs.

Beide Abhandlungen sind Verlaufsstudien mit Berichten über die von mir persönlich durchgeführten Nachuntersuchungen eines Langzeitmaterials (Beobachtungszeit 15–18 Jahre) und eines Kurzzeitmaterials (2–6 Jahre). Das Kurzzeitmaterial wurde nach weiteren drei Jahren wiederholt von mir persönlich nachuntersucht; somit macht die Beobachtungszeit sämtlicher Patienten 5–18 Jahre aus. Die Nachuntersuchung meiner 336 erstmalig in die Klinik eingewiesenen Patienten mit paranoiden Psychosen umfaßt 301 (von 306 noch lebenden) Patienten: 98% des Ausgangsmaterials. Bei den 169 Kurzzeitobservierten wurde eine prospektive Nachuntersuchung durchgeführt. Meine Untersuchungen ergeben, daß die paranoid-reaktiven Psychosen den folgenden vier Gruppen zuzuordnen sind:

1. Paranoide reaktive Psychosen mit deutlich affektiven Zügen, welche gleich schwer oder gar schwerer ins Gewicht fallen.
2. Paranoische Psychosen mit systematisierter Wahnbildung, die weder von klar affektiven noch von schizophrenieverdächtigen Symptomen begleitet sind.
3. Paranoide Psychosen ohne signifikant affektive Züge, wo die paranoide Symptomatologie im Verhältnis zu der affektiven überwiegt. Die Wahnbildungen scheinen, auf die Stimmungslage bezogen. nicht verständlich. Schizophrenieähnliche Symptome stellen sich nicht ein.
4. Paranoide Psychosen mit schizophreniformen Symptomen: In bezug auf die Lebensgeschichte des Patienten erklärliche – und daher als reaktiv zu verstehende Störungen, mit denen schizophrenieverdächtige Symptome einhergehen. Manchmal fehlen einzelne Grundsymptome, der affektive Rapport ist gut, nicht-nachvollziehbare Symptome liegen nicht vor. Es handelt sich in diesen Fällen um die LANGFELDTschen schizophreniformen Psychosen (LANGFELDT 1939); in der Schweiz sind ähnliche Fälle von LABHARDT (1963) als „schizophrenieähnliche Emotionspsychosen" beschrieben worden.

I. Eifersuchtswahn

Der Eifersuchtswahn gehört zu den am häufigsten vorkommenden Erscheinungsformen der Paranoia und ist in dem psychiatrischen Schrifttum entsprechend eingehend abgehandelt worden. KRAFFT-EBING beschrieb schon 1892 den „Eifersuchtswahn beim Manne". Er legte in seiner Studie besonders großes Gewicht auf die Unterscheidung zwischen dem „Eifersuchtswahn im Alkoholismus" und dem „Eifersuchtswahn außerhalb des Alkoholismus". Das Leiden war zu jener Zeit sattsam bekannt: KRAFFT-EBING konnte an die Studien von NASSE (1878) „Verfolgungswahnsinn des geistesgestörten Trinkers" anknüpfen. Nach von NASSE vorgelegten Forschungsergebnissen wiesen 15 von 17 verheirateten Patienten Wahnvorstellungen auf, die auf die Treulosigkeit des Ehepartners konzentriert waren.

KRAEPELIN beschäftigte sich auch mit der Rolle des Alkohols als Auslöserfaktor und meinte feststellen zu können, daß der Eifersuchtswahn keineswegs ausschließlich Alkoholiker befiel (1899). Seine Anschauungen wurden später von SCHUPPIUS (1915) und LIEBERS (1919) geteilt: Man einigte sich auf die Ansicht, daß die Relevanz des Alkohols bei Eifersuchtswahnvorstellungen überschätzt worden sei.

JASPERS (1910) befürwortete die Unterscheidung zwischen Eifersuchtswahn und krankhafter Eifersucht, während KEHRER (1928) trennen wollte zwischen den charakterogen bedingten und den von der aktuellen Lebenssituation ausgelösten paranoiden Psychosen (Reaktion). FREUD (1922) ordnete den Eifersuchtswahn den Paranoia-Zuständen zu und vertrat die Ansicht, daß die Homosexualität in solchen Fällen ein mitwirkender Faktor sei, indem unbewußte homosexuelle Wunschvorstellungen auf den Beschuldigten projiziert würden. Spätere Psychoanalytiker, wie FENICHEL (1945) messen dem Ödipus-Komplex große Bedeutung bei: Der eifersüchtige Patient projiziere, so FENICHEL, die eigenen eventuellen homosexuellen Praktiken und seine uneingestandenen Wünsche nach Seitensprüngen auf den Partner, dem er dann die Schuld zuschiebe.

Auch nicht analytisch-orientierte Kliniker haben die Bedeutung psychodynamischer Faktoren hervorgehoben. KRETSCHMER (1918) sah den Eifersuchtsparanoiker als einen zutiefst unsicheren, extrem empfindlichen und verwundbaren, leicht beeinflußbaren Menschen an. Er meinte weiter, daß Impotenz und Schuldgefühle das Entstehen des Eifersuchtswahns förderten. BLEULER (1923) meinte, daß es sich bei alkoholsüchtigen Eifersuchtsparanoikern genauso verhalte: Der Alkoholiker sei außerstande, für die durch sein Verhalten (Impotenz, Vernachlässigung der Familie) zerrüttete Ehe die Verantwortung zu tragen; er schiebe demnach die Schuld an der von ihm selbst herbeigeführten Misere der Ehefrau zu, indem er sie der Untreue beschuldige.

Eindeutig eifersuchtsparanoische Störungen – ohne vorliegende organische Hirnschädigungen und ohne Begleiterscheinungen wie etwa Halluzinationen sind eher selten. Vermutlich entspricht die Zahl der ins Krankenhaus eingewiesenen Patienten keineswegs der Häufigkeit des Leidens in der Bevölkerung. RETTERSTØL konnte nachweisen (1967), daß bei lediglich 18 von 3 441 in die Psychiatrische Klinik der Universität Oslo fortlaufend eingewiesenen Patienten – 0,52% – Eifersuchtswahn diagnostiziert wurde. Es handelte sich um 16 Männer und 2 Frauen im Alter von 33 bis 67 Jahren. Sämtliche waren verheiratet, und die Wahnvorstellungen waren jeweils auf den Ehepartner fixiert.

Männer werden von diesem Leiden häufiger als Frauen befallen. Ihre besonderen Wesensmerkmale sind Unsicherheit und Unreife. Etwa 50% haben mit Alkoholproblemen zu kämpfen. Allmählich geht die Ehe in die Brüche, weil sich die Frau verständlicherweise distanziert und den Mann sexuell und gefühlsmäßig ablehnt. Tadelnde Bemerkungen der Frau, oder gar ein harmloser Blick nach einem anderen Mann, schüren den Argwohn, und nach und nach wird „Beweismaterial" gespeichert: Fußstapfen im Schnee oder im Gras, bekleckste Kleidungsstücke, Andeutungen in Briefen usw. Der „Rivale" ist offenbar ein schlauer Fuchs, der nicht ausfindig zu machen ist und dem man nichts anhaben kann. Da die Ehefrau ihre Unschuld nicht beweisen kann, gerät sie bald in eine unerträgliche Situation. Im allgemeinen drängt der Betrogene auf ein „Geständnis": Er wäre dann bereit, die ganze Angelegenheit zu vergessen ... Alle Erfahrung lehrt, daß ein erpreßtes Geständnis nichts fruchtet. – Der Eifersuchtsparanoiker ist sonst in jeder Hin-

220   N. Retterstøl

sicht sozial unauffällig. Seine Wahnvorstellungen bleiben meist in den eigenen
vier Wänden – als behütetes Familiengeheimnis.

Und der Verlauf? Umfassende Nachuntersuchungen des Materials liegen nicht
vor. Langfeldt (1961) und Shepherd (1961) betonen, daß der Verlauf sehr von
der Pathogenese abhängt. Aus von mir persönlich durchgeführten Nachuntersuchungen – nach 5–18 und anschließend nach 25–38 Jahren – geht folgendes hervor: Bei 2 von den 18 Patienten, und zwar bei einem Mann und einer Frau, die
mit der Entlassungsdiagnose „eifersuchtsparanoische Psychose" die Klinik verließen, entwickelte sich die Psychose in Richtung Schizophrenie, mit vermehrten,
wuchernden Wahnvorstellungen. Bei den restlichen (15 Männern, 1 Frau) ver-
schlimmerte sich das Krankheitsbild nicht. Die Nachuntersuchung ergab, daß
sich bei 11 Patienten die Wahnvorstellungen zurückgebildet hatten; sie waren
demnach als symptomfrei zu betrachten. Nur wenige waren aber zur Einsicht in
ihren krankhaften Zustand gelangt. Die meisten weigerten sich, über ihre Wahnvorstellungen von damals zu sprechen: „Jetzt ist ja nichts mehr …" Nur wenige
Ehen waren geschieden worden, ebenso wenige hatten sich jedoch wesentlich positiver entwickelt. Keiner der Patienten war im Laufe der Beobachtungszeit stationär behandelt worden. Sämtliche waren erwerbsfähig bzw. waren nach normaler Erwerbstätigkeit in Pension gegangen. Das Leiden hatte sich meist aus charak-
terologischen Ursachen schleichend entwickelt; es konnten aber auch Fälle festgestellt werden, wo die Störungen akut eingetreten waren: Es handelte sich dabei
um heilbare Fälle, und die Patienten hatten volle Einsicht in ihren krankhaften
Zustand gewonnen.

Es ist erwiesenermaßen schwierig, die äußeren Faktoren zu ergründen, welche
die psychotischen Störungen günstig bzw. ungünstig beeinflussen. Die folgenden
fallen vermutlich schwer ins Gewicht: Die Bereitschaft der Ehefrau (und der Familienangehörigen), dem Patienten auch weiterhin, trotz aller Schwierigkeiten,
Verständnis und Wärme entgegenzubringen. Es gilt in erster Linie, seine Selbst-
achtung und sein Selbstwertgefühl zu stärken; das kann man nur, indem man ihn
akzeptiert. Die Ehefrau sollte unbedingt in die Therapie mit einbezogen werden.
Nach Möglichkeit versucht man die Wahnvorstellungen auf die leichte Schulter
zu nehmen. Streitgespräche sind zu vermeiden. Das ganze Angebot an ambulanter Therapie sollte in Anspruch genommen werden – in besonders schwierigen,
angsterfüllten Phasen kommt die medikamentöse Behandlung (Neuroleptika)
hinzu. Hauptsache ist jedoch, daß die Frau zu ihrem erkrankten Gatten steht.
Manchen Frauen ist jedoch eine derart schwierige Aufgabe kaum zuzumuten.

Die ambulante Behandlung ist wahrscheinlich zweckmäßig – und der stationären vorzuziehen – in den Fällen, wo das Leben in sozialen Zusammenhängen einigermaßen reibungslos fortgesetzt werden kann. Ein Aufenthalt im psychiatrischen Krankenhaus verstärkt in der Regel die Angstgefühle und schürt die Eifersucht: „Was wird wohl in meiner Abwesenheit daheim gespielt?"

II. Paranoia hypochondrica

Das als Hypochondrie definierte Leiden, z. B. die unbegründete Angst, krank zu
sein, ist einer der ältesten Begriffe der medizinischen Terminologie überhaupt. Im

vorigen Jahrhundert versuchten sowohl französische als deutsche Psychiater, der Hypochondrie auf den Grund zu gehen, vor allen Dingen ihren psychotischen Erscheinungsformen.

Die Paranoia hypochondrica ist von einer Reihe hervorragender französischer Psychiater erörtert und ausführlich beschrieben worden: COTARD (1880), BAILLARGER (1887), SÉGLAS (1895), SERIEUX u. CAPGRAS (1904, 1909). Schon 1838 hatte ESQUIROL den Begriff eingeführt „La monomanie hypochondriaque", und MOREL hatte ihn anschließend aufgegriffen (1860). WERNICKE (1894, 1906) ist wahrscheinlich unter den deutschen Psychiatern derjenige, der sich am eingehendsten mit den psychotischen Erscheinungsformen der Hypochondrie beschäftigt hat. Er beschrieb die sog. „autosomatopsychosis" (Hypochondrie-Vorstellungen auf Selbstvorwürfen beruhend) und die sog. „allosomatopsychosis" (Verfolgungswahn-ähnliche Züge, die mit hypochondrischen Wahnvorstellungen einhergehen). Er schätzte jeweils die Prognose als relativ günstig ein. Die von WERNICKE eingeführte Einteilung ist historisch interessant, weil sie – mit gewissen Einschränkungen – von GAUPP (1910), dem Lehrer KRETSCHMERS, und von BONHOEFFER (1907) übernommen wurde. Nachdem KRAEPELIN den Paranoia-Begriff erheblich eingeengt hatte, meinte er aber, auf die Abgrenzung einer spezifisch hypochondrischen Paranoia einstweilen verzichten zu müssen (1909–1915).

In der gegenwärtigen Psychiatrie kommt die Bezeichnung „hypochondrische Paranoia" nur im geringen Ausmaße zur Verwendung. Eine Psychose mit hypochondrischen Wahnvorstellungen wird derzeit als „komplex" betrachtet und somit – wie von LADEE (1966) in einer umfangreichen Monographie dargestellt – entweder als Schizophrenie, als manisch-depressiv oder als reaktive Psychose diagnostiziert.

Unter 3 441 erstmalig in die Psychiatrische Klinik der Universität Oslo aufgenommenen Patienten hat RETTERSTØL (1968 b) 15 (0,4%) aufgefunden, bei denen die hypochondrischen Wahnvorstellungen das Krankheitsbild dominierten. Sämtliche Fälle konnten aber als Schizophrenie bzw. als reaktive Psychose klassifiziert werden. Die Patienten wurden während einem Zeitraum von 5–38 Jahren verfolgt. Bei 7 von ihnen trat eine deutliche Besserung ein, indem die Wahnvorstellungen abklangen. In den übrigen 8 Fällen nahm die Störung einen weniger günstigen Verlauf, obwohl ganze 6 Patienten ihre hypochondrischen Wahnvorstellungen loswurden. Bei insgesamt 87% der Patienten schwanden also die hypochondrischen Vorstellungen. Das umfangreiche Material ergab bei sonstigen paranoiden Psychosen folgende Heilungsquoten: Verfolgungswahn 72%, Eifersuchtswahn 57%, Größenwahn 46%.

Die hypochondrische Paranoia beschäftigt nach wie vor die Psychiatrie. Die ausführlichste Studie zum Thema ist die Monographie BJERG HANSENS (1976) mit akribischer Beschreibung von 35 Fällen. Der Verfasser ist der Ansicht, daß sich das Leiden relativ leicht diagnostizieren lasse und daß die Gesamtbehandlung, Psychotherapie *und* gegebenenfalls Neuroleptika, durchaus wirksam sei. Das Buch enthält ein umfassendes Literaturverzeichnis. BJERG HANSEN sieht die Paranoia hypochondrica als ein in Vergessenheit geratenes Leiden, das es „neu zu entdecken" gilt. 1966 publizierten die dänischen Psychiater THOMSEN u. JUEL-NIELSEN die Kasuistik eines P.h.-Falles. Der Patient erhielt indessen 1984, nach wiederholten Klinikaufenthalten, von SCHMIDT und NIELSEN die Diagnose „endogene Depression". Schmidt u. Nielsen sind der Ansicht, daß die für die Paranoia hypochondrica typischen Symptome auch bei endogenen Depressionen, bei reaktiven Psychosen und bei der Schizophrenie auftreten können. Aufgrund meiner Forschungsresultate und Erkenntnisse teile ich übrigens diese Ansicht.

Eine besondere Erscheinungsform der hypochondrischen Paranoia darf nicht unbeachtet bleiben: der sog. Dermatozoenwahn (das „Ekbomsche Syndrom" genannt), wobei der Patient – trotz negativer Befunde – unter der Haut Insekten, Kriechtiere u. ä. zu verspüren wähnt. Diesem Zustand ist von rund 60 Psychiatern nachgegangen worden, gut 400 Fälle sind ausführlich beschrieben worden. Diese Störung befällt in erster Linie Frauen im Alter von 50–60 Jahren, und zwar vornehmlich Alleinstehende, Ledige, Geschiedene, Witwen. Umfassende Literaturverzeichnisse haben Ekbom (1938) und Skott (1975) zusammengetragen, ebenso Berrios (1985). Ein besonderes Syndrom, wobei der „Eigengeruchswahn" die einzig vorliegende Wahnvorstellung ist, wurde 1979 von Pethö et al. beschrieben.

Die meisten von den in meinem Material enthaltenen Fälle von hypochondrischem Wahn konnten, wie erwähnt, den reaktiven Psychosen oder aber der Schizophrenie zugeordnet werden. Die Patienten hatten sich – bevor sie sich in psychiatrische Behandlung begaben – vielfach von Allgemeinpraktikern und Fachärzten behandeln lassen und waren in somatischen Krankenhäusern und Fachkliniken versorgt worden.

Nach meiner Ansicht sollte man den Begriff „Paranoia hypochondrica" – als deskriptive Bezeichnung einer Erscheinungsform der reaktiven Psychosen – in der medizinischen Terminologie beibehalten.

III. Querulantenwahn (Paranoia querulatoria)

Diese Störung ist sattsam bekannt. Ohne den Rechtsstaat mit seinen Vorschriften und Gesetzen gäbe es keine Querulanz (lat. queri: nörgeln, quengeln). Wie die Eifersucht als eine entweder krankhaft-neurotische oder aber wahnhaft-psychotische Störung bezeichnet werden kann, läßt sich die Querulanz in normale/krankhafte Erscheinungsformen und in Querulantenwahn einteilen.

Casper (1863) hatte, schon vor Kraepelin, als erster den Querulanten als „Wahnsinnigen aus Rechthaberei" definiert und den Begriff des Querulantenwahnsinns geprägt. Das klinische Bild der Querulanz war somit schon um die Mitte des 19. Jahrhunderts bekannt.

Krafft-Ebing (1879) betrachtete die Querulanten als Geisteskranke, das Leiden als klinische Varietät der „originären Verrücktheit". In der vierten Auflage seines Lehrbuches der Psychiatrie reihte Kraepelin (1893) die Querulanz in die Gruppe der Paranoia ein und gab eine Beschreibung des Querulanten, die heute noch gilt und nicht angemessener sein könnte: „Den Grundzug des Krankheitsbildes liefert die Idee der rechtlichen Benachteiligung sowie der fanatische Drang, gegen das vermeintlich erlittene Unrecht bis aufs Äußerste anzukämpfen.

Das krankhaft übersteigerte Selbstwertgefühl des Patienten, das sein Verständnis für fremde Interessen blockiert und ihn in eine extrem egozentrische Lebensanschauung hineindrängt, verstärkt in ihm die Ansicht, daß ihm bitteres Unrecht widerfahren sei. Die moralische Idee der Gleichberechtigung, der Unverletzlichkeit der Rechte anderer, ist bei dem Querulanten entweder nicht entwickelt worden oder verlorengegangen. Er hält jede Rechtsbeugung für zulässig, solange sie seinen (eingebildeten) Feinden schadet, während selbst der sanfteste Zwang des Gesetzes – auf ihn selbst ausgeübt – als brutaler Übergriff und rücksichtslose Willkür aufgefaßt wird. Viele Querulanten kennen sich, nach ihrem Marsch durch die Instanzen in juristischen Angelegenheiten außerordentlich gut aus: Sie werden mit den Jahren immer prozeß-süchtiger, nicht der Sieg vor Gericht, sondern der Rechtsstreit an sich ist für sie reizvoll. Mit Freude stürzen sie sich auf jede Gelegenheit – sogar im Auftrag Dritter –, Briefe, Eingaben, Proteste und Streitschriften zu Papier zu bringen!

HITZIG (1895) stimmte in seiner Monographie über den Querulantenwahnsinn KRAEPELIN bei: Die nosologische Zuordnung der Queruланz als eine Erscheinungsform der chronischen Verrücktheit (Paranoia) wurde als die KRAEPELIN-HITZIG-These bezeichnet. Diese diente Behörden und Sachverständigen als Richtschnur.

Eine Reihe der Beiträge zum Thema Querulantenwahn stammen aus dem deutschen Sprachraum. DIETRICH brachte (1973) eine gründliche Übersicht, in der er die Querulanten in folgende Gruppen einteilte:

1. Querulanten aus Rechthaberei – die „klassische" Gruppe.
2. Karriere-Querulanten, die am Arbeitsplatz ihren Wahn entwickeln. Sie wähnen sich ungerecht beurteilt, diskriminiert, von Vorgesetzten zurückgestellt und in ihrer Karriere geschädigt.
3. Renten-Querulanten, deren Eingliederung in die Gesellschaft oft mißglückt ist oder deren finanzielle Ansprüche unberücksichtigt bleiben; sie kämpfen um ihre soziale Identität, manchmal auch um ihre wirtschaftliche Existenz.
4. Der Ehe-Querulant setzt sich für die Unauflösbarkeit der Ehe ein und beansprucht totale Macht in der Ehe.
5. Der Haft-Querulant gibt sich als Kämpfer für die Freiheit von Zwang.
6. Der Kollektiv-Querulant streitet für die Rechte einer Minorität, mit der er sich identifiziert, und auf die er seine persönlichen Belange und Ängste projiziert.

Der Querulantenwahn kann besonders häufig bei Männern zwischen 40 und 65 Jahren beobachtet werden. Nur wenige bedürfen der stationären Versorgung; die Zahl der Klinikeinweisungen entspricht vermutlich nicht der Häufigkeit des Leidens in der Bevölkerung. Aus dem Folgenden geht hervor, wie vereinzelt die wirklich schweren Fälle vorkommen: KOLLE (1931) überprüfte das Material der Kraepelin-Klinik in München und konnte unter 30 000 stationär behandelten Patienten nur 13 Fälle feststellen. Später lieferte er eine Beschreibung von 49 Fällen, die aus einer Reihe von deutschen Kliniken stammten. Unter 3 441 in die Psychiatrische Klinik der Universität Oslo fortlaufend aufgenommenen Patienten konnte RETTERSTØL (1966) 26 Fälle von diagnostizierter Paranoia ermitteln: Es handelte sich lediglich bei zwei Patienten um den Querulantenwahn (um 0,6‰). Von 21 000 in die Psychiatrische Klinik der Universität Iowa eingewiesenen Patienten fand WINOKUR (1977) nur 5 Querulantenparanoiker – prozentweise also noch weniger. Von 2 107 funtionellen Psychotikern (aufgenommen ins Krankenhaus Gaustad in einem Zeitraum von 25 Jahren) waren nur 22 (1‰) Querulantenparanoiker, (ASTRUP 1984). Man kann folglich feststellen, daß die psychotische Erscheinungsform des Querulantenwahns ein überaus selten vorkommendes Leiden ist. Dennoch sollte diese Störung sowohl klinisch als praktisch ernst genommen werden.

Psychodynamische Aspekte (nach DIETRICH): Männlichkeitskomplex, Krankheit des Über-Ich, Identifikation mit dem väterlichen Aggressor, gestörtes Ur-Vertrauen, Verleugnung und Projektion, Aggression. Versucht man, den Querulanten aus dynamischer Perspektive zu betrachten, stößt man an erster Stelle auf eine Reihe bei frustrierenden Erlebnissen wirksam werdende paranoische Abwehrmechanismen. Diese lösen die Aggression aus, die den intrapsychischen Konflikt nach außen projiziert: Sobald der Kranke auf Widerstand stößt, verleugnet er das eigene, auf Angriff ausgerichtete Verhalten, indem er behauptet, er werde gezwungen, sich zur Wehr zu setzen.

Sehr oft ist der wahnauslösende Faktor ein faktisch erlittenes Unrecht, über das der Kranke nicht mehr hinwegkommt. Die meisten Menschen müssen hin und wieder objektives Unrecht einstecken – und mit subjektiv empfundenem (eingebildetem) Unrecht fertig werden. Im allgemeinen erträgt und verarbeitet der Mensch das Unrecht, mit dem er sich hat abfinden müssen: Allmählich schwinden Zorn und Verbitterung, das normale Leben setzt sich fort, man blickt wieder nach vorn, setzt sich neue Ziele. Was aber den Querulantenparanoiker kennzeichnet, ist, daß ihn das erlittene Unrecht gänzlich beherrscht und ihn auf folgenschwere Weise dazu zwingt, immer wieder darauf zurückzukommen. Starrköpfig pocht er auf sein „Recht", er schreckt vor keinem Mittel zurück, es zu erzwingen. Die Forschung bestätigt die entscheidende Bedeutung des Schlüsselerlebnisses. KOLLE, dessen Material wie erwähnt 49 Fälle umfaßte, befand, daß es sich in 29 Fällen um einen verlorenen Prozeß, in 15 um einen gekündigten Arbeitsplatz handelte.

Es wird allgemein vermutet, daß der Querulantenparanoiker mit psychiatrischer Therapie schwer zu erreichen sei; der Wahn ist extrem persönlichkeitsbezogen, die Symptome sind so sehr mit Aggressionen und mit Projektion verknüpft, daß sie sich zwangsläufig gegen den sich an eine eventuelle Behandlung heranwagenden Therapeuten richten. Der Querulant ist für keine Therapie motiviert, da er ja felsenfest glaubt, im Recht – und keineswegs erkrankt – zu sein. KRAFFT-EBING (1879) empfahl lediglich „Entmündigung und Einweisung in eine Heilanstalt". Gegenwärtig ist man zu der Überzeugung gekommen, daß die stationäre Behandlung nur von geringem Nutzen ist. In der Regel läßt sich der Patient nicht freiwillig in das Krankenhaus einliefern. Sollte nun durch sein Verhalten (Gewaltandrohung, Gemeingefahr) eine Zwangseinweisung unumgänglich notwendig werden, wird sich sein ganzes Aggressionspotential gegen den Personenkreis richten, der die Einweisung beantragt, empfohlen und bewerkstelligt hat. In sein Schußfeld geraten seine Angehörigen, der Hausarzt, der Arzt, der bei der Aufnahme ins Krankenhaus Dienst hat, der Chefarzt, der die Zwangseinweisung nicht mehr rückgängig machen will, das für die Überprüfung des Falls zuständige Gremium – und nicht zuletzt die Gesellschaft, die dem ihm widerfahrenen Unrecht tatenlos zusieht. Die Neuroleptika helfen nur in begrenztem Ausmaße. Eine logische Widerlegung der Behauptungen des Patienten hat häufig keinen Zweck. Einige Therapeuten raten dazu, den Querulanten ungehindert seine Beschwerden vorbringen zu lassen, ihm nach Möglichkeit nicht ins Wort zu fallen. Dies ist in vielen Fällen nicht machbar, angesichts der enormen Aufregung um den Querulanten, um seine Angehörigen und Nachbarn, die Polizei und sonstige Behörden usw. Auch wird nicht ohne triftigen Grund befürchtet, daß ein zu weites Entgegenkommen einen eventuellen Erfolg der Therapie gänzlich vereiteln könnte.

Der Querulant bringt seinen Mitmenschen extremes Mißtrauen entgegen; von ihrer Nichtswürdigkeit ist er fest überzeugt. Sehr schnell gerät der Therapeut in sein Projektionsfeld und wird mit Vorwürfen, Beschimpfungen und Spott überhäuft. Die Erfahrung lehrt, daß die meisten Therapeuten das alles auf die Dauer nicht durchhalten, auch dann nicht, wenn sie anscheinend die eigene Aggression gut im Griff haben.

Hin und wieder tritt der Querulant dermaßen drohend auf, daß ihn die Personen, die sich bedroht fühlen, kurzerhand bei der Polizei anzeigen. In solchen Fällen kommt der Freiheitsentzug in Frage bzw. polizeiliche Aufsicht auf Anraten eines Arztes. In der Regel wird der Patient nicht gewalttätig: seine physische Aggressivität bleibt in dem sozial akzeptierten Rahmen. Dafür setzt er sich in Schrift und Rede wiederholt über die Grenzen des Anstandes hinweg. Er macht sich unweigerlich unbeliebt, man meidet ihn, geht ihm aus dem Wege, um seine Aufmerksamkeit nicht auf sich zu ziehen. Er feindet jeden an, so daß zwischen ihm und der Umwelt eine Kluft entsteht; er vergrault Verwandte und Bekannte und verstrickt sich immer fester in seine Vorstellungen. Zweifellos würden ihm Wärme, Zärtlichkeit und Zuwendung guttun. Das in die Tat umzusetzen, erweist sich aber als fast unmöglich, weil der Kranke seine Aggression ausgerechnet gegen den richtet, der auf ihn einzugehen bemüht ist. Die meisten Menschen finden diese Situation vollkommen unzumutbar. Sogar die Therapeuten werfen das Handtuch und geben die in die Wege geleitete Behandlung vorzeitig auf.

Der Krankheitsverlauf wird als klinisch ungünstig betrachtet. In den meisten Fällen kommt der Patient nicht mehr von seinen Wahnvorstellungen los, wenn sie auch manchmal mit der Zeit in den Hintergrund treten. Trotzdem schaffen es die meisten Querulantenparanoiker, ein relativ normales Leben „draußen" zu führen; auf längere Klinikaufenthalte kann verzichtet werden. KOLLES Untersuchung ergab, daß 40 von seinen ursprünglichen 49 Patienten (draußen) gut zurechtkamen: Die meisten gingen ihrem Beruf relativ ungestört nach, und bei 18 Patienten waren die Wahnvorstellungen geschwunden. Anhand des von ASTRUP (1984) vorgelegten Gaustad-Materials – 22 von 1938 bis 1972 ins Krankenhaus aufgenommene und durch 5–40 Jahre verfolgte Patienten – konnte festgestellt werden, daß nur noch zwei weiterhin stationär versorgt werden mußten. Weitere zwei konnten als geheilt angesehen werden.

Nur selten entwickelt sich diese Störung zur Schizophrenie. Sie wird in Skandinavien als reaktive Psychose bezeichnet, da sie ja durch das Zusammenwirken wahnbereiter Persönlichkeit und traumatischer Erlebnisse entsteht. Ähnlich wie die übrigen paranoischen Erscheinungsformen der reaktiven Psychosen nimmt auch diese einen eher ungünstigen klinischen Verlauf. Dennoch gelingt die Wiedereingliederung der Patienten ins annähernd normale Alltagsleben wesentlich besser.

IV. Erotischer Beziehungswahn „später Mädchen"
(Erotomania, „old maids" psychosis)

Kretschmer hat 1918 als erster diesen Begriff geprägt. In seinem berühmten Werk „Der sensitive Beziehungswahn" beschrieb er die Fälle Helene Renner und Anna Feldweg: zwei Frauen mit geringem Selbstwert-, dafür mit ausgeprägtem Ehrgefühl. Als Folge einer zerbrochenen Beziehung hatte sich bei den beiden eine eindeutig paranoische Psychose entwickelt: An die Stelle des treulosen Geliebten war ein erdichteter „Phantasie"-Liebhaber getreten. Kretschmer erklärte das Entstehen des sensitiven Beziehungswahns: Bei der wahnbereiten Persönlichkeit kann ein Schlüsselerlebnis eine so geartete Psychose auslösen.

Bei der Nachuntersuchung 1926 stellte sich heraus, daß die Psychose in beiden Fällen abgeklungen war.

Kretschmer wies darüber hinaus auf ähnliche, von älteren deutschen Psychiatern beschriebene Fälle hin (Wernicke 1906; Friedmann 1905). Kehrer (1922) ermittelte unter sämtlichen in die Universitätsklinik Breslau aufgenommenen Frauen insgesamt 6 Patientinnen mit Phantasie-Liebhaber-Vorstellungen psychotischer Art. Den Zustand beschrieb er als „erotischen Beziehungswahn sexuell unbefriedigter weiblicher Wesen". Hasse hat (1963a, b, 1964) in seinen Studien über vereinsamte, sozial isolierte Frauen Störungen beschrieben, die durch das Zusammenwirken sensitiver Persönlichkeitszüge und sozialer Isolation zu psychotischen Ausbrüchen führen.

Der erotische Beziehungswahn befällt in erster Linie ledige Frauen mittleren Alters: die betroffene Frau redet sich ein, irgendein angesehener Einwohner ihres Heimatorts habe sich Hals über Kopf in sie verliebt und wolle sie ehelichen – etwa der Pfarrer, der ihr während des Gottesdienstes schöne Augen macht, oder aber der Kreisarzt, der sich beim Hausbesuch besonders viel Zeit läßt... Daraufhin wird nun die Hochzeit vorbereitet – unter den Augen des bestürzten „Auserkorenen" und dessen Gattin!

Die meisten dieser Patientinnen sind in die Wechseljahre gekommen und stellen langsam fest, daß das Leben an ihnen vorbeigegangen ist. Manche wohnen noch im elterlichen Haus, evtl. als Haushälterinnen.

Seeman (1978) versteht die Erotomanie als ein Symptom, das sowohl bei Schizophrenie und affektiven Störungen als bei verschiedenen "Borderline"-Fällen beobachtet werden kann. Dahinter stecken, so Seeman, Abwehr gegen mangelndes Selbstwertgefühl, gestörte sexuelle Identität, gegebenenfalls homosexuelle Neigung und Aggression.

In meinem 336 stationär versorgte Patienten umfassenden Material konnten 8 solcher Fälle festgestellt werden. Die Nachuntersuchung ergab, daß 6 von ihnen nunmehr als nicht-psychotisch anzusehen waren. In einem Fall hatte sich die Psychose in den Randbereich zur Schizophrenie verlagert.

V. Folie à deux (induzierte Paranoia, shared paranoid disorder)

Die folie à deux wurde erstmals 1877 beschrieben, und zwar von den französischen Psychiatern Lasègue und Falret: Das besondere Merkmal des Leidens ist, daß bei einem Individuum, das in nächster Nähe eines Psychotikers lebt, Wahnvorstellungen auftreten. Der „primär" Erkrankte ist in der Regel der aktiv-dominante Partner der Zweierbeziehung, während es sich bei dem „Induzierten" um den fügsam-nachgiebigen Partner handelt. Die Betroffenen haben in der Regel längere Zeit isoliert gelebt und sind Nachbarn und Bekanntschaften aus dem Weg gegangen.

GRALNICK (1942) hat in seiner Studie über 103 solche „Paare" die häufigsten Konstellationen festgestellt: zwei Schwestern (40 Fälle), Gatte und Gattin (26), Mutter und Kind (24), zwei Brüder (11), Bruder und Schwester (6), Vater und Kind (2). Das Syndrom ist bei Frauen häufiger als bei Männern zu beobachten. Es kann unter Umständen mehr als nur zwei Individuen befallen: folie à trois, à quatre usw.

Diese Patienten sind i. allg. verzagte, kleinmütige Individuen, die es nicht geschafft haben, sich an die Normen des menschlichen Zusammenlebens anzupassen. Ihre Welt ist klein und kleinkariert. Lebensgeschichte und daraus folgende Probleme haben sie gemeinsam. Meist schwinden die Wahnvorstellungen des Induzierten, sobald der ursprünglich erkrankte, dominante Partner geheilt ist. Es handelt sich um ein selten vorkommendes Leiden. MILLER (1941) stellte unter 400 paranoiden Patienten lediglich 2 Fälle fest. Unter meinen 336 Patienten war nur ein einziger Fall. Von LAZARUS (1985) stammt eine Studie zum Thema. Wie SCHARFETTER (1972) betont auch er, daß es die genetische Veranlagung ist, die diese Psychose zum Ausbruch bringt, wenn auch unter Mitwirkung äußerer Auslöserfaktoren.

VI. Größenwahn

Der krankhaft übersteigerte Geltungsdrang gehört ebenfalls zu den selten vorkommenden paranoiden Störungen. Bei der „Erfinder-Paranoia" ist der Patient fest überzeugt, irgendeine revolutionierende, die Entwicklung der Menschheit aus der Bahn werfende Erfindung gemacht zu haben, die das eine oder andere Naturgesetz, etwa die Energie-Konstanz, außer Kraft setzen wird.

Auch die Paranoia prophetica – der Patient gibt sich als Prophet oder gar als Messias aus – ist dieser Gruppe zuzuordnen. Hin und wieder gelingt es tatsächlich einem Betroffenen, eine stattliche Anhängerschaft anzuziehen, sozusagen eine Gemeinde zu gründen.

Die Vorstellung, König oder Kaiser zu sein, charakterisiert in erster Linie die schwereren Störungen, etwa die Schizophrenie oder die Dementia paralytica.

VII. Das Capgras-Syndrom

CAPGRAS beschrieb 1923 als erster diesen Zustand: Eine Patientin bildete sich ein, ein Doppelgänger ihres Gatten hätte dessen Platz genommen.

Ein vertrauter Mensch wird also durch einen Eindringlich bzw. durch eine Vielzahl ungebetener Eindringlinge ersetzt. Folglich ist auf niemand mehr Verlaß.

Das psychiatrische Schrifttum enthält eine Menge Beschreibungen solcher Fälle. Ähnliche Symptome treten auch bei der Schizophrenie und bei organischen Hirnschädigungen auf, weswegen man gegenwärtig die Bezeichnung Capgras-*Syndrom* verwendet.

G. Richtlinien für die Therapie

Die Behandlung paranoider Patienten wirft schwere Probleme auf, nicht zuletzt, weil die Erkrankten extrem mißtrauisch sind. In der Regel sind es die Angehörigen, die letzten Endes einen Arzt zu Rate ziehen. Hinter den Wahnvorstellungen und der Aggression des Patienten steckt i. allg. große Angst. Anfangs sollte der Patient versuchsweise ambulant versorgt werden – unter Einsatz des ganzen Ensembles therapeutischer Mittel (Psychotherapie, Neuroleptika). Wenn sich das alles als unzureichend erweist bzw. falls den Patient und/oder Angehörige total überfordert werden, muß ein Aufenthalt in einer psychiatrischen Klinik oder in der psychiatrischen Abteilung eines Krankenhauses erwogen werden. Gelegentlich kommt man um die stationäre Behandlung nicht herum, da es ja gilt sowohl dem Kranken als auch seinen Angehörigen nach Möglichkeit Leid und Leiden zu ersparen. Eine Zwangserweisung kommt dann in Frage, wenn der Patient seinen Zustand nicht als krankhaft erkennt und als gemeingefährlich betrachtet werden muß, weiter, wenn es keinem Zweifel unterliegt, daß das Leiden nur noch durch einen Klinikaufenthalt günstig beeinflußt werden kann.

Auf die Prinzipien der medikamentösen Behandlung soll an dieser Stelle nicht eingegangen werden.

Ziel der Psychotherapie ist, dem Patienten das Gefühl zu geben, sicher und beschützt, ermutigt und gestärkt, weniger ängstlich und allein zu sein. Auf keinen Fall darf man ihn provozieren. Der Therapeut sollte die Wahnvorstellungen des Kranken nicht akzeptieren, sondern versuchen zu vermitteln, daß er volles Verständnis hat für die Sorgen und Nöte, die sie dem Patienten bereiten. In der Regel sollte auf Deutungen verzichtet werden, obwohl eine behutsam konfrontierende Psychotherapie in der Hand eines tüchtigen, Psychose-erfahrenen Therapeuten mitunter zum Erfolg führen kann.

Es ist ratsam, die Familie (falls vorhanden) des Kranken als Ganzes in die Behandlung einzubeziehen. Erklärlicherweise reagieren manche Angehörigen äußerst ambivalent auf das Familienmitglied, das ihnen so viel Ärger und so viele Sorgen bereitet hat: Sie stempeln den Erkrankten kurzerhand als unerträglichen Starrkopf ab. Aufgabe des Therapeuten ist dann, ihnen klarzumachen, daß Aggressivität, störrisches, unwirsches Verhalten und Wahnvorstellungen auf würgende Angstgefühle und Unsicherheit zurückzuführen sind. Je ermutigender, je freundlicher sich die Angehörigen stellen, desto rascher schwinden die paranoiden Symptome.

In der stationären Behandlung wird durch Milieu-, Gruppen- und evtl. Ergotherapie versucht, den Patienten in die Welt der realen Wahrnehmungen zurückzuführen. Die Verweildauer in der Klinik sollte möglichst kurz sein. Nach der Entlassung benötigt der Patient i. allg. eine intensive Nachbetreuung. Ziel aller

therapeutischen Maßnahmen ist, ihm den Weg zurück ins soziale Leben zu eb-
nen.

Die Prognose der nicht-schizophrenen paranoiden Psychosen: „Im großen und
ganzen gar nicht ungünstig."

H. Generelles über den Verlauf der nicht-schizophrenen paranoiden Psychosen. Prognostische Faktoren

Das gesamte psychiatrische Schrifttum hat nur wenige Studien über den Verlauf
der nicht-schizophrenen paranoiden Psychosen aufzuweisen. Von KRETSCHMER
(1918, 1927, 1950) stammen die klassischen wissenschaftlichen Arbeiten. Seine
akribisch durchgeführten Nachuntersuchungen zeigen, daß der Verlauf des „sensitiven Beziehungswahns" als durchaus günstig einzuschätzen ist – nur ausnahmsweise geht das Leiden in die Schizophrenie über.

Die Studie KOLLES (1931) über die „primäre Verrücktheit", z.B. die systematisierten paranoischen Störungen, ist ebenfalls zum „Klassiker" geworden. Von
KOLLES 66 Patienten waren nach 1–41 Jahren nur 25% in der stationären Behandlung. Bei den meisten hatte sich der Zustand nicht weiter verschlimmert, obwohl nur die wenigsten einsichtsfähig geworden waren. MILLER (1941) konnte anhand seines Materials (400 paranoide Patienten) nachweisen, daß der klinische
Verlauf in jenen Fällen günstiger war, wo es sich nicht um fixierte Wahnvorstellungen handelte.

Aus Skandinavien stammen weitaus die meisten Berichte über vom Arzt persönlich durchgeführte Nachuntersuchungen von reaktiven Psychosen. Einige
Forscher haben sich auf die paranoiden Erscheinungsformen konzentriert und
haben festgestellt, daß der Verlauf in solchen Fällen ungünstiger ist als bei den
sonstigen reaktiven Psychosen.

Wieviele Patienten wurden im Laufe der Beobachtungszeit schizophren? In
den skandinavischen Studien liegen höchst unterschiedliche Zahlen vor: RET-
TERSTØL (1966, 1970) 9%, ANDERSEN und LÆRUM (1980) 19%, JÖRGENSEN (1985)
36%, F RGEMAN (1945) gut 50%. Daß der Anteil (9%) in meinem Material so
gering ist, ist auf den Umstand zurückzuführen, daß Fälle mit nicht eindeutiger
Diagnose z.T. der Gruppe der LANGFELDTschen schizophreniformen Psychosen
zugeordnet wurden. JOHANSON (1964) hat eine Beschreibung von 52 an „milder
Paranoia" leidenden Patienten geliefert, die sie über längere Zeit (einige Monate
bis 4½ Jahre) verfolgen konnte. Bei der Nachuntersuchung waren knapp 50%
noch psychotisch, während bei gut 50% die Wiedereingliederung in die Gesellschaft „draußen" geglückt war.

Es folgt eine kurze Übersicht über mein Material (sämtliche 336 in die Psychiatrische Klinik der Universität Oslo fortlaufend aufgenommenen Patienten, bei
denen eine paranoide Psychose diagnostiziert wurde):

Alle wurden nach 6 bis 18 Jahren von mir persönlich nachuntersucht. OP-
JORDSMOEN ist derzeit dabei, eine neue Nachuntersuchung durchzuführen (1983,
1984). Die Patienten sind somit 23–36 Jahre verfolgt worden. Da die Untersu-

chung OPJORDSMOENs noch nicht abgeschlossen ist, müssen die Forschungsergebnisse RETTERSTØLS (1966, 1970) vorgelegt werden.

Entlassungsdiagnosen: reaktive Psychose 167, schizophreniforme Psychose 76 (LANGFELDT 1939), Schizophrenie 52, sonstige Leiden 10. Wie erwartet, stellte sich heraus, daß der Verlauf der nicht-schizophrenen paranoiden Psychosen am günstigsten war. Frei von psychotischen Symptomen, als geheilt einzuschätzen, waren 81% der Fälle von reaktiver und 61% der Fälle von schizophreniformer Psychose – hingegen nur 23% der Fälle von Schizophrenie. Nicht zuletzt prognostisch gesehen erweist sich somit die skandinavische Bezeichnung „reaktive Psychose" als sinnvoll. Die schizophreniformen Psychosen – mit einer Heilerfolgsquote von 61% – bilden ein Kontinuum zwischen reaktiver Psychose und paranoider Schizophrenie.

Bei der Mehrzahl der Patienten bildeten sich im Laufe der Beobachtungszeit die Wahnvorstellungen zurück, und zwar nach folgendem Muster: Depression 100%, Ich-Bezogenheit 87%, Hypochondrie 80%, Verfolgungswahn 72%, erotischer Beziehungswahn 70%, Eifersuchtswahn 57%, Größenwahn 46%. Die nicht-systematisierten (paranoiden) Wahnvorstellungen schwanden bei 76% der Fälle, die systematisierten (paranoischen) dagegen nur bei 53%. Lediglich 7% wiesen eine Entwicklung der paranoischen in paranoide Wahnvorstellungen auf. Kein Fall der umgekehrten Entwicklung (paranoid-paranoisch) konnte festgestellt werden.

Von den Patienten, die die Entlassungsdiagnose „reaktive Psychose" erhalten hatten, lebten ganze 74% ein normales Leben „draußen"; 62% der nicht eindeutigen Fälle (reaktive Psychose oder Schizophrenie?) hatten es auch geschafft, im Gegensatz zu 29% der an der Schizophrenie Erkrankten. In bezug auf die Rehabilitierungschancen liegt demnach auch ein Kontinuum vor, wobei die schizophreniformen Störungen zwischen den eindeutig nicht-schizophrenen paranoiden Störungen und der Schizophrenie einzustufen sind.

Lediglich 36% der Patienten mit paranoider reaktiver Psychose bedurften später der stationären Behandlung.

Das Material ist statistisch analysiert worden (marginalstatistische Analyse, multiple Regressionsanalyse).

Signifikant günstig beeinflussen die folgenden Faktoren den Verlauf: Geschlecht: weiblich; verheiratet; Persönlichkeitsstruktur: hypersensitiv (im Vergleich zu schizoid); Lebensalter bei der Entstehung des Leidens: über 30 Jahre; akut auftretende Störungen; Dauer der Psychose vor der Einweisung in die Klinik: weniger als 6 Monate; nachgewiesene Auslöserfaktoren; Grundstimmung: depressiv; Abwesenheit von Halluzinationen und Influenzerscheinungen; Diagnose: reaktive Psychose; Entlassungsdiagnose: geheilt.

Bei genauer Überprüfung der einzelnen Krankengeschichten stellt sich heraus, daß Änderungen in der generellen Lebenssituation sowie das Verhalten der Familienangehörigen durchaus den Verlauf der Erkrankung günstig bzw. ungünstig beeinflussen.

OPJORDSMOEN (1985) arbeitet z. Z. das zusammengetragene Material auf (Patienten, die 22–37 Jahre lang beobachtet wurden; rund 200 sind noch am Leben). 100 Fälle sind schon anhand der Ergebnisse früherer Nachuntersuchungen analy-

siert worden: bei 57 Patienten ist der Zustand unverändert; bei 32 ist eine Verschlimmerung eingetreten; 11 sind besser geworden.

Der Verlauf wird jetzt nach den neuesten diagnostischen Richtlinien (DSM-III
u. a.) ermittelt. Die Definitionen KENDLERS (1980 b, (KENDLER u. HAYS (1981)
und WINOKURS (1977) werden berücksichtigt: "delusional disorders" (DD)
"simple delusional disorders" (SDD). Diese Begriffe sind von Bedeutung bei der
Diagnostizierung eines Falles.

Die Befunde RETTERSTØLS (1966, 1970) haben sich als richtig erwiesen: Bei den
paranoiden Psychosen, die reaktiv ausgelöst werden (und die OPJORDSMOEN
"reactive delusional disorders", RDD, benennt), stehen die Heilungschancen wesentlich günstiger als bei sonstigen Psychosen.

Zweifellos werden die neusten Forschungsergebnisse wertvolle Beiträge zu unserer Einsicht in den Verlauf der nicht-schizophrenen paranoiden Psychosen liefern.

Literatur

Allers R (1920) Über psychogene Störungen in sprachfremder Umgebung (Der Verfolgungs-
    wahn der sprachlich Isolierten). Z Ges Neurol Psychiat 60:281–289
Andersen J, Lærum H (1980) Psychogenic psychoses. A retrospective study with special reference
    to clinical course and prognosis. Acta Psychiatr Scand 62:331–342
Astrup C (1984) Querulant paranoia: a follow-up. Neuropsychobiology 11:149–154
Astrup C, Noreik K (1966) Functional psychoses. Diagnostic and prognostic models. Thomas,
    Springfield
Astrup C, Fossum A, Holmboe R (1962) Prognosis in functional psychosis. Thomas, Spring-
    field
Baillarger JGF (1887) Des rapports du délire hypochondriaque et du délire ambitieux. Ann Med
    Psychol 45:363–366
Baum H (1962) Paranoia und Schicksal. Nervenarzt 33:11
Berner P (1965) Das paranoische Syndrom. Springer, Berlin Heidelberg New York
Berner P (1972) Paranoide Syndrome. In: Kisker KP, Meyer JE, Müller C, Strömgren E (Hrsg)
    Klinische Psychiatrie 1, 2. Aufl. Springer, Berlin Heidelberg New York (Psychiatrie der Ge-
    genwart, Bd II/1, S 153–182)
Berner P (1977) Psychiatrische Systematik. Huber, Berlin Stuttgart Wien
Berrios GE (1984) Delusional parasitosis and physical disease. Compr Psychiatry 26:395–403
Bexton WH, Heron W, Scott TH (1954) Effects of decreased variation in the sensory environ-
    ment. Can J Psychol 8:70
Birnbaum K (1907) Über degenerative Phantasten. Allg Z Psychiatr 64:363
Birnbaum K (1908) Über vorbeigehende Wahnbildung auf degenerativer Basis. Allg Z Psychiatr
    65:524
Bleuler E (1923) Lehrbuch der Psychiatrie, 4. Aufl. Springer, Berlin
Bleuler E (1963) Lehrbuch der Psychiatrie, 4. Aufl. Springer, Berlin
Bleuler M (1955) Lehrbuch der Psychiatrie, 9. Aufl. Springer, Berlin Göttingen Heidelberg
Böker W (1975) Psychiatrie der Gastarbeiter. In: Kisker KP, Meyer JE, Müller C, Strömgren
    E (Hrsg) Soziale und angewandte Psychiatrie. Springer, Berlin Heidelberg New York (Psych-
    iatrie der Gegenwart, Bd III, 2.Aufl, S 340–366)
Böker W, Schwarz R (1977) Über Entstehung und Verlauf akuter paranoider Reaktionen im Zu-
    sammenhang mit Kulturwandel und Migration. Nervenarzt 48:19–24
Bonhoeffer K (1907) Klinische Beiträge zur Lehre von den Degenerationspsychosen. Marhold,
    Halle

Burner M, Zaragoza H (1965) Quelques considerations médicosociales à propos des ouvriers éspagnols travaillant en Suisse. Praxis 49:1480–1491

Cameron N (1959) Paranoid conditions and paranoia. In: Arieti S (ed) American handbook of psychiatry, vol I. Basic Books, New York, p 508

Capgras J, Reboul-Lachaux I (1923) L'illusion des sosies dans un délire systematisé chronique. Ann Med Psychol 81:186

Casper C (1863) Klinische Novellen zur gerichtlichen Medizin. Heischwald, Berlin

Cooper AF, Garside RF, Kay DWK (1976) A comparison of deaf and non-deaf patients with paranoid and affective psychoses. Br J Psychiatry 129:532–538

Cotard J (1880) Du delire hypochondriaque dans une forme grave de mélancolie anxieuse. Ann Med Psychol 38:168–174

Debray Q (1974) Étude génétique des délires chroniques. Biomed Thesis, Paris

Diagnostic and Statistical Manual of Mental Disorders (1980) 3 rd edn. DSM-III. American Psychiatric Association, Washington

Dietrich H (1973) Querulanten. Enke, Stuttgart

Eitinger L (1958) Psykiatriske undersøkelser blant flyktninger i Norge. Universitetsforlaget, Oslo

Ekbom KA (1938) Der präsenile Dermatozoenwahn. Acta Psychiatr Neurol 13:227–259

Erikson EH (1970) Martin Luther som ung mann. Gyldendal, Oslo

Esquirol E (1838) Des maladies mentales – considerées sous les rapports medical, hygienique et médico-légal, T 1–2, Baillière, Paris

Færgeman PM (1945) De psykogene psykoser. Belyst gjennom katamnestiske undersøgelser. Munksgaard, København

Færgeman PM (1963) Psychogenic Psychoses. Butherworths, London

Fenichel O (1945) The psychoanalytic theory of neurosis. Norton. New York

Floru L (1975) Transkulturelle Aspekte der klinisch-psychiatrischen Bilder ausländischer Arbeitnehmer (Gastarbeiter) und deren Bedeutung für die nervenärztliche Praxis. Confin Psychiatr (Basel) 18:193–206

Freud A (1946) The ego and the mechanisms of defence. Press, New York

Freud S (1896) Further remarks on the defence neuropsychoses. Collected Papers, vol I, 1959. Basic Books, New York

Freud S (1911) Psycho-analytic notes upon an autobiographical account of a case of paranoia (Dementia paranoides). Collected Papers, vol III, 1959. Basic Books, New York

Freud S (1922) Certain neurotic mechanisms in jealousy, paranoia and homosexuality. Collected papers, vol II, 1922. Basic Books, New York

Friedmann M (1905) Beiträge zur Lehre von der Paranoia. I. Über milde Paranoiaformen. Monatsschr Psychiatr Neurol 17:467–483

Gaupp R (1910) Über paranoische Veranlagung und abortive Paranoia. Allg Z Psychiatr 67:317–321

Gralnick A (1942) Folie à deux: the psychoses of association. Psychiatr Q 16:230

Griesinger W (1867) Die Pathologie und Therapie der psychischen Krankheiten. Wreden, Braunschweig

Gruhle HW (1932) Der Wahn. In: Bumke O (Hrsg) Handbuch der Geisteskrankheiten, Bd IX, Spez. Teil V. Springer, Berlin

Gruhle HW (1951) Über den Wahn. Nervenarzt 22:125

Haase HJ (1963a) Zur Psychodynamik und Pathoplastik paranoider und paranoidhalluzinatorischer Psychosen bei alleinstehenden Frauen. Fortschr Neurol Psychiatr 31:308–322

Haase HJ (1963b) Zum Verständnis paranoider und paranoidhalluzinatorischer Psychosen am Beispiel alleinstehender Frauen. Nervenarzt 34:315–320

Haase HJ (1964) Soziopsychiatrische Untersuchungen an alleinstehenden Frauen. Fortschr Neurol Psychiatr 32:279–300

Hansen E Bjerg (1976) Paranoia hypochondrica. Fredriksberg boktrykkeri, Rigshospitalet, Copenhagen

Hebb DO (1955) The mammal and his environment. Am J Psychiatry 111:826–831

Helmchen H (1968) Bedingungskonstellationen paranoid-halluzinatorischer Syndrome. Springer, Berlin Heidelberg New York

Hitzig E (1895) Über den Querulantenwahnsinn. Seine nosologische Stellung und seine forensische Bedeutung. FCW Vogel, Leipzig

Hoffmann FR (1862) Über die Einteilung der Geisteskrankheiten in Siegburg. Allg Z Psychiatr 22:368–381

Houston F, Royse AB (1954) Relationship between deafness and psychotic illness. J Ment Sci 100:990

Janzarik W (1967) Der Wahn in strukturdynamischer Sicht. Studium Generale 20:628

Janzarik W (1968) Schizophrene Verläufe. Springer, Berlin Heidelberg New York

Jaspers K (1910) Eifersuchtswahn. Ein Beitrag zur Frage: Entwicklung einer Persönlichkeit oder Prozeß. Z Ges Neurol Psychiatr 1:567–637

Jaspers K (1913) Allgemeine Psychopathologie, 1. Aufl. Springer, Berlin

Johanson E (1964) Mild paranoia. Acta Psychiatr Scand Suppl. 177

Jørgensen P (1985) Long-term course of acute reactive paranoid psychosis. A follow-up study. Acta Psychiatr Scand 71:30–37

Kehrer F (1922) Erotische Wahnbildungen sexuell unbefriedigter weiblicher Wesen. Arch Psychiatr Nervenkr 65:315–385

Kehrer F (1928) Paranoische Zustände. In: Bumke O (Hrsg) Handbuch der Geisteskrankheiten. Sechster Band. Spezieller Teil II, S 232–264, Springer, Berlin

Kendler KS (1980a) Are there delusions specific for paranoid disorders vs. schizophrena? Schizophr Bull 6:1–3

Kendler KS (1980b) The nosologic validity of paranoia (simple delusional disorder). Arch Gen Psychiatr 37:699–706

Kendler KS, Davis KL (1981) The genetics and biochemistry of paranoid schizophrenia and other paranoid psychoses. Schizophr Bull 7:689–709

Kendler KS, Hays P (1981) Paranoid psychosis (delusional disorder) and schizophrenia. A family study. Arch Gen Psychiatr 38:547–551

Kendler KS, Tsuang MT (1981) The nosology of paranoid schizophrenia and other paranoid psychoses. Schizophr Bull 7:594–610

Kendler KS, Masterson CC, Davis KL (1985) Psychiatric illness in first-degree relatives of patients with paranoid psychosis, schizophrenia and medical illness. Br J Psychiatr 147:524–531

Kino F (1951) Aliens' paranoid reactions. J Ment Sci 97:589–594

Kolle K (1931a) Die Primäre Verrücktheit. Psychopathologische, klinische und genealogische Untersuchungen. Thieme, Leipzig

Kraepelin E (1889) Psychiatrie. Ein kurzes Lehrbuch für Studierende und Ärzte, 3. Aufl. Abel, Leipzig

Kraepelin E (1893) Psychiatrie, 4. Aufl. J.A. Barth, Leipzig

Kraepelin E (1896) Psychiatrie. Ein Lehrbuch für Studierende und Ärzte, 5. Aufl. J.A. Barth, Leipzig

Kraepelin E (1899) Psychiatrie. Ein Lehrbuch für Studierende und Ärzte, 6. Aufl. J.A. Barth, Leipzig

Kraepelin E (1909–1915) Psychiatrie. Ein Lehrbuch für Studierende und Ärzte, 8. Aufl. J.A. Barth, Leipzig

Krafft-Ebing RV (1879) Über den sogenannten Querulantenwahn. Allg Z Psychiatr 35:395–419

Krafft-Ebing RV (1892) Über Eifersuchtswahn beim Manne. Jb Psychiatry 10:212–231

Kretschmer E (1918) Der sensitive Beziehungswahn. Springer, Berlin

Kretschmer E (1927) Der sensitive Beziehungswahn, 2. Aufl. Springer, Berlin

Kretschmer E (1950) Der sensitive Beziehungswahn, 3. Aufl. Springer, Berlin

Labhardt F (1963) Die schizophrenieähnlichen Emotionspsychosen. Springer, Berlin

Ladee GA (1966) Hypochondrical syndromes. Elsevier, Amsterdam London New York

Langfeldt G (1939) The schizophreniform states. A catamnestic study based on individual re-examination. Munksgaard, Copenhagen

Langfeldt (1961) The erotic jealousy syndrome. A clinical study. Acta Psychiatr Scand [Suppl] 151

Lazarus A (1985) Folie à deux: psychosis by association or genetic determinism? Compr Psychiatry 26:129–135

Leonhard K (1959) Aufteilungen der endogenen Psychosen, 2. Aufl. Akademie Verlag, Berlin

Lewis A (1970) Paranoia and paranoid: a historical perspective. Psychol Med 1:2

Liebers M (1919) Über nichtalkoholischen Eifersuchtswahn. Z Ges Neurol Psychiatr 51:109–112

Margulies A (1901) Die primäre Bedeutung der Affekte im ersten Stadium der Paranoia. Monatsschr Psychiatr Neurol 10:265

Mayer-Gross W (1932) Die Klinik. In: Bumke O (Hrsg) Handbuch der Geisteskrankheiten, Bd IX, Spez. Teil V: Die Schizophrenie. Springer, Berlin, S 253

Meyer A (1913) Treatment of paranoia and paranoid states. In: White WA, Jelliffe SE (eds) Modern treatment of nervous and mental diseases, vol I. Lea & Febiger, New York, pp 614–661

Miller CW Jr (1941) The paranoid syndrome. Arch Neurol Psychiatr 45:953–963

Morel BA (1860) Traite des maladies mentales. Victor Masson, Paris

Nasse E (1878) Über den Verfolgungswahnsinn der geistesgestörten Trinker. Allg Z Psychiatr 24:167–184

Nielsen JA, Schmidt J (1984) Hypokonder paranoia. Opfølgning af en kasuistik. Nord Psykiatr Tidsskr 38:299–308

Noreik K (1970) Follow-up and classification of functional psychoses with special reference to reactive psychoses. Universitetsforlaget (University Press), Oslo

Opjordsmoen S (1985) Classification and outcome in "specific" paranoid disorders. Personal communication

Pauleikhoff B (1967) Die paranoid-halluzinatorische Psychose im 4. Lebensjahrzehnt. Fortschr Neurol Psychiatr 25:516

Peters UH (1967) Das exogene paranoid-halluzinatorische Syndrom. Springer, Berlin

Pethö B, Pintér K, Zold B (1979) Über den Eigengeruchswahn. Nervenarzt 50:521–523

Pinter E (1968) Psychische Morbidität der südländischen und osteuropäischen Emigranten in der Schweiz. Soc Psychiatry 3:143–148

Pritzker B (1938) Paranoid und Schwerhörigkeit. Schweiz Med Wochenschr 68:165

Retterstøl N (1966) Paranoid and paranoiac psychoses. Thomas, Springfield, Ill

Retterstøl N (1967a) Sinnslidelser hos nære slektninger av pasienter med paranoide psykoser. Nord Psychiatr Tidsskr 21:185–194

Retterstøl N (1967b) Erotic self-reference psychosis in old maids. A personal follow-up investigation. Acta Psychiatr Scand 43:347–359

Retterstøl N (1967c) Jealousy – paranoiac psychoses. A personal follow-up investigation. Arch Psychiatr Scand 43:75–107

Retterstøl N (1968a) Paranoid psychoses: The stability of nosological categories illustrated by a personal follow-up examination. Br J Psychiatry 114:553

Retterstøl N (1968b) Paranoid psychoses with hypochondriac delusions as the main delusion. A personal follow-up examination. Acta Psychiatr Scand 44:334–353

Retterstøl N (1970) Prognosis in paranoid psychoses. Thomas, Springfield, Ill

Risso M, Böker W (1964) Verhexungswahn. Ein Beitrag zum Verständnis der Wahnkrankungen süditalienischer Arbeiter in der Schweiz. Bibl Psychiatr, Basel New York (fasc 124)

Sakel M (1958) Schizophrenia. Philosophical Library, New York, p 166

Scharfetter C (1972) Studies of heredity in symbiontic psychoses. Int J Ment Health 1:116–123

Schimmelpenning GW (1965) Die paranoiden Psychosen der zweiten Lebenshälfte. Bibl Psychiatr. Karger, Basel New York (fasc 128)

Schneider K (1920) Zur Frage des sensitiven Beziehungswahns. Z Ges Neurol Psychiatr 59:59

Schneider K (1927) Die abnormen seelischen Reaktionen. In: Schaffenberg (Hrsg) Handbuch der Psychiatrie. Spezieller Teil, Abt. 7. Franz Deuticke, Leipzig

Schneider K (1959) Clinical Psychopathology. Grune & Stratton, New York, p 108

Schneider K (1962) Klinische Psychopathologie, 6. Aufl. Thieme, Stuttgart

Schuppius (1915) Einiges über den Eifersuchtswahn. Z Ges Neurol Psychiatr 27:253–289

Seeman MV (1978) Delusional loving. Arch Gen Psychiatry 35:1265–1267

Séglas J (1895) Lecons cliniques sur les maladies mentales et nerveuses. Salpêtr 1887–1897, Paris

Serieux P, Capgras J (1904) Le délire d'interprétation. Rev Psychiatr 8:221–236

Serieux P, Capgras J (1909) Les folies raisonnantes. Paris

Shepherd M (1961) Morbid jealousy. Some clinical and social aspects of a psychiatric symptom. J Ment Sci 107:687–753

Skott A (1975) Dermatozohenwahn – Ekbom's syndrom. En litteraturoversikt. Nord Psykiatr
    Tidsskr 29:115–131
Snell LDC (1865) Über die Einteilung der Geisteskrankheiten in Siegburg. Allg Z Psychiatr
    19:367–391
Specht G (1901) Über den pathologischen Affekt in der chronischen Paranoia. Böhme, Leipzig
Strömgren E (1940) Episodiske psykoser. Munksgaard, København
Strömgren E (1972) Atypische Psychosen. Reaktive (psychogene) Psychosen. In: Kisker KP,
    Meyer JE, Müller C, Strömgren E (Hrsg) Atypische Psychosen. Klinische Psychiatrie 1,
    2. Aufl. Springer, Heidelberg New York (Psychiatrie der Gegenwart, Bd II/1, S 141–152)
Sullivan H (1956) Clinical studies in psychiatry. Norton, New York
Swanson DW, Bohnnert PJ, Smith Y (1970) The paranoid. Little, Brown & Co, Boston
Tanna VL (1974) Paranoid states: a selective review. Compr Psychiatry 15:453
Thomsen NJ, Juel-Nielsen N (1966) Hypokondribegrebet belyst ved en kasuistik. Nord Psykiatr
    Tidsskr 20:181–199
Watt JAG, Hall DJ, Olley PC et al. (1980) Paranoid states of middle life: familial occurrence and
    relationship to schizophrenia. Acta Psychiatr Scand 61:413–426
Wernicke C (1894, 1906) Grundriß der Psychiatrie in klinischen Vorlesungen, 1. und 2. Aufl.
    Thieme, Leipzig
Wimmer A (1916) Psykogene sindssygdomsformer. St. Hans Hospitals Jubilæumsskrift, Køben-
    havn
Winokur G (1977) Delusional disorder (paranoia). Compr Psychiatry 18:511–521
World Health Organization (1978) Mental disorders: Glossary and guide to their classification
    in accordance with the Ninth Revision of the International Classification of Diseases, Gen-
    eva
Ziskind E (1958) Isolation stress in medical and mental illness. J Am Med Ass 168:1427
Zutt J, Kulenkampff C (1958) Das paranoide Syndrom in anthropologischer Sicht. Springer,
    Berlin

VII. Biologische Behandlungsmethoden

P. Berner u. G. Schönbeck

INHALTSVERZEICHNIS

A. Einleitung 238
B. Ätiopathogenetische Hypothesen der Schizophrenien mit Relevanz für die biologischen
   Therapien 241
C. Medikamentöse Therapien schizophrener Erkrankungen 244
   I. Klinisch-pharmakologische Aspekte bei der Neuroleptikatherapie bei
      Schizophrenien 244
      1. Vorbemerkungen 244
      2. Grundsätzliche Probleme 245
      3. Nachweis der allgemeinen Wirksamkeit der Neuroleptika bei der Therapie
         schizophrener Erkrankungen 246
      4. Wirkprofile der Neuroleptika 246
         a) Therapeutisch erwünschte Wirkungen 247
         b) Therapeutisch meist nicht erwünschte Wirkungen (Nebenwirkungen) . . . 250
   II. Medikamentöse Begleit- oder Alternativtherapien bei schizophrenen Erkrankungen 257
      1. Anticholinergika 257
      2. Antidepressiva 258
      3. Lithium 258
      4. Benzodiazepine 258
   III. Prädiktoren und Zielsymptome für Neuroleptika bei schizophrenen Erkrankungen 259
      1. Biologisch-pharmakologische Prädiktoren 259
      2. Klinische Prädiktoren 259
         a) Allgemeine Prädiktoren 259
         b) Differentielle Prädiktoren 261
         c) Zielsymptome 262
   IV. Indikationsstellung für eine Therapie mit Neuroleptika bei schizophrenen
      Erkrankungen 262
      1. Diagnostische Abklärung 263
      2. Kontraindikationen 263
      3. Nutzen-Schadenanalyse einer Neuroleptikatherapie 264
         a) Nutzen-Schadenanalyse bei der Akuttherapie 265
         b) Nutzen-Schadenanalyse bei der Langzeittherapie 266
   V. Richtlinien für die praktische Durchführung der Neuroleptikabehandlung bei
      schizophrenen Erkrankungen 268
      1. Maßnahmen zu Beginn der Therapie 268
      2. Akuttherapie 268
      3. Langzeittherapie 270
      4. Alternativen zur Langzeittherapie 272
D. Nichtmedikamentöse Therapien schizophrener Erkrankungen 273
   I. Elektrokrampftherapie 273
   II. Andere, nicht-medikamentöse Therapien 277
E. Traditionelle Untergruppen schizophrener Erkrankungen und biologische Therapien 278
F. Koordination biologischer und psychosozialer Behandlungsmethoden 280
Literatur 281

A. Einleitung

Die Therapie der Schizophrenien wurde in der „Psychiatrie der Gegenwart" zuletzt 1960 von Max Müller umfassend abgehandelt. Seither haben die damals geläufigen Vorstellungen über das Wesen schizophrener Erkrankungen aus mehreren Gründen einen z. T. erheblichen Wandel erfahren. Zunächst hatten die großen, in Retterstøls Kapitel in diesem Band ausführlich diskutierten Verlaufsuntersuchungen die Aufteilung der Schizophrenien in die auf Kraepelin zurückgehenden Untergruppen in Frage gestellt, indem sie zeigten, daß die ihnen zugrundeliegende Auffassung einer Koppelung zwischen bestimmten Querschnittsymptomen und charakteristischen Verläufen weit weniger regelhaft ist, als dies früher angenommen wurde: Aufgrund dieser Erfahrung wird heute die traditionelle Unterteilung in einfache, hebephrene, paranoide und katatone Formen, wenn überhaupt, nur mehr zur Kennzeichnung von Querschnittsyndromen verwendet. Des weiteren haben psychopathologische, genetische und Verlaufsstudien sowie Erfolge der Lithiumtherapie dazu veranlaßt, die Grenzziehung zwischen manisch-depressiven Erkrankungen und Schizophrenien neu zu überdenken: All diese Forschungen haben darauf hingewiesen, daß ein Teil der aufgrund einer weitgefaßten Bleulerschen Diagnostik oder des Vorliegens von Symptomen ersten Ranges im Sinne von K. Schneider als schizophren eingestuften Patienten wohl eher der Zyklothymie zugehören dürfte. Eine Erklärung hierfür kann mit Janzarik (1959) darin gesehen werden, daß Symptome ersten Ranges sowie ein Teil der Bleulerschen Grundsymptome durch rasch wechselnde Schwankungen des Befindlichkeits-Antriebsbereiches hervorgerufen werden. Solche Zustände „dynamischer Unstetigkeit" können nicht nur bei körperlich begründbaren bzw. toxischen Psychosen und „echten" Schizophrenien, sondern auch im Rahmen manisch-depressiver Erkrankungen auftreten. Diese Gesichtspunkte haben im wesentlichen dazu geführt, daß die bislang in der ICD-9 als Untergruppe der Schizophrenien angeführten „schizoaffektiven Psychosen" in vielen neueren Diagnosesystemen, wie z. B. im DSM III, dem manisch-depressiven Formenkreis zugeschlagen werden. Unabhängig von solchen, die Differentialdiagnose zwischen Schizophrenien und Zyklothymien betreffenden Überlegungen ist schließlich in letzter Zeit die Aufteilung der schizophrenen Störungen in zwei Gruppen in den Mittelpunkt des Interesses gerückt. Hierbei werden weiterhin sämtliche den Schneiderschen oder Bleulerschen Kriterien entsprechende Krankheitsbilder als „Schizophrenien" bezeichnet. Innerhalb derselben wird jedoch ein durch „negative" oder „Minus"-Symptome gekennzeichnetes Syndrom von einem anderen unterschieden, bei welchem eine „positive" oder „Plus"-Symptomatik im Vordergrund steht (Strauss u. Carpenter 1974; Andreasen 1982). Das „negative", durch psychomotorische und sprachliche Verlangsamung, Initiativeverlust, Affektverflachung und kognitive Störungen gekennzeichnete Syndrom wird auf die von Bleuler als charakteristisch hervorgehobenen Assoziations- und Affektstörungen zurückgeführt. Das „positive" Syndrom hingegen umfaßt im wesentlichen die durch Symptome ersten Ranges geprägten Krankheitsbilder. Auf biochemischer Ebene wurde das Auftreten von Plus- und Minussymptomen mit einer dopaminergen Über- bzw. Unterfunktion im Zentralnervensystem in Zusammenhang gebracht. Diese „bipolare Dopaminhypothese" (LECRUBIER u. DOUILLET 1983) erklärt nicht nur die bei vielen Schizophrenen beobachtbare Aufeinanderfolge produktiver und blander Krankheitsstadien; sie mag auch die häufige Vergesellschaftung von positiven und negativen Symptomen durch die Annahme unterschiedlicher Funktionszustände in dopaminergen Teilsystemen unserem Verständnis näher bringen. Darüber hinaus bestehen Anhaltspunkte dafür, daß eine Minussymptomatik auch mit Strukturveränderungen des Gehirns in Form einer Atrophie in Zusammenhang stehen könnten (CROW 1980). Andererseits ist wohl ein Teil der im „positiven Syndrom" zusammengefaßten Krankheitsbilder mit den früher geschilderten Zuständen dynamischer Unstetigkeit, welche als Charakteristikum einer manisch-depressiven Erkrankung aufgefaßt werden, in Einklang zu bringen. Welche Folgerungen für die Therapie lassen sich nun aus den skizzierten neueren Vorstellungen über den Verlauf und die Pathogenese schizophrener Störungen ableiten? In erster Linie scheint es wichtig, die therapeutischen Maßnahmen im Hinblick darauf auszuwählen, wie sehr das jeweilige Krankheitsbild von einer Plus- oder Minussymptomatik geprägt ist. Während man früher meinte, daß nur die erstere einer Behandlung zugängig sei, zeichnen sich in letzter Zeit auch Möglichkeiten ab, negative Symptome günstig zu beeinflussen. Das ist theoretisch vor allem dort zu erwarten, wo diese durch eine funktionelle Beeinträchtigung der synaptischen Erregungsübertragung hervorgerufen sein könnten. Der Bezugnahme auf die jeweilige Plus- bzw. Minussymptomatik gegenüber kommt der Zugehörigkeit zu einer der traditionellen Untergruppen der Schizophrenien nur eine untergeordnete Bedeutung für das therapeutische Vorgehen zu. Sie ist nur dort von Wichtigkeit, wo das vorliegende Syndrom erfahrungsgemäß besonders günstig durch eine ganz bestimmte Behandlungsart zu beeinflussen ist, was z. B. für katatone Zustände bis zu einem gewissen Grade zutrifft. Die Hinweise dafür, daß „schizoaffektive" Störungen nosologisch nicht zur Schizophrenie, sondern zum manisch-depressiven Formenkreis gehören, sind vor allem für die Art der einzuschlagenden Rezidivprophylaxe von Wichtigkeit.

Die so bedeutungsvolle Unterscheidung zwischen negativen und positiven Symptomen hat durch die mit neuroleptischen Substanzen gemachten Erfahrungen wesentlich an Gewicht gewonnen. Die heute bereits konkretere Formen annehmende Möglichkeit, auch die Minussymptomatik zu beeinflussen, ist weitgehend der weiteren Forschung auf diesem Gebiete zu verdanken: 1960 hatte die Neuroleptikabehandlung bereits ihre Wirksamkeit bei der Unterdrückung floridpsychotischer Symptome unter Beweis gestellt und man fragte sich, ob sie wegen ihrer leichten Anwendbarkeit nicht überhaupt als somatische Basistherapie schizophrener Erkrankungen angesehen werden sollte. Als solche hat sie sich mittlerweile unbestreitbar durchgesetzt. Zu dieser Entwicklung, deren geschichtlicher Ablauf von DUFOUR (1982) übersichtlich dargestellt wurde, hat die Entdeckung von Substanzen wesentlich beigetragen, deren klinische Erprobung darauf hinwies, daß sie sich untereinander und vom klassischen Neuroleptikum Chlorpromazin im Hinblick auf ihre antipsychotische Potenz, ihren sedierenden bzw. initiativefördernden Effekt sowie ihre Nebenwirkungen unterscheiden. Die Herausarbeitung solcher Wirkprofile erlaubt zwar noch nicht mit Sicherheit die Vorhersage, daß ein gewisses Neuroleptikum bei einem bestimmten Patienten wirksam sein wird. Sie stellt jedoch dem Kliniker heute eine Palette von Substanzen zur

Verfügung, welche die Chancen vermehrt, eine Behandlung zu finden, die dem jeweiligen Krankheitsbild und der subjektiven Empfindlichkeit des Patienten für Nebeneffekte adäquat ist. Weiter gefestigt wurde die Rolle der Neuroleptika als vorrangige Behandlungsmethode bei schizophrenen Störungen durch die um die Mitte der 60er Jahre einsetzende Entwicklung der Depotpräparate, die eine Vereinfachung der Medikation und eine gesichertere Langzeitbehandlung auch bei mangelnder Kooperationsbereitschaft des Patienten ermöglichte.

Dementsprechend nehmen heute die Neuroleptika eine zentrale Stelle in der Schizophreniebehandlung ein:

Sie werden am häufigsten angewendet, sind im Hinblick auf ihre positiven und negativen Effekte am besten untersucht und gelangen meist als biologische Mono- oder Haupttherapie zum Einsatz. Von den übrigen somatischen Verfahren werden nur einige gelegentlich – unter ganz bestimmten Bedingungen – allein gebraucht; in der Regel dienen sie als Zusatztherapie der Wirkungsverbesserung der Neuroleptika oder der Reduktion der sie begleitenden unerwünschten Nebeneffekte. In Anbetracht dieses Sachverhaltes lassen sich die Grundregeln für die biologische Behandlung schizophrener Erkrankungen am besten darlegen, indem man von der Neuroleptikatherapie ausgeht und diese dann mit Sonderaspekten der anderen Methoden in Beziehung setzt. Diese Überlegungen, bei welchen sich für die Akut- und Langzeitbehandlung z. T. unterschiedliche und daher getrennt abzuhandelnde Gesichtspunkte ergeben, erlauben schließlich die Erstellung von Behandlungsrichtlinien für die einzelnen Untergruppen des schizophrenen Formenkreises.

Solche Anleitungen für die praktische Anwendung biologischer Behandlungsmethoden müssen sich, wie die Lektüre der einschlägigen Literatur lehrt, immer mit dem Problem auseinandersetzen, daß die Therapieforschung häufig einander widersprechende Ergebnisse zeigt. Die Gründe hierfür sind mannigfaltig: Häufig lassen sich die verschiedenen Studien nicht vergleichen, weil die Patienten nach unterschiedlichen Gesichtspunkten ausgewählt wurden; selbst bei Anwendung operationalisierter Diagnosesysteme können sich, insbesondere wenn diese, wie das DSM III, eine Reihe von Zuordnungs- und Ausschlußkriterien wahlweise zur Verfügung stellen, sehr inhomogene Stichproben ergeben (Strömgren 1983); auch wenn Patientenkollektive im Hinblick auf die übliche Standard-Charakteristika wie Diagnose, Symptomatik, Krankheitsstadium, Alter, Geschlecht etc. miteinander vergleichbar sind, können zusätzliche, schwer kontrollierbare, Umstände wie Milieu- und Therapeutenvariable die Therapieerfolge möglicherweise erheblich beeinflussen. Viele Untersuchungen stützen sich zudem aus zahlenmäßig oder ethisch gerechtfertigten Gründen, nicht auf Vergleiche mit einer Plazebo-Behandlung, was ihre Aussagekraft schmälert. Schließlich werden von den einzelnen Untersuchern oft sehr unterschiedliche Kriterien, wie z. B. Symptomunterdrückung, stationäre Wiederaufnahmerate, berufliche Eingliederung etc. zur Beurteilung der Behandlungsergebnisse herangezogen. Angesichts dieser Sachlage bleibt für die Erstellung praxisbezogener Therapieanleitungen nur die Möglichkeit, sich an jenen Studien zu orientieren, welchen aufgrund ihrer methodischen Sauberkeit die größte Überzeugungskraft zukommt, und dort, wo die Forschung zu widersprüchlichen Aussagen gelangt, die klinische Erfahrung in die Waagschale zu werfen. Dieses Vorgehen wird auch in den folgenden Ausführungen als Leitlinie beibehalten; bei jenen Problemen, bei welchen auch die Berücksichtung von Erfahrungsberichten bislang keine eindeutige Stellungnahme erlaubt, müssen die unterschiedlichen Methoden nach Diskussion der jeweils angeführten Argumente bis auf weiteres der Wahl der Therapeuten anheim gestellt werden.

B. Ätiopathogenetische Hypothesen der Schizophrenien mit Relevanz für die biologischen Therapien

Biochemische Befunde bei Schizophrenien werden umfassend an anderer Stelle dieses Bandes abgehandelt (Kapitel IV: „Ätiologie: Biochemie"). Im vorliegenden Abschnitt soll etwas ausführlicher auf Schizophreniekonzepte eingegangen werden, die mit Hilfe der „zufällig" entdeckten (nicht deduktiv entwickelten) antipsychotisch wirksamen Medikamente und der damit erschlossenen psychopharmakologischen Forschungsmethoden formuliert werden konnten. CARLSSON und LINDQUIST beobachteten erstmals 1963 in tierexperimentellen Studien die Wirkung von Chlorpromazin auf das zerebrale Dopamin-System und entwickelten in der Folge die „Dopamin-Hypothese" der antipsychotischen Wirkung der Neuroleptika. Diese nimmt an, daß eine Reduktion dopaminerger Funktionen in bestimmten Hirnarealen ein gemeinsames Wirkprinzip aller antipsychotisch wirksamen Substanzen darstellt.

Daraus wurde die von TISSOT (1982) ausführlich diskutierte Hypothese abgeleitet, daß eine Dopaminüberfunktion im Zentralnervensystem die pathogenetische Grundlage schizophrener Erkrankungen sei. Diese erfuhr eine wesentliche Unterstützung durch die klinische Beobachtung des Auftretens von Psychosen nach Einnahme von Substanzen wie Amphetamin oder L-DOPA, welche Dopamin-Funktionen im Gehirn erhöhen.

Gegen eine einheitliche Dopamin-Überfunktionshypothese als Ursache der Schizophrenie können jedoch mehrere gewichtige Einwände formuliert werden: Erstens gibt es bisher keine stichhaltigen Befunde über Veränderungen im Dopamin-Stoffwechsel bei Schizophrenen. Dopamin-Funktionen sind zwar derzeit noch nicht unmittelbar im ZNS beim Menschen untersuchbar, jedoch ergaben Untersuchungen von Dopamin-Metaboliten und der dopaminerg gesteuerten Prolaktin-Sekretion keine eindeutigen pathologischen Befunde (Übersicht bei TISSOT 1982). Weiters läßt sich die therapeutische Wirkung der Neuroleptika nicht mit nosologisch-diagnostischen Einheiten zur Deckung bringen (VAN PRAAG 1978); sie kommt auch bei Manien, bei organisch und toxisch begründeten Psychosen zum Tragen. Prinzipielle Kritik wurde weiter auch an dem einfachen Rückschluß von möglichen therapeutischen Mechanismen (Dopamin-Rezeptor-Blockade durch Neuroleptika) auf die Ätiologie bzw. die Pathogenese einer Krankheit geübt (LANGER 1983). Aufgrund dieser Einwände ist man heute von der vereinfachenden Vorstellung, die Schizophrenie sei die klinische Manifestation einer Dopamin-Überfunktion im ZNS (als Dopamin-Überschuß oder Dopamin-Rezeptor-Überempfindlichkeit definiert) abgekommen.

Eine Weiterentwicklung der ursprünglichen Dopamin-Hypothese stellt das Konzept von CROW (1980 a, b) dar, der zwei Subtypen der Krankheit „Schizophrenie" postulierte: Der „Typ I" gehe mit einer Dopamin-Dysfunktion einher. Er sei psychopathologisch durch positive Symptome sowie durch das Fehlen kognitiver Störungen gekennzeichnet und spreche gut auf eine Therapie mit Neuroleptika an. Beim „Typ II" finde sich keine Dopamin-Funktionsstörung, jedoch als pathologisch anatomisches Substrat eine sowohl an den Ventrikeln wie auch an der Konvexität feststellbare Hirnatrophie. Psychopathologisch sei dieser Typ vor allem durch negative Symptome und durch kognitive Störungen gekennzeichnet; er spreche nicht auf Neuroleptika an und sei irreversibel. Als Ätiologie für den Typ II werden Virusinfektionen postuliert, die zu einem Cholezystokinin-Mangelsyndrom führen. Crow versuchte mit diesem Konzept, die schon von Kraepelin und E. Bleuler festgestellte Unterscheidung zwischen schizophrener „Plus-" und „Minussymptomatik" konsequent bis in die ätiologische Ebene voranzutreiben, indem er zwei unabhängige Erkrankungen postulierte. Die Crowsche Hypothese rief in den letzten Jahren großes Interesse hervor, vor allem da sie mit objektiven, naturwissenschaftlichen Methoden überprüfbar ist. Kritik an ihr faßte jüngst Meltzer (1985) zusammen: Abgesehen davon, daß auch negative Symptome auf Neuroleptika, vor allem auf einzelne Typen (s. Abschn. C.I.4) ansprechen, wird prinzipiell eingewendet, daß eine mangelnde therapeutische Wirkung auf negative Symptome, die noch dazu häufig erst im Spätstadium der Krankheit Übergewicht erhalten, kein hinreichender Grund für die Postulierung für deren spezifische Ätiopathogenese sei. Weiters wird angeführt, daß hirnatrophische Zeichen (meist computertomographisch erfaßt) unspezifisch seien, und vor allem erweiterte Seitenventrikel bei Schizophrenen möglicherweise gerade auf eine verminderte Dopamin-Funktion hinweisen könnten.

So fanden van Kammen et al. (1983) erniedrigte Homovanillinsäurespiegel im Liquor und verminderte Dopamin-Beta-Hydroxylase-Aktivität bei Patienten mit erweiterten Ventrikeln; Luchins et al. (1984) konnten bei mit Neuroleptika behandelten schizophrenen Patienten, die wegen eines Parkinsonoids Anticholinergika benötigten, signifikant weitere Ventrikel finden, als bei Patienten, die kein Parkinsonoid entwickelten.

Einwände wurden auch dagegen erhoben, daß ausgerechnet eine Verminderung des Cholezystokinins eine Dopaminfunktionsstörung beim Typ II ausschließen sollte: Dieses zerebrale Peptid weist vermutlich mit dem Dopaminsystem bedeutende Wechselwirkungen auf. Deshalb erscheint es voreilig, eine therapeutische Beeinflußbarkeit der Schizophrenie „Typ II" durch Substanzen, welche die Dopamin-Funktionen verändern, auszuschließen.

Später wurde die Dopamin-Hypothese der Schizophrenie revidiert und relativiert: Nach der Vorstellung mancher Autoren (s. Meltzer 1985) steht ein Teil der psychotischen Zustandsbilder schizophrener Patienten wie auch bei Crow formuliert, überhaupt nicht im Zusammenhang mit zerebralen Dopaminfunktionsstörungen. Bei einem anderen Teil sei nur in frühen und akuten Stadien der Störung eine Dopaminüberfunktion anzunehmen. Negative Symptome wie Affektverflachung, inhaltsarmes Denken und sozialer Rückzug könnten eher auf eine *reduzierte* Dopamin-Funktion zurückzuführen sein. Nach dieser Fassung der Dopamin-Hypothese kann sowohl eine Über- wie auch eine Unteraktivität ein mögliches biologisches Korrelat psychopathologischer Phänomene bei Schizophrenen sein. Dopamin-Funktionsstörungen stellen demnach gemeinsam mit dem psychopathologischen Syndrom eine mögliche, jedoch nicht für die Schizophrenie spezifische „Endstrecke" bisher noch nicht identifizierter ätiopathogenetischer Prozesse dar. Als solche werden Virusinfektionen, Autoimmunprozesse, endogene Toxine etc. diskutiert. LECRUBIER u. DUILLET (1983) formulierten eine der MELTZERschen Auffassung nahestehenden „Dopamin-Hypothese der Schizophrenie". Auch sie fassen psychopathologische Zustände mit vornehmlich negativen Symptomen und solche mit vornehmlich positiven Symptomen als im Hinblick auf die Dopaminfunktion gegensätzliche Zustände auf. Positive Symptome stünden mit einer Dopamin-Überfunktion, negative Symptome mit einer Dopamin-Unterfunktion in Zusammenhang und können dementsprechend jeweils durch Substanzen, welche die Dopaminfunktion senken oder steigern, therapeutisch beeinflußt werden. Für die praktische Therapie könnte daraus gefolgert werden, daß durch Neuroleptika bei Schizophrenen keine Besserung zu erzielen sei, ohne das Risiko einzugehen, oppositionelle Symptome hervorzurufen. Die Dosierung der eingesetzten Neuroleptika müßte sich demnach unmittelbar an der jeweiligen symptomatischen Veränderung orientieren. Neuroleptika aus oppositionellen Klassen (bezüglich ihrer Wirkung auf die Dopaminfunktion) könnten sich, gleichzeitig verabreicht, in ihrer therapeutischen Wirkung aufheben.

Eine weitere Entwicklung der Dopamin-Hypothese erfolgte kürzlich durch FRIEDHOFF (1985), wobei eine fehlerhafte Adaption bei der Pathogenese und eine Förderung adaptativer Prozesse bei der biologischen Behandlung der Schizophrenie in den Vordergrund der Betrachtungsweise gestellt werden. Nach der weiterentwickelten Hypothese stellt das dopaminerge System im Gehirn oder in speziellen Hirnarealen einen Regulationsmechanismus dar, der unter normalen Bedingungen einer psychotischen Destabilisierung entgegenwirkt. Verschiedenste psychologische Erschütterungen des Alltags würden durch das System „abgefangen" werden. Zur Psychose könne es nur kommen, wenn das Dopamin-System durch verschiedene ätiologische Faktoren in seiner Regulationsfunktion beeinträchtigt, d. h. eingeschränkt mudulationsfähig sei. Neuroleptika würden, falls sie richtig angewendet werden, die vermuteten Fehlregulationen korrigieren.

Unter anderem ist eine Feinabstimmung des Dopaminsystems etwa durch das Wechselspiel von sogenannten Dopamin-D1- und Dopamin-D2-Rezeptoren nachgewiesen worden (STOOF u. KEBABIAN 1981). Dazu werden auch tierexperimentelle Studien angeführt, wonach eine Fehleinstellung des Dopamin-Systems möglicherweise schon pränatal gebahnt werde: in dieser Zeit werde etwa das Verhältnis von Dopamin-D1 zu Dopamin-D2-Rezeptoren im Gehirn für das spätere Leben festgelegt. Die pränatalen Verhältnisse würden dann postnatal vom Organismus aufrechterhalten werden. Ließen sich diese Befunde auch auf den Menschen übertragen, würden sich daraus interessante ätiologische Hypothesen für die Schizophrenie ergeben.

Auf einer anderen Untersuchungsebene weisen übrigens auch Befunde von LANGER et al. (1984) in die gleiche Richtung. Psychotische Patienten zeichnen sich teilweise durch eine psychobiologisch definierbare zerebrale Fehlanpassung ("malactivation") aus, und so gekennzeichnete Patienten würden auch bevorzugt auf eine Therapie mit Neuroleptika ansprechen.

In der Untersuchung wiesen psychotische Patienten (nicht nur Schizophrene) in etwa 40% eine pathologisch erniedrigte Thyreotropinantwort im Thyreotropin-Releasing-Hormon(TRH)-Test auf. Solcherart psychobiologisch charakterisierte Patienten sprachen signifikant besser auf Therapien (nicht nur auf Neuroleptika) an als Patienten mit normalen Werten. Eine psychopathologische Besserung korrelierte darüber hinaus signifikant mit einer Normalisierung der Thyreotropinantwort. Daraus wird von den Autoren abgeleitet, daß zumindest bei einem Teil der Patienten eine Fehlanpassung ("malactivation") vorliege, die in der erniedrigten Thyreotropinantwort ihren Ausdruck findet, und die bevorzugt durch medikamentöse Behandlung im Sinne einer Rückstellung normalisiert werden kann. Von besonderem Interesse erscheint die Tatsache, daß diese "malactivation" nicht auf die traditionellen psychopathologisch definierten nosologischen Einheiten der Schizophrenie beschränkt ist, sondern mit paralleler therapeutischer Konsequenz auch bei vital-depressiven Syndromen und anderen Psychose-Formen zu finden ist.

C. Medikamentöse Therapien schizophrener Erkrankungen

I. Klinisch-pharmakologische Aspekte bei der Neuroleptikatherapie bei Schizophrenien

1. Vorbemerkungen

Das erste Neuroleptikum Chlorpromazin wurde 1950 in Frankreich synthetisiert. Es war vorerst Bestandteil eines „lytischen Cocktails" von Laborit, welcher bei Schockzuständen und Narkosen zur Verminderung der Streßreaktion eingesetzt wurde. Seine Beobachtung an gesunden Probanden führten zur Anwendung von Chlorpromazin allein bei psychiatrischen Patienten. Man erkannte rasch die neuartige therapeutische Wirkung dieser Substanz, die erstmals umfassender von Delay u. Deniker (1952) beschrieben wurde.

In der Folge wurde eine Vielzahl weiterer Neuroleptika entwickelt, die gegenwärtig als die Therapie der Wahl bei schizophrenen Erkrankungen angesehen werden. Die Einführung der Neuroleptika in die Therapie der Schizophrenien hatte sowohl wesentliche Auswirkungen auf individuelle Patientenschicksale, wie auch auf die Entwicklung des Faches Psychiatrie ganz allgemein: Die akute, für Patienten und Mitmenschen oft quälende und beunruhigende Symptomatik kann heute mit diesen Medikamenten relativ rasch gelindert und häufig auch „normalisiert" werden. Stationäre Aufnahmen Schizophrener können nun wesentlich kürzer gestaltet werden als zuvor. Seit der Einführung der Neuroleptika kam es zu einem raschen Absinken der Aufnahmezahlen von Patienten mit chronischen Psychosen in psychiatrischen Krankenhäusern. Als Beispiel für diese Entwicklung kann die zeitliche Veränderung der in psychiatrischen Spitälern der USA aufgenommenen Patienten mit chronischen Psychosen dienen, deren Anzahl nach einer Statistik des National Institute of Mental Health von der Jahrhundertwende an bis etwa 1950 ständig zunahmen, um ab dann rasch abzufallen (nach Davis et al. 1983). Diese neue biologische Therapiemethode ermöglicht die Erstellung von Behandlungsplänen für schizophrene Patienten, die verstärkt den frühen Einsatz rehabilitativer Maßnahmen vorsehen können. Des weiteren konnten Strategien für eine erfolgreiche Rückfallverhütung und Symptomunterdrückung durch Langzeitgaben von Neuroleptika, auch in Verbindung mit soziotherapeutischen Maßnahmen, entwickelt werden.

Der Begriff *Neuroleptikum* zur Kennzeichnung von antipsychotisch wirksamen Substanzen wurde eingeführt, da man bald feststellte, daß sowohl Chlorpromazin wie auch die in der Folge entwickelten weiteren Neuroleptika charakteristische motorische Nebenwirkungen hervorriefen. Die Hypothese, daß die antipsychotische Wirkung unbedingt an die motorischen Nebenwirkungen gebunden sei, gilt heute als überholt, da es auch antipsychotische Substanzen gibt, die praktisch keine motorischen Nebenwirkungen hervorrufen (etwa das Clozapin). Dennoch wird die Bezeichnung „Neuroleptikum" – zumindest im deutschsprachigen Raum – derzeit noch beibehalten. In der angloamerikanischen Literatur wird häufig der Ausdruck "Antipsychotic Drug" verwendet.

Im folgenden werden klinisch-pharmakologische Aspekte der Neuroleptikatherapie bei schizophrenen Erkrankungen abgehandelt, die nicht im Kapitel „Psychopharmakologie" von GOTTFRIES in diesem Band Berücksichtigung finden.

2. Grundsätzliche Probleme

Neuroleptika stellen bei weitem noch keine ideale Behandlungsmethode für schizophrene Erkrankungen dar. Sie wirken vor allem bei akuten produktiv-psychotischen Stadien und auch dort nicht bei allen Patienten; bei Vorliegen einer Minus-Symptomatik, insbesonders im Rahmen von chronischen Residualzuständen, ist ihre Effizienz weniger ausgeprägt. Neuroleptika können eine Reihe von Wirkungen haben, die als sehr unangenehm empfunden werden und welche die Behandlungsbereitschaft des Patienten beeinträchtigen können. Außerdem können sie gelegentlich schädigend wirken. Auf diese Nachteile wird später eingegangen werden. Hier sollen grundlegende konzeptionelle und methodische Schwierigkeiten bei der klinischen Prüfung bzw. rationalen Anwendung dieser Substanzen erörtert werden.

Ein grundsätzliches Problem sieht man etwa darin, daß sich die Effizienzprüfung einer biologischen Behandlungsmethode der Schizophrenien an vornehmlich psychopathologischen bzw. sozialen Kriterien orientieren muß, da die *biologischen* Bedingungen der therapeutischen Wirkung noch nicht identifiziert sind. Die *psycho(patho)logischen* Bedingungen der therapeutischen Wirkung sind mit Hilfe der gegenwärtigen Syndromatik und entsprechenden psychometrischen Methoden relativ gut beschreibbar, allerdings noch nicht in ihrer vollen Bedeutung für den Therapieerfolg abschätzbar. Die Erfassung *sozialer* Bedingungen der therapeutischen Wirkung der Neuroleptika stößt auf beträchtliche Schwierigkeiten und ist schwer zu validieren. Die *Zeit* spielt neben den bisher erwähnten Bedingungen eine unklare Rolle (man bedenke etwa die Latenz von der Medikamentenapplikation bis zum Eintritt einer psychopathologischen Normalisierung; die Bedeutung dieser Latenz ist bisher nicht geklärt). Die Beurteilung des Anteils der Neuroleptika an der gesamten therapeutischen Wirkung ist besonders im Einzelfall unmöglich, da neurobiologische Wirkungsanteile in dem erwähnten mehrdimensionalen Bedingungsrahmen noch nicht identifizierbar und isolierbar sind (LANGER u. SCHÖNBECK 1983).

3. Nachweis der allgemeinen Wirksamkeit der Neuroleptika bei der Therapie schizophrener Erkrankungen

Nachdem in Nordamerika und Europa bereits von vielen Klinikern Chlorpromazin zur Behandlung schizophrener Patienten eingesetzt worden war, wurden doch
kritische Stimmen laut, wonach die Annahme einer therapeutischen Wirkung des
Medikaments möglicherweise einen Beobachtungsartefakt darstellen könnte.
Vor allem war das Argument nicht ohne weiteres von der Hand zuweisen, daß vor
allem Remissionen bei Patienten mit ohnehin guter Prognose eine therapeutische
Wirksamkeit der Neuroleptika vortäuschten. In der Folge wurden eine große Anzahl vor allem Plazebo-kontrollierter Studien mit Chlorpromazin aber auch mit
anderen Neuroleptika durchgeführt. DAVIS et al. haben 1983 in einer Übersichtsarbeit viele dieser Arbeiten zusammengestellt und die Ergebnisse diskutiert. Die
überwiegende Mehrzahl der Studien zeigt, daß die Therapie mit Neuroleptika einer Plazebo-Behandlung sowohl bei akuten wie auch bei chronischen Formen der
Schizophrenie eindeutig überlegen ist.

In einer Analyse einer großen Studie des National Institute of Mental Health in den Verei-
nigten Staaten konnten DAVIS et al. zeigen, daß sich unter einer bis zu 12 Wochen dauernden
Neuroleptikatherapie 70% der Patienten signifikant besserten, während bloß 10% nur eine geringfügige oder keine Besserung aufwiesen. Keine der mit Medikamenten behandelten Patienten
verschlechterte sich. Im Gegensatz dazu besserten sich unter Plazebotherapie nur etwa 25% wesentlich, annähernd 50% der Patienten zeigten keine Wirkung bzw. verschlechterten sich sogar.

Die Wirksamkeit der Neuroleptika bei schizophrenen Patienten beschränkt
sich aber nicht nur auf die Syndrom-Normalisierung oder -Linderung bei akuter
oder längerfristiger Medikamentengabe, sondern erstreckt sich auf die Rückfallprophylaxe, d.h. einer Verhütung des Auftretens neuer akuter Erkrankungs-
schübe bei voll oder teilweise remittierten Patienten. Einen eindeutigen Nachweis
hierfür erbrachten DAVIS et al. (1983) in einer Metaanalyse von 33 kontrollierten
Studien, in welchen die Rückfallhäufigkeiten unter Neuroleptika mit denjenigen
unter Plazebotherapie verglichen wurden.

Von insgesamt 3 609 untersuchten Patienten erlitten nach 6 Monaten 20% unter Verum, 53%
unter Plazebo einen neuerlichen Krankheitsschub. Dieser Unterschied erwies sich als statistisch
hochsignifikant.

Unter zusätzlicher Berücksichtigung des Zeitfaktors konnte in mehreren Studien eine konstante Rückfallrate über einen Zeitraum bis zu 18 Monaten festgestellt werden. Bei medikamentenfreien remittierten schizophrenen Patienten beträgt diese Rate 7–14% pro Monat, Neuroleptika vermögen sie etwa um den Faktor 2,5–5 zu reduzieren (Übersicht bei DAVIS et al. 1983). Eine eingehende Diskussion der Vor- und Nachteile einer Langzeittherapie erfolgt in Abschn. C.IV.3).

4. Wirkprofile der Neuroleptika

Eine spezifische „ruhigstellende" und „anti-irritative" Wirkung des Chlorproma-
zins wurde schon in der ersten systematischen Untersuchung bei psychiatrischen
Patienten festgestellt (DELAY u. DENIKER 1952). Diese Forscher hatten eine klini-

sche Prüfung der Substanz einer Anregung LABORITs folgend durchgeführt, der bei psychisch gesunden Personen beobachtet hatte, daß die Substanz eine auffällige indifferente Haltung ihrer Umgebung gegenüber hervorrief. Seit über 30 Jahren werden nun Chlorpromazin und viele Folgepräparate bei Schizophrenen und anderen Patienten eingesetzt, und es konnte beträchtliche Erfahrung im Umgang mit diesen Präparaten gesammelt werden. Sie weisen eine Vielzahl von psychischen und körperlichen Wirkungen auf, wobei selbstverständlich die wesentliche Wirkung für den Einsatz bei schizophrenen Erkrankungen die „antipsychotische" Wirkung darstellt. Die übrigen Wirkungen können mehr oder weniger erwünscht sein im Rahmen der Behandlung, es wird eine jeweilige individuelle Bewertung diesbezüglich in der folgenden Besprechung vorgenommen.

a) Therapeutisch erwünschte Wirkungen

Antipsychotische Wirkung: Man versteht darunter die normalisierende Wirkung der Neuroleptika auf Störungen der Psychomotorik (Überaktivität, Erregung, katatone Symptome), der Affekte (innere Spannung, Aggressivität, manische, dysphorische und depressive Verstimmung, Affektdissoziation) und des Denkens (formale Denkstörungen) sowie auf Wahnsymptome, Sinnestäuschungen (vor allem akustische Halluzinationen), Autismus, Negativismus, sozialen Rückzug, Kontaktstörung etc. Diese Symptome können unter Neuroleptikatherapie eine vollständige Rückbildung erfahren, häufig wird jedoch nur eine Linderung erzielt. Lassen sich nun Unterschiede im antipsychotischen Wirkprofil einzelner Neuroleptika feststellen? Obwohl Hinweise auf solche in einzelnen Vergleichsstudien und vor allem in Einzelfällen immer wieder gefunden wurden, können diesbezüglich aufgrund gruppenstatistischer Vergleiche (Übersicht bei DAVIS et al. 1983; KLEIN et al. 1981) derzeit noch keine verläßlichen allgemeingültigen Aussagen gemacht werden. Möglicherweise sind unsere heute zur Verfügung stehenden klinischen Untersuchungsverfahren noch nicht sensibel genug, um Unterschiede im antipsychotischen Wirkprofil einzelner Neuroleptika erfassen zu können. Immerhin hat die Aufteilung der „schizophrenen" Symptomatik in „positive" und „negative" Merkmale mit zumindest hypothetisch unterschiedlichen biologischen Korrelaten die Suche nach differenziellen Therapien angeregt. Im Hinblick auf die hypothetische Annahme, daß positiven Symptomen eine Überfunktion und negativen eine Unterfunktion in dopaminergen Systemen zugrundeliege, wird auch versucht, diese entsprechend medikamentös zu beeinflussen (LECRUBIER u. DOUILLET 1983). So könnten Sulpirid, Clozapin und Diphenylbutylpiperidin-Neuroleptika (etwa Pimozid) im Vergleich zu Phenothiazinpräparaten und Haloperidol eine besonders akzentuierte Wirkung auf Negativsymptome ausüben (MELTZER 1985). In Tabelle 2 wurde der Versuch einer diesbezüglichen Einordnung einiger Neuroleptika vor allem aufgrund klinischer Erfolgswerte vorgenommen, da gut kontrollierte Vergleichsstudien meist kaum vorliegen.

Einen weiteren methodischen Aspekt stellt die Dosierungsfrage dar, da bei einigen Substanzen gefunden wurde, daß sie in niedrigen Dosen die Minus-, in höheren Dosen in erster Linie die Plus-Symptomatik beeinflussen; diese Erwägung könnte auf alle Neuroleptika zutreffen. Wenn also auch die Frage der differenziellen antipsychotischen Wirkprofile bisher noch nicht geklärt ist, so steht doch

Tabelle 1. „Antipsychotische Potenz" einiger Neuroleptika mit empfohlener mittlerer Tagesdosis bei schizophrenen Erkrankungen

Antipsychotische Potenz	Freiname	Mittlere Tagesdosis (in mg)	Neuroleptische Potenz (CPZ = 1)
Stark	Benperidol	1– 6	100
	Flupenthixol	2–10	50
	Fluphenazin	5–20	30
	Haloperidol	2–20	60
	Pimozid	4–20	50
	Trifluoperidol	2– 8	200
Mittel	Butyrylperazin	30–200	
	Clozapine	25–600	0,5
	Periziazin	5–150	5
	Cis(Z)-Clopenthixol	10– 75	
	Perphenazin	12– 64	8
	Thioproperazin	10– 50	
	Triflupromazin	75–300	2
Schwach	Chlorpromazin	150–600	1
	Chlorprothixen	150–600	0,8
	Floropipamid	160–360	0,8
	Laevomepromazin	100–600	0,8
	Perazin	75–600	0,5
	Prothipendyl	240–480	0,6
	Sulpirid	100–800	0,5
	Thioridazin	200–700	0,7

fest, daß sich die Neuroleptika hinsichtlich der Dosierung unterscheiden, mit welcher eine normalisierende Wirkung auf die psychotische Symptomatik erzielt wird. Man spricht von der antipsychotischen Potenz eines Neuroleptikums und bezieht sich meist auf Chlorpromazin als Referenzsubstanz (s. Tabelle 1).

Die antipsychotische (oder auch „neuroleptische") Potenz einer Substanz wird unterschiedlich bestimmt: Erstens kann sie als die durchschnittliche Dosis definiert werden, mit der sich in größeren Patientenstichproben ein antipsychotischer Effekt erzielen läßt. Diese Methode kann nur dann zu verwertbaren Richtlinien führen, wenn in den entsprechenden Studien bei allen Patienten eine sorgfältige Austitrierung der wirksamen Dosis vorgenommen wird (s. auch Abschn. C.V). Zweitens beruhen experimentelle Verfahren zur Feststellung der antipsychotischen Potenz auf der Hypothese, daß die antipsychotische Wirkung mit der Fähigkeit der Neuroleptika zusammenhängt, im ZNS eine Dopaminrezeptorblockade hervorzurufen. Hierher gehört die Bestimmung der „neuroleptischen Schwelle" (Haase 1982), (Erfassung feinmotorischer Störungen als Ausdruck eines Neuroleptika-Parkinsonoids) oder die Bestimmung des Prolaktinanstieges im Serum als Ausdruck des Ausbleibens der dopaminergen Hemmung im Bereich der Hypophyse (Langer et al. 1977).

Tabelle 2. Psychiatrische Wirkprofile einiger Neuroleptika (GAERTNER 1983; KALINOWSKY et al. 1982; TISSOT 1982)

Freiname	Plus-sympto-matik	Minus-sympto-matik	Sedierende Wirkung	Anti-depressive Wirkung	Depressio-gene Wirkung	Delirogene Wirkung	EPMS Wirkung
Benperidol	+	+	0				+
Flupenthixol	+	+		0	+		+ +
Fluphenazin	+ +	+	+	0	+ +	0	+ +
Haloperidol	+ +	+	0	0	+	0	+ +
Pimozid	+ +	+	0	+	0	0	+ +
Trifluoperidol	+ +	+	+	0	+ +	0	+ +
Butyrylperazin	+	+	+	+			+
Cis(Z)-Clopenthixol	+ +	+	+ +	0	+		+ +
Clozapine	+ +	+ +	+ +	+	0	+ +	0
Periciazin	+	+	+				+
Perphenazin	+ +	+	+	0	+		+ +
Thioproperazin	+ +	+					+ +
Triflupromazin	+ +	+	+				+
Chlorpromazin	+ +	+	+ +	+	. +	+	+
Chlorprothixen	+	+	+ +	+	0	+	+
Floropipamid	+ +	+	+ +	0	+	0	+ +
Laevomepromazin	+	+	+ +	+	0	+	+
Perazin	+	+	+				+
Prothipendyl	+	+	+ +	+	0	0	+
Sulpirid	+	+ +	0	+	0	0	+
Thioridazin	+	+	+ +	+	0	+ +	+

0: nicht vorhanden; +: schwach wirksam; + +: stark wirksam.

Sedierende Wirkung: Während in dem antipsychotischen Effekt der Neuroleptika eine spezifische Wirkung dieser Substanz gesehen wird, ist die durch sie hervorgerufene Sedierung im Sinne einer psychischen Dämpfung und auch schlafanstoßenden Wirkung als unspezifisch anzusehen. Diese Wirkung ist dosis- bzw. präparatabhängig und tritt auch bei gesunden Versuchspersonen auf. Sie muß von der Normalisierung der „psychotischen" psychomotorischen Erregung abgegrenzt werden. Im Gegensatz zum antipsychotischen Effekt handelt es sich hierbei um eine Komponente des Wirkprofils, die vor allem initial einsetzt und für die im Verlaufe der Behandlung eine Toleranz auftritt. Die Sedierung tritt besonders deutlich und rasch bei parenteraler Applikation auf. Bei schizophrenen Psychosen kann sie sowohl therapeutisch erwünscht wie auch unerwünscht sein (s. auch Abschn. C.V). Phenothiazine mit aliphatischer Seitenkette (etwa Laevomepromazin) haben die ausgeprägteste, Diphenylbutylpiperidine (z. B. das Pimozid) die schwächste bzw. gar keine sedierende Wirkung. Eine entsprechende Einstufung aufgrund klinischer Erfahrungswerte ist aus Tabelle 2 ersichtlich. Die biochemisch-pharmakologische Grundlage der sedierenden Wirkung wird hypothetisch sowohl der alpha-adrenolytischen als auch der antihistaminergen Wirkung der Neuroleptika zugeschrieben.

250 P. BERNER u. G. SCHÖNBECK

Antidepressive Wirkung: Interessanterweise wurde bei gewissen Neuroleptika auch bei depressiven Verstimmungen eine Syndromnormalisierung beobachtet und in kontrollierten Untersuchungen nachgewiesen (Übersicht bei ANGST et al. 1970; KLEIN et al. 1981). Diese Wirkung dürfte bei einigen trizyklischen Präparaten (Chlorprothixen, Dixyrazin, Flupenthixol, Laevomepromazin und Thioridazin) ausgeprägter sein, ebenso bei den nichttrizyklischen Präparaten Sulpirid und Pimozid. Inwieweit es sich hierbei um dosisabhängige Effekte handelt, ist noch nicht geklärt.

b) Therapeutisch meist nicht erwünschte Wirkungen (Nebenwirkungen)

Wirkungen auf die Motorik: Extrapyramidal-motorische Störungen zählen zu den häufigsten (Neben-)Wirkungen der Neuroleptika-Therapie. Man unterscheidet heute vier Typen von Neuroleptika-induzierten Bewegungsstörungen. Das Parkinsonoid, die Akathisie, die akute Dyskinesie und die Spätdyskinesie. Diese Aufteilung orientiert sich am Erscheinungsbild und am Zeitpunkt des Auftretens im Therapieverlauf und ist auch im Hinblick auf die zu ergreifenden prophylaktischen und therapeutischen Maßnahmen von Bedeutung. Die auftretenden pathologischen Bewegungsmuster sind nicht spezifisch für die Neuroleptikatherapie – sie können auch unter anderen Medikamenten auftreten oder Ausdruck einer traumatischen, entzündlichen, degenerativen oder toxischen Schädigung des zentralen Nervensystems sein; bei der Diagnostik sollte immer auch an diese Ursachen gedacht werden.

Das *Parkinsonoid* drückt sich häufig und oft alleine in einer Bradykinese mit allgemeiner Verlangsamung der Bewegungen, ausdruckslosem Gesicht, fehlenden Mitbewegungen und monotoner Sprache aus; seltener kommt es auch zum Rigor, manchmal auch mit einem „Zahnradphänomen", und zu einem Tremor, der meist feinschlägiger als beim M. Parkinson ist. Subjektiv klagen die Patienten über allgemeine Schwäche, fühlen sich wie „eingemauert"; sehr häufig besteht auch eine depressive Verstimmung. Dieses Syndrom tritt bei 10–60% der mit Neuroleptika behandelten Patienten auf; es ist abhängig von der Dosis und der antipsychotischen Potenz (s. Tabelle 1) aber auch von der chemischen Struktur der verordneten Substanz. Ältere Patienten werden etwas häufiger als jüngere betroffen. Meist beginnt das Syndrom mehrere Tage bis Wochen nach Einleitung der Therapie. Es ist bei Absetzen der Medikamente praktisch immer reversibel. Häufig bildet es sich jedoch auch trotz Fortsetzung der neuroleptischen Medikamente innerhalb mehrerer Monate wieder zurück, was auf eine Toleranzentwicklung schließen läßt (TISSOT 1982). Die Ursache für das Auftreten des Parkinsonoids dürfte sehr wahrscheinlich in einer Abschwächung der dopaminergen Erregungsübertragung, möglicherweise in einer durch die Neuroleptika bedingten Rezeptorblockade liegen. Wie beim M. Parkinson kommt es dabei zu einer Störung des Gleichgewichtes zwischen dopaminergem und cholinergem System in den Stammganglien. Interessant erscheint die Beobachtung, daß bei ausgesprochen hohen Dosierungen die Inzidenz des Parkinsonoids wieder abnehmen kann (KALINOWSKY et al. 1982); die Ursache hierfür ist unbekannt. Therapeutisch spricht das Parkinsonoid meist gut und prompt auf Anticholinergika an. Selbstverständlich kann auch eine Dosisreduktion des Neuroleptikums vorgenommen werden, allerdings ist vor allem in der Akutbehandlungsphase zu bedenken, daß die antipsychotische Wirksamkeit der meisten Neuroleptika erst bei Dosierungen eintritt, die auch ein Parkinsonoid bewirken (HAASE 1982). Nach einigen Wochen kann, auch bei gleichförmiger Beibehaltung einer Neuroleptikatherapie, der Versuch unternommen werden, die Anticholinergika wieder langsam abzusetzen. Dabei kommt es meist nicht zu einem neuerlichen Auftreten des Parkinsonoids. Auch eine Umstellung auf eine Substanz, welche im allgemeinen nur ein geringes oder kein Parkinsonoid hervorruft, z. B. Thioridazin oder auch Clozapin, kann erwogen werden.

Die *Akathisie* ist durch eine meist nicht unterdrückbare motorische Unruhe gekennzeichnet. Die Patienten können die Beine nicht ruhig halten und müssen sich bei starker Ausprägung des Syndroms ständig bewegen. Subjektiv wird die Akathisie von einer inneren Spannung begleitet. Allerdings vermag der Patient meist diesen sehr störenden Zustand nicht von seiner Krankheitssymptomatik abzugrenzen und auch der behandelnde Arzt interpretiert die geschilderten Beschwerden häufig als Unruhe, Angst oder Dysphorie im Rahmen der psychotischen Störung. Über die Inzidenz der Akathisie liegen keine verläßlichen Zahlen vor, nach GAERTNER (1983) soll sie vor allem bei Piperazin-substituierten Phenothiazinen auftreten. Eine Altersabhängigkeit ihres Auftretens ist nicht bekannt. Selten stellt sich die Störung unmittelbar nach Therapiebeginn ein, manchmal tritt sie schon nach einigen Tagen, meist erst nach Wochen auf. Bei diesem Syndrom wurde keine Toleranzentwicklung beobachtet; nach dem Absetzen der Neuroleptika bildet es sich innerhalb weniger Tage vollständig zurück. Die Pathogenese der Störung ist bisher nicht bekannt. Differentialdiagnostisch muß, wie erwähnt, an einen oft gleichartigen psychomotorischen Unruhezustand im Rahmen der Psychose gedacht werden, bei welchem eher eine Erhöhung der Neuroleptikadosis indiziert wäre, während zur Therapie eine Reduktion vorgenommen werden sollte. Ist dies aus klinischen Gründen nicht möglich, sollte eine orale Therapie mit Anticholinergika versucht werden. Bringt dies, was häufig der Fall ist, keine Hilfe, ist an eine Therapie mit Benzodiazepinen zu denken (BALDESSARINI 1980). Schließlich ist auch durch einen Wechsel auf ein anderes Neuroleptikum häufig Abhilfe zu schaffen.

Die *akuten Dyskinesien* manifestieren sich in Form von intermittierend auftretenden Spasmen und Haltungsanomalien, vor allem der Muskulatur des Gesichtes, des Nackens und des Stammes. Charakteristische Symptome sind weiter vor allem Blick- und Lidkrämpfe, Grimassieren, Zungen- und Schlundkrämpfe, die mit Sprach- oder Schluckstörungen verbunden sein können, sowie die Ausbildung eines Retro- oder Torticollis. Selten kommt es zu einem respiratorischen Stridor mit Atemstörungen. Subjektiv werden die akuten Dyskinesien als sehr störend, manchmal auch als schmerzhaft und oft als bedrohlich erlebt. Durchschnittlich etwa 5% der neuroleptikabehandelnten Patienten werden von dieser Komplikation betroffen. Bei Kindern und Jugendlichen ist ihre Inzidenz jedoch besonders hoch (fast 100%) während ältere Patienten kaum gefährdet sind (Übersicht bei SCHÖNBECK u. LANGER 1982a). Akutdyskinesien treten innerhalb einer Stunde bis zu wenigen Tagen nach Beginn einer Neuroleptikatherapie oder nach einer Dosiserhöhung auf. Manchmal zeigt die Störung einen fluktuierenden Verlauf. Ihre Pathogenese ist noch nicht geklärt. Differentialdiagnostisch muß an epileptische Anfälle, an Tetanie oder auch an hysterische Reaktionen gedacht werden. Im Zweifelsfall bietet ein intravenös verabreichtes Anticholinergikum eine rasche diagnostische Abklärungsmöglichkeit: Eine prompte Besserung spricht mit hoher Wahrscheinlichkeit für das Vorliegen einer akuten Dyskinesie. Anticholinergika gelten sowohl für die Vorbeugung wie auch für die Therapie als Mittel der Wahl bei dieser Störung. Anticholinergika parenteral verabreicht bringen praktisch immer eine rasche Besserung, die orale Verabreichung dient zur Weiterbehandlung bzw. der Prophylaxe (s. auch Abschn. C.II.1). Auch eine Dosisreduktion des angewendeten Neuroleptikums ist in Erwägung zu ziehen.

Die *Spätdyskinesie* ist durch ein hyperkinetisches Syndrom mit unwillkürlichen Bewegungsabläufen von großer Variabilität gekennzeichnet. Alleine oder gleichzeitig können choreiforme, athetotische und stereotyp oder gehäuft ablaufende normale Bewegungen auftreten (z. B. Kauen, Schmatzen, Vorstrecken der Zunge, Schaukelbewegungen etc.). Das Ausmaß der Störung ist von der Aufmerksamkeit des Patienten abhängig und der Übergang zu normalen Bewegungsabläufen ist fließend. Oft wird die Störung vom Patienten gar nicht wahrgenommen und es besteht meist kein subjektiver Leidensdruck. Auf psychosozialer Ebene kommt der Störung jedoch durch ihre negative Auswirkung auf die Kommunikationsfähigkeit große Bedeutung zu. Die Inzidenz der Störung wird sehr unterschiedlich bewertet, FANN et al. (1980) geben sie mit 3–30% an. Sie scheint vom Lebensalter des Patienten (ältere Patienten neigen eher zu dieser Störung), der Höhe der verabreichten Gesamtdosis und der Gesamtdauer der Einnahme der Neuroleptika sowie vom Ausmaß des Auftretens von extrapyramidal-motorischen Störungen in der Frühphase der Neuroleptikabehandlung abhängig zu sein (Übersicht bei SCHÖNBECK u. LANGER 1982 b). Kein eindeutiger Zusammenhang konnte mit der Substanzklasse des eingenommenen Neuroleptikums festgestellt werden. Eine Ausnahme hierin stellt allerdings das Clozapin dar, welches offenbar kaum Spätdyskinesien erzeugt (KALINOWSKY et al. 1982). Von Spätdyskinesien spricht man frühestens nach etwa 6 Monaten, meist treten sie jedoch erst nach jahrelanger Neuroleptikaeinnahme in Erscheinung. Häufig wird die Störung bei Dosisreduktion oder Absetzen manifest, sie kann aber auch ohne Dosisänderung auftreten. Zu ihrer Pathogenese, deren Einheitlichkeit noch in Frage steht, gibt es mehrere Hypothesen, etwa diejenige einer neuroleptikabedingten Hypersensibilität striataler Dopaminrezeptoren. Differentialdiagnostisch muß auch an eine akute Dyskinesie unter Neuroleptika gedacht werden, die jedoch im Gegensatz zur Spätdyskinesie rasch auf Anticholinergika anspricht und bei Dosiserhöhung auftritt. Auch Stereotypien im Rahmen des schizophrenen Prozesses selbst und bei anderen Gehirnerkrankungen sind in Erwägung zu ziehen. Der Verlauf der Störung ist nach Absetzen der Neuroleptika meist nicht progredient, manchmal bleibt sie noch einige Monate bestehen und bildet sich dann spontan zurück; in wenigen Fällen persistiert sie (GAERTNER 1983). Die einzige zielführende Therapie für die Spätdyskinesie besteht im Absetzen des Neuroleptikums. Eine Linderung der Symptome wurde auch nach Gabe von Tiaprid, Propranolol, Benzodiazepinen und Pirazetam berichtet (Übersichten bei SCHÖNBECK u. LANGER 1982 b; MÖLLER 1986, im Druck).

Depressiogene Wirkung: Depressive Syndrome im Verlauf schizophrener Erkrankungen sind nicht selten und können mit verschiedenen Ursachen im Zusammenhang stehen. Nach Ansicht verschiedener Autoren kommt es seit der breiten Anwendung von Neuroleptika, vor allem als Langzeittherapie zu deren vermehrtem Auftreten (Übersicht bei MÜLLER 1981). Dieser Autor stellte in einer kontrollierten Studie an langzeitbehandelten Patienten auch fest, daß etwa $^2/_3$ der Patienten unter Neuroleptikatherapie depressive Syndrome entwickelten, solche konnten jedoch kaum in den Plazebo-behandelten Kontrollgruppen beobachtet werden. Die depressiven Syndrome traten nach dem Abklingen des akuten psychotischen Zustandsbildes – also beim „Wirksamwerden" der Neuroleptika – auf und dauerten meist bis zum Absetzen derselben an. Häufig waren sie mit einem, wenn auch oft nur minimalen Parkinsonoid vergesellschaftet. Psychopathologisch handelte es sich zum guten Teil um gehemmt-depressive Zustandsbilder endogener Prägung, wobei jedoch auch eine gewisse Affektlabilität auftrat. Der Autor interpretiert diese Zustandsbilder als eindeutig pharmakogen und sieht eine Bestätigung dafür in ihrem raschen Abklingen nach Absetzen der Medikamente. Einschränkend muß erwähnt werden, daß in der Studie ein hochpotentes Neuroleptikum (Fluphenazin) z. T. in Depotform angewendet wurde.

Da ähnliche Beobachtungen bei anderen hochpotenten Neuroleptika gemacht wurden, depressive Verstimmungen hingegen offenbar weniger bei Therapie mit niedrigpotenten Präparaten auftreten (KALINOWSKY et al. 1982), muß nach dem derzeitigen Stand des Wissens vor allem den hochpotenten Neuroleptika eine depressiogene Wirkung zugesprochen werden. Da es sich um eine dosisabhängige Wirkung handelt (Dosissenkung auf die Hälfte führte zu einer deutlichen Besserung der Depression in MÜLLERS Stichprobe), ist möglicherweise eine Vermeidung dieser Nebenwirkung durch Einstellung auf eine optimale Dosis möglich. Die Gabe eines Antiparkinsonmittels vom Anticholinergikatyp kann oft rasch Erleichterung verschaffen, auch wenn keine extrapyramidalmotorischen Symptome vorliegen. Weiters hat sich auch eine zusätzliche Therapie mit Antidepressiva bewährt, vor allem wenn sie anticholinerge Eigenschaften besitzen. (Nähere Diskussion zur praktischen Therapie s. auch Abschn. C.V.)

Delirogene Wirkung: Besonders Neuroleptika mit niedriger antipsychotischer Wirkung können, vor allem bei empfindlichen oder organisch vorgeschädigten Patienten, bei rascher Dosissteigerung delirante Zustandsbilder hervorrufen. Hierfür wird vor allem die anticholinerge Wirkung dieser Präparate verantwortlich gemacht. Dementsprechend stellt auch Physostigmin ein meist wirksames Antidot dar.

Krampfanfälle: Fast alle Neuroleptika vermögen die Krampfschwelle zu erniedrigen. Insgesamt sind jedoch Krampfanfälle unter Neuroleptikatherapie selten (KALINOWSKY et al. 1982). Prädisponierend ist eine bekannte Anfallsneigung, Entzüge von Alkohol, Barbituraten oder Benzodiazepinen. Sowohl rasche Dosissteigerung wie auch akutes Absetzen einer Neuroleptikatherapie können krampfauslösend wirken. Nach einer Übersicht von ITIL u. SOLDATOS (1980) hat Chlorprothixen die relativ stärkste epileptogene Potenz unter den Neuroleptika, es folgen absteigend Chlorpromazin, Prometazin und Perphenazin mit mittlerer, Haloperidol, Pimozid, Thioridazin und Fluphenazin mit geringer, und Melperon mit praktisch keiner epileptogenen Wirkung.

Malignes neuroleptisches Syndrom: Entsprechend einer Übersichtsarbeit von SPIESS-KIEFER u. HIPPIUS (1986) handelt es sich hierbei um eine seltene Komplikation, die innerhalb von Stunden bis Tagen auftreten kann. Sie ist durch die Leitsymptome *Hyperthermie* bis 42 °C und *Rigor* der Muskulatur gekennzeichnet. Des weiteren treten in ihrem Rahmen wechselnde Störungen der Motorik, insbesonders katatoner Prägung, eine Anisokorie, ein positiver Babinskireflex sowie Tremor, Faszikulationen und Krämpfe der Muskulatur auf. Charakteristisch sind auch wechselnde Vigilanz, eine autonome Dysfunktion mit Tachykardie, labilem Blutdruck, Hypersalivation, bronchialer Hypersekretion, Tachypnoe und Dyspnoe, profuser Hyperhydrosis oder auch trockener Haut. In den Laborwerten ist meist eine leichte Leukozytose und oft eine stark erhöhte Serumkreatinphosphokinase-Konzentration vorhanden; Liquor, Computer-Tomographie und Elektroenzephalogramm sind meist unauffällig. Sekundär kann es auch zu letalen Komplikationen mit Pneumonie oder Nierenversagen kommen. Die Letalität liegt bei ungefähr 20%. Diese Störung tritt meist nach Jahren neuroleptischer Behandlung plötzlich, fast ohne Prodrome auf, wobei nach der oben zitierten Übersichtsarbeit bei den bisher beschriebenen Fällen häufig Neuroleptika mit starker antipsychotischer Potenz angewendet wurden. Differentialdiagnostisch kann die Abgrenzung von perniziöser Katatonie sehr schwierig sein („katatones Dilemma"), sie ist jedoch für die weitere Therapie des bedrohlichen Krankheitsbildes wichtig. Die Pathogenese der Erkrankung ist bisher unklar; nach der von den Autoren präsentierten Hypothese könnte eine Beziehung zur „Malignen Hyperthermie" bestehen, einer vererbbaren muskulären Störung, die durch Allgemeinnarkosen ausgelöst werden kann, und in Symptomatik und Verlauf dem malignen neuroleptischen Syndrom sehr ähnlich ist. Therapeutisch kann neben sofortigem Absetzen der Neuroleptika dieser neuen Hypothese folgend der Einsatz von Dantrolen, das bei maligner Hyperthermie angewendet wird, erwogen werden. Die bisherigen Erfolge mit diesem Präparat sind vielversprechend: Von 16 Patienten mit malignem neuroleptischem Syndrom sprachen 14 gut und prompt auf Dantrolentherapie an (SPIESS-KIEFER u. HIPPIUS 1986). Weiters sind intensivpflegerische Maßnahmen zu ergreifen und beim „katatonen Dilemma" die Gabe von EKT zu erwägen.

Wirkungen auf das kardiovaskuläre System: Absenkung und orthostatische Regulationsstörung des Blutdrucks zählt zu den häufigsten durch Neuroleptika hervorgerufenen (Neben)Wirkungen. Diese Störung tritt vor allem bei parenteraler Applikation und kreislauflabilen Patienten auf, z. B. bei älteren Menschen und Jugendlichen, weiters auch bei allgemeiner vegetativer Labilität. Als wichtigste Komplikationen können Kollapszustände und bei vorgeschädigten Patienten zerebrale und koronare Mangeldurchblutung auftreten. Die Inzidenz wird in einer Zusammenstellung von GAERTNER (1983) auf mehr als 20% geschätzt, wobei vor allem Neuroleptika mit ausgeprägter alpha-adrenolytischer Wirkung, also eher Präparate mit niedriger antipsychotischer Potenz, verantwortlich gemacht werden können. Bei Patienten mit pathologisch erhöhtem Blutdruck kann diese Wirkung therapeutisch genützt werden. Außer differenzierter Auswahl des Neuroleptikums am Beginn der Therapie und – wenn möglich – langsamer Dosissteigerung sowie Vermeidung parenteraler Applikation bei gefährdeten Patienten kann prophylaktisch auch Dihydroergotamin verabreicht werden. Auf die Herzreizleitung wirken Neuroleptika einerseits antiarrhythmisch (etwa das Chlorpromazin), andererseits wurde auch über Herzrhythmusstörungen unter Neuroleptikatherapie berichtet (ventrikuläre Extrasystolen etc.). Vor allem Phenothiazine wurden in den meisten beobachteten Fällen angeschuldigt (KALINOWSKY et al. 1982).

Vegetative Wirkungen: Neuroleptika können eine Vielzahl vegetativer Wirkungen hervorrufen, z. T. werden diese an anderer Stelle besprochen. In Abhängigkeit von der Ausgangslage des Organismus und von den biochemisch-pharmakologischen Eigenschaften der verwendeten Substanz kommt es in oft unvorhersehbarer Weise zu Speichelfluß oder Mundtrockenheit, Obstipation oder Durchfällen, Harnverhaltung oder Inkontinenz, Akkomodationsstörungen etc. Diese dosisabhängigen Effekte, die bei parenteraler Gabe verstärkt auftreten, lassen in ihrer Intensität meist nach etwa 7–14 Tagen nach (offenbar adaptiert der Organismus) und stellen bei Langzeitbehandlung meist kein wesentliches Problem dar. Eventuell muß im individuellen Fall jedoch ein Präparatwechsel vorgenommen werden, um vegetative Nebenwirkungen zu vermeiden. In der Regel haben Neuroleptika mit starker antipsychotischer Wirkung, etwa das Haloperidol, weniger vegetative Begleitwirkungen als schwach antipsychotische Präparate, etwa das Thioridazin.

Wirkungen auf die Leberfunktion: Nicht selten wird nach Beginn einer Neuroleptikatherapie eine Erhöhung der Leberenzyme γ-GT, SGOT, SGPT und manchmal auch der alkalischen Phosphatase beobachtet. BAUER u. GAERTNER (1983) fanden eine Inzidenz von 20–30% solcher Störungen, gleichgültig ob mit Haloperidol, Perazin oder Clozapin behandelt wurde. Meist ist diese Enzymerhöhung harmlos und wahrscheinlich Ausdruck eines vorübergehenden allergischen Geschehens. Selten kommt es zum Ikterus, wobei nach einer Literaturzusammenstellung von GAERTNER (1983) die Inzidenz hierfür unter Haloperidoltherapie von 0,05–3%, für Chlorpromzaintherapie von 0,2–12,5% angegeben wird.

Wirkungen auf das Blutbild: Nach KALINOWSKY et al. (1982) sind Veränderungen im weißen Blutbild unter Neuroleptikatherapie nicht selten. Neben gelegentlicher vorübergehender Eosinophilie in der zweiten bis vierten Behandlungswoche werden nicht selten bei Behandlungsbeginn auch Leukopenien mit Eosinopenie geringer Ausprägung beobachtet. Bei Langzeitgabe von Neuroleptika kann es gelegentlich zu relativer Lympho- und Monozytose kommen. Diese Veränderungen gelten in der Regel als harmlos, falls nicht die Normgrenzen unter- bzw. überschritten werden. Sie zeigen meist unter Weiterführung der Neuroleptikatherapie keine Progredienz und bilden sich unter einer solchen sogar häufig wieder zurück.

Die *Agranulozytose* stellt eine schwere Komplikation dar, nach KALINOWSKY et al. (1982) endet sie in 30–40% der Fälle letal. Nach Ansicht dieser Autoren werden sie vor allem durch solche trizyklische Neuroleptika hervorgerufen, die in Dosen von mehr als 100 mg/d verabreicht werden. Sie treten meist innerhalb der ersten 5 Behandlungswochen bei Patienten mittleren und höheren Lebensalters auf. Ursächlich dürfte eine individuelle Disposition in Form einer Enzymabnor-

malität eine Rolle spielen, die im Verein mit einer toxischen Wirkung eine Blok-
kierung der DNA-Synthese in Granulozyten-Vorstufen bewirkt (Gaertner
1983). Klinische Zeichen einer Agranulozytose sind häufig akut einsetzendes Fie-
ber mit Entzündungen im Bereich des Mundes, des Verdauungstraktes und der
Lunge, welche bis zur allgemeinen Sepsis führen können. Diesem lebensbedroh-
lichen Risiko einer Neuroleptikatherapie sollte durch vorbeugende Maßnahmen
begegnet werden. Kalinowsky et al. (1982) empfiehlt regelmäßige Blutbildkon-
trollen in den ersten 10 Behandlungswochen, um das Neuroleptikum sofort absetzen zu können, falls die Leukozytenzahl unter $4000/mm^3$ fällt. Bei *Clozapin*
sind darüber hinaus während der gesamten Anwendungsphase 7–14 tägige Kontrollen des weißen Blutbildes erforderlich, da gehäuft Todesfälle durch Agranulozytose beobachtet wurden. (Dieses Präparat ist derzeit aus diesem Grunde nicht
allgemein für den Handel zugelassen.)

Wirkungen auf das endokrine System und das Sexualverhalten: Brustdrüsen-
schwellung mit Galaktorrhö sowie Amenorrhö ist gelegentlich unter Neuroleptikatherapie festzustellen. Grundlage dafür dürfte eine Prolaktin-stimulierende
Wirkung sein, welche besonders bei Sulpirid und Thioridazin ausgeprägt ist. Diese Wirkungen sind harmlos und reversibel. Immer wieder wird über Störungen
der Ejakulation, der Erektion, des Orgasmus und der Libido unter Neuroleptika
berichtet. Ob es sich hierbei um Medikamentenwirkungen oder Symptome der
Grunderkrankung handelt, ist im Einzelfall oft nicht zu entscheiden. Immerhin
sollen hierbei einzelne Substanzen, wie etwa das Thioridazin, eher als andere Neuroleptika wirken (Gaertner 1983). Falls erforderlich, sollte ein Präparatewechsel
vorgenommen werden.

Wirkung auf Glukosestoffwechsel und Körpergewicht: Zu einer Verminderung der
Glukosetoleranz soll es vor allem unter einer Therapie mit Chlorpromazin schon
bei Verabreichung geringer Dosierungen kommen (Erle et al. 1977). Insbesondere bei Diabetikern sollte auf diese potentielle Wirkung der Neuroleptika Bedacht
genommen werden. Eine *Gewichtszunahme* wird häufig bei Langzeitgabe von
Neuroleptika beobachtet. Die Ursachen dafür sind bisher noch nicht geklärt. Die
neueren Präparate Molindon und Loxapin sollen möglicherweise diese Wirkung
nicht besitzen und sogar eher zu einer Gewichtsabnahme führen (Doss 1979).

Wirkungen auf Haut und Augen: Allergische Reaktionen der Haut treten nicht selten unter einer Neuroleptikatherapie auf; nach Gaertner (1983) führt Chlorpromazin in 5–10% der Fälle zu allergischen Dermatiden in den ersten Behandlungsmonaten. Sie klingen jedoch unter Weiterführung der Therapie meist wieder ab.
Eine *Fotosensibilisierung* wurde häufig unter Phenothiazinen beobachtet, hierbei
kommt es an lichtexponierten Stellen der Haut zu bleibenden grauen und rötli-
chen Pigmentierungen. Auf gleicher Basis kann es (nach jahrelanger Neuroleptikatherapie) zu *Trübungen von Hornhaut und Linse* sowie zu *Pigmentablagerungen
in der Retina* kommen. Da diese Störung dosisabhängig ist, kann ihr dadurch vorgebeugt werden, daß in der Langzeitbehandlung hochpotente Neuroleptika verwendet werden. Gelegentliche ophthalmologische Untersuchungen sind bei
Langzeitbehandlungen angezeigt.

II. Medikamentöse Begleit- oder Alternativtherapien bei schizophrenen Erkrankungen

Sämtliche der hier zu diskutierenden Substanzen kommen fast ausschließlich als Zusatzmedikation zu einer Neuroleptika- oder Elektrokrampfbehandlung zur Anwendung. Grundsätzlich kann hierbei zwischen Präparaten unterschieden werden, welche die Beseitigung von Nebenwirkungen der Neuroleptika zum Ziel haben und solchen, welchen eine zusätzliche therapeutische oder rückfallverhütende Wirkung beigemessen wird. Manchen Substanzen wird ein Effekt in beiden Bereichen zugesprochen.

1. Anticholinergika

Substanzen dieser Gruppe, die eine gute symptomatische Wirkung beim M. Parkinson haben, werden bei schizophrenen Patienten nur als Zusatztherapie eingesetzt. Bei der akuten Dyskinesie und beim Parkinsonoid gelten sie als die Therapie der Wahl, bei Akathisie wirken sie gelegentlich, auf Spätdyskinesien hingegen können sie manchmal sogar verstärkend wirken. Auch depressive Zustände bei Schizophrenen können manchmal durch Anticholinergika gebessert werden; ob dieser Effekt nur auf die Beeinflussung eines Parkinsonoids zurückzuführen ist oder ob auch depressive Zustände anderer Genese auf Anticholinergika ansprechen, ist noch nicht entschieden. In der Regel beginnt man die Therapie, sobald eine entsprechende Symptomatik vorliegt. Es gilt aber auch als erwiesen, daß dem Auftreten der sehr unangenehmen und bedrohlich erlebten akuten Dyskinesie durch eine *prophylaktische* Anticholinergikagabe vorgebeugt werden kann. Ob nun von vornherein prophylaktisch eine Neuroleptikatherapie mit Anticholinergika kombiniert werden soll, hängt von verschiedenen Faktoren ab, die sorgfältig gegeneinander abgewogen werden müssen. *Für* eine prophylaktische Anticholinergikagabe spricht ein Lebensalter des Patienten unter 30 Jahren, die Anwendung hochpotenter Neuroleptika in höherer Dosierung, mäßige Kooperation des Patienten, ambulanter Beginn der Neuroleptikatherapie und die Anamnese akuter Dyskinesien bei Vorbehandlungen. *Gegen* eine solche spricht dementsprechend ein höheres Lebensalter, die Anwendung niedrig potenter Neuroleptika bzw. solcher mit anticholinergen Eigenwirkungen (etwa Thioridazin und Clozapin), eine gute Überwachung des Patienten, etwa im Rahmen einer stationären Behandlung und die Erfahrung, daß der Patient schon bei früheren Behandlungen ein Neuroleptikum gut vertragen hat. Die Dosierung des Anticholinergikums muß im Hinblick auf große individuelle Unterschiede in Pharmakokinetik und Pharmakodynamik individuell angepaßt werden. Zu berücksichtigen sind hierbei besonders die Nebenwirkungen auf das Vegetativum und das zentrale Nervensystem. Das Absetzen der Anticholinergika sollte schon nach wenigen Wochen versucht werden, auch wenn die Neuroleptika in unveränderter Dosis weitergegeben werden; dies trifft besonders dann zu, wenn das Anticholinergikum nur zur Prophylaxe einer akuten Dyskinesie gegeben wurde. Hierbei sollte schrittweise vorgegangen werden, da eine gewisse Toleranzentwicklung auf Anticholinergika beobachtet wurde und um vegetative und psychische Entzugserscheinungen zu vermei-

den. Werden auch die Neuroleptika reduziert, so empfiehlt es sich, die Anticholinergika erst Tage bis Wochen später abzusetzen, da die Neuroleptika eine längere Verweildauer im Organismus aufweisen als die Zusatzpräparate. Dies sollte
besonders bei Gabe von Depotneuroleptika berücksichtigt werden.

2. Antidepressiva

Zur Behandlung depressiver Syndrome im Verlauf schizophrener Psychosen können auch Antidepressiva eingesetzt werden. Vor allem trizyklische Präparate haben sich im klinischen Alltag bewährt. Ihre Auswahl soll der Art des depressiven
Zielsyndroms entsprechen. Die anticholinerge Eigenwirkung mancher Antidepressiva kann hierbei genützt werden, falls der Verdacht besteht, die depressive
Verstimmung sei Teil eines neuroleptikabedingten Parkinsonoids. Antidepressiva
werden einschleichend bis zur mittleren Dosishöhe verabreicht. Neben allgemeinen jeweils präparatspezifischen Kontraindikationen ist bei ihrer Anwendung im
Verlauf schizophrener Erkrankungen die Möglichkeit einer Provokation akut-
psychotischer Symptome zu beachten. Bei floriden Schizophrenien sind sie kontraindiziert.

3. Lithium

Der Stellenwert der Lithiumtherapie bei Schizophrenien kann derzeit noch nicht
eindeutig beurteilt werden (Klein et al. 1981; Hirsch 1982). Bei schizoaffektiven
Psychosen, deren diagnostische Abgrenzung unscharf und nicht einheitlich ist,
dürfte der Versuch einer zusätzlichen Lithiummedikation zur Neuroleptikabehandlung Vorteile bringen. Bei phasenhaften Verläufen erscheint aufgrund einiger Studien und klinischer Beobachtungen eine prophylaktische Einstellung auf
Lithium indiziert (Greil u. van Calker 1983). Eine solche kann aufgrund von
Einzelfallberichten (Klein et al. 1981) auch bei rezidivierenden Katatonien versucht werden. Als Kontraindikationen gelten lediglich die allgemeinen Aus-
schlußgründe für eine Lithiumtherapie.

4. Benzodiazepine

Präparate dieser Gruppe werden als Zusatzmedikation vor allem bei Schlafstö-
rungen und Angstzuständen verwendet. Darüber hinaus bewähren sie sich zur
Milderung der Akathisie, vielleicht auch der Spätdyskinesien. Einige Autoren
(Übersicht bei Colonna u. Zann 1983) diskutieren die Möglichkeit einer akut antipsychotischen Wirkung von Benzodiazepinen, wobei vor allem hohe Dosierungen von Diazepam (bis zu 300 mg) angewendet werden. Außerdem wird diese
Substanzgruppe im Hinblick auf ihre „streßabschirmende" Wirkung auch als
Rückfallprophylaxe bei Schizophrenen empfohlen (Warner 1985). Bei den Ben-
zodiazepinen, für welche als allgemeine Kontraindikation nur myasthenische
Syndrome gelten, stellt sich auch bei Schizophrenen das Problem der Toleranzbil-
dung und Abhängigkeitsentwicklung.

III. Prädiktoren und Zielsymptome für Neuroleptika bei schizophrenen Erkrankungen

Variable, die eine Vorhersage über den zu erwartenden Behandlungserfolg ermöglichen, werden therapeutische Prädiktoren genannt. Sie lassen sich in biologisch-pharmakologische und klinische Prädiktoren unterteilen. Den ersteren kommt bislang noch keine praktische Bedeutung für die Patientenbehandlung zu. Im Hinblick auf ihr theoretisches Interesse für die weitere Forschung sei jedoch der derzeitige Wissensstand auf diesem Gebiet im folgenden kurz zusammengefaßt.

1. Biologisch-pharmakologische Prädiktoren

In Übersichten stellten GAERTNER (1983) und LYDIARD et al. (1984) aus der Literatur Prädiktoren auf mehreren biologischen und pharmakologischen Untersuchungsebenen zusammen. Die folgende Auflistung umfaßt die heute wichtigsten Annahmen, deren Bestätigung noch aussteht.

Geschlecht: Frauen sollen besser auf Neuroleptika ansprechen als Männer.

Neuroradiologie: Patienten mit hirnathrophischen Zeichen sprechen weniger gut auf Neuroleptika an als solche mit einem normalen Befund.

EEG: Das Ansprechen auf Neuroleptikatherapie ist besser, je mehr hochfrequente und je weniger niedrigfrequente Aktivitäten feststellbar sind.

Autonomes Nervensystem: Patienten mit Hinweisen für erhöhte bzw. paradoxe psychophysische Reaktivität (gemessen etwa an der stimulierten Reaktion der Herzfrequenz und der Hautleitfähigkeit) sprechen mangelhaft auf Neuroleptika an.

Endokrinologie: Erniedrigte Serum-Thyreotropinantwort auf einen Stimulus mit Thyreotropin-Releasing-Hormon (TRH) bei Therapiebeginn ist mit besserem Ansprechen auf Neuroleptika verbunden als eine normale Hormonantwort (LANGER et al. 1986). Die Ausschüttung von Wachstumshormon im Serum nach Gabe einer Testdosis von Apomorphin sowie der Prolaktinanstieg auf eine erste Neuroleptikagabe korrelieren schwach mit einer günstigen Neuroleptikawirkung bei schizophrenen Patienten.

Pharmakologie: Günstiges therapeutisches Ansprechen auf eine kurze Probebehandlung auf Neuroleptika (nach 48 Stunden) sagt in einigen Untersuchungen eine gute Therapieantwort nach mehreren Wochen voraus.

Werden durch eine kurze Testbehandlung mit Amphetamin psychotische Symptome provoziert, sprechen die betreffenden Patienten in der Folge besser auf eine Neuroleptikabehandlung an.

2. Klinische Prädiktoren

a) Allgemeine Prädiktoren

Im *klinischen* Bereich versucht man, aus der Symptomatik, dem Verlauf und der prämorbiden Anpassung sowie aus sozialen und familienanamnestischen Daten

Hinweise für zu erwartende Erfolge einer Neuroleptikabehandlung zu gewinnen. Die Ergebnisse der betreffenden Untersuchungen wurden übersichtlich von MAY u. GOLDBERG (1978), SCHIED (1983), LYDIARD et al. (1984) und KLEIN et al. (1981) dargestellt. Diese Analysen zeigen, daß man auch in der klinischen Prädiktorenforschung mit dem Problem einander widersprechender Ergebnisse konfrontiert ist. Der folgende Überblick darf daher nur als ein vorläufiger Orientierungsversuch angesehen werden: Auf der *symptomatologischen Ebene* kommt die Mehrzahl der Autoren zu dem Schluß, daß produktiv-psychotische Zustände auf Neuroleptika günstiger ansprechen als eine bland-defizitäre Symptomatik. Im einzelnen wird angegeben, daß psychomotorische Erregungen bzw. Agitiertheit, Ängstlichkeit, Aggressivität, Wahn, Halluzinationen – insbesondere akustischer Art –, Denkzerfahrenheit, Verwirrtheit und deutlich manische Verstimmungen der Neuroleptikabehandlung besonders zugänglich sind, während Affektverflachung, Antriebsmangel und Autismus meist als durch diese Substanzen schlecht oder gar nicht beeinflußbar angesehen werden. Unter den *nicht-symptomatologischen* Merkmalen werden häufig die folgenden als Prädiktoren für ein gutes Ansprechen auf Neuroleptika angeführt: Später Krankheitsbeginn, akutes Einsetzen der Symptome, unauffällige, gut angepaßte prämorbide Persönlichkeit, stabile Partnerbeziehung, familiäre Belastung mit affektiven Erkrankungen. Patienten, deren Erkrankung früh und schleichend anfängt, die schon vorher auffällige, berufliche, familiär und sozial schlecht angepaßte – „psychopathische" – Persönlichkeiten waren, einer niedrigen Gesellschaftsschicht angehören, unverheiratet blieben und eine erbliche Belastung mit Schizophrenien aufweisen, sollen hingegen weniger Aussicht haben, durch eine neuroleptische Medikation gebessert zu werden.

Keiner dieser allgemeinen Prädiktoren, bei welchen es sich zum Teil sicherlich um voneinander unabhängige Variable handelt, erlaubt jedoch eine Vorhersage darüber, ob eine Neuroleptikatherapie im konkreten Einzelfall erfolgreich sein wird oder nicht.

Vergleicht man die Aufzählung der allgemeinen Prädiktoren für die Neuroleptikatherapie mit den Prognoseindikatoren, wie sie sich aus Verlaufsuntersuchungen ableiten lassen, die in Kap. III dieses Bandes von RETTERSTØL referiert wurden, so läßt sich insofern eine gewisse Übereinstimmung feststellen, als viele Indikatoren für eine günstige bzw. ungünstige Allgemeinprognose auch unter den Prädiktoren für ein gutes bzw. schlechtes Ansprechen auf eine Neuroleptikatherapie aufscheinen. Kritiker dieser Behandlung haben daraus ableiten wollen, daß prognostisch günstige Fälle sich eben spontan bessern, und daß daher der Medikation hierfür keine ausschlaggebende Bedeutung beigemessen werden müsse. Gegen eine solche Auffassung sprechen vor allem die früher (Abschn. C.I.3) eingehender diskutierten Studien, welche zeigen, daß Neuroleptika sowohl bei akuten schizophrenen Psychosen wie auch bei Exazerbationen im Verlauf chronischer Prozesse eine Beseitigung oder Besserung schizophrener Symptome herbeiführen (MÖLLER u. VON ZERSSEN 1986). Die Gründe für die weitgehende Überlappung von Prognoseindikatoren und klinischen Prädiktoren für die Neuroleptikatherapie müssen daher wohl differenzierter gesehen werden: Die klinische Prädiktorforschung beschränkt sich in der Regel auf die unleugbaren Erfolge dieser Behandlung bei der Beseitigung produktiver – „positiver" – Symptome. Diese treten aber auch erfahrungsgemäß besonders bei akut einsetzenden, oft von belastenden

Ereignissen ausgelösten Erkrankungen und remittierenden Verläufen auf, für welche eine gute prämorbide Anpassung, eine erbliche Belastung mit Psychosen des manisch-depressiven Formenkreises und eine affektive Tönung des Krankheitsbildes – die an sich schon im Sinne JANZARIKS (1959) als Quelle produktivpsychotischer Phänomene angesehen werden kann – als Indikatoren gelten. Positive Symptome können jedoch auch in prognostisch von vornherein als ungünstig zu bewertenden schleichenden Krankheitsprozessen, z.B. im Rahmen von Belastungen oder „dynamischen Verschiebungen", auftreten und versprechen dann ebenfalls eine gute Beeinflußbarkeit durch Neuroleptika, ohne daß jedoch dadurch schon eine günstige Wende des Gesamtverlaufes zu erwarten wäre. Tatsächlich zeigen entsprechende Erfahrungen (COLE et al. 1966), daß aus dem Vorliegen von nicht-symptomatologischen Indikatoren für eine ungünstige Prognose nicht schon auf eine Unbeeinflußbarkeit der Querschnittssymptomatik durch Neuroleptika geschlossen werden darf.

b) Differentielle Prädiktoren

Die Forschung auf dem Gebiete der allgemeinen Prädiktoren hat sich hauptsächlich mit dem Einfluß der Neuroleptika auf positive Symptome befaßt. Es gibt jedoch auch Studien, welche den Neuroleptika bessere Erfolge bei Patienten mit schlechter Prognose beimessen (GOLDSTEIN 1970). Insbesondere legen einige hierher gehörige Untersuchungen nahe, daß die an sich prognostisch ungünstige Negativsymptomatik durch bestimmte Neuroleptika – insbesondere in niedriger Dosierung – günstig beeinflußt werden kann (Übersicht bei MELTZER 1985). Aufgrund dieser Beobachtungen, die gut mit der bipolaren Dopaminhypothese (LECRUBIER u. DOUILLET 1983) in Einklang stehen, ergibt sich für viele Autoren der Schluß, daß sich sowohl bei positiven wie auch bei negativen Symptomen therapeutische Erfolge erwarten lassen, sofern man die einzelnen Neuroleptika im Hinblick auf ihre besonderen Wirkprofile und deren Dosisabhängigkeit geplant einsetzt. Andere Autoren, wie z.B. KLEIN et al. (1981), nehmen hingegen an, daß alle Neuroleptika einen grundsätzlich gleichartigen Wirkungsmechanismus aufweisen, und daß sie sich im einzelnen nur durch ihre Nebenwirkungen unterscheiden. Diese Auffassung mag allerdings in methodischen Problemen der Versuchsanordnung begründet sein, welche die unterschiedlichen spezifischen Wirkungen verschiedener Substanzen auf definierte Symptomgruppen – und vielleicht sogar auf gewisse Einzelmerkmale aus der Plus- und Minussymptomatik – verschleiern.

Obwohl gewichtige Argumente (s. Abschn. C.I.4) darauf hinweisen, daß es solche substanzspezifische Wirkungsmechanismen gibt, kennt man bislang noch keine differentiellen Prädiktoren, die vorhersagen lassen, daß ein Neuroleptikum, das aufgrund seines Wirkungsprofils und der vorliegenden Symptomatik indiziert erscheint, bei einem bestimmten Patienten erfolgreich sein wird. Dies mag darin begründet sein, daß die Medikamentenwirkung auch von zahlreichen anderen Variablen abhängig ist, deren Interaktionen sich bisher noch nicht erklären lassen. Das legte nahe, den einzelnen Patienten selbst zur Testung der Erfolgschancen einer bestimmten Therapie heranzuziehen: Mehrere Studien zeigen, daß einer Stimmungsverschlechterung nach einer neuroleptischen Testdosis die Rolle eines Prädiktors für ein schlechtes Ansprechen auf die betreffende Substanz zukommen könnte; andere fanden, daß ein initialer Therapieerfolg (innerhalb der ersten fünf Behandlungstage) auch ein günstiges Vorzeichen für die Gesamtbehandlung sei (Übersicht bei Schied 1983). Das individuelle Ansprechen auf bestimmte Substanzen scheint auch über längere Zeitabläufe hinweg konstant zu bleiben. Daher kann die Reaktion eines Patienten auf ein bestimmtes Neuroleptikum in einem vorangegangenen Krankheitsabschnitt auch ein Prädiktor für sein Ansprechen auf diese Substanz bei einer neuen Medikationsnotwendigkeit sein (Gelenberg 1983). Beobachtungen darüber, daß Familienmitglieder in gleicher Art auf bestimmte Neuroleptika ansprechen, legen die Vermutung nahe, daß hierbei auch genetische Prädispositionen mit im Spiel sein könnten. Das Ansprechen des Patienten selbst oder seiner Angehörigen auf eine bestimmte Substanz oder Substanzgruppe ist zwar eine gute Orientierungshilfe für die Medikamentenwahl; sichere Vorhersagen für den Therapieerfolg lassen sich jedoch auch aus ihm nicht gewinnen.

c) Zielsymptome

Die Prädiktorforschung erlaubt zwar noch keine Erstellung von Prognosen über den Therapieerfolg im Einzelfall. Sie hat jedoch eine Reihe von Merkmalen identifiziert, welche ein gutes Ansprechen auf eine Neuroleptikabehandlung wahrscheinlicher machen. Jene von ihnen, die als symptomatologische Prädiktoren bezeichnet werden, gelten – neben allgemeiner Erregung und Aggressivität – auch als Zielsymptome bzw. -syndrome dieser Therapie. Dementsprechend werden als Zielsymptomatik der Neuroleptika vor allem produktive Phänomene, insbesondere paranoid-halluzinatorische Bilder, angeführt. Aufgrund der früher diskutierten, neueren Erfahrungen über – eventuell auch dosisabhängige – unterschiedliche Wirkungsprofile verschiedener Substanzgruppen muß eine solche Einschränkung der Zielsymptomatik der Neuroleptika jedoch in Frage gestellt werden. Man muß heute vielmehr darauf hinweisen, daß auch negative Symptome als Indikation für eine entsprechend ausgewählte Neuroleptikatherapie anzusehen sind.

IV. Indikationsstellung für eine Therapie mit Neuroleptika bei schizophrenen Erkrankungen

Da Neuroleptika bei den verschiedensten Erscheinungsformen und in allen Stadien schizophrener Erkrankungen eine positive Wirkung entfalten können, ist ihre Anwendung bei diesem Leiden grundsätzlich überall dort angezeigt, wo beim einzelnen Patienten keine Kontraindikation vorliegt. Im Hinblick auf die Risiken, welche diese Behandlung in sich birgt, und die Nebenwirkungen, die bei ihr auftreten können, muß ihre tatsächliche Anwendung jedoch von einer entsprechenden Nutzen-Schaden-Analyse abhängig gemacht werden. Dementsprechend sind bei der Indikationsstellung die folgenden drei Gesichtspunkte zu beachten.

1. Diagnostische Abklärung

Insbesondere bei einer weiten Fassung des Schizophreniebegriffes besteht, vor allem wenn es sich um Erstmanifestationen handelt, eine erhebliche Gefahr der diagnostischen Fehlzuordnung: Exogene, dem manisch-depressiven Formenkreis zugehörige oder psychogene Psychosen können aufgrund der im Vordergrund stehenden Symptomatik irrtümlich als Schizophrenien aufgefaßt werden. Aufgrund der Tatsache, daß Neuroleptika zur Beseitigung von Erregung, Angst, Aggressivität und produktiv-psychotischer Symptomatik unterschiedlicher Ätiologie geeignet sind (VAN PRAAG 1978), kann in manchen dieser Fälle dennoch eine neuroleptische Behandlung indiziert sein. In anderen hingen ist ihr, wie z. B. bei gewissen exogenen Psychosen oder bei Depressionen mit einer paranoiden Symptomatik, eine diagnosespezifische Therapie vorzuziehen. Bei psychogenen Störungen schließlich erweist sich die mit Nebenwirkungen belastete Neuroleptikatherapie überflüssig. Nach Tunlichkeit sollte diese diagnostische Abklärung daher noch vor Therapiebeginn erfolgen. HIRSCH (1982) empfiehlt deshalb eine entsprechende medikamentenfreie Beobachtungszeit, die auch bei rasch remittierenden, von vielen Autoren als prognostisch günstige Schizophrenien aufgefaßten und in der französischen Literatur als „bouffées délirantes" bezeichneten Psychosen erlaubt, eine Neuroleptikabehandlung zu vermeiden. In Fällen, bei welchen aufgrund der Akuität oder Gefährlichkeit des Zustandes nicht auf eine sofortige Neuroleptikagabe verzichtet werden kann, sollte dennoch die diagnostische Zuordnung weiter im Auge behalten werden, um diese Therapie nicht ungerechtfertigt länger fortzusetzen und gegebenenfalls auf eine andere Behandlung, z. B. Lithium, übergehen zu können. Hierbei kann neben der Beobachtung des Patienten und der somatischen Befunderhebung auch eine sorgfältige Erfassung der Eigen- und Familienanamnese des Kranken hilfreich sein.

Die bisherigen Überlegungen haben sich auf Fehldiagnosen bei akut-psychotischen Zuständen bezogen. Neben diesen kann jedoch auch die Abgrenzung zwischen symptomarmen Schizophrenien und „akzentuierten Reifungskrisen", bei welchen eine neuroleptische Behandlung nach MEYER (1984), wenn überhaupt, nur auf einen kurzfristigen Einsatz in kritischen Situationen beschränkt werden sollte, Schwierigkeiten bereiten. Insbesondere bei Jugendlichen können auch endogene Depressionen mit blanden schizophrenen Erkrankungen verwechselt werden, weshalb im Zweifelsfalle eher ein Therapieversuch mit einem Antidepressivum gemacht werden sollte. Hierbei ist jedoch wegen der Gefahr einer Symptomprovokation mit großer Vorsicht vorzugehen.

2. Kontraindikationen

Eine *absolute Gegenanzeige* für die Verwendung von Neuroleptika ist nur im Vorliegen einer Agranulozytose bzw. in der Neigung zu einer solchen zu sehen. Daneben gibt es eine Reihe von *relativen Kontraindikationen*, die vor allem auf Nebenwirkungen der Neuroleptika zurückzuführen sind und in der von SCHIED (1983) stammenden Tabelle 3 übersichtsmäßig zusammengestellt wurden. Da diese Effekte bei den einzelnen Substanzen unterschiedlich ausgeprägt sind, bedarf

Tabelle 3. Relative and absolute Kontraindikationen der Neuroleptika aus der Sicht unerwünschter Begleitwirkungen. (Modifiziert nach Schied 1983)

Kontraindikationen	Vorrangige Gründe für Kontraindikationen
Glaukom, Prostatahypertrophie, Harnverhalten, Pylorusstenose, hirnorganische Vorschädigungen	Anticholinerge Wirkung der Neuroleptika
Arteriosklerose mit zerebraler Beteiligung, kardiovaskuläre oder pulmonale Vorschädigung	Kreislaufwirkungen, z. B. hypotensive Wirkung und Rhythmusstörungen
Zerebrale Krampfanfälle	Erniedrigung der Krampfschwelle v.a. Phenothiazine und Dibenzo-epine
Leberfunktionsstörungen	Cholestase, eventuell mit Ikterus, oder selten direkte Leberzellschädigung
Allergische Diathese	Allergische Reaktionen des hämatopoetischen Systems und Hautreaktionen
Bestehende Schäden des hämatopoetischen Systems	Gefahr tödlicher Agranulozytosen oder Panzytopenien
Kombination mit Barbituraten, Alkohol, Opiaten, Analgetika	Potenzierung
Morbus Parkinson	Verstärkung durch pharmakogenes Parkinsonoid
Bekannte allergische Hauterscheinungen nach Neuroleptika	Photosensibilisierung, eventuell irreversible Pigmentstörungen

es häufig bloß der Wahl eines entsprechenden Medikamentes, um die Schädigungsgefahr zu beseitigen. Sollte eine solche Maßnahme nicht ausreichen, so muß über die Einleitung oder Weiterführung der Behandlung aufgrund der Ergebnisse der Nutzen-Schadenanalyse entschieden werden.

3. Nutzen-Schadenanalyse einer Neuroleptikatherapie

Die Entscheidung darüber, ob die von einer Neuroleptikatherapie zu erwartenden positiven Effekte schwerer ins Gewicht fallen als die mit ihr gegebenenfalls verbundenen Nebenwirkungen und Risiken, muß für die Akut- und Langzeitbehandlung getrennt getroffen werden. Sie kann sich nicht bloß auf die Einschätzung des Arztes stützen, sondern muß auch die subjektive Meinung des Patienten darüber berücksichtigen, was er bereit ist in Kauf zu nehmen. Bei Schizophrenen liegt hierin insofern eine besonders heikle Problematik, als das nüchterne Abwägen des Für und Wider durch das psychotische Erleben erheblich beeinträchtigt sein kann. Deshalb steht der Arzt vor der schwierigen ethischen Frage, wie und inwieweit er den Patienten über mögliche Risiken und Nebenwirkungen der Behandlung informieren soll. Bei ihrer Beantwortung muß der Arzt, wie Klein et al. (1981) anschaulich ausführen, jeweils – unter Berücksichtigung der Rechtslage – entscheiden, welche Aufklärung zum gegebenen Zeitpunkt am besten den Interessen des Patienten dient.

a) Nutzen-Schadenanalyse bei der Akuttherapie

Daß Neuroleptika sowohl bei akuten schizophrenen Psychosen wie auch bei Exazerbationen chronischer Verläufe die produktive Symptomatik unterdrücken können, steht aufgrund zahlreicher sorgfältiger Studien außer Zweifel (COLE et al. 1966; DAVIS et al. 1983; KALINOWSKY et al. 1982; KLEIN et al. 1981; LYDIARD et al. 1984; TISSOT 1982): Sie sind in solchen Fällen eindeutig wirksamer als Plazebogaben, wie schon die vom National Institute of Mental Health Mitte der sechziger Jahre durchgeführten Untersuchungen (COLE et al. 1966) bereits zeigten, oder auch als Psychotherapie ohne Medikation (MAY et al. 1976) und zumindest ebenso erfolgreich wie die klassische Elektrokrampf- oder Insulinkomatherapie (MAY 1968). Ob der neuroleptischen Behandlung akuter Schizophrenien über die aktuelle Symptomunterdrückung hinaus noch ein positiver Einfluß auf den weiteren Krankheitsverlauf zugeschrieben werden kann, ist bisher noch nicht eindeutig geklärt. M. BLEULER (1972) meint aufgrund seiner Nachuntersuchungen, daß „Katastrophenschizophrenien" verschwunden und schwere Psychosen zwar seit der Einführung der biologischen Therapien seltener geworden seien, daß sich aber ansonsten der längerfristige Verlauf der Schizophrenien nicht grundsätzlich verändert habe. Diese Auffassung wird von einer Reihe von Autoren geteilt, während andere doch über eine weitgehende Verbesserung der Langzeitprognose durch eine neuroleptische Frühbehandlung berichten. MÖLLER u. VON ZERSSEN (1986) kommen aufgrund der vorliegenden Literatur und eigener Untersuchungen zu dem Schluß, daß diese Therapie zumindest eine kürzere Erstbehandlungsdauer bewirkte und auch keine vermehrte oder verlängerte Rehospitalisierung zur Folge habe.

Welche Nachteile stehen nun den geschilderten Argumenten für eine neuroleptische Akutbehandlung gegenüber? Hier sind vor allem die für den Patienten besonders unangenehmen *extrapyramidalen Nebenwirkungen* (Akathisie, Parkinsonoid, akute Dyskinesie) und die *hypotonen Kreislaufdysregulationen* zu nennen. Gelegentlich treten auch schon während der Akutbehandlung *pharmakogene Depressionen* auf. All diese Störungen können meist durch entsprechende Maßnahmen beseitigt oder weitgehend gemildert werden. *Delirante Syndrome* sind bei Beachtung der nötigen Vorsichtsmaßregeln vermeidbar und in der Regel ebenfalls leicht zu beherrschen (s. auch Abschn. C.I.4.b). Das Risiko eines *malignen neuroleptischen Syndroms* ist wegen seiner Seltenheit nur als gering zu veranschlagen. Die genannten Nebenwirkungen bzw. Komplikationen einer Neuroleptikatherapie fallen also in der Schadenkalkulation der Akutbehandlung kaum ins Gewicht.

Ein gewichtiger Einwand gegen die Akutbehandlung mit Neuroleptika wäre, daß sie bereits den Grundstein für eine mögliche *Entstehung von Spätdyskinesien* legen könnte. Einige Autoren begründen eine solche Auffassung damit, daß Neuroleptika eine Überempfindlichkeit der postsynaptischen Dopaminrezeptoren hervorrufen (CHOUINARD u. JONES 1980) und sehen eine Bestätigung dieser Hypothese in der Beobachtung, daß erfolgreich akut behandelte Patienten nach Absetzen der Neuroleptika rasch und oft mit einer verstärkten Symptomatik rückfällig werden. Diese Deutung von Rückfällen, die nach Absetzen einer kurzdauernden Akutbehandlung als "rebound" auftreten, stimmt allerdings nach TISSOT (1982) nicht mit den Erfahrungen über die für die Ausbildung einer Überempfindlichkeit nötigen Zeit überein. Diese sprechen viel eher für die von den meisten Autoren geteilte Meinung von KLEIN et al. (1981), daß die Gefahr der Induktion von Spätdyskinesien durch eine kurzfristige Akutbehandlung unbedeutend ist.

In der Nutzen-Schadenanalyse der neuroleptischen Akutbehandlung kommt somit den Argumenten für eine solche zweifelsohne grundsätzlich das Übergewicht zu. Dennoch kann erwogen werden, bei bestimmten Patienten von dieser Therapie abzusehen: Das trifft zunächst für prognostisch günstig gelagerte Fälle zu, bei welchen in der im Abschn. C.IV.1 dargelegten Weise eine zeitlang der eventuelle Eintritt einer Spontanremission abgewartet werden kann. Patienten, die unter den Nebenwirkungen mehr als unter den Krankheitszeichen leiden, bzw. bei solchen, deren Symptomatik von einer Sedierung abgesehen, sich trotz sorgfältiger Austestung verschiedener Medikamente als nicht beeinflußbar erwies, kann ebenfalls auf Neuroleptika verzichtet werden, falls dies unter den gegebenen Bedingungen verantwortbar erscheint. Verschiedentlich wurde über Erfolge eines solchen Vorgehens in entsprechend sozial- und psychotherapeutisch orientierten Institutionen berichtet (WARNER 1985), die jedoch im Hinblick auf die im Abschnitt F. noch zu diskutierenden Ergebnisse dieser Therapien nicht verallgemeinert werden dürfen. Ob es gerechtfertigt ist, bei Ablehnung der Neuroleptika oder einem Nicht-Ansprechen auf dieselben Benzodiazepine als Alternativbehandlung zur Symptomunterdrückung zu gebrauchen, erscheint fragwürdig (s. Abschn. C.II.4); eher kommt hierfür gegebenenfalls eine Elektrokrampftherapie in Frage.

b) Nutzen-Schadenanalyse bei der Langzeittherapie

Nach HELMCHEN (1979) kann man grundsätzlich zwischen einer remissionsstabilisierenden, einer rezidivprophylaktischen und einer symptomunterdrückenden neuroleptischen Langzeittherapie unterscheiden. Die Wirksamkeit der Neuroleptika in all diesen Anwendungsformen ist durch zahlreiche gut kontrollierte Untersuchungen belegt (Übersichten in: DAVIS et al. 1983; TISSOT 1982). Wenn auch für einen Großteil der Schizophrenen gelten kann, daß sie aus einer Langzeitmedikation Vorteile ziehen (LYDIARD et al. 1984), so kommt es doch bei 10–20% der Schizophrenen auch ohne Langzeittherapie zu keinem Rezidiv, während 30–40% entweder Rückfälle erleiden oder eine Symptompersistenz, möglicherweise in gemilderter Form, aufweisen (MÜLLER u. VON ZERSSEN 1986). Angesichts dieser Erfolgsverteilung kommt der Nutzen-Schadenanalyse bei der neuroleptischen Langzeitbehandlung noch eine viel schwerwiegendere Bedeutung zu als bei der Akuttherapie. Dies wird noch dadurch unterstrichen, daß ein günstiger Effekt der Langzeittherapie auf die Negativsymptomatik und soziale Anpassung bislang nicht eindeutig erwiesen ist.

Unter den Nachteilen der Langzeittherapie ist die Möglichkeit der Entwicklung von *Spätdyskinesien* an erster Stelle zu nennen. Man muß damit rechnen, daß etwa ein Viertel der langzeitbehandelten Patienten von dieser Störung betroffen wird, die in einem Teil der Fälle irreversibel ist (s. auch Abschn. C.I.4.b). Die schon bei der Akuttherapie diskutierten Nebenwirkungen und Komplikationen der Neuroleptikatherapie können auch bei der Langzeitbehandlung auftreten. Da bei dieser bevorzugt niedrigere Dosierungen gewählt werden können (s. Abschn.

C.V.3), sind sie im allgemeinen jedoch seltener. Manche von ihnen, insbesondere die Akathisie und Akkomodationsstörungen, werden jedoch bei längerdauernder Behandlung oft als besonders unangenehm empfunden (SCHIED 1983). Sie sind, ebenso wie Zyklus- und Potenzstörungen und die Neigung zur Gewichtszunahme, die häufigsten Ursachen für eine „non compliance". *Pharmakogene Depressionen*, die in der Langzeittherapie häufiger als bei der Akutbehandlung beobachtet werden, stellen nicht nur wegen der Suizidgefahr ein wichtiges Problem der neuroleptischen Langzeittherapie dar, sondern auch deshalb, weil sie die morbogene Apathie verstärken bzw. überhaupt einen Defekt vortäuschen können. Die aufgeführten Nebenwirkungen und Risiken einer neuroleptischen Langzeittherapie lassen ihre Durchführung eigentlich nur bei strenger Indikationsstellung als gerechtfertigt erscheinen. Leider hat die bisherige Prädiktorforschung, wie bereits diskutiert, hierfür noch keine für den Einzelfall brauchbare Entscheidungsgrundlagen erbracht (MÖLLER u. VON ZERSSEN 1986). Daher kann man bislang nur versuchen, möglichst ohne eine längerdauernde Medikation auszukommen und aus diesen Experimenten das für den jeweiligen Patienten günstigste Vorgehen zu erlernen (VON CRANACH 1983). Hierbei darf man jedoch nicht aus den Augen verlieren, daß Rückfälle auch schwerwiegende Folgen für die soziale Anpassung haben und somit die Gesamtprognose erheblich beeinträchtigen können. Als Faustregel kann gelten, daß man bei vollremittierten Fällen, deren Krankheitsbild auf eine akute reaktive Psychose hinweist, auf die Einleitung einer Langzeittherapie verzichten kann. Andererseits ist auch bei chronischen Patienten, die nicht oder nur mäßig auf eine Langzeitbehandlung angesprochen haben, deren Abbruch zu erwägen, falls er nicht zu einer Verschlimmerung der sozialen Anpassung führt. Innerhalb dieses Rahmens kann man sich an den Richtlinien HELMCHENs (1979) orientieren. Diese sehen bei einer vollremittierten Ersterkrankung, insbesondere wenn sie von einer postpsychotischen Verminderung der Belastbarkeit gefolgt ist, eine remissionsstabilisierende Langzeitbehandlung von 3–12 Monaten vor. Bei schubweise in kürzeren Intervallen auftretenden Rezidiven wird eine rezidivprophylaktische Langzeittherapie durch mindestens 5 Jahre empfohlen. Im Falle einer – den Patienten erheblich beeinträchtigenden – Symptompersistenz kann schließlich eine unbegrenzte symptomrepressive Langzeittherapie vonnöten sein. Bestimmte Umstände, wozu vor allem der Eintritt einer Vollremission mit einer restitutio ad integrum, ein verständnisvolles Milieu, das keine Überstimulierung bewirkt, und zyklothyme Züge der Symptomatik gehören, die eine Alternativtherapie mit Lithium erwägen lassen, erlauben Absetzversuche schon vor den von HELMCHEN vorgesehenen Fristen für die remissionsstabilisierende und rezidivprophylaktische Medikation. Ein vorzeitigeres Absetzen erscheint auch dann gerechtfertigt, wenn durch ein entsprechend engmaschiges Betreuungsnetz die Früherkennung und -behandlung gewährleistet erscheint. Die hierfür nötigen Voraussetzungen werden in Abschn. C.V.4 besprochen.

V. Richtlinien für die praktische Durchführung der Neuroleptikabehandlung bei schizophrenen Erkrankungen

Von bestimmten Modifikationen abgesehen, kommt der traditionellen Unterteilung schizophrener Erkrankungen keine entscheidende Relevanz für die Erarbeitung allgemeiner Richtlinien für die Neuroleptikatherapie zu. Deshalb beschränken sich die meisten Autoren darauf, solche für die Akut- und Langzeitbehandlung zu erstellen. Die Grundlagen derselben sollen auch hier nach Erörterung von Maßnahmen, die vor dem Therapiebeginn getroffen werden sollen, skizziert werden; eine eingehende Darstellung der betreffenden Behandlungspläne findet sich bei Möller (1986). Auf Syndrome bezogene Besonderheiten wird später (Abschn. F) unter Berücksichtigung auch anderer biologischer Therapiemethoden eingegangen.

1. Maßnahmen zu Beginn der Therapie

Grundvoraussetzung für die Einleitung einer Neuroleptikabehandlung ist die Erhebung des psychopathologischen Status. Darüber hinaus sind Einsichten in die Eigen- und Familienanamnese anzustreben. Insbesondere sind hierbei Angaben über ein früheres Ansprechen auf Psychopharmaka einschließlich eventuell aufgetretener Nebenwirkungen und der subjektiven Einstellung des Patienten zu bestimmten Medikamenten bzw. zur Neuroleptikatherapie im allgemeinen ebenso von Wichtigkeit wie seine Behandlungsbereitschaft überhaupt. Die berufliche und familiäre Situation, die Einstellung der Angehörigen zur Krankheit und zu bestimmten Behandlungsmöglichkeiten derselben müssen ebenfalls klargestellt werden. Nur aus einer solchen umfassenden Information können der Rahmen, in welchem die Therapie durchgeführt werden soll, sowie die Wahl und Applikationsart des zunächst einzusetzenden Medikamentes abgeleitet werden.

Vor Behandlungsbeginn sind, abgesehen von der selbstverständlichen internen und neurologischen Untersuchung, das Blutbild, die Leberfunktion, die Serumelektrolyte und der Blutzucker zu überprüfen. Die Durchführung eines EEG und, bei älteren Patienten, eines EKG sind ebenfalls zu empfehlen. Diese Befunde sind in regelmäßigen Abständen (das Blutbild in den ersten drei Behandlungsmonaten wöchentlich) zu kontrollieren. Entsprechende Richtlinien wurden von Benkert u. Hippius (1980) ausgearbeitet. Abgesehen von der dem jeweiligen psychischen Zustand des Patienten anzupassenden Information über die Therapie sind ambulante Patienten besonders auf mögliche Komplikationen und zu beachtende Verhaltensregeln, wie Vermeidung von Alkohol, Beeinträchtigungen der Fahrtüchtigkeit etc., hinzuweisen.

2. Akuttherapie

Unter diesem Begriff wird die Behandlung akuter psychotischer Zustände verstanden, gleichgültig ob sie als Erstmanifestation, als Rezidiv nach einer Remission oder als Exazerbation einer chronischen Verlaufsform auftreten (Möller 1986).

Die Entscheidung, ob eine *ambulante oder stationäre Behandlung* durchgeführt werden soll, muß sich nach der Selbst- oder Gemeingefährlichkeit, der Schwere der Symptomatik, die gegebenenfalls einen raschen Behandlungserfolg als notwendig erscheinen läßt, sowie danach richten, ob im ambulanten Milieu eine entsprechende Medikation und Beherrschung von Nebenwirkungen oder Komplikationen möglich ist.

Als *Applikationsart* ist in der Regel eine orale Medikation vorzuziehen. Höhere Erregung kann jedoch zunächst eine parenterale Verabreichung zur Erzielung eines rascheren Wirkungseintrittes notwendig machen (MÖLLER et al. 1982). Da bei oraler Applikation ein "firstpass"-Verlust (s. auch Kapitel von GOTTFRIES in diesem Band), der bei den einzelnen Medikamenten unterschiedlich ist, auftritt, muß die parenterale Dosierung entsprechend niedriger als die orale gehalten werden. Intravenöse Neuroleptikagaben können möglicherweise gelegentlich schwere Gefäßspasmen mit gangränösen Folgen nach sich ziehen (MÖLLER 1984). Deshalb sollte man, trotz der grundsätzlichen sonstigen Ungefährlichkeit dieser Applikationsart, eher mit intramuskulären Injektionen das Auslangen finden. In der Regel sollte die parenterale Verabreichung der Neuroleptika der stationären Behandlung vorbehalten bleiben. Von einer Verwendung von Depotpräparaten muß bei der Akutbehandlung abgeraten werden, da hierbei die Beseitigung von Nebenwirkungen, die ja nicht getestet werden konnten, gelegentlich Schwierigkeiten bereiten kann. Auch die „Austitrierung" der optimalen Dosis ist bei dieser Applikationsart nicht möglich.

Als ausreichende *tägliche Dosierung* werden in der Literatur mit gewissen Schwankungen Äquivalenzdosen von 300 bis 1 500 mg Chlorpromazin angegeben (LYDIARD et al. 1984); SCHIED (1983) meint, man solle zwischen 500 und 1 000 mg verabreichen, DAVIS et al. (1983) geben als Richtwert 1 000 mg an. Die Hochdosierung, bei welcher zehnfach höhere Dosen als üblich verwendet wurden, ist heute weitgehend verlassen worden (TISSOT 1982; SCHIED 1983), da bestenfalls bei einem geringen Prozentsatz therapieresistenter Fälle Erfolge zu erwarten sind (MÖLLER 1986).

Darüber, wie rasch die *Erreichung der wirksamen Dosis* angestrebt werden soll, gehen die Meinungen auseinander. SCHIED (1983) tritt für eine rasche Erzielung eines antipsychotischen Effektes ein, der dem Patienten Erregung und Angst ersparen sowie einer Fixierung psychotischer Denkinhalte vorbeugen soll. Er begründet seinen Standpunkt auch mit der Erfahrung, daß die Intensivität und Häufigkeit unangenehmer Nebenwirkungen bei höherer Dosierung nicht ansteigen. MÖLLER (1986) hingegen empfiehlt überall dort, wo nicht gewichtige, in der Schwere der Symptomatik oder der Gefährlichkeit des Patienten zu suchende Gründe dagegen sprechen, ein „Austitrieren" der erforderlichen Dosis, das die Risiken von unerwünschten Nebenwirkungen zu kontrollieren ermöglicht, somit eine bessere „compliance" erwarten läßt und unnötig hohe Dosen vermeidet. Hierbei wird von einer an der unteren Wirkungsgrenze gelegenen Dosierung ausgegangen und, falls nach einer Woche kein Erfolg eingetreten ist, eine Dosisverdoppelung vorgenommen. Sollte auch dies nicht zum Ziele führen, so können in ein- bis zweiwöchigen Intervallen noch zwei bis drei weitere Steigerungen, jeweils um die Ausgangsdosis, versucht werden. Falls ein solches Vorgehen keinen Erfolg zeitigt, ist auf ein Behandlungsschema überzuwechseln, das bei schwer psychoti-

schen Patienten angezeigt erscheint. Bei diesen ist sogleich mit einer höheren –
über 1 000 mg Chlorpromazinäquivalenz gelegenen – Dosierung, gegebenenfalls
mit parenteraler Applikation, zu beginnen. Falls nach zwei Wochen kein Wir-
kungseintritt feststellbar ist, soll wiederum ein schrittweises „Austitrieren" der erforderlichen Dosis vorgenommen werden. Die zwischen den Dosiserhöhungen
abzuwartenden Intervalle müssen selbstverständlich vom gegebenen Zustandsbild abhängig gemacht werden.

Die rasche Erreichung einer symptomunterdrückenden Dosierung sollte im
Hinblick auf mögliche Komplikationen auch bei weniger akuten Fällen nach
Tunlichkeit stationär durchgeführt werden; in der ambulanten Behandlung ist
eher der „Titrier"-Methode der Vorzug zu geben. Das einschleichende Vorgehen
ist insbesondere bei älteren, organisch kranken oder zu Nebenwirkungen disponierten Patienten, z. B. Hypotonikern, anzuwenden.

Die *Wahl des einzusetzenden Neuroleptikums* richtet sich danach, welches antipsychotische und sedierende Wirkprofil angesichts der vorliegenden Symptomatik am geeignetsten erscheint (s. Tabelle 2). Daneben müssen auch eventuell zu
erwartende unerwünschte Nebenwirkungen, z. B. im Hinblick auf die „compliance" oder bestehende Risikofaktoren des einzelnen Patienten, ins Kalkül gezogen werden. In der Regel kommt in der Akutbehandlung der Einsatz hoch- bis
mittelpotenter, nicht antriebssteigernder Substanzen in Frage. Da die pharmako-
dynamischen und -kinetischen Interaktionen der Neuroleptika noch nicht genügend bekannt sind, empfiehlt es sich tunlichst, eine Monotherapie einzuschalten.
Bei schweren Erregungszuständen und Schlafstörungen ist jedoch manchmal die
Zugabe eines sedierenden, niedrig potenten Neuroleptikums vonnöten. Auch in
Fällen, bei welchen das Medikament der Wahl wegen starker Nebenwirkungen
nicht hoch genug dosiert werden kann, ist eine Kombination mit einem zweiten
solchen Neuroleptikum in Erwägung zu ziehen.

Bei *Therapieversagern* ist nach mehreren Wochen eine Dosisverdopplung zu
versuchen, da die Untersuchungen mit Megadosen zwar keine eindeutigen Erfolge erbracht, aber doch gezeigt haben, daß auch höhere Dosen keine übermäßigen
Risiken mit sich bringen. Falls dies unwirksam bleibt, empfiehlt MÖLLER (1986)
die parenterale Applikation einer der Initialdosis äquivalenten Dosierung unter
der Annahme, daß eine Erhöhung des "first pass"-Effektes vorliegt. Bleibt auch
diesem Vorgehen nach ein bis zwei Wochen der Erfolg versagt, ist der Übergang
auf ein Präparat einer anderen Substanzgruppe angezeigt, dessen Wirksamkeit
nach den gleichen Richtlinien durch Dosisverdopplung und Umstellung auf parenterale Gaben ausgetestet werden muß. Im Falle eines Mißerfolges ist noch ein
Versuch mit einem dritten Präparat und dann – als ultima ratio – eine Hochdosierung gerechtfertigt. Ehe man sich jedoch zu den bei mangelndem Therapieerfolg einzuschlagenden Maßnahmen entschließt, ist bei oraler Medikation die Frage abzuklären, ob der Patient die Medikamente wirklich genommen hat.

3. Langzeittherapie

Angesichts des Risikos der Spätdyskinesie sowie zur Vermeidung sonstiger unerwünschter Nebenwirkungen, welche insbesondere die „compliance" gefährden,

wird von den meisten Autoren empfohlen, die *Langzeitdosierung* möglichst niedrig zu halten. KESSLER u. WALETZKY (1981) empfehlen nach der stationären Entlassung, alle drei Monate die Dosis um ein Viertel zu verringern, bis eine Erhaltungsmedikation von etwa 20–30% der Akutbehandlungsdosis erreicht ist. TISSOT (1982) meint, allerdings wohl von niedrigen Akutdosen ausgehend, auf 50% derselben als Erhaltungsdosis gehen zu können; HOGARTY et al. (1979) legen den wirksamen Bereich mit 200–400 mg fest. Hierbei dürfte für die Rezidivprophylaxe der Richtwert eher im unteren Bereich (SCHIED 1983) liegen, während zur Symptomunterdrückung wohl in der Regel höhere Gaben nötig sind (MÖLLER 1986). TISSOT (1982) unterstreicht, daß Dosen unter 300 mg Chlorpromazinäquivalenz wohl keine antipsychotische Wirkung mehr haben. Kontrollierte Studien, in welchen Standard- mit Niedrigdosierungen verglichen wurden, wobei die letzteren ein Drittel bzw. ein Zehntel der ersteren betrugen, zeigten, daß bei solch niedrigen Gaben mit keiner Rezidivprophylaxe mehr gerechnet werden kann (GOLDSTEIN et al. 1978; KANE et al. 1983). MÖLLER (1986) rät, auch in der Langzeittherapie die entsprechende Dosierung beim einzelnen Patienten vorsichtig „auszutitrieren". Bei völliger Freiheit von psychotischen Symptomen kann davon ausgegangen werden, daß es sich um eine Remissionsstabilisierung bzw. eine Rezidivprophylaxe handelt, was eine behutsame Annäherung an den Richtwert von 200 mg Chlorpromazinäquivalent rechtfertigt. Bei sofortigem Wiederauftreten von Symptomen nach einer Dosisreduktion oder beim Weiterbestehen einer psychotischen Restsymptomatik liegen eher die Bedingungen einer symptomsupressiven Langzeitmedikation vor. Im letzteren Falle ist dennoch eine vorsichtige Dosisreduktion, allerdings mit höheren Richtwerten, zu versuchen, im ersteren muß auf die vorherige Medikation zurückgegriffen und ein weiterer Reduktionsversuch auf einen späteren Zeitpunkt verschoben werden. Das endgültige Absetzen einer Langzeittherapie sollte zur Vermeidung von "rebound"-Psychosen über mehrere Monate ausschleichend erfolgen. Die Frage, ob in der Langzeittherapie einer *Depotbehandlung oder einer Standardmedikation* der Vorzug gegeben werden sollte, ist noch unentschieden. Argumente für das eine oder andere Vorgehen wurden von TISSOT (1982) übersichtlich dargestellt: So konnte unter Depotpräparaten eine im Vergleich zur Standardmedikation um mehr als die Hälfte kürzere Hospitalisierungszeit festgestellt werden; andere Autoren berichten über eine geringere Rückfallsrate und meinen, daß die Depotmedikation von den Patienten eher akzeptiert werde. Dem stehen Untersuchungen gegenüber, aus welchen sich keine rezidivprophylaktische Überlegenheit der Depotbehandlung ergab (HOGARTY et al. 1979; SCHOOLER et al. 1980). Der klinische Eindruck, daß die Gefahr der Spätdyskinesien unter Depotgaben größer sei, ließ sich zwar bislang nicht objektivieren, kann aber noch nicht völlig von der Hand gewiesen werden (TISSOT 1982). Eine Reihe von Publikationen verweist auf ein im Vergleich zur Standardmedikation häufigeres Auftreten von apathisch-depressiven Syndromen unter Depotbehandlung (RIFKIN et al. 1977; ALACRON u. CARNEY 1969). Ein Hauptargument für die Anwendung von Depotpräparaten liegt darin, daß sie eine bessere „compliance" erzielen lassen. Je nachdem, welche Bedeutung man den aufgezählten Vorteilen und eventuellen Risiken der Depotbehandlung beimißt, wird man ihre Stellung in der Langzeittherapie unterschiedlich definieren: HANSELL (1979) will ihre Anwendung auf Patienten mit mangelnder „compliance" beschränken; MÖL-

LER (1986) hingegen schlägt ein routinemäßiges Übergehen auf Depotneuroleptika vor, sobald die adäquate Dosierung im Rahmen einer oralen Medikation „austitriert" wurde. Im weiteren Verlauf der Depotbehandlung sollte dann versucht werden, auch diese noch bis auf das im Hinblick auf die Rezidivprophylaxe bzw. Symptomunterdrückung und Nebenwirkungsfreiheit optimale Niveau herabzusetzen. Die Umstellung von der oralen auf die Depottherapie erfolgt anhand von entsprechenden Äquivalenztabellen; sie gestaltet sich einfacher, wenn in der Akutbehandlung bereits ein Präparat gegeben wurde, das auch in Depotform verfügbar ist.

4. Alternativen zur Langzeittherapie

Die Gefahr der Entwicklung von Spätdyskinesien hat zu Versuchen Anlaß gegeben, die Langzeitbehandlung zu vermeiden bzw. zumindest durch Unterbrechungen aufzulockern. Während die letztgenannte Methode in Form der Gewährung von „Neuroleptika-Ferien", z. B. zum Wochenende, offenbar keinerlei Vorteile bringt (TISSOT 1982), ist über die Sinnhaftigkeit von Vorgangsweisen, welche anstelle der rezidivprophylaktischen Langzeitbehandlung eine Frühinterventionsstrategie empfehlen (HANSELL 1979; CARPENTER u. HEINRICHS 1983), derzeit noch nicht das letzte Wort gesprochen. Auch wenn sich herausstellen sollte, daß diese Behandlungsform das Risiko für Spätdyskinesien nicht vermindert, kann sie dennoch bei Patienten hilfreich sein, die trotz entsprechend niedriger Dosierung unter unzumutbaren oder subjektiv als schwerwiegend empfundenen Nebenwirkungen leiden (MÖLLER 1986). In solchen Fällen werden die Neuroleptika nach einer Vollremission ausschleichend abgesetzt, aber sofort wieder gegeben, sobald Frühsymptome eines Rückfalles (Schlafstörungen, Depressivität, Lustlosigkeit, Unruhe, Nervosität, Reizbarkeit) auftreten. Diese Therapie kann selbstverständlich nur bei Patienten mit guter „compliance" durchgeführt werden, die über die Vorzeichen eines drohenden Rezidivs entsprechend aufgeklärt wurden. Auf die Möglichkeit einer Lithiumeinstellung als Alternative zur Langzeit-Neuroleptikabehandlung wird im Zusammenhang mit den schizoaffektiven Psychosen (Abschn. E) eingegangen werden.

Die bisherigen Überlegungen zur Akut- und Langzeittherapie haben sich auf die Beseitigung bzw. Prophylaxe von positiven Symptomen bezogen. Die meisten einschlägigen Publikationen zur Neuroleptikabehandlung beschränken sich auf diese Problematik. Dem liegt die stillschweigende Annahme zugrunde, daß Minus-Symptome durch diese Therapie nicht beeinflußbar sind. In neuerer Zeit hat jedoch eine Reihe von Studien, auf welche schon im Abschn. III.2.b hingewiesen wurde, gewichtige Hinweise erbracht, daß negative Symptome bei vielen Schizophrenen in verschiedenen Stadien der Erkrankung gut auf Neuroleptika ansprechen: Sie sind durch diese Substanzen nicht nur dort behandelbar, wo sie – wie dies häufig der Fall ist – mit einer positiven Symptomatik vergesellschaftet sind, sondern auch dann, wenn sie allein das Bild beherrschen. Die betreffenden Untersuchungen sind noch nicht so weit fortgeschritten, daß sich aus ihnen schon eindeutige Aussagen über die Häufigkeit und das Ausmaß der Reversibilität von „negativen Symptomerkrankungen" bei Ersterkrankungen, Rezidiven und in Re-

sidualzuständen ableiten ließen. Dennoch zeigen sie mit genügender Eindeutigkeit, daß Diphenylbutylpiperidin-Derivate und Sulpirid, besonders in niedriger
Dosierung, aber auch Clozapin mit guten Erfolgschancen zur Behandlung einer
Minus-Symptomatik herangezogen werden können. Darüber, ob auch Phenothiazine einen Effekt auf negative Symptome haben, gehen die Meinungen noch
auseinander; jedenfalls kann diese Substanzgruppe nicht als Mittel der Wahl zur
Beeinflussung der Minus-Symptomatik angesehen werden. Eine eingehendere
Diskussion der Therapie problematisch-negativer Symptome findet sich bei LEC
RUBIER u. DOUILLET (1983) und MELTZER (1984); auf den Einsatz entsprechender
Präparate bei bestimmten Syndromen wird noch später (Abschn. E) eingegangen.

D. Nichtmedikamentöse Therapien schizophrener Erkrankungen

I. Elektrokrampftherapie

Seit die Insulinkomabehandlung in den sechziger Jahren wegen der ihr anhaftenden Risiken und fehlender Hinweise dafür, daß sie im Vergleich zu anderen Therapien Vorteile bieten könne (FINK 1979), zunehmend verlassen wurde, stellt die
Elektrokrampfbehandlung (EKT) die einzige breiter angewendete und daher ausführlicher zu diskutierende, nicht-medikamentöse biologische Therapie schizophrener Erkrankungen dar.

Die *Wirkungsweise* der EKT bei Schizophrenien ist nach wie vor letztlich unklar; die wichtigsten Überlegungen zu diesem Thema wurden von P. J. TAYLOR
(1981) übersichtlich zusammengefaßt. Am bedeutungsvollsten für die Theorienbildung sind Berichte über Hormonausschüttungen, insbesondere solche von
ACTH und Prolaktin im Anschluß an die Applikation von Elektroschocks. Hierbei ist die Freisetzung von Prolaktin, die allerdings bislang lediglich als vorübergehende Folge von Elektrokrämpfen beobachtet wurde, von speziellem Interesse,
da sie auf einer Aufhebung der hypothalamischen dopaminergen Blockade beruhen könnte. Im Lichte der Hinweise dafür, daß die günstige Beeinflussung schizophrener Symptome durch Neuroleptika auf einer Hemmung in anderen dopaminergen Systemen beruht, könnte die Wirksamkeit der EKT auf eine Blockade
von Dopaminrezeptoren zurückgeführt werden. Tierversuche (GRAHAM-SMITH et
al. 1978), zeigten jedoch, daß EKT eher zu einer Steigerung der durch Serotonin,
Noradrenalin und Dopamin bewirkten Erregungsübertragungen führt. Angesichts dieser Befunde nimmt TAYLOR an, daß die EKT bei normaler oder herabgesetzter Dopamin-Rezeptoraktivität einen fördernden Effekt auf dieselbe ausübe. Im Falle einer Hypersensitivität dopaminerger Rezeptoren könnten diese jedoch durch Elektroschocks refraktär gemacht werden. TAYLORS Überlegungen
lassen sich gut mit der früher dargestellten Dopamin-Hypothese von LECRUBIER
u. DOUILLET (1983) in Einklang bringen und legen nahe, daß die EKT sowohl bei
negativen wie auch bei positiven Symptomen wirksam sein könnte.

Andere Autoren führen die Erfolge der EKT auf eine durch sie bewirkte gestegerte Durchlässigkeit der Blut-Hirnschranke zurück (BOLWIG et al. 1977), die eine
bessere Elimination toxischer Substanzen aus dem Gehirn zur Folge haben könn-

te. Diesen Überlegungen, die Entsprechungen mit der theoretischen Begründung
für eine Dialysetherapie schizophrener Störungen aufweisen, stehen jene gegenüber, welche die erhöhte Permeabilität der Blut-Hirnschranke mit einem verbes-
serten Zugang therapeutisch wirksamer Substanz zum Gehirn in Zusammenhang
bringen und dementsprechend die Anwendung von Elektroschocks bei Pheno-
thiazin-resistenten Patienten empfehlen (MCNEILL 1977).

Die Annahme, daß Epilepsie und Schizophrenie einander ausschließen, die ursprünglich MEDUNA (1937) zur Entwicklung der Krampftherapie veranlaßte, hat
sich zwar als irrig erwiesen (SLATER et al. 1965); dennoch finden Hinweise auf einen gewissen Antagonismus zwischen epileptischen Anfällen und psychotischen
Zuständen in modifizierter Form noch einen legitimen Platz in den theoretischen
Erwägungen über die Wirksamkeit der EKT. Die betreffenden, von TAYLOR zusammengefaßten Argumente beziehen sich auf Berichte über die Auslösung schizophrenieartiger Psychosen durch antiepileptische Medikamente bzw. deren Auftreten bei Patienten, deren Anfälle erfolgreich unterdrückt wurden sowie auf die
Provokation von epileptischen Anfällen durch Phenothiazine. Aufgrund der
EEG-Veränderungen, die nach der Applikation von Elektroschocks zu beobachten sind, wird deren Erfolg häufig mit der Erzeugung eines Verwirrtheitszustan-
des und einer retrograden Amnesie in Zusammenhang gebracht. Aus dieser Perspektive vertritt RUBIN (1976) die Ansicht, daß bei Vorliegen einer depressiv-psy-
chotischen Symptomatik die EKT dann wirksam sei, wenn der Patient zum Zeitpunkt ihrer Applikation mit seinen krankhaften Ideen beschäftigt ist. Der Amne-
sie-Hypothese widersprechende, allerdings an einer klinisch unterschiedlichen Pa-
tientenstichprobe erhobene und auf nicht affektbesetztes Gedächtnismaterial bezogene Befunde, die eher auf eine verstärkte Festhaltung von unmittelbar vor der
EKT bewußtseinsgegenwärtigen Inhalten hinweisen (SQUIRE et al. 1976), liegen
die Vermutungen nahe, daß die Erzeugung einer Amnesie nur für gewisse Patientengruppen zur Erklärung therapeutischer Erfolge herangezogen werden kann.
Diese Auffassung wird auch durch die von TAYLOR referierten Ergebnisse mit uni-
lateral applizierter EKT, die keine Gedächtnisstörung hervorruft, gestützt. Die
Erfahrung mit chemisch induzierten Krampfbehandlungen weisen jedenfalls darauf hin, daß der therapeutisch wirksame Faktor in der Anfallsauslösung und
nicht in der elektrischen Hirndurchflutung zu suchen ist (HIRSCH 1982).

Aussagen darüber, ob der EKT ein eindeutiger, in die zugrundeliegenden
Krankheitsprozesse bei schizophrenen Störungen eingreifender Effekt beizumes-
sen ist, schienen bislang aus einer Reihe von ausführlich bei TAYLOR (1981) und
HIRSCH (1982) diskutierten Gründen unmöglich. Zunächst weisen die meisten
diesbezüglichen Untersuchungen erhebliche methodische Mängel auf: Häufig
handelt es sich um Kasuistiken oder retrospektive Studien; prospektive Vergleich
mit entsprechenden Kontrollgruppen unter „Doppelblindbedingungen" sind wesentlich seltener anzutreffen. Des weiteren lassen sich die Ergebnisse vieler Publikationen deshalb schwer miteinander in Beziehung setzen, weil die zur Erfolgsbe-
urteilung herangezogenen Kriterien unterschiedlich sind und zudem im Hinblick
auf ihren Aussagewert oft fragwürdig erscheinen. Schließlich wird auch die diagnostische Zuordnung nicht einheitlich vorgenommen und häufig auch nicht genügend präzisiert. Die meisten Autoren verwenden einen sehr weitgefaßten Schizophreniebegriff, der Fälle einbezieht, die bei Anwendung vieler der neueren Dia-

gnosekriterien dem manisch-depressiven Formenkreis zugezählt würden. Da gerade von diesen Patienten mit großer Übereinstimmung berichtet wird, daß sie auf Elektroschocks gut ansprechen, äußern viele Autoren den Verdacht, daß sich der Erfolg der EKT auf den manisch-depressiven Formenkreis beschränkt, während sie bei Schizophrenien im engeren Sinne, wenn überhaupt, nur von geringfügiger Wirksamkeit ist. Angaben darüber, daß sich Patienten, in deren Familie affektive Störungen feststellbar sind, unter einer EKT bessern (FOLSTEIN et al. 1973) stützen diese Hypothese.

Wenn man trotz der aufgezeigten Schwierigkeiten versucht, sich ein Bild über den *Stellenwert der EKT in der Behandlung schizophrener Erkrankungen* zu machen, gelangt man zu den folgenden Ergebnissen:

Während die Überlegenheit der EKT über die Insulinkomabehandlung erwiesen scheint (BAKER et al. 1958), ergeben Vergleiche mit der Neuroleptikabehandlung keine einheitlichen Ergebnisse. Die meisten Untersuchungen kommen zu dem Schluß, daß Elektroschocks und Neuroleptika im Hinblick auf eine kurzfristige Symptombeseitigung gleichwertig sind. MAY et al. (1976) untersuchten in einer sorgfältig geplanten Studie akute Patienten, deren Prognose als „mittelmäßig", d. h. weder als sehr gut noch als schlecht eingeschätzt wurde. Hierbei wurde die Anwendung von EKT, Neuroleptika, Neuroleptika plus Psychotherapie, Psychotherapie und Milieutherapie einem Vergleich unterzogen. Im Hinblick auf den kurzfristigen Therapieerfolg nahmen die mit EKT behandelten Patienten eine Mittelstellung zwischen jenen ein, die Neuroleptika (mit oder ohne Psychotherapie) bekommen hatten, und jenen, bei welchen keine biologische Therapie durchgeführt worden war. Eine Nachuntersuchung nach 5 Jahren ließ keine Unterschiede zwischen den mit Neuroleptika und den mit EKT behandelten mehr erkennen: beide Methoden erwiesen sich hingegen als den nichtbiologischen Therapien signifikant überlegen. Ob die Fortführung einer EKT, im Sinne einer Erhaltungstherapie, die als Strategie zur Vermeidung von langfristigen Neuroleptikanebenwirkungen diskutiert wird (ASNIS u. GABRIEL 1976) sinnvoll ist, kann bislang noch nicht entschieden werden.

Zahlreiche unkontrollierte aber auch kontrollierte Untersuchungen – übersichtlich referiert von TAYLOR (1981) und HIRSCH (1982) – befassen sich mit der Sinnhaftigkeit einer Kombination der Elektrokrampf- mit einer Neuroleptika-Therapie. Die große Mehrzahl von ihnen kommen zu dem Schluß, daß eine solche Kombinationsbehandlung bei akuten Fällen zu einer rascheren Wiederherstellung und früheren Entlassung führt, die Risiken einer neuerlichen Spitalsaufnahme vermindert und eine niedrigere Dosierung der Neuroleptika erlaubt. Im Hinblick auf die Langzeitprognose scheint jedoch die Kombinationstherapie nicht besser abzuschneiden als die Neuroleptikabehandlung allein (SMITH et al. 1967).

Betrachtet man die EKT unter dem Gesichtspunkt von *„Zielsymptomen"*, so weist die Literatur darauf hin, daß zu diesen manische, depressive oder gereizte Verstimmungen, katatone Phänomene, Verfolgungsideen sowie akustische Halluzinationen gerechnet werden können. Diese Aussage bezieht sich jedoch in der Regel auf Erfahrungen mit akuten Krankheitsbildern. Die verstimmten Patienten mit gutem Ansprechen auf Elektroschocks entsprechen meist der „schizo-affektiven" Subgruppe und gehören, wie erwähnt, möglicherweise dem manisch-depressiven Formenkreis an. Das gleiche mag auch für diejenigen, positiv auf eine EKT reagierenden Patienten zutreffen, welche die übrigen der aufgezählten Zielsymptome aufweisen. Halluzinationen und Verfolgungsideen gehören zu den „positiven Symptomen", die, wie in der Einleitung erörtert, sowohl bei Schizophrenien wie auch bei Zyklothymien auftreten können. ABRAMS u. TAYLOR (1977) erinnern in diesem Zusammenhang daran, daß katatone Phänomene nicht nur bei schizophrenen, sondern auch bei affektiven und körperlich begründbaren Erkrankungen vorkommen und postulieren, daß die erfolgreich behandelbaren Fälle den beiden letztgenannten Diagnosegruppen zugehören. In die gleiche Richtung weist die Arbeit von HÄFNER u. KASPER (1982), welche die EKT als Therapie der Wahl bei akut bedrohlichen Katatonien herausstreicht. Die Beobachtung von MILLER et al. (1953), daß bei chronisch-katatonen Schizophrenen die EKT nicht wirksamer ist als Pentothal-Narkosen, läßt vermuten, daß diese Fälle der „echten" Schizophrenie zugehören, die sich auch in der auf akute Patienten bezogenen Studie von ABRAMS und TAYLOR als therapieresistent erwies.

Die *Applikation von Elektrokrämpfen* ohne Narkose birgt das Risiko von Knochenbrüchen und Luxationen in sich; werden jedoch nur muskelerschlaffende Medikamente (ohne Narkose) angewendet, so kommt es zu äußerst unangenehmen, nicht amnesierten Erstickungserlebnissen, die als Hauptursache für die weitverbreitete Angst vor Elektroschocks angesehen werden müssen. Deshalb wird heute die EKT in Kurznarkose mit entsprechender, kurzdauernder, Muskelrelaxation und Sauerstoffverabreichung bis zum Wiederauftreten der Spontanatmung durchgeführt. Diese Technik macht sie zu einer für den Patienten äußerst schonungsvollen und weitestgehend ungefährlichen Behandlungsmethode, für welche praktisch nur akute kardiovaskuläre Erkrankungen und schwere zerebrale Durchblutungsstörungen Kontraindikationen darstellen. Die wichtigste Nebenwirkung der EKT ist das Auftreten von Merkfähigkeitsstörungen und einer retrograden Amnesie, die sich nicht auf die psychotischen Inhalte beschränkt und daher von vielen Patienten als störend empfunden wird. Diese Beeinträchtigung mnestischer Funktionen kann durch unilaterale Ansetzung der Elektroden an der unterwertigen Hemisphäre vermieden werden. Rasch aufeinanderfolgende Elektroschocks können, insbesondere bei zerebral vorgeschädigten Menschen, zu vorübergehenden Verwirrtheitszuständen führen. Nach Applikation von zahlreichen Elektrokrämpfen können Hirnleistungsstörungen persistieren, weshalb man die Zahl der Behandlungen in Grenzen halten sollte.

Verbindliche Angaben über die *Zahl und Frequenz* der zu applizierenden Elektroschocks lassen sich in der Literatur nicht finden. Einzelne Krampfbehandlungen sind bestenfalls von kurzfristiger Wirksamkeit. Zur Erzielung stabilerer Erfolge sind bei akuten Schizophrenien nach KALINOWSKY et al. (1982) etwa 10 Behandlungen nötig. In Kombination mit einer Neuroleptikatherapie läßt sich diese Zahl jedoch erheblich vermindern. „Elektroschock-Blocks", d. h. die Applikation von mehreren Elektroschocks in einer Sitzung, die vorsichtshalber unter laufender EEG- und EKG-Kontrolle vorgenommen werden sollten, haben sich bei der Behandlung akuter Katatonien bewährt. Manche Autoren empfehlen sie auch bei Patienten, die auf eine Neuroleptika-Therapie nicht ansprechen. Bei chronischen Schizophrenien wird von Erfolgen mit der „regressiven EKT" berichtet (EXNER u. MURILLO 1977), bei welcher Elektroschocks zweimal täglich solange gegeben werden, bis es zu Verwirrtheitszuständen kommt.

Faßt man das aktuelle Wissen über die Rolle der EKT in der Schizophreniebehandlung zusammen, so kommt man zu folgenden Feststellungen: Weitgehende Übereinstimmung besteht darüber, daß die EKT bei akuten Fällen mit katatoner oder affektiver Symptomatik zu Erfolgen führt. Ob frischerkrankte Patienten, die keine Phänomene dieser beiden Symptomgruppen aufweisen, ebenfalls gut auf Elektroschocks ansprechen, ist selbst dort noch zweifelhaft, wo die oft als weitere Zielsymptome genannten paranoiden Ideen oder akustischen Halluzinationen vorliegen. Abgesehen von der perniziösen Katatonie, bei welcher Neuroleptika wegen ihrer Nebenwirkungen nur äußerst vorsichtig als Zusatztherapie verwendet werden sollten, scheint bei akuten Katatonien eine kombinierte Neuroleptika-Elektrokrampf-Therapie derzeit die beste Behandlungsmethode zu sein. Bei chronisch Schizophrenen dürfte die EKT, wenn überhaupt, nur bei intensiver Applikation von beschränkter Wirksamkeit sein.

II. Andere, nicht-medikamentöse Therapien

Alle hier aufzuzählenden Methoden sind heute ohne praktische Bedeutung für die Schizophreniebehandlung. Die Gründe hierfür sind bei HIRSCH (1982) und TISSOT (1982) übersichtlich dargestellt und werden im folgenden nur kurz zusammengefaßt.

Die *Insulinkomatherapie* hat sich in entsprechenden Untersuchungen weder der Anwendung von Barbiturat-Narkosen noch einer Neuroleptikabehandlung gegenüber als überlegen erwiesen. Da sie zudem langwierig und in ihrer Durchführung kompliziert ist und eine Mortalität aufweist, die mit 0,5% angegeben wird, ist sie weitgehendst verlassen worden. Die durch intravenöse Injektionen von Cardiazol oder Fluaethyl bewirkten *chemischen Krampfbehandlungen* finden ebenfalls kaum mehr Anwendung, da sie nicht wirkungsvoller als die EKT sind. *Psychochirurgische Eingriffe* werden bei Schizophrenen nur in den seltensten Fällen als ultima ratio in Erwägung gezogen, wenn die Patienten unter ihren Symptomen schwerstens leiden und diese sich durch alle gängigen Behandlungsmöglichkeiten als unbeeinflußbar erwiesen haben. Hypothesen, welche schizophrene Erkrankungen mit der Einwirkung toxischer Substanzen auf das Gehirn in Zusammenhang bringen, haben zu Therapieversuchen Anlaß gegeben, die sich der *Austauschtransfusion* oder verschiedener Formen der *Dialyse* bedienen. Da weder die theoretischen Grundlagen noch die Wirksamkeit dieser Methoden genügend belegt erscheinen, haben sie bislang keinen Eingang in die Praxis der Schizophreniebehandlung gefunden. Aufgrund von Beobachtungen über ein vermindertes Auftreten von Schizophrenien unter getreidearmer Kost hat DOHAN (1979) die Hypothese aufgestellt, daß eine Überempfindlichkeit für das Getreideeiweiß Gluten bei der Pathogenese dieser Erkrankungen eine Rolle spielen könnte. Er empfiehlt dementsprechend eine *getreide- und milchfreie Diät* als Therapie und berichtet (DOHAN u. GRASBERGER 1973), ebenso wie SINGH u. KAY (1976), von Erfolgen derselben. Auch auf diesem Gebiet ist jedoch der bisherige Wissensstand zu gering, um die betreffenden diätetischen Maßnahmen bereits als Behandlungsmethode zu empfehlen.

E. Traditionelle Untergruppen schizophrener Erkrankungen und biologische Therapien

Wie bereits in der Einleitung dargelegt, hat die in Verlaufsuntersuchungen gewonnene Erfahrung weitgehend die traditionelle Unterteilung schizophrener Erkrankungen in durch Quer- und Längsschnittskriterien gekennzeichnete Untergruppen in Frage gestellt. Wenn heute von solchen die Rede ist, bezieht man sich, meist unter Beibehaltung der klassischen Terminologie, auf Querschnittssyndrome, die voneinander nicht scharf abgrenzbare exemplarische Typen dastellen, auf dem Kontinuum zwischen reiner Plus- und reiner Minussymptomatik angesiedelt sind und sich gegebenenfalls durch das Vorherrschen bestimmter spezifischer Symptome auszeichnen. Der bei den einzelnen Untergruppen unterschiedliche Anteil an positiven und negativen Phänomenen ist dementsprechend auch in erster Linie für die einzuschlagenden biologischen Behandlungsmaßnahmen ausschlaggebend. Im folgenden sollen die entsprechenden therapeutischen Richtlinien skizziert werden. Bei dem, durch ein Vorherrschen einer Negativsymptomatik ausgezeichneten Syndrom der *Schizophrenia simplex* sind in erster Linie die „aktivierenden" Diphenylbutylpiperdine (z. B. Pimozide) und Benzamide (z. B. Sulpirid), vorzugsweise in niedrigen Dosen, indiziert; auch Clozapin kann sich als günstig erweisen. Die letztgenannte Substanz hat zusätzlich den Vorzug, keine extrapyramidalen Nebenwirkungen hervorzurufen, welche die Minussymptomatik eventuell verstärken können. Ferner sind auch Neuroleptika mit „antidepressivem" Wirkprofil in Erwägung zu ziehen (s. Tabelle 2). „Aktivierende" Antidepressiva vom „Desipramintyp", gegebenenfalls in Kombination mit einem Neuroleptikum, können ebenfalls Erfolge zeitigen.

Beim *hebephrenen Syndrom*, dessen Erscheinungsbild sich von dem vorgenannten durch ein etwas verstärktes Hervortreten von Plussymptomen unterscheidet, wird hingegen bereits die Verwendung von sedierenden Phenothiazin- oder Thioxanthenpräparaten, wie Laevopromazin oder Chlorprothixen, als hilfreich angegeben. Clozapin in höheren Dosen hat sich ebenfalls bewährt. Antidepressiva sind hier bereits wegen der Gefahr einer Symptomprovokation nicht mehr indiziert.

Die traditionell der *paranoiden Schizophrenie* zugerechneten Zustandsbilder erheischen den Einsatz von potenteren Neuroleptika: Bei akuten paranoid-halluzinatorischen Syndromen sind hochpotente, aber nicht „aktivierende" Substanzen wie Fluphenazin, Haloperidol oder Perphenazin anzuwenden, die bei zu starker Erregung auch mit einem weniger starken Neuroleptikum kombiniert werden können. Ist das Zustandsbild im Sinne eines *passiv-paranoiden Syndroms* (KLINE u. ANGST 1979) weniger florid, so wird eine mittlere Dosierung nicht sedierender potenter Neuroleptika aus der Phenothiazin- (Fluphenazin) oder Thioxanthenreihe (Flupenthixol) empfohlen. Bei therapieresistenten paranoiden Bildern kann eine Kombination mit nicht „aktivierenden" Antidepressiva gelegentlich hilfreich sein.

Bei *katatonen Syndromen* haben sich hochpotente Neuroleptika aus der Gruppe der Phenothiazine mit Piperidylseitenketten sowie Butyrophenonderivate in hoher Dosierung – intramuskulär oder, wenn nötig, auch intravenös – sowohl bei stuporösen wie auch bei erregten Patienten bewährt. Bei den letzteren können zusätzlich noch niedrigpotente Neuroleptika oder Benzodiazepine zur Sedierung und Entängstigung eingesetzt werden. Je akuter der Zustand ist, desto eher sollte man eine Kombination mit einer EKT in Erwägung ziehen. Bei *akut-bedrohlichen Katatonien* ist dieser der Vorrang zu geben, gegebenenfalls auch in Form einer „Block-Behandlung" (s. Abschn. D.I); Neuroleptika sind hier höchstens als Zusatzmedikation zu verwenden. Derartige Patienten sollten nach Tunlichkeit auf Intensivstationen unter entsprechender internistischer Überwachung behandelt werden. Häufig gelingt eine Durchbrechung des *katatonen Stupors* mit Neuroleptikagaben allein durch längere Zeit nicht. In solchen Fällen ist es sinnvoll, nach einigen Tagen eine EKT einzuleiten. Da bei akuten Katatonien gelegentlich unter der Neuroleptikabehandlung schwere extrapyramidale Symptome, evtl. sogar ein malignes neuroleptisches Syndrom, auftreten können, deren Abgrenzung von den katatonen Bewegungsstörungen schwierig sein kann, empfiehlt MÖLLER (1986) hier die sofortige Beigabe eines Anticholinergikums oder überhaupt die Anwendung von Clozapin. Aufgrund der schon in der älteren Literatur festgehaltenen Beobachtung, daß Katatonien oft mit einer restitutio ad integrum abheilen, sollte man hier mit der Einleitung einer Langzeittherapie zurückhaltend sein. Bei phasenhaften Verläufen ist der Versuch mit einer Lithiumprophylaxe angezeigt (KLEIN et al. 1981).

Bei der Akutbehandlung *schizoaffektiver Psychosen* stellt sich für den manischen Typ lediglich die Frage, ob zu einer nicht aktivierenden und gegebenenfalls sogar stärker sedierenden Neuroleptikatherapie Lithium hinzugefügt werden soll. Ein solches Vorgehen wird bei Fällen empfohlen, die auf eine neuroleptische Monotherapie nicht ausreichend angesprochen haben. Bei depressiven schizoaffektiven Patienten hat sich eine alleinige Behandlung mit Antidepressiva nicht als ausreichend erwiesen. Ob eine Kombination von Neuroleptika mit Antidepressiva der reinen Neuroleptikabehandlung überlegen ist, für welche von manchen die Verwendung von Substanzen mit einem antidepressiven Wirkprofil empfohlen wird (BENKERT u. HIPPIUS 1980), konnte bislang nicht eindeutig geklärt werden; der Zusatz von Lithium hat sich hier nicht bewährt. In der Langzeittherapie schizoaffektiver Psychosen scheint hingegen eine Lithiumprophylaxe erfolgreich zu sein (GREIL u. VAN CALKER 1983). Wenn sie jedoch zu keiner Phasenprophylaxe führt, ist eine neuroleptische Langzeitbehandlung angezeigt (NEDOPIL u. RÜTHER 1983).

Nicht alle *depressiven Zustände* im Verlauf schizophrener Erkrankungen dürfen mit dem Vorliegen einer schizoaffektiven Psychose erklärt werden. Es kann sich auch um unspezifische, die Produktivsymptomatik begleitende Stimmungsschwankungen, um eine Erscheinungsform der Minussymptomatik oder um akinetisch-depressive Zustände handeln, die differentialdiagnostisch oft schwer auseinanderzuhalten sind (MÖLLER u. VON ZERSSEN 1986). Wegen der letztgenannten Möglichkeit empfiehlt MÖLLER (1986) zunächst stets eine Dosisherabsetzung und die parenterale Applikation eines Anticholinergikums. Dann kommt die Anwendung von antidepressiv wirkenden Neuroleptika oder von Antidepressiva des „Desipramintyps" in Betracht, aber auch MAO-Hemmer sollen sich besonders bewähren. Auch der Einsatz von Neuroleptika sollte in der bei der Therapie der Schizophrenia simplex angegebenen Art versucht werden.

F. Koordination biologischer
und psychosozialer Behandlungsmethoden

Daß die Umwelt, in welcher der Patient nach der Akutbehandlung lebt, von entscheidender Bedeutung für das Rückfallsrisiko ist, wurde durch die "life-event"- und "high expressed emotion"-Forschung englischer Autoren anschaulich unter Beweis gestellt. Diese Untersuchungen, die von Tissot (1982) und in diesem Band von Retterstøl eingehend diskutiert werden, zeigen unter anderem, daß Neuroleptika eine weitgehend wirksame Abschirmung gegen die rückfallprovozierenden Einflüsse eines kritisierenden Familienmilieus gewährleisten (Leff u. Vaughn 1983). Aus diesen Befunden läßt sich ableiten, daß eine solche Medikation immer dann besonders wichtig ist, wenn die zum Ausdruck gebrachte Emotion von „Schlüsselpersonen" hoch ist und sich die Kontakte des Patienten mit ihnen nicht entsprechend einschränken lassen. Den Belastungscharakter von "life-events" hingegen scheinen die Neuroleptika weniger erfolgreich herabzumindern. Versuche, die Patienten durch psycho- und soziotherapeutische Behandlungen gegen ungünstige Lebensereignisse und familiäre Spannungen resistenter zu machen bzw. die letzteren durch eine entsprechende Beeinflussung der Angehörigen abzubauen (Katschnig 1977), haben sich zwar unter bestimmten Bedingungen als günstig erwiesen; ein durchschlagender Erfolg blieb diesen Vorgangsweisen jedoch versagt. Daraus ergab sich die Frage, ob die Kombination einer neuroleptischen Therapie und psycho-sozialen Maßnahmen zur Rückfallprophylaxe beitragen kann. Die Arbeitsgruppe Hogartys (Übersicht bei Tissot 1982) verglich die Wirksamkeit von Plazebo- und Chlorpromazingaben, jeweils allein oder in Kombination mit einer Psycho-Soziotherapie, die auf eine Hilfe bei der Bewältigung von persönlichen und umweltbezogenen Problemen ausgerichtet war. Hierbei erzielte die Vergesellschaftung der Neuroleptikabehandlung mit der Psycho-Soziotherapie eindeutig die besten Resultate. Diese treten jedoch erst nach 6 Monaten in Erscheinung; vorher zeigen sich bezüglich der Rückfallsrate keine Unterschiede zwischen Patienten, die nur mit Neuroleptika behandelt wurden, und solchen, die zu der neuroleptischen Medikation auch eine Psycho-Soziotherapie erhielten. Daraus läßt sich schließen, daß die letztere erst dann zusätzliche Vorteile bringt, wenn die Kranken entsprechend stabilisiert sind. Unter den mit Plazebo behandelten Patienten zeigten diejenigen die deutlichste Besserung, die keine stützende Psycho-Soziotherapie erhielten, was nahelegt, daß diese Behandlung unter Umständen, möglicherweise im Sinne einer Überforderung, sogar nachteilhaft sein kann (Klein et al. 1981). Diese Vermutung wird auch dadurch gestützt, daß Patienten, die nur mehr wenige psychotische Symptome zeigten, aus einer Psychotherapie Vorteile zogen; diese wirkte jedoch rückfallfördernd, wenn die floride Symptomatik durch die Medikamente noch nicht unterdrückt worden war. Eine Kombination psychosozialer und neuroleptischer Therapiemaßnahmen ist offenbar nur dann für den Patienten von Nutzen, wenn sie sachgerecht durchgeführt wird. Für die ambulante Praxis erscheint es vorteilhaft, die psycho- und soziotherapeutischen Einflußnahmen mit der Medikamentenverschreibung bzw. -gabe zu koordinieren. Hierbei ergibt sich für den Arzt die günstige Möglichkeit, regelmäßig eine unterstützende Gesprächstherapie durchzuführen, welche nicht nur die „compliance" verbessert, sondern offensichtlich auch an sich eine rückfallverhütende Wirkung ausübt. Andererseits schafft oft erst eine adäquate neuroleptische Einstellung auch die Voraussetzungen für eine erfolgreiche ambulante oder stationäre Sozio- und Psychotherapie.

Literatur

Abrams R, Taylor MA (1977) Catatonia: prediction of response to somatic treatments. Am J Psychiatry 134:78–80

Alacron R de, Carney MWP (1969) Severe depressive mood changes following slow-release intramuscular fluphenazine injection. Br Med J 3:564–567

Andreasen NC (1982) Negative versus positive schizophrenia: definition and validation. Arch Gen Psychiatry 39:789–794

Angst J, Theobald W, Bleuler M, Kuhn R (1970) Tofranil (imipramine) Stämpfli & Cie, Bern

Asnis G, Gabriel AB (1976) ECT as maintenance therapy in schizophrenia. Am J Psychiatry 133:858–859

Baker AA, Game JA, Thorpe JG (1958) Physical treatments for schizophrenia. J Ment Sci 104:860–864

Baldessarini R (1980) Drugs and the treatment of psychiatric disorders. In: Goodman Gildman A, Goodman LS, Gilman A (eds) The pharmacological basis of therapeutics. Macmillan, New York

Bauer D, Gaertner HJ (1983) Wirkungen der Neuroleptika auf die Leberfunktion, das blutbildende System, den Blutdruck und die Temperaturregulation. Pharmakopsychiat 16:23–29

Benkert O, Hippius H (1980) Psychiatrische Pharmakotherapie, 3. Aufl. Springer, Berlin Heidelberg New York

Bleuler M (1972) Die schizophrenen Geistesstörungen im Lichte langjähriger Kranken- und Familiengeschichten. Thieme, Stuttgart

Bolwig TG, Hertz MM, Paulson OB (1977) The permeability of the blood-brain barrier during electrically induced seizures in man. Eur J Clin Invest 7:87–93

Carlsson A, Lindquist M (1963) Effect of chlorpromazine or haloperidol on formation of 3-methoxytyramine and normetanephrine in mouse brain. Acta Pharmacol Toxicol 20:140–144

Carpenter WT, Heinrichs DW (1983) Early intervention, time-limited, targeted pharmacotherapy of schizophrenia. Schizophr Bull 9:533–542

Chouinard G, Jones B (1980) Neuroleptic induced supersensitivity psychosis. Am J Psychiatr 137:16–21

Cole JO, Goldberg SC, Davis JM (1966) Drugs in the treatment of psychosis: controlled studies. In: Salomon P (ed) Psychiatric Drugs. Grune & Stratton, New York, pp 153–180

Colonna L, Zann M (1983) Usage des benzodiazepines dans les psychoses schizohreniques. Encephale 9:279–285

Cranach M von (1983) Die Stellung der Neuroleptika im Gesamtbehandlungsplan schizophrener Psychosen. In: Hippius H, Helmchen HE (Hrsg) Therapie mit Neuroleptika. Perimed, Erlangen

Crow TJ (1980a) Positive and negative schizophrenic symptoms and the role of dopamine. Br J Psychiatry 139:379–386

Crow TJ (1980b) Molecular pathology of schizophrenia: more than one disease process. Br Med J 280:66–68

Davis J, Janicak P, Linden R, Moloney J, Pavkovic I (1983) Neuroleptics and Psychiatric disorders. In: Coyle JT, Enna SJ (eds) Neuroleptics: neurochemical, behavioral, and clinical perspectives. Raven Press, New York

Delay J, Denicker P (1952) Le traitement des psychoses par une méthode neurolytique dérivée de l'hibernothérapie (le 4560 RP utilisé seul en cure prolongée et continue). (C.R. du L^{eme} Congr. des Al. et Neurol. de Langue franc., Luxembourg 1952). Masson, Paris pp 497–518

Dohan FC (1979) Schizophrenia: glutens and neuroleptics. Biol Psychiatry 14:851–855
Dohan FC, Grasberger JC (1973) Relapsed schizophrenics: earlier discharge from the hospital after cereal-free, milk-free diet. Am J Psychiatry 130:685–688
Doss FW (1979) The effects of antipsychotic drugs on body weight: a retrospective review. J Clin Psychiatry 405:528–555
Dufour H (1982) Les hypotheses biologiques dans les psychoses. Psychologie Méd 14:1691–1696
Erle G, Basso M, Federspil G, Sicolo N, Scandellari C (1977) Effects of chlorpromazine on blood glucose and plasma insuline in man. Eur J Clin Pharmacol 11:15–18
Exner JE, Murillo LG (1977) A long-term follow-up of schizophrenia treated with regressive ECT. Dis Nerv Syst 38:162–168
Fann WE, Davis JM, Janowsky DS (1972) The prevalence of tardive dyskinesia in mental hospital patients. Dis Nerv Syst 33:182–186
Fink M (1979) Convulsive therapy: theory and practice. Raven Press, New York
Folstein M, Folstein S, McHugh PR (1973) Clinical predictors of improvement after electroconvulsive therapy of patients with schizophrenia, neurotic reactions and affective disorders. Biol Psychiatry 7:147–152
Friedhoff AJ (1985) Restitutive processes in the regulation of behavior. In: Murray A (ed) Controversies in schizophrenia. Guilford Press, New York London
Gaertner HJ (1983) Klinische Pharmakologie der Neuroleptika. In: Langer G, Heimann H (Hrsg) Psychopharmaka. Grundlagen und Therapie. Springer, Wien New York, S 227–258
Gelenberg AJ (1983) Psychoses. In: Bassuk EL, Schoonover SC, Gelenberg AJ (eds) The practitioners guide to psychoactive drugs, 2nd edn. Plenum Medical Book Company, New York London
Goldstein MJ (1970) Premorbid adjustment, paranoid status, and patterns of response to phenothiazine in acute schizophrenia. Schizophr Bull 3:24–37
Goldstein MJ, Rodnick EH, Evans JR, May PRA, Steinberg MR (1978) Drug and family therapy in the aftercare of acute schizophrenics. Arch Gen Psychiatry 35:1169–1177
Graham-Smith DG, Green AR, Costain DW (1978) Mechanism of the antidepressant action of electroconvulsive therapy. Lancet 1:254–256
Greil W, Calker D van (1983) Lithium: Grundlagen und Therapie. In: Langer G, Heimann H (Hrsg) Psychopharmaka. Grundlagen und Therapie. Springer, Wien New York, S 161–194
Haase HJ (1982) Therapie mit Psychopharmaka, 4. Aufl. Schattauer, Stuttgart New York
Häfner, H, Kasper S (1982) Akute lebensbedrohliche Katatonie. Nervenarzt 53:385–394
Hansell N (1979) Approaching long-term neuroleptic treatment of schizophrenia. J Am Med Ass 242:1293–1294
Helmchen H (1979) Neuroleptische Langzeitmedikation in der Praxis. Monatskurse Ärztl Fortbildg 29:800–801
Hirsch SR (1982) Medication and physical treatment of schizophrenia. In: Wing L, Wing JK (eds) Psychoses of uncertain aetiology. Cambridge University Press, Cambridge London New York New Rochelle Melbourne Sydney
Hogarty GE, Scholler NR, Ulrich R, Mussare F, Ferro F, Herron E (1979) Fluphenazine and social therapy in the aftercare of schizophrenic patients: relapse analysis of a two-year controlled trail. Arch Gen Psychiatry 36:1283–1294
Itil TM, Soldatos C (1980) Epileptogenic side effects of psychotropic drugs. J Am Med Ass 244:1460–1463
Janzarik W (1959) Dynamische Grundkonstellationen in endogenen Psychosen. Springer, Berlin
Kalinowsky LB, Hippius H, Klein HE (1982) Biological treatments in psychiatry. Grune & Stratton, New York London Paris
Kammen DP van, Mann LS, Sternberg DE, Scheinen M, Ninan PT, Marder SR, Kammen WB, Rieder RO, Linnoila M (1983) Dopamine beta hydroxylase activity and homovanillic acid in spinal fluid of patients with brain atrophy. Science: 220:974–977
Kane JM, Rifkin A, Woerner MM, Reardon G, Sarantakos S, Schiebel D, Ramos-Lorenzi J (1983) Low dose neuroleptic treatment of outpatient schizophrenics. I. Preliminary results for relaps rates. Arch Gen Psychiatry 40:893–896
Katschnig H (1977) Die andere Seite der Schizophrenie. Urban & Schwarzenberg, München Wien Baltimore

Kessler KA, Waletzky JP (1981) Clinical use of the antipsychotics. Am J Psychiatry 138:202–

Klein DF, Gittelman R, Quitkin F, Rifkin A (1981) Diagnosis and drug treatment of psychiatric disorders: adults and children, 2 nd ed. Williams & Wilkins, Baltimore London

Kline NS, Angst J (1979) Psychiatric syndroms and drug-treatment. Jason Aronson, New York

Langer G (1983) Therapie mit Neuroleptika und Antidepressiva. Eine grundsätzliche und kritische Erörterung aus biologischer Sicht. Wien Klin Wochenschr 95:474–478

Langer G, Schönbeck G (1983) Klinische Pharmakologie der Antidepressiva. In: Langer G, Heimann H (Hrsg) Psychopharmaka. Grundlagen und Therapie. Springer, Wien New York

Langer G, Sachar EJ, Gruen PH, Halpern FS (1977) Human prolactin responses to neuroleptic drugs correlate with antischizophrenic potency. Nature 266:639–640

Langer G, Resch F, Aschauer H, Keshavan MS, Koinig G, Schönbeck G, Dittrich R (1984) TSH response patterns to TRH stimulation may indikate therapeutic mechanisms of antidepressent and neuroleptic drugs. Neuropsychobiol 11:213–216

Langer G, Koinig G, Hatzinger R, Aschauer H, Resch F, Schönbeck G, Keshavan MS, Sieghart W (1986) The TSH response to TRH as predictor of treatment outcome: prediction of recovery and relapse in treatment with antidepressants and neuroleptics. Arch Gen Psychiatry 43:861–868

Lecrubier Y, Douillet P (1983) Neuroleptics and the bipolar dopaminergic hypothesis of schizophrenia. In: Ackerheil M, Matussek N (eds) Special aspects of psychopharmacology. Expansion Scientifique Francaise, Paris

Leff JP, Vaughn C (1983) The role of maintenance therapy and relatives' expressed emotion in relapse of schizophrenia – a 2 year follow-up. Br J Psychiatry 139:102–104

Luchins DJ, Jackman H, Meltzer HY (1984) Lateral vertricular size and drug-induced parkinsonism. Biol Psychiatry 19:29–44

Lydiard RB, Carman JS, Gold MS (1984) Antipsychotics: predicting response/maximizing efficacy. In: Gold MS, Lydiard BR, Carman JS (eds) Advances in psychopharmacology: predicting and improving treatment response. CRC Press, Boca Raton Florida

May PR (1968) Treatment of schizophrenia. Science House, New York

May PR, Goldberg SC (1978) Prediction of schizophrenic patients response to pharmacotherapy. In: Lipton MA et al. (eds) Psychopharmacology – a generation of progress. Raven Press, New York

May PR, Tuma AH, Yale C, Potepan P, Dixon WJ (1976) Schizophrenia: a follow-up study of results of treatment. Arch Gen Psychiatry 33:474–478

McNeill DL (1977) Phenothiazine resistance. Br Med J 2:127–128

Meduna L (1937) Die Konvulsionstherapie der Schizophrenie. Carl Marhold, Halle

Meltzer HY (1985) Dopamine and negative symptoms in schizophrenia: critique of the type I–II hypothesis. In: Murray A (ed) Controversies in schizophrenia. The Guilford Press, New York London

Meyer JE (1984) Die Therapie der Schizophrenie in Klinik und Praxis. Nervenarzt 55:221–229

Miller DH, Clancy J, Cummings E (1953) A comparison between unidirectional current, nonconvulsive electrical stimulation given with Reiters machine, standard alternating current electroshock (Cerletti method) and pentothal in chronic schizophrenia. Am J Psychiatry 109:617–620

Möller HJ (1984) Extremitätengangrän nach intravenöser Injektion von Neuroleptika. Nervenarzt 55:43–45

Möller HJ (1986) Therapie der schizophrenen Psychosen. In: Möller HJ, Kissling W, Wendt G, Stoll D (Hrsg) Leitfaden der Psychopharmakatherapie. Kohlhammer, Stuttgart (im Druck)

Möller HJ, Zerssen D von (1986) Der Verlauf schizophrener Psychosen. Springer, Berlin Heidelberg New York Tokyo

Möller HJ, Kissling W, Lang C, Doerr P, Pirke KM, Zerssen D von (1982) Efficacy and side effects of haloperidol in psychotic patients: oral vs. intravenous administration. Am J Psychiatry 139:1571–1575

Müller P (1981) Depressive Syndrome im Verlauf schizophrener Psychosen. In: Glatzel J, Krüger H, Scharfetter CH (Hrsg) Forum der Psychiatrie. Enke, Stuttgart

Nedopil N, Rüther E (1983) Psychopharmakatherapie bei schizoaffektiven Psychosen. In: Langer G, Heimann H (Hrsg) Psychopharmaka. Grundlagen und Therapie. Springer, Wien New York

Praag HM van (1978) Psychotropic drugs. A guide for the practioner. Van Gorum Assen, Amsterdam, pp 135–139

Rifkin A, Quitkin F, Rabiner CJ, Klein DF (1977) Fluphenazine decanoate, fluphenazine hydrochloride given orally and placebo in remitted schizophrenics. Arch Gen Psychiatry 34:43–47

Rubin RD (1976) Clinical use of retrograde amnesia produced by electroconvulsive shock. Can Psychiatr Ass J 21:87–90

Schied HW (1983) Durchführung der Therapie mit Neuroleptika. In: Langer G, Heimann H (Hrsg) Psychopharmaka. Grundlagen und Therapie. Springer, Wien New York, S 279–300

Schönbeck G, Langer G (1982a) Die neuroleptikainduzierte Spätdyskinesie. Psychopharmakon 1(1):8–9

Schönbeck G, Langer G (1982b) Neuroleptikatherapie: Motorische Nebenwirkungen und ihre Behandlung. Psychopharmakon 1(5):8–11

Schooler NR, Levine J, Severe JB, Brauzer D, DiMascio A, Klerman GL, Tuason VB (1980) Prevention of relapse in schizophrenia. Arch Gen Psychiatry 37:16–24

Singh MM, Kay SR (1976) Wheat gluten as a pathogenic factor in schizophrenia. Science 191:401–402

Slater E, Beard AW, Glithero E (1965) The schizophrenia-like psychoses of epilepsy. Br J Psychiatry 109:95–150

Smith K, Surphlis WRP, Gynther MD, Shimkunas AM (1967) ECT-chlorpromazine and chlorpromazine compared in the treatment of schizophrenia. J Nerv Ment Dis 144:284–292

Spiess-Kiefer C, Hippius H (1986) Malignes neuroleptisches Syndrom und maligne Hyperthermie – ein Vergleich. Fortschr Neurol Psychiatr 54:158–170

Squire LR, Slater PC, Chace PM (1976) Reactivation of recent or remote memory before electroconvulsive therapy does not produce retrograde amnesia. Behav Biol 18:335–343

Stoof JC, Kebabian JW (1981) Opposing roles for D1 and D2 dopamine receptors in efflux of cyclic AMP from rat neostriatum. Nature 294:366–368

Strauss JS, Carpenter WR (1974) The prediction of outcome in schizophrenia. II. Relationships between predictor and outcome variables. Arch Gen Psychiatry 31:37–42

Strömgren E (1983) The strength and weakness of DSM-III. In: Spitzer RL, Williams JBW, Skodol AE (eds) International perspectives on DSM-III. American Psychiatric Press, Washington

Taylor PJ (1981) ECT in schizophrenia: a review. In: Palmer RL (ed) Electroconvulsive therapy: an appraisal. Oxford University Press, New York Toronto

Tissot R (1982) Traitement au long cours des patients atteints de schizophrenie. Psychiatrie Fr 13(4):9–128

Warner R (1985) Antipsychotic drugs: use, abuse and non-use. In: Warner R (ed) Recovery from schizophrenia. Routledge & Kegan Paul, London Boston Henley

VIII. Psychotherapeutische Behandlungsmethoden

G. BENEDETTI

INHALTSVERZEICHNIS

A. Einleitung 285
B. Die Hauptschulen der Psychotherapie der Schizophrenie 286
   I. Die individuelle Psychotherapie und ihre Schulen 286
     1. Die FREUD-Schule 286
     2. JUNG und seine Schule 287
     3. Melanie KLEIN und ihre Schule 288
     4. Die interpersonale Schule (SULLIVAN, Frieda FROMM-REICHMANN, ARIETI,
       SEARLES, Otto WILL) 289
     5. Einzelforscher 290
   II. Die Familientherapie 291
   III. Die Gruppen- und Milieutherapie 293
   IV. Die Verhaltens- und Lerntherapie 296
C. Die psychodynamischen Haupttheorien der Schizophrenie 297
   I. Die Defizit-Theorie 297
   II. Die Konflikt-Theorie 298
   III. Die transaktionelle Theorie 299
   IV. Die Multifaktorialität 300
   V. Schlußbetrachtungen 300
D. Die Methoden des psychologischen Umgangs mit dem Kranken.
   Dialektische Gegensatzpaare 301
E. Eigene Beiträge 313
   I. Die dialogische Positivierung 314
   II. „Progressive Psychopathologie" 316
   III. „Übergangssubjekte" 317
F. Indikationen und Ergebnisse 318
Literatur 322

A. Einleitung

Wie kaum andere Psychotiker haben schizophrene Menschen in diesem Jahrhundert ihre Psychiater durch ihre doppelte psychologische Buchführung herausgefordert: Sie, die Ver-rückten und „Geisteskranken", überraschten uns immer wieder mit einer Fülle von psychologisch differenzierten Äußerungen, die uns gezwungen haben, uns mit ihrer Innerlichkeit auseinanderzusetzen. Diese Auseinandersetzung war oft gleichzeitig Psychopathologie und Psychotherapie. Psychologische Anschauungen und Behandlungsmethoden ließen sich oft nicht trennen, weil Behandlungsversuche sich bei vielen Autoren aus ihren psychologischen Modellen ergaben und diese umgekehrt bedingten.

Der erste, der psychologisches Denken in die Psychiatrie der Schizophrenie
einführte, war sicher Eugen Bleuler. Er betrachtete die psychologisch motivierten und verstehbaren Symptome zwar als die Reaktionen der Patienten auf ihre
Krankheit, als „sekundär". Aber er entdeckte sie. Seither hat die Meinung immer
wieder geändert, was in der Schizophrenie primär, was sekundär sei und ob eine
solche Unterscheidung überhaupt haltbar sei. In der Tat ist sie, historisch gesehen, wichtig als erste Möglichkeit einer psychologischen Annäherung an die
Krankheit.

Wer die Geschichte der Psychotherapie der Schizophrenie seit Eugen Bleuler
überblickt, ist beeindruckt von einer Konfluenz der verschiedenen psychodynamischen Konzepte in einige wenige Richtlinien der psychologischen Behandlung,
hier noch mehr, als etwa auf dem Gebiet der Neurosen.

Die Theorien wechseln, wie wir sehen werden, und es ist unsere Aufgabe, ver-
bindende Hauptzüge zwischen ihnen zu finden. In der Behandlung werden aber
die Elemente der Psychotherapie selber erschlossen: Die Schaffung einer Beziehung zum Kranken, die Möglichkeit, sich in das schwer Einfühlbare einzufühlen,
der Versuch, aus den Fragmenten der Erfahrungen, der Spaltungen ein Ganzes,
das Abbild einer „Welt" zu rekonstruieren, in der wir dem Kranken begegnen
können, seine Sprache reden, sein Erleben teilweise zu dem unsrigen machen.

Diese Elemente der Psychotherapie sind hier gegenüber allen technischen
Kunstgriffen so überaus wichtig geblieben, daß es nicht an Psychotherapeuten ge-
fehlt hat, die wie etwa C. G. Jung klipp und klar sagten, es gebe überhaupt keine
Technik der Psychosentherapie; die Krankenschwester sei dazu genauso wie der
Abteilungsarzt befähigt. Freilich ein Irrtum! Denn die Einfachheit der Leitlinien
ist oft die Frucht mühsamer und komplexer Erfahrungen, die man ohne eine entsprechende Ausbildung nicht erwerben kann. Die bloße Empathie erscheint heute, angesichts der vielen differenzierten Schilderungen therapeutischen Vorgehens, nur als Grundlage der Psychotherapie und nicht als deren Ausformung.

Die wichtigsten theoretischen Probleme sollen Gegenstand der vorliegenden
Erörterungen sein.

B. Die Hauptschulen der Psychotherapie der Schizophrenie

I. Die individuelle Psychotherapie und ihre Schulen

1. Die Freud-Schule

Freud war gegenüber einer Psychoanalyse bei psychotischen Kranken skeptisch.
Er legte jedoch den Grundstein zu psychologischen Betrachtungen durch die Spekulation, daß die (später schizophren genannten) Patienten ihre Objektbesetzungen in der Realität dadurch verlieren, weil die Libido ins Ich regrediere. Seiner
Auffassung, daß die Kranken einer Übertragung unfähig und deshalb einer Behandlung unzugänglich seien, ist schon durch seinen Schüler Federn widerspro-
chen worden. Aber etwas Wesentliches davon ist geblieben: Auch heute noch
stellt man fest, daß das ursprüngliche psychoanalytische Verfahren, in dem der

Therapeut kein realer Partner des Patienten sein will und deshalb hinter ihm sitzt und nur noch Spiegel seiner Übertragungen ist, damit er diese erkenne und auflöse, kontraindiziert ist – weil der derealisierte Schizophrene im Therapeuten besonders ein Realitätsobjekt braucht. Seine Beziehung zu ihm darf nicht nur eine auf die Vergangenheit durchsichtige sein, sondern muß auch Gegenwartsakzente haben.

Der wichtigste Schüler FREUDS, der sich mit schizophrenen Kranken befaßte, war FEDERN. Ihm verdanken wir das Grundkonzept, daß die „Ichgrenze" in der Schizophrenie aufgelöst sei. Dieses Konzept geht aus der Freudschen Annahme hervor, daß die Realitätsbesetzung in der Psychose verloren sei. Der Verlust der Ichgrenze führe dazu, daß normalerweise Unbewußtes vom Kranken bewußt erlebt werde. Das berühmte Wort FREUDS umkehrend, daß (in der Neurose) Ich werden soll, wo Es war, prägte FEDERN den Ausdruck: „Wo Ich war, soll Es werden." Der Kranke soll wieder *verdrängen*, Abwehr entwickeln lernen. Indem FEDERN von der Analyse von Phobien und sonstigen neurotischen Symptomen bei Schizophrenen abriet und den Grundstein zur Familientherapie legte durch die erstmalig formulierte Annahme, daß Familienangehörige in den Therapieplan einzubeziehen seien, kann er als der Pionier all jener späteren Autoren betrachtet werden, die im familiären Rahmen der Gegenwart einen Angelpunkt der Behandlung sehen. Neben dem Intrapsychischen gewinnt also das Mitmenschliche an Bedeutung. Dazu paßte die Auffassung seiner Schülerin G. SCHWING, daß die Beziehung des Kranken zur Mutter eine wesentliche pathogenetische Rolle in der Vorgeschichte des Leidens spiele; eine Auffassung, die wir später bei F. FROMM-REICHMANN voll ausgeprägt finden und die richtungsweisend für die ganze Nachkriegstherapie gewesen ist.

2. JUNG und seine Schule

Der wesentlichste Verdienst von C. G. JUNG auf dem Gebiet der Schizophrenietherapie ist der, daß er der erste Pionier gewesen ist. Er beschränkte sich nicht wie FREUD auf einen einzigen Fall (Schreber), sondern er entwickelte 1903 im Burghölzli wesentliche Ansätze zur Psychotherapie bei schizophrenen Kranken und beeinflußte die Schizophrenielehre E. BLEULERS. Wer, wie der Schreibende, Gelegenheit hatte, von JUNG selber seine psychotherapeutischen Krankengeschichten zu erfahren, weiß, wieviel Einsatz, wieviel Sorge für den Patienten und psychologische Phantasie diesen Mann beseelten. Von einem theoretischen Gesichtspunkt aus liegt sein wichtigster Beitrag in der Annahme, daß das schizophrene Ich nicht imstande sei, gewaltige Urbilder, *Archetypen*, die aus dem Unbewußten aufsteigen, zu assimilieren. Gewiß könnte diese Lehre nur eine Variante der anderswo in der Psychodynamik der Schizophrenie vertretenen Auffassung sein, daß das Es das Ich überrenne, überflute, in seinen Bann schlage, es auflöse. Das Besondere bei JUNG liegt aber in der Einsicht, daß es sich bei einer solchen psychologischen Macht nicht bloß um ds Es als Ganzes, sondern um individuell je verschiedene Urbilder handelt, die aus einem der einzelnen psychologischen Lebensgeschichte vorausgehenden Hintergrund aufsteigen und der Entscheidungsfreiheit dieser Lebensgeschichte ein Ende setzen. Wer im langwährenden Gespräch mit Schizophrenen so wie ich erfahren hat, wie manche Urkomplexe, aus dem Bereich der Verfolgung, der verschmelzenden Verliebtheit, des Nicht-Mann- oder Frau-Sein-Könnens, den Kranken mit einer Gewalt überfallen, die sich weder aus der persönlichen Lebensgeschichte des Subjektes herleiten, noch sich allzu simplifizierend dem Biologischen subsumieren lassen, kann heute noch die begriffliche Dichte der Jungschen Konzeption nachvollziehen. Aus seiner Lehre ergaben sich psychotherapeutische Richtlinien, die von Jung (1968) selber und seinen Schülern, wie z. B. Tedeschi, erfolgreich entwickelt wurden: Im psychotherapeutischen Beistand galt es, den Kranken seine ichauflösenden Archetypen anders erleben zu lassen, als in der psychotischen Form und zwar in Varianten, die individuell vollzogen werden konnten, oder im Spiegel kultureller Kontexte, in der der Patient sich, nicht mehr alleinstehend im Wahne, wiederfinden konnte.

3. Melanie Klein und ihre Schule

Aufgrund der Annahme, daß das postnatale Ich soweit organisiert ist, Angst erfahren zu können und Abwehrmechanismen gegen diese zu bilden, entwickelte M. Klein (1946) die Hypothese, daß eine „physiologische Psychose", die *schizoparanoide* Phase, die allererste Stufe der normalen Ichentwicklung bilde: Das gute mütterliche Teilobjekt werde von dem bösen *abgespalten*, um davor geschützt zu werden; dieses aber werde auf die Umgebung projiziert, mit der sich das Kind dann gelegentlich auch *identifizieren* müsse. *Introjektion* und *Projektion* wurden als Vorgänge verstanden, durch deren Entwicklung das Kind lerne, Angst zu binden.

Das hauptsächliche Ergebnis dieser ganzen Forschung für die Schizophrenielehre liegt im Versuch, das paranoide Verhalten des erwachsenen Patienten nach diesem Muster zu verstehen. Rosenfeld (1965) hat hier den zentralen Begriff der *projektiven Identifizierung* als Schlüssel zum Verständnis der Schizophrenie entworfen. Dabei nahm er im Hinblick auf die Psychotherapie an, daß es sowohl für den Therapeuten, wie auch für seinen Patienten wesentlich sei, zu lernen, die gesündere Ichseite, welche eines therapeutischen Bündnisses fähig bleibt, von den projektiven Teilen, die das "delusional self" bilden, zu differenzieren.

Spaltung, Projektion, projektive Identifizierung bilden also die Grundlage der schizophrenen Psychodynamik. Eine Auffassung, die heute von Kernberg et al. auf das Verstehen des Borderline-Syndroms transponiert worden ist, wenn auch mit einigen Varianten.

Charakteristisch für die Autoren der Melanie-Klein-Schule (Rosenfeld, Segal, Bion und der *frühe* Winnicott) ist die Adhärenz an die klassische psychoanalytische Technik: Oft liegende Position des Patienten auf der Couch, freies Assoziieren, häufige Deutungen des Analytikers. Die Möglichkeit der Übertragung wird dementsprechend – und im Gegensatz zu Freud selber – angenommen; diese sei – im Gegensatz zu der Meinung von Federn – nicht zu vermeiden, sei aber analysierbar und werde durch Deutungen zum therapeutischen Instrument. Es genüge nicht, meinte hier Segal, dem psychotischen Patienten Sympathie und Beruhigung zu geben; denn der Psychotherapeut werde dadurch nur zum guten Teilobjekt, woraus die Spaltung zwischen Gutem und Bösem und die Abwehrmechanismen verstärkt werden, bis die nicht mehr behandelbare negative Übertragung durchbreche. Die Notwendigkeit der sich daraus ergebenden Auseinandersetzung mit der aggressiven Seite des Kranken dürfte später KERNBERG (1967) zu seinen Gedankengängen in der Behandlung der Borderline-Persönlichkeit bewogen haben.

4. Die interpersonale Schule (SULLIVAN, Frieda FROMM-REICHMANN, ARIETI, SEARLES, Otto WILL)

Im Gegensatz zu jenen Autoren, die das Prinzip der therapeutischen Teilnahme an der psychotischen Erfahrung besonders betonen, haben SULLIVAN (1962) und Frieda FROMM-REICHMANN (1950) versucht, den Patienten im Sinne einer "participant observation" *aus der Warte der sozialen* Realitätssphäre zu erreichen. SULLIVAN betonte die Wichtigkeit der ersten 24 Stunden des Patienten auf der psychiatrischen Abteilung. Leben auf der Abteilung war ihm sogar wichtiger als die Reihenfolge der täglichen Sitzungen. Er verwendete einen großen Teil seiner Zeit im Lehren, wie man mit psychotischen Patienten viel interagieren soll, hier unbewußt erste Schritte E. BLEULERs weiterführend. Die Ausbildung von paraprofessionellem Personal in der Entwicklung einer großen Sensibilität gegenüber der schizophrenen Symptomatologie war ihm ein großes Anliegen.

Trotzdem darf SULLIVAN auch als ein Pionier der individuellen Psychotherapie der Schizophrenie gesehen werden, da er sich in vielen Gesprächen mit den Patienten darum bemühte, die akutelle Chronologie der Psychose gemeinsam zu rekonstruieren, bis Einsichten bei ihm möglich wurden.

Eine allgemeine Tendenz der interpersonalen Schule liegt im Versuch, den schizophrenen Patienten vor allem als Mensch und nicht als Kranken zu sehen, die Schizophrenie als "human process" (SULLIVAN 1962) oder als eine „Variante der Neurose" (Frieda FROMM-REICHMANN) zu verstehen. So haben hier die meisten Autoren (insbesondere FROMM-REICHMANN und WILL 1972) die *Vereinsamung* des schizophrenen Menschen betont, der seine lebensgeschichtlichen Verluste nicht anders als über eine Verformung der Realität zu tragen weiß. Beide Autoren haben Hervorragendes über die Bedeutung der therapeutisch-menschlichen Beziehung zum Kranken geschrieben; hier liegt das Schwergewicht ihrer Beiträge, viel mehr als in der Entwicklung bestechender psychodynamischer Theorien.

SEARLES (1965) vertiefte unsere Einsichten in das Wesen der therapeutischen *Symbiose*. Er erkannte in dieser, die sich nicht nur aus der gemeinsamen Regression des Patienten und des Therapeuten ergibt, sondern sich auch aus dem gegenseitigen Austausch von Triebregungen und Vorstellungen zwischen den beiden gestaltet, ein wesentliches therapeutisches Instrument.

Eine wichtige Annahme von SEARLES ist die, daß der schizophrene Patient seine eigenen, ihn überschwemmenden Abhängigkeitsbedürfnisse fürchtet und sich vor ihnen in eine magische Omnipotenz flüchtet, in welcher er dann autistische Vereinsamung erfährt. Die Folge der Abwehr stiftet also eine neue Psychopathologie.

Die therapeutische Aufgabe bestehe somit in der Herstellung einer adäquaten, d. h. dem Kranken gerecht werdenden Symbiose, die zwar einerseits alte pathologische Komponenten reproduziert, andererseits in der Reproduktion der Übertragung neue Antworten auf eine infantile Situation ermögliche. SEARLES schlug eine Deutungsweise vor, welche dem schizophrenen Patienten ein schuldfreies Bewußtsein seiner Abhängigkeitsbedürfnisse nahelegen soll.

Dasselbe Ziel der interpersonalen Beziehung wurde von ARIETI (1955) in seinem Begriff der "relatedness" behandelt. Man begann im Denkhorizont all dieser Autoren Begriffe wie "encounter", "parasitical attitudes", "self esteem", "hostility", "loneliness", "take care", "emotional flight", "distrust", "deification", "punctiform insight", u. a. zu entwickeln, ohne den Versuch der frühen Psychoanalyse, mitmenschliche Erfahrungen auf metapsychologische Schemata zu reduzieren, weiter zu entwickeln. Mit diesen bunt zusammengewürfelten Urworten, auf die einzeln einzugehen mir in diesem Rahmen nicht möglich ist, fasse ich das therapeutische Bemühen eines detaillierten Verstehens der Beziehungsereignisse zwischen Patient und Therapeut nur sehr kurz zusammen.

Der Nachweis spezifisch-schizophrener Vorgänge gelang auch hier so gut wie nicht, wie sehr auch die einzelnen Autoren versucht waren, die Spezifität ihrer Erkenntnisse zu überschätzen. Was in der Psychotherapie der Psychose zuerst „entdeckt" wurde, fand sich nämlich wieder in der Neurosentherapie. In dieser scheinbaren Schwäche liegt aber die Stärke der Schizophrenieforschung der genannten Autoren; namentlich ist es ihr Beitrag an der Entwicklung der gesamten Psychotherapie, auch jener Fälle, die man heute „Borderline" nennt, sowie die Vermenschlichung unserer Beziehung zu den sonst nicht leicht verstehbaren Kranken. Wo die alte Schulpsychiatrie nur ab- und eingrenzte, nosologische Bilder erkennend, bildete umgekehrt die Psychotherapie Brücken, Einzelmenschen erkennend.

Frieda FROMM-REICHMANN nannte ihre Methode "psychoanalytical psychotherapy", um den Unterschied zur Psychoanalyse zu betonen.

5. Einzelforscher

Mehrere Autoren, wie SCHULTZ-HENCKE (1952), ROSEN (1953), SECHEHAYE (1947), RACAMIER (1958), haben Methoden entwickelt, die weniger in einer Schule fortgesetzt wurden, doch haben sie auf mancher Ebene die Psychotherapie der Psychosen als Ganzes sehr bereichert. Deren Theorien auch ganz kurz darzustellen verbietet die Raumgrenze. Ich möchte aber das grundlegende Werk von SECHEHAYE (1947) besonders erwähnen. Sie hat in eindrücklicher Weise gezeigt, daß Therapie auch darin besteht, dem schizophrenen Menschen, der Symbolisches nur als Konkretes auffaßt, über das Konkrete, die Geste, das Bild, jenes Symbol zurückzugeben, welches ursprüngliche Bedürftigkeit erfüllt und Befürchtungen überwindet. Berühmt ist dieses Vorgehen besonders durch das Symbol der mütterlichen Nahrungsgabe geworden.

Neben den Schulen und den bedeutenden individuellen Ansätzen seien aber auch die großen organisatorischen Initiativen erwähnt, die heute auf dem Gebiet der Schizophrenietherapie noch bedeutsamer als einzelne theoretische Arbeiten sind. Ich möchte deren zwei erwähnen, die mir aus schweizerischer Sicht besonders bekannt sind:

Erstens die lebenslange Ermutigung aller psychotherapeutischen Tätigkeiten bei psychotischen Menschen durch meinen Lehrer Manfred BLEULER in der von ihm während Jahrzehnten in der psychotherapeutischen Tradition seines Vaters Eugen BLEULER geführten Klinik Burghölzli; und zweitens das von Christian MÜLLER ins Leben gerufene Internationale Symposium für Psychotherapie der Schizophrenie, das 1987 in Turin sein IX. Jubiläum feiert.

II. Die Familientherapie

Die Familie des schizophrenen Patienten wurde erst in den späten vierziger und in den frühen fünfziger Jahren zu einem psychiatrischen Hauptthema. Wir erwähnen die Forschung, die vor allem in Amerika – anschließend an die ersten Arbeiten von F. FROMM-REICHMANN über die Mütter von schizophrenen Patienten – in Palo Alto, Bethesda, Philadelphia, New York, New Haven, Boston, Denver und Galveston durchgeführt wurde.

Es sei hier kurz vorausgesetzt, daß im Laufe der vergangenen 35 Jahre hauptsächlich drei psychodynamische Familientheorien entwickelt worden sind: a) die Double-bind-Theorie von BATESON und JACKSON, nach der das später schizophrene Kind jahrelang widersprüchlichen, von ihm metakommunikativ nicht durchschaubaren Botschaften seitens seiner Eltern ausgesetzt wurde; b) die "transmission of irrationality"-Theorie von WYNNE und SINGER, nach der Familienangehörige von Schizophrenen unfähig sind, im gegenseitigen Familiengespräch an gewissen Foci der gemeinsamen Aufmerksamkeit festzuhalten, so daß die späteren Denkstörungen des Schizophrenen als eine Internalisierung der familiären Irrationalität erscheinen; c) die "expressed emotion"-Theorie von LEFF et al., nach der eine Korrelation zwischen Rückfallstendenz im Verlaufe der Krankheit und negativem emotionellem Verhalten der Familie dem Kranken gegenüber beobachtet wurde.

In Deutschland sind die Forschungen von STIERLIN, in Finnland diejenigen von ALANEN, in der Schweiz diejenigen von KAUFMANN international bekannt geworden, auf die wir im einzelnen leider nicht eingehen können.

Techniken der Familientherapie bei Schizophrenen sind beispielsweise von ESTERSON et al., von JACKSON und WEAKLAND, von BOWEN, MACGREGOR et al., von LAQUER et al., von LASSNER und BRASSEA entwickelt worden; man spricht von diesen Studien als von einer „unkontrollierten Forschung", in dem Sinne, daß therapeutische Resultate, meistens positive, aber auch durch gleichzeitig laufende soziale und medikamentöse Behandlungen mitbedingt, mit Verläufen bei familientherapeutisch unbehandelten Schizophrenen nicht verglichen wurden.

Diese erste Phase, die bis Ende der 60er Jahre reicht, hat uns im Hinblick auf die Katamnesen nicht immer orientiert oder überzeugt, hat aber Grundeinsichten in die Behandlungsmethoden vermittelt. Wenn es auch hier, genauso wie in anderen Psychotherapieformen, unmöglich erscheint, von einer einheitlichen Psychotherapie zu reden, lassen sich doch die Hauptlinien der Behandlung kurz skizzieren (die auch die jüngste Familienforschung bestätigt):

Es geht einmal darum, im therapeutisch geleiteten Familiengespräch grundsätzliche und gemeinsam wichtige Themen abzuklären, die für mehrere Teilnehmer oder einen davon unklar, konfus oder gar verwirrend waren; die Mitteilungen werden dann verarbeitet, bis die Meinungen von allen, Therapeuten inbegriffen, eindeutig werden. Mißverständnisse, Projektionen, Verneinungen werden bloßgelegt, korrigiert, auf metakommunikative Parameter bezogen, die einen ganzheitlichen Gesprächsrahmen bilden können. Auf diese Weise wird eine psychodynamische Familienrealität umrissen und validiert.

Grundsätzliche Fragen werden vom Therapeuten überlegt, wie: Zeigt die Familie gewisse Kommunikationsstile, welche als typisch für Familien mit einer schizophrenen Psychose geschildert worden sind ("specificity question")? Welches sind die Spaltungen in der Familie, die für die Festlegung von Rollen bei ihren Angehörigen wichtig waren und dazu beigetragen haben, daß ein Angehöriger als krank und die anderen als gesund selektioniert worden sind ("selection question")? Wie hat der Patient dazu beigetragen, seine besondere Familienrolle über Jahre hinweg zu behaupten ("maintenance question")?

Daß solche kognitiven Aspekte der Familientherapie über eine Reihe von affektiven Transaktionen und therapeutischen Identifikationen mit allen Familienmitgliedern sich artikulieren, und daß ferner nicht nur psychodynamisch relevante, aber auch sozial konkret wichtige Probleme und Lernaufgaben behandelt werden, versteht sich, wobei die einzelnen therapeutischen Betonungen je nach Schule und Persönlichkeit verschieden ausfallen.

Von solchen Therapien verschieden sind jene Betreuungen von Angehörigen schizophrener Patienten, die weniger dahin tendieren, Familienstile zu verändern, als vielmehr alltägliche Sorgen, Fragen und Unsicherheiten bei Menschen, die durch einen schizophrenen Angehörigen belastet sind, zu beantworten. Wiederum anders gerichtet sind jene Therapien, welche sich mit psychodynamischen Problemen überhaupt nicht befassen, sondern aktiv-direktiv Familienangehörige mit hoher EE dazu bringen wollen, sich transaktionell weniger mit den Kranken zu verwickeln.

Auf spezielle Techniken, wie die durch Mara Selvini und Mitarbeiter entwickelte Methode des „Gegenparadox" als Antwort auf die Familienparadoxien, können wir aus Raumgründen nicht eingehen.

Ein interessantes Ergebnis der letzten 15 Forschungsjahre ist die Entwicklung der sogenannten „kontrollierten Studien", einer Methode der Nachprüfung der Resultate, die heute auf allen Gebieten der Psychotherapie ihren Einzug hält – und die freilich auch den Nachteil hat, daß sie Unvergleichbares vergleicht, weil Behandlungen von den in ihnen wirksamen Therapeutenpersönlichkeiten kaum zu trennen sind.

Die erste diesbezügliche Studie wurde 1949 von Langsley und Mitarbeitern durchgeführt. Katamnestisch wurde gefunden, daß behandelte Patienten 6, 12 und 18 Monate später weniger häufig hospitalisiert und weniger Stunden im Spital verbrachten als unbehandelte Kranke.

Die jüngste kontrollierte Studie ist von Goldstein und Mitarbeitern durchgeführt worden. Signifikante Ergebnisse der Familientherapie wurden sechs Wochen nach Beginn und am Ende der Behandlung festgestellt; nach sechs Monaten waren positive Ergebnisse betreffend Rückfallquote und sozialer Integration allerdings nur bei jenen Patienten festzustellen, die eine gute prämorbide Anpassung gezeigt hatten.

III. Die Gruppen- und Milieutherapie

Im Vergleich zur individuellen und familiären Psychotherapie, die nur einer Minderheit von schizophrenen Patienten helfen können, hat sich nach dem zweiten Weltkrieg, zunächst in Amerika und dann auch in Europa, die auch einer Mehrheit der sowohl hospitalisierten, wie auch ambulant betreuten Kranken zugutekommende Gruppenpsychotherapie entwickelt.

Ein bereits älteres Beispiel der weiten Verwendung der Gruppentherapie in Amerika ist die Übersicht von GELLER (1950): Von 200 befragten psychiatrischen Stadtspitälern antworteten 185 auf einen eingehenden Fragebogen; 94 davon, also mehr als die Hälfte, hatten eine Gruppentherapie entwickelt. Eine Beschränkung auf psychodynamische Techniken wurde allerdings nur bei 6,6% aller Institutionen festgestellt!

Wir wollen hier ausschließlich auf die mehr psychodynamisch inspirierten Gruppen von Verfahren eingehen, da die anderen mehr in die Richtung der in diesem Handbuch separat behandelten sozialen Therapie gehen.

Die Mehrzahl der Autoren unterscheidet verschiedene aufeinanderfolgende Entwicklungsphasen der therapeutischen Gruppe. Freilich werden Zahl und Struktur der Phasen nicht einheitlich geschildert; im wesentlichen lassen sich jedoch charakteristische Züge darstellen, die BEUKENKAMP (1952) wie folgt erfaßt:

In einer ersten Phase ist individuelles Rivalisieren, Versuche, die Hostilität des Therapeuten oder der Gruppe auszulösen, paranoide Projektionen auf den Therapeuten charakteristisch. Die Träume, Verbalisierungen und kreative Produktionen der Patienten werden dabei von den Therapeuten in einer analytisch orientierten Weise diskutiert.

Daraus ergibt sich eine zweite Entwicklungsphase, in welcher die Kranken beginnen, die Probleme ihrer familiären Konstellationen wieder zu erfahren, die Projektionen und Realitätsverzerrungen ihrer Gruppenmitglieder zu erkennen; dadurch kann ihnen geholfen werden, ihrerseits die eigenen einzusehen. Das führt zu einer dritten Phase, in der die Kranken eigene Hostilität gegenüber Eltern und deren symbolische Vertreter neu einschätzen können. Auf diese Weise entwickle sich schließlich die Einsicht, daß internalisierte Einstellungen mehr als Milieutraumata den Kern ihrer Beziehungsstörungen ausmachen. Nach der Entlassung funktionieren diese Patienten auf einer sozial besser integrierten Ebene wie nie zuvor.

Eine solche Darstellung enthält Züge, die man in anderen Berichten ebenfalls findet: Entsprechend der erwähnten zweiten Phase schilderte z. B. COLTHARP die Überraschung seiner schizophrenen Patienten, die bei ihren Gruppenmitgliedern ähnliche Symptome, Erfahrungen und Probleme fanden, und somit einen „esprit de corps" entwickelten. CANTOR beschrieb ebenfalls die schnellere Einsicht seiner so behandelten Kranken in die eigenen Wahrnehmungsstörungen durch die gegenseitige Kommunikation. LUINS stellte die Restrukturierung der sozialen Wahrnehmungen dar im Vergleich zwischen dem, was der Kranke wahnhaft projiziert und dem, was die anderen korrigierend ausdrücken. MCCANN und ALMADA führten aus, wie jeder Patient durch Diskussion der eigenen Probleme mit anderen sich selber besser kennenlernte.

Auch die Verarbeitung und Neueinschätzung von eigenen Aggressionen wird von den Autoren immer wieder erwähnt; nach GRAEBER wurden aggressive Verhaltensweisen bei akuten Patienten durch die zunehmende Gruppenidentität neutralisiert; nach SACKS und BERGER war die Reduzierung der früher unterdrückten Aggressivität ein Gegenmittel gegen die Angst der Patienten, die Selbstkontrolle zu verlieren; nach BECKIR wird der Psychotische dazu gebracht, die Sozietät zu akzeptieren und im Realitätsbezug größere Befriedigung als in der eigenen Phantasiewelt zu finden; nach GRAY entstehen für den Patienten stärkere Gratifikationen als in der Welt der Phantasie, wodurch autistische Rückzugsbewegungen abnehmen.

Aus der Übersicht solcher und ähnlicher Studien bekommt man den Eindruck, daß erstens eine progressive Wechselbeziehung zwischen Gruppensolidarisierung und Spiegelbetrachtung der eigenen Psychose im Erleben der Patienten stattfindet; und zweitens, daß die paranoiden Verzerrungen im Denken und im Urteil zu einem Angelpunkt des gruppentherapeutischen Prozesses wird.

Fast alle diese Studien (GRAY, KAHN u. PRESTWOOD, HILL u. ARMITAGE, CANTOR u. a.) vertreten eine Kombination von Gruppen- und individueller Therapie, wobei erstere die zweite unterstütze und beschleunige.

So wie wir in unserer Übersicht der individuellen Psychotherapie eine Art Gleichgewicht zwischen Einsichtsvermittlung einerseits und symbolischer Realisierung von Bedürfnissen andererseits (s. den „Gruppennarzißmus" von BATTEGAY) festgestellt haben, so läßt sich eine ähnliche Dialektik auch in der Gruppentherapie beobachten. Wir erwähnten die Empfehlungen von SACKS u. BERGER, nach denen der Gruppentherapeut das Verstehen der frühkindlichen Deprivationen bei den Kranken fördern und die oralen Bedürfnisse durch die aktive Technik der Nahrungsgabe während der Sitzung erfüllen sollte. Der Widerspruch zwischen dieser Ansicht und der vorher erwähnten, nach welcher der Kranke eigene Verzerrungen als verantwortlich für seine Projektionen auf die Sozietät erkennen sollte, wurzelt in der Polarität der Psychotherapie selber, die einerseits die Opferseite des Patienten unterstützt, um mit ihm besser in Kontakt treten zu können, und um seinem Leiden gerechter zu werden, andererseits dem Patienten zur Einsicht in die eigenen Verzerrungen verhelfen will.

Erfüllende oder präverbale gruppentherapeutische Verfahren finden wir ferner in der "silent auxiliary-ego technique", wo Gesten an die Stelle des Wortes treten; so wird etwa der Kranke, der Urin und Stuhl unter sich läßt, nie gescholten, sondern es wird ihm wortlos gezeigt, wie der Boden gereinigt wird.

Diese Verfahren entfernen sich freilich von der eigentlich analytischen Psychotherapie. Aber der analytische Gesichtspunkt wird zumindest in der Prüfung der Gegenübertragung (BATTEGAY) meditiert: Welches sind die Lieblingspatienten des Therapeuten? Auf welche Weise könnte eine unbewußte Gegenübertragung der Gruppe und auch dem Lieblingspatient schaden, dessen Problematik gelegentlich verdecken und die therapeutische Fehlmeinung hervorrufen, daß der Kranke hilflos regrediert und der akitven Hilfe bedürftig sei?

Der eigentlich psychologische Gesichtspunkt wird aber schließlich durch all jene Gruppenverfahren überschritten, wo in der sozialen Interaktion die letzte Realität gesehen wird, ohne Dialektik mit der psychodynamischen Reflexion.

In der jüngsten gruppentherapeutischen Forschung auf dem Gebiet der Schizophrenie beobachtet man folgende Richtungen: Da ist einmal die Tendenz, die Leitung der Gruppen auch auf Krankenschwestern, Pfleger, Sozialarbeiter, paramedizinische Kräfte auszuweiten, wohl im Zusammenhang mit einer „Proletarisierung" (wie sich MOSHER ausdrückt) der therapeutischen Rolle. Dann erscheinen viele Gruppen mehr aufgaben- denn therapieorientiert. Weniger therapeutische Gruppenprozesse als vielmehr praktische soziale Fragen rücken also in den Vordergrund. Damit entfernt sich die Gruppentherapie der Schizophrenie von der Psychodynamik, sie geht zunehmend im Rahmen der psychosozialen Aufgaben auf.

Im Zusammenhang mit einer solchen Ausrichtung auf praktische Entscheidungen nimmt auch die demokratische Kompetenz der Gruppe in dem Sinne zu, daß die Macht, Entscheidungen zu treffen, den Patientenmitgliedern überlassen wird.

Eine Variante der Gruppentherapie ist heute die *Milieutherapie*, weil sie im Konzept begründet ist, daß schizophrene Patienten innerhalb einer Institution am besten vorwärtskommen, wenn sie in kleinen Gruppen mit affektivem Gehalt behandelt werden. Weniger die Reihenfolge von Gruppensitzungen oder die Besprechung bestimmter Inhalte, als vielmehr das Eintauchen in eine Gruppe, wo auch nicht spezialisierte Hilfspersonen den Kranken mit Begeisterung, Zuversicht und Interesse beistehen und entsprechende Tagesprogramme entwickeln, scheint wichtig.

Im Gegensatz zur Gruppentherapie ist die Tat wichtiger als die Sprache; *eine Verschiebung vom Verstehen zum Handeln* hat also stattgefunden. Ferner ist die Fähigkeit der Hilfspersonen wichtig, sowohl ein Klima der familiären Zugehörigkeit, wie auch des Vertrauens in die Zukunft zu entwickeln und zu vermitteln.

Die Erwähnung solcher Behandlungsmethoden im Abschnitt „Psychotherapie" scheint mir deshalb gerechtfertigt, weil sie Grundelemente der Psychotherapie, wie ich sie schon lange auch im individuellen Setting verstehe, anwenden: Der empathische Kontakt, das Angebot der Nähe mit Rücksicht auf die Distanzbedürfnisse des Kranken, das Fehlen von organisatorischen, „überichhaften" Prinzipien zugunsten von Kreativität und Offenheit, Positivierung der Psychopathologie und Hilfe beim Versuch, aus psychopathologischen Erlebnissen Erfahrungen neuer Art zu schaffen, die in die Zukunft weisen, den einzelnen mit seiner Umwelt integrieren, den Wert der Einzelperson unterstreichen.

Auch die Verschiebung vom Sprechen zum Handeln ist in jenem psychotherapeutischen Geiste zu verstehen, der positives Handeln über die Stufe der alten, überichhaft organisierten Arbeitstherapie hinaus führt und vielmehr die reparativen Antriebe der Person in der Auseinandersetzung mit den autistischen, mitmenschlich destruktiven, deformierenden Antrieben unterstützt und anregt.

Das Verstehen einer solchen modernen Milieutherapie im Geiste der Psychotherapie ist die persönliche Meinung des Autors, der im vorliegenden Abschnitt mehrfach auf die Schrittmacherfunktion der Psychotherapie für die menschliche Entwicklung der ganzen schizophrenen Population hingewiesen hat.

Nun zu den wichtigsten Daten der Literatur: Als erste haben GREENBLATT et al. 1965 nachgewiesen, daß solche kleinen Gruppen von schizophrenen Patienten sich im Vergleich zu den traditionell überwachten besser entwickelten, obschon beide Gruppen dieselbe medikamentöse Behandlung erhielten. Dann folgten 1972 und 1973 die Arbeiten von PAUL et al., welche zeigten, wie Kranke, die nur 4 Monate so behandelt worden waren, sich im Vergleich zu anderen Gruppen auch später günstiger entwickelten. Ja, trotz Sistieren der psychopharamakologischen Behandlung gingen die Rezidive zurück. Die Autoren wiesen auch nach, daß die sozialen Lernprozesse bei solchen Patienten im Vergleich zu denjenigen, deren Milieutherapie sich auf die Community-Therapie beschränkte, besser ausfielen.

Diese Experimente wurden 1977 von CARPENTER und Mitarbeitern im National Institute of Mental Health wiederholt. Pharmakologisch behandelte und nicht behandelte Patienten unterschieden sich katamnestisch nicht voneinander, sofern beide Gruppen Gegenstand der besagten intensiven Milieutherapie gewesen waren.

Zu diesem Zeitpunkt schufen MOSHER et al. (1979) eine Art von Milieu für Schizophrene, eine Institution, die sie „Soteriahaus" nannten, wo die Patienten während sechs Wochen von nicht spezialisierten, aber in den genannten Prinzipien ausgebildeten Personen assistiert wurden. Hier waren die Resultate besonders ermutigend; schnitten doch diese Kranken im Blick auf Rückbildung der Psychopathologie und Entwicklung sozialer Fähigkeiten besser ab als solche, die gleichzeitig im psychiatrischen Spital behandelt wurden. Auch die Rezidive waren weniger häufig.

Autoren wie KELLAM (1967), ELLSWORTH (1971), MOOS (1973) haben versucht, die emotionellen Ingredienzien herauszuheben, die dabei therapeutisch wirken: Große Interaktion von Patienten und ihren Pflegern; Fähigkeit, die Patienten in Entscheidungen mitzunehmen, ihre Mitverantwortung ernst zu nehmen, den psychotischen Gefühlsausdruck zu ermutigen – alles Gesichtspunkte, die der Psychotherapie der Schizophrenie längst bekannt sind. Das Neue liegt aber darin, daß es gelungen ist, solche Elemente der Psychotherapie von den großen individuellen Verfahren zu lösen und für die vielen Patienten zugänglich zu machen.

IV. Die Verhaltens- und Lerntherapie

Soziales Lernen und entsprechende verhaltenstherapeutische und rehabilitative Maßnahmen haben in den letzten zehn Jahren eine immer größere Bedeutung bekommen und die Betonung der tiefenpsychologischen und psychodynamischen Forschung heute eher in den Schatten gestellt. Die vorliegende Arbeit, welche das lebenslange tiefenpsychologische Interesse des Autors widerspiegelt, setzt die Akzente freilich anders als die Hauptorientierung der gegenwärtigen Literatur; sie will das menschlich Grundsätzliche in der Begegnung mit dem schizophren Leidenden in den diesbezüglichen relevanten Publikationen herausarbeiten. Dieses Ziel ist berechtigt, insofern es aber die Bedeutung des heute überwiegenden sozialen und lerntheoretischen Momentes auch berücksichtigt. Ich erwähne hier insbesondere die Arbeiten, welche die Wiederherstellung von Selbstkontrolle über eine „strukturierte Lerntherapie" anstreben (GOLDSTEIN 1977). In einem Training werden auch zwischenmenschliche Beziehungsfragen, wie Spannungen zwischen Nähe und Distanz in der Beziehung zu den Partnern thematisiert. Man möchte dabei das angemessene Handeln erproben, die soziale Wahrnehmung schulen.

An die wohl anders gerichtete Verhaltenstherapie von LIBERMAN (1976) sei an dieser Stelle auch erinnert.

Entsprechende Konzepte scheinen den Vorteil zu haben, daß sie die „vertikale", d. h., bis zu den (doch unbekannten) Wurzeln des Leidens vordringende psychodynamische Betrachtungsweise durch die mehr „horizontale", symptomatische und sozial relevante Betrachtungsweise ersetzen, und daß sie die heute wichtige Kombination von Psychotherapie und medikamentöser Behandlung vermehrt berücksichtigen. Es wird von einer „Psychotherapie der Compliance und Medikations-Mitbestimmung" geschrieben (LINDEN 1979) oder, wie bei HOGARTY et al. (1974) von einer "collaborative study group".

C. Die psychodynamischen Haupttheorien der Schizophrenie

I. Die Defizit-Theorie

Diese nimmt paradoxerweise gerade mit FREUD ihren Anfang. Der Vater des Konfliktkonzepts glaubte nicht, damit die schizophrene Ich-Insuffizienz erklären zu können. Er schrieb die psychotische Verneinung der Realität einem basilaren Defekt des Ego zu.

Paradigmatisch in dieser Hinsicht ist der berühmte Fall Schreber. Die wesentliche Psychodynamik (oder, wie man damals ausschließlich formulierte, Psychoanalyse) des Falles ist gänzlich auf der Beziehung des Patienten zu seinem Vater aufgebaut; aber sie ist eine nur *intrapsychische* Psychodynamik. Wie nämlich dieser Vater war, wie er in Erziehung und liebender Zuwendung auf seinen Sohn wirkte, wie die Psychose also aus der Entwicklung der interpersonalen Beziehung hervorging, davon ist keine Rede. Erst jüngere psychoanalytische Autoren haben das Familienbild des Patienten Schreber rekonstruiert und den Konflikt entschlüsselt.

Wir können die Defizit-Theorie heute wie folgt umreißen: Sie nimmt an, daß ein (näher nicht bekanntes) Defizit in der zentralen Struktur des Ichs, in den Fähigkeiten des Lernen und sich-Adaptierens, des Internalisierens und Organisierens dem Kleinkind nicht gestattet, aus seinen ersten parentalen Erfahrungen einen stabilen Keim zu einem stabilen Selbst zu entwickeln.

Die Defizit-Theorie versteckt sich in vielen psychoanalytischen Schizophrenietheorien. So etwa die Annahme FEDERNs, daß an der Basis der Psychose eine (nicht anders als durch die Bereitschaft zur Psychose zu erklärende) Durchlässigkeit der Ichgrenze liege; oder die Annahme ARIETIs, daß die kognitive Störung nicht die Folge der schizophrenen Konflikte sei, sondern diese voraussetze; ebenso der Versuch RADOs, die Schizophrenie auf einen psychologischen „Schizotypus" zurückzuführen; sie alle bewegen sich im Rahmen des Defizitkonzeptes.

Man darf dieses aber nicht mit dem Gesichtspunkt des ausschließlich biologisch denkenden Psychiaters verwechseln; ist es doch ein psychoanalytisches Konzept, welches die Entwicklung des Defizits nur innerhalb einer Lebensgeschichte, im Verhältnis zu einer Umgebung untersucht.

Die Defizit-Theorie (wie man sie früher auch immer genannt haben mag), ist nicht unwidersprochen geblieben. Vor mehr als 50 Jahren wies Jung auf ihre therapeutische Sterilität hin – währenddem in jüngerer Zeit Searles (1965) sie von der Gegenübertragung dieser Autoren abhängig machte. Er meinte nämlich, daß der Psychiater, welcher nicht wage, sich in die eigenen negativen, frühkindlichen Elternbeziehungen zu vertiefen, diese auch bei seinem Patienten als ätiologisches Moment übersehe und beim anderen ein Defizit annehmen wird, um den Konflikt nicht bei sich zu sehen.

Ist das Argument der Gegenübertragung – die im Grunde mit der Entwicklung der Psychoanalyse wichtig wurde – ein richtiger Hinweis darauf, daß es auf psychischem Gebiet objektive Erkenntnisse nicht geben kann, oder ist es ein fragwürdiger Kunstgriff, um eigene Thesen unverifizierbar zu machen?

II. Die Konflikt-Theorie

Diese erscheint uns heute in den drei Varianten der Objektbeziehungsstörung, der Affektintoleranz und der Identitätsstörung – wobei sich die Annahmen im Grunde auch überschneiden.

Der erste Gesichtspunkt ist erstmals von M. Klein und dann von allen ihren Schülern hervorgehoben worden. Er gründet in der Annahme einer frühkindlichen, physiologischen psychischen Spaltung entlang der Gegensatzpaare: gut/böse und innerlich/äußerlich.

Wenn das etwa 6 Monate alte Kind aggressive Impulse gegen seine Mutter erlebt, kann es diese vom mütterlichen Objekt, auf das sie sich beziehen, nicht unterscheiden; das Objekt ist böse, weil das Selbst böse ist, und umgekehrt. Aus dem Bedürfnis heraus, die gleichzeitig verlaufenden Liebesregungen und entsprechenden Liebesaspekte des Objektes vor den negativen zu schützen, entsteht eine Spaltung zwischen gutem und bösem Teilobjekt, eine primitive Urform der Abwehr, welche der ontogenetisch späteren, Neurosen begründenden Verdrängung vorausgeht. Die spätere Erkenntnis des heranwachsenden Kindes, daß diese Teilsubjekte und Teilobjekte zusammengehören, ist einerseits das Fundament der einheitlichen Person, aber andererseits auch der beginnenden Depression im Leben des Menschen; der Erkenntnis also, daß zum Guten immer auch das Böse gehört.

Das Kind aber, welches die Angst nicht überwinden kann, von seinen auf die Mutter projizierten affektiven Regungen überschwemmt zu werden, ist prädisponiert zu einer späteren Spaltung, zu einer schizophrenen Psychose: Der Patient identifiziert sich mit jenen negativen Weltaspekten, auf die er seine negativen Affekte projiziert hat.

Hier setzt die zweite Variante der Theorie an, diejenige der unerträglichen Affekte, die wesentlich auf Semrad zurückgeht. Sie untersucht vor allem die Vielseitigkeit der Abwehr gegen den negativen Affekt (Verneinung, Projektion, Distorsion, Identifikation mit dem Aggressor, hier also mit Anna Freud übereinstimmend) und die Struktur des negativen Affektes. Sie versteht die Psychose des Erwachsenen als einen Zustand, wo gefährliche Affekte äußerlichen Gefahren gleich gehandhabt werden.

Die dritte Variante der Konflikt-Theorie bewegt sich entlang der Achse Individuation/Separation (MAHLER 1970) anstelle derjenigen von gut/böse. Diese Theorie, auf die nach Mahler Autoren wie E. JACOBSON (1964), FREEMAN (1957), SCHULTZ-HENCKE (1952), SEARLES (1965), STIERLIN (1972) Bezug genommen haben, nimmt an, daß sich ein stabiles Selbstbewußtsein beim Kind erst über abwechselnde Phasen von Symbiose mit der Mutter und Trennung von ihr entwickeln kann. Die Theorie nimmt an, daß Regressionen sowohl auf autistische Vereinsamung wie auch auf symbiotische Konfusionen zurückgehen.

Die Hauptkritik gegen Theorien, welche eine Störung der Mutter-Kind-Dyade postulieren, ist zweifach: Auf der einen Seite wird darauf hingewiesen, daß es viele Schizophrenien gibt, bei denen die ursprüngliche Beziehung nicht nachweisbar gestört war (M. BLEULER; ARIETI). Auf der anderen Seite wird vermerkt, daß solche eher monothematische Konzepte die ganze Psychodynamik der Familie, in welcher eine Schizophrenie entsteht, nicht beleuchten.

Wichtiger als solche Einwände ist in meiner Sicht die Warnung vor der kritiklosen Verallgemeinerung dessen, was man im Einzelfall beobachtet. Ein und dasselbe Symptom muß nicht immer ein und dasselbe bedeuten. Spaltung ist nicht immer in der frühen Kindheit und aus demselben spaltenden Konflikt entstanden. BYCHOWSKY meinte z. B., daß die Spaltung sich aus einem schweren, chronischen Konflikt zwischen verzweifeltem Bedürfnis nach Nähe und ebenso großer, zum autistischen Rückzug führender Angst davor ergeben kann.

Es ist aber auch möglich, Spaltung anders zu konzeptualisieren, z. B. mit HOEDEMAKER anzunehmen, daß die Ich-Identität des Kranken in Folge allzu starken, gegensätzlichen Identifikationen zerfallen ist; in deren Folge konnten wichtige Ich-Funktionen, wie die Prüfung der Realität, nicht entwickelt werden, so daß verhängnisvolle Teilregressionen stattfanden.

III. Die transaktionelle Theorie

Wir meinen, daß pathogenetische Theorien, welche das soziale (familiäre, gesellschaftliche) Netz untersuchen, vorwiegend die Umwelt sowie umgekehrt die Defizit-Theorie vorwiegend das Intrapsychische erforschen. Aber es geht im Grunde um ein Kontinuum, wie übrigens die jüngste Entwicklung der transaktionellen Theorie zeigt.

Waren Autoren wie FROMM-REICHMANN und ROSEN in der Schizophreniegenese hauptsächlich von der Abnormität der frühen Mutter-Kind-Beziehung überzeugt, so haben Autoren wie LIDZ, ALANEN, WYNNE, STIERLIN die Familien von Schizophrenen eingehend erforscht.

Dem ersten Autor, LIDZ, verdanken wir ein detailliertes Studium von schizophrenen Familien, unterteilt in symbiotische und schismatische, in welchen vor allem abnorme prägenitale Bindungen und indirekte inzestuöse Verführungen bis ins Erwachsenenalter (die sog. Verletzung der Generationsgrenze) pathogen wirken. Währenddem WYNNE vor allem die *sprachlichen* Familieninteraktionen, die Irrationalität derselben, die Fragmentiertheit und die Instabilität der „Aufmerksamkeitsfoci" untersucht und Korrelationen zwischen typischen Stilen der Familienkommunikation und Formen der Schizophrenie (den amorphen, den fragmentierten) aufgestellt hat, unterstreicht STIERLIN das Vorkommen von abnormen zentripetalen und zentrifugalen Kräften im Familienfeld.

Die transaktionelle Theorie stößt, nicht weniger als die übrigen psychologischen Modelle, auf den Einwand, daß die Deskription von psychodynamischen Verhältnissen noch nicht den Beweis ihrer spezifischen pathologischen Wirkungsweise liefere (LANGE). Grundsätzlich ist dieser Einwand auch fragwürdig, denn er verlangt eine Art der Verifizierung, die nur in den Naturwissenschaften möglich ist. Immerhin ist er fruchtbar, wenn er in dem Sinne verstanden wird, daß alle Modelle eine nur operative Wirklichkeit haben und sich erst in der psychotherapeutischen Wirksamkeit als wahr erweisen (BENEDETTI).

Was aber die ätiologische Annahme betrifft, ist Vorsicht geboten. Diesen Trend zur Vorsicht glaube ich den jüngsten Entwicklungen der meisten psychodynamischen Modelle zu entnehmen – so hat beispielsweise WYNNE in den letzten 10 Jahren die Frage der Kausalität eher offen gelassen und sich auf die Erforschung der „Risikokinder" (high-risk-children) konzentriert: Welche neuropsychologischen, psychodynamischen, behavioristischen Befunde lassen die Entwicklung einer Schizophrenie von der Kindheit zum Erwachsenenalter bei einer nachweisbaren Prädisposition zu derselben voraussagen? Eventuelle Korrelationen könnten später auf pathogenetische Momente hinweisen und psychohygienische Maßnahmen rechtfertigen.

IV. Die Multifaktorialität

Am Schluß dieser Übersicht möchte ich noch andeuten, daß die Multifaktorialität der möglichen oder wahrscheinlichen pathogenetischen Momente heute wieder vermutet wird, nachdem schon E. KRETSCHMER vor Jahrzehnten eine solche Denkweise in die Psychiatrie eingeführt hatte. Es gibt Autoren, die von einem umfassenden Gesichtspunkt aus allen gerecht werden wollen. So hat z. B. GRINKER eine Theorie vorgeschlagen, die an die von JACKSON über die neurologische Entwicklung erinnert: Er sieht die Schizophrenie als die Resultate einer Reihenfolge von konstitutionellen, familiären, sozialen und ökonomischen Momenten, die sich alle in einer logischen Progression einordnen.

Die Kritiker erwidern allerdings, daß erst in der Wahl eines privilegierten Gesichtspunktes die therapeutische Stoßkraft liegt. HOLZMANN hat GRINKER gegenüber den Einwand erhoben, daß sein System die Spezifitätsfrage verwässere; man könne ja jegliches menschliche Phänomen als eine Entwicklung betrachten; es sei aber wichtig, zu wissen, welche Faktoren und in welchem Ausmaß entscheidend sind.

V. Schlußbetrachtungen

Eine Überlegung, die sich am Schluß unserer Übersicht aufdrängt, ist die, ob die gesuchte Spezifität auf psychopathologischem oder psychodynamischem Gebiet überhaupt zu finden ist. Es ist beeindruckend, daß gerade die Entwicklung der psychologischen Forschung in den letzten zwei Jahrzehnten die Bedeutung von

Kommunikationsproblemen in der „Situation Schizophrenie" (SIIRALA 1961) hervorgehoben hat, die mit der Gesellschaft als Ganzes zu tun hat, mit dem, was WILL einmal "the wilful nature of man himself" nannte.

Es wiederholt sich, mit Variationen, derselbe Vorgang: Wenige Jahre, nachdem ein charakteristischer, psychologischer Mechanismus in der Pathogenese der Schizophrenie entdeckt worden ist (z. B. die Spaltung zwischen guten und bösen Teilobjekten, das double bind, die Delegation von entfremdenden Rollen etc.), setzt eine Zeit ein, in der gerade die Wichtigkeit des entdeckten Mechanismus unsere Aufmerksamkeit derart auf sich zieht, daß wir ihn auch anderswo in der Psychopathologie entdecken. So läßt sich z. B. die von KERNBERG (1964) beim Borderline-Syndrom beschriebene Spaltungsdynamik mit ihren Folgen der Objektbeziehungsstörung und der projektiven Identifikation kaum wesentlich von dem unterscheiden, was vorher die Spezifität der Schizophrenieentstehung begründen sollte. Dasselbe gilt von der Störung der Individuations-Separations-Prozesse nach MAHLER.

Am ehesten liegen die Ergebnisse der psychodynamischen Forschung in der Psychotherapie, welche psychodynamische Modelle durch die Interaktion von Arzt und Patient lebendig werden läßt, ja ihnen eine Wirklichkeit verleiht, die sonst unter den vielen theoretischen Einwänden verschwindet, sobald die duale Erfahrung verobjektiviert wird.

Es scheint mir fraglich, ob der heute gängige Begriff der Vulnerabilität, die man einst Ich-Schwäche nannte und die eine unspezifische Ich-Prädisposition meint, welche den noch unspezifisch aussehenden pathogenen Faktoren den auslösenden Charakter verleiht, uns weiterführen wird.

In jedem Fall hat aber die seit mehreren Jahrzehnten anhaltende psychologische Forschung die Rolle eines Schrittmachers zur Verbeserung der psychosozialen Situation, in der Schizophrene leben, übernommen.

D. Die Methoden des psychologischen Umgangs mit dem Kranken. Dialektische Gegensatzpaare

Unabhängig von der jeweiligen psychodynamischen Theorie schizophrenen Leidens drängen sich dem Arzt, der sich psychologisch, therapeutisch oder pflegend, institutionell oder ambulant, individuell oder gruppenweise mit dem schizophrenen Kranken befaßt, Alternativen des Umgangs mit ihm auf, welche ihm zwar, je nach seiner Schulrichtung, wesentlich verschieden akzentuiert erscheinen, jedoch auch, davon unabhängig, aus der Interaktion seiner Persönlichkeit mit derjenigen der Kranken, mit deren Ansprüchen, Bedürfnissen und Widerständen resultieren.

In der Darstellung der entsprechenden therapeutischen Paare liegt nicht nur ein Hinweis auf die praktische Bewältigung der psychotherapeutischen Aufgabe. Es ist auch ein Versuch, Querverbindungen zwischen den verschiedenen Schulen zu schaffen und das Ganze als Psychotherapie ganzheitlich-dialektisch darzustellen.

1. Soll die Vergangenheit des Kranken, seine Gegenwart oder seine Zukunft im Mittelpunkt der Psychotherapie liegen?
2. Ist Konfrontation mit der Realität oder Mitgestaltung der psychotischen Welt angezeigt?
3. Ist therapeutische Aktivität oder Passivität im Sinne von Zurückhaltung, therapeutischem Schweigen, präverbaler Empathie angezeigt?
4. Ist der Exploration der objektiven Lage oder der Erfahrung der Beziehung der Vorzug zu geben?
5. Ist Deutung der Psychodynamik oder Ermutigung der Antriebsmöglichkeiten besser?
6. Ist die Regression des Kranken oder seine Anpassung an die Umwelt wünschbar?
7. Soll die Psychotherapie mehr tiefenpsychologisch oder umweltorientiert sein?
8. Welche Affekte des Kranken werden in der schizophrenen Situation besonders relevant betrachtet? Gehen wir auf die der Psychose innewohnende Destruktivität oder auf die Opferseite des Leidens ein?
9. Gewähren versus Versagen.
10. Verbale und präverbale Methode.
11. Geist und Leib.
12. Nähe und Distanz.
13. Lange versus kurze Psychotherapien.
14. Ratio und Eros.

Ad 1.: Traditionell psychoanalytisch vorgehende Autoren richten sich besonders auf die lebensgeschichtliche *Vergangenheit* der Patienten aus; sie betrachten die Schizophrenie als das Resultat lebensgeschichtlicher Katastrophen und vermuten, daß deren psychodynamische Lokalisierung und Verarbeitung den Kranken hilft, sich abzugrenzen und in der schließlichen Distanznahme die eigene historische Identität zu finden.

Viele schizophrene Symptome werden in dieser Sicht als Abwehrhaltungen gegen negative Erinnerungen verstanden und analysiert: z.B. werden Impulse, die aus vergangenen negativen Emotionen stammen, und die vom desorganisierten Ich nicht mehr verdrängt werden können, von den Kranken auf die Mitmenschen projiziert. Die geschichtliche Herkunft solcher Projektionen soll aufgedeckt werden. Erst dann kann der Patient einsehen, wie er ein Opfer seiner Vergangenheit, wie er sich immer mehr von dem auf neue korrigierende Erfahrungen offenen Raum abspaltet, indem seine Mitmenschen bereits präfiguriert, eben als Projektionsträger in seinen Erwartungen auftauchen. Die Unmöglichkeit, neue Erfahrungen zu machen, liefert den Kranken immer mehr an diejenigen aus, die er abwehren möchte. Durch die psychotherapeutische Hilfe soll aber der Kranke befähigt werden, kritische Abschnitte seiner Vergangenheit unter die Lupe zu nehmen, deren Bedeutung abzugrenzen, sich autonom davon zu verstehen, berechtigte Aggressionen gegen übermächtige Vergangenheitsfiguren zu entwickeln und diese so zu relativieren, neue Selbstwertgefühle im kritischen Verständnis der traumatischen Geschehnisse zu gewinnen, auf psychotische Abwehr zu verzichten. Nicht nur Psychoanalytiker wie Federn, Schultz-Hencke oder Arlow, sondern auch Autoren neoanalytischer Orientierung, die wie Frieda FROMM-REICHMANN oder SULLIVAN „psychodynamisch" denken, d. h. die reduktiv metapsychologische Anschauung der frühen Psychoanalyse ablehnen und mehr das Selbst des Kranken in seinen konkreten Interaktionen untersuchen, finden sich teilweise gemeinsam auf diesem Wege. In späterer Zeit sind zu den genannten weitere Autoren wie WHITEHORN u. SEMRAD hinzugekommen.

Es wird in diesem Zusammenhang auf einen verschiedenen Ausgang der Schizophrenie hingewiesen, der daraus resultiere, ob es dem Patienten gelingt, seine vergangenen psychotischen Erlebnisse als eine wichtige Lebenserfahrung in Erinnerung zu behalten und zu verarbeiten, oder ob er sie isolieren, ignorieren, bagatellisieren muß (McGLASHAN et al. 1975; SOSKIS u. BOWERS 1969).

Diese grundsätzlich psychoanalytische Sicht verlangt, daß die Gegenwart vom Patienten als eine Fortsetzung der *Vergangenheit* durch ein neues Verständnis aufgefaßt und daß die psychotische Lebenskrise in der therapeutischen Übertragung neu erfahren und verarbeitet wird.

Andere Autoren stellen sich aber kritisch zu einer solchen psychoanalytischen Auffassung der Schizophrenietherapie. Sie wenden ein, daß die Reduktion der Gegenwart auf die Vergangenheit die Gefahr in sich schließe, daß der Therapeut seine eigenen Anschauungen von den dynamischen Verlaufszusammenhängen dem Patienten aufdrängt und diesem nicht genug aus der Nähe seines gegenwärtigen Erlebens folgt.

Sie gehen also lieber von der Frage aus: „Was erleben Sie *jetzt?*" Sie ziehen die Aufmerksamkeit des Kranken auf die unmittelbare Gegenwart, auf das, was im Hic und Nunc zwischen ihm und dem Therapeuten vor sich geht. Sie fühlen sich unabhängig von einem theoretischen Vorverständnis der Krankheit, in der Meinung, daß in erster Linie eine adäquate Kommunikation angestrebt werden kann, wie auch immer die Genese des Leidens bedingt sei.

Zu der Tendenz, dem Erleben der Gegenwart den Vorrang über die Vergangenheit zu geben, gesellt sich (je nach Autor) auch die Neigung, die psychotische Gegenwart einerseits neu zu gestalten, andererseits als eine Lebenserfahrung sui generis in dem Sinne ernst zu nehmen, daß das Krankheitserlebnis nicht nur, wie selbstverständlich, menschlich respektiert, sondern auch als eine ungewöhnliche, wohl primär reale und wichtige Existenzerfahrung miterlebt wird. Eine solche mitgehende Auffassung sei dadurch therapeutisch, daß sie dem Therapeuten gestattet, in seinem fragmentierten Patienten ein Bild von der Ganzheit zu entdecken, das der Kranke sich dann aneignen kann. Die Schizophrenie wird zu einer Existenzerfahrung (LAING 1959). Während die die Vergangenheit explorierenden Therapien sich wesentlich im psychoanalytischen Raum bewegen, fließen die therapeutischen Bestrebungen, die sich vor allem mit der Gegenwart des Patienten befassen, ins Soziale, in soziotherapeutische Ansätze.

Es fehlt hier nicht an Autoren (MERRIFIELD, CARMICHAEL, SEMRAD, SCHULTZ, KILGALEN), die das therapeutisch Wesentliche im sozialen Bereich sehen; sie beachten die Bedürfnisse der Kranken, sie ermutigen sie, zu planen, zu organisieren, Entscheidungen zu treffen. Sie möchten ihre Patienten dazu bringen, sich über ihre Vergangenheit hinwegzusetzen, indem sie die sich entwickelnde Autonomie unterstützen. Sie regen die Kranken an, ihre "problem-solving"-Fähigkeiten zu entwickeln.

Diese letzte Ansicht könnte naiv erscheinen (wie wenn man hilft, eine Wohnung im oberen Stockwerk zu möblieren, währenddem im Keller Feuer ausgebrochen ist), wenn man sie nicht in einem tieferen Sinne erfassen würde: Das therapeutische Erschauen einer hinter den schizophrenen Fragmenten liegenden Person des Kranken weckt in uns Vertrauen in deren Zukunft und läßt uns aus deren Potentialität die Kräfte holen, die zur Bewältigung des Leidens nötig sind.

Ad 2.: Es gibt auf der einen Seite eine therapeutische Sorge um die Realität des schizophrenen Menschen, welche seine Träume, Phantasien und Wahnbildungen lediglich als Abwehrmechanismen betrachtet, Adaptionsmechanismen in der schizophrenen Welt stiften will und hauptsächlich danach strebt, daß der Patient lernt, seine Realität zu bewältigen, um so zu einem neuen Selbstvertrauen zu finden, welches frühere krankhafte Vorstellungen überwinden soll. Verschiedenste Namen, von SULLIVAN über KOLB bis KERNBERG finden sich in diesem Zusammenhang, wohl mit verschieden nuancierten Auffassungen.

Auf der anderen Seite haben wir jene Klassiker, welche wie JUNG die Bedeutung der Traumwelt, wie SECHEHAYE diejenige der symbolischen Realisierung betonen; ferner all jene Psychotherapeuten, zu denen ich mich auch zählen möchte, welche die innere Realität als den viel größeren Ausschnitt betrachten, und diese im Symbol, in unserer affektiven Antwort auf Wahnideen und Halluzinationen, dual gestalten wollen.

Ich vermute, daß, je individueller die Pychotherapie und je größer auch die Motivation und die symbolbildende Produktivität des Kranken ist, desto besser ist auch die Chance, auf seine *private Welt* einzugehen, weil die autistische Welt von innen her, durch Hereintragen unserer miterlebenden Person transformiert werden kann. Umgekehrt muß dagegen die *Konfrontation mit der Realität* mehr Gewicht in gruppentherapeutischen und Familienbehandlungen haben.

Ad 3.: Aktivität heißt Konfrontation, Fokussierung von Problemen, Stellungnahmen, Schaffung von psychodynamischen Hypothesen, Mobilisierung von Ängsten, Partnerschaft usw.

In einer Behandlung, wo die Beziehung einmal real sein muß, und nicht wie in der Neurosenanalyse nur als symbolischer Spiegel früherer Realitäten verstanden wird, mag Aktivität sehr am Platze sein. Besonders in der Therapie der postpsychotischen Depression bei Schizophrenen erwähnen Autoren wie FEINSILVER oder FOSTER, wie wichtig es sei, den Patienten anzuregen, ihn mit unseren Vorstellungen zu konfrontieren, Grenzen zu ziehen usw.

Im übrigen wird heute auch in der Neurosentherapie eine größere Aktivität als noch vor einigen Jahrzehnten allgemein empfohlen. Aber – und hier schreiten wir zum dialektischen Gegensatz: Eine solche Aktivität kann von vielen Patienten, deren Ichgrenzen brüchig geworden sind, als Bedrohung, „Implosion", Selbstentfremdung, erlebt werden. Eindrücklich waren für mich manche Falldarstellungen von SEARLES, wo der Kranke unter dem Impact der therapeutischen Aktivität immer mehr in sich zusammenfiel und mutistisch wurde – um dann wieder aufzublühen und Eigenaktivität zu entfalten, wenn der Therapeut zurückhaltender wurde.

Als Einwand gegen die Aktivität findet sich ferner in der Literatur die wiederholte Beobachtung, daß Übertragungsdeutungen, die das Verhalten und tiefenpsychologische Erleben des Kranken immer wieder auf die Person des Therapeuten beziehen, etwa als indirekte Mitteilung an ihn verstehen, bei vielen Kranken den Beziehungswahn und die Derealisation verstärken können.

Dann also *Passivität*. Doch auch diese wird kritisiert: Sie fördere Projektionen, verstärke die Trennung, gebe zu wenig Unterstützung. Die Diskussion wird unbefriedigend, wenn man versucht, die Gegenmeinung etwa durch die Familienanamnese der Patienten zu diskreditieren. Daß die therapeutische Aktivität vom Patienten so wie das ehemalige Eindringen eines Familienangehörigen erlebt werde, wird z. B. von manchen Autoren sowohl behauptet, wie auch umgekehrt von anderen, daß die Passivität des Therapeuten frühere Familienvernachlässigungen wiederholen würde.

Ad 4.: Autoren, wie z. B. ROSENFELD, STANTON usw. sagen uns, daß eine *Zunahme der Fähigkeit zur Selbstbeobachtung* zentral wichtig sei in der Strukturierung des schizophrenen Ichs und deshalb vor allem angestrebt werden müsse. Der Kranke könne Vertrauen in die therapeutische Beziehung erst dadurch gewinnen, indem er erlebe, was in dieser Relation verarbeitet wird und was sich dieser entgegensetzt. Der Patient kann dann früher als magisch erlebte Schwierigkeiten als Folgen eigener Fehleinstellung rationalisieren und so in den Griff bekommen.

Die therapeutische Erfahrung lehrt aber andere Autoren, wie etwa WEXLER, daß der Anreiz zu einer kognitiven Änderung erst das *Erleben einer realen Beziehung zum Therapeuten* sei. Erst die Partizipierung des Therapeuten an der Welt des Patienten ermögliche bei diesem die Internalisierung des therapeutischen Wortes und somit die Entwicklung der introspektiven Arbeit. Komplexhafte Erwartungen des Patienten, daß man ihn z. B. ablehne oder verletze, werden also weniger durch die Einsicht in frühere ähnliche Erfahrungen entmachtet, als vielmehr durch die reale aktuelle Erfahrung, daß sie durch die therapeutische Beziehung, durch die Antworten des Therapeuten korrigiert werden.

An sich erscheint mir diese Polarisierung, der manche Autoren verfallen sind, als ein Ausdruck unserer rationalisierenden Neigung, einzelne Verhaltensmerkmale in der Theorie zu privilegieren, um sie so besser zu konzeptualisieren.

Mit Recht meint WILL, daß die Entwicklung einer realen therapeutischen Beziehung gleichzeitig die Exploration des Objektiven fördert, indem in ihrem Spiegel frühere unglückliche soziale Erfahrungen erinnert und korrigiert werden. So entwickelt sich die Selbstbeobachtung des Kranken immer in einer Beziehung zu einem Therapeuten, der sich zu der faktischen Existenz des Patienten in Kontakt zu setzen weiß.

Die Bedeutung der bloßen Einsichtsvermittlung in der Schizophrenietherapie dürfte heute in Frage gestellt werden, nachdem eine große amerikanische Forschung die exploratorische, einsichtsorientierte Therapie (EIO) mit der Realität-Anpassung und Unterstützung anstrebenden Therapie (RAS) an einer großen Anzahl von schizophrenen Kranken über zwei Jahre lang verglichen hat (GUNDERSON u. FRANK 1985).

Eine Überlegenheit der EIO gegenüber der RAS ergab sich nicht. Einzig im Hinblick auf Gebiete, wo "ego functioning" und Kognition wesentlich waren, ergaben sich bei der Einsichtstherapie bessere Resultate. Die RAS-Therapie war aber überzeugender im Hinblick auf die tatsächliche Realitätsanpassung der Patienten, auf deren Arbeitsfähigkeit, Sozialisierung und Bewältigung der praktischen Aufgaben des Alltagslebens.

Ad 5.: Nach der psychoanalytischen Erwartung erfolgt durch die *Deutung* Einsicht und Lernerfahrung. Besonders die englische analytische Schule hat sich in der Psychotherapie der Schizophrenie auf die Priorität der Deutung festgelegt.

Andere Analytiker, sogar KERNBERG, befürchten aber, daß frühe Deutungen zu Regression oder zu einem Sich-Abschließen des Schizophrenen führen können. Auch andere, wie GREENSON und ZETZEL, erwähnen, daß das klassische Ziel der Deutung, nämlich die Übersetzung des Unbewußten ins Bewußte, teilweise ihren Sinn dadurch verliert, daß es in der Psychose weder ein Unbewußtes noch ein reflektierendes Ich gebe; das Unbewußte habe nämlich das Bewußtsein durchdrungen und das Ich hat sich dabei aufgelöst.

Ermutigung ist die Alternative zur bloßen Deutung. Sie drückt sich schon als präverbale Kommunikation aus, als Rat, als Versuch der vikariierenden Problemlösung, als therapeutisches Interesse für den Patienten, als Begeisterung, Zuverlässigkeit, Konsistenz der Antworten. Eine Form der Ermutigung liegt in der Fähigkeit des Therapeuten, frei positivierend zu den Symptomen der Patienten zu assoziieren (BENEDETTI).

Wie aber, wenn hier der Einwand erhoben wird: Man sollte nicht immer die Stärke des Kranken unterschätzen, seine Fähigkeit zur therapeutischen Allianz und Verbalisierung seiner Probleme gering halten und ihn somit infantilisieren? Könnte es sein, wie SEARLES behauptet, daß eine zu große Ich-Stützung dem unbewußten Bedürfnis des Therapeuten entspringe, die Aggressivität des Patienten gegen ihn im voraus zu unterbinden?

Wie immer auf dem Gebiet der Psychotherapie wird man eine allgemeingültige und objektive Antwort auf solche Fragen nicht finden können. Man wird seinen therapeutischen Platz und Stil innerhalb der Polarität: Deutung versus Ich-Stützung entsprechend der eigenen therapeutischen Persönlichkeit entwickeln und man wird dabei auch die Gegenmeinung beachten müssen. Viele Deutungen sind nämlich auch ermutigend und ichstützend, so wie viele affektive Kommunikationen von den Patienten als indirekte Deutungen erlebt werden.

Ad 6.: Gegensätzliche Ansichten lassen sich auch hier gegenüberstellen: Für die einen Autoren bedeutet *Regression* eine Rückkehr zu jenem Lebensanfang, wo die dyadische Beziehung einmal entstand, wo uralte Ansprüchlichkeit nun wieder auftaucht, wo die Chance der Geborgenheit sich wieder anbietet, wo die verborgene Wurzel der Psychopathologie offenbar und eine Analyse dieser infantilen Wurzel möglich wird, und wo also ein spontanes Wachstum beginnen kann (SOSKIS, BOWERS).

Diese Autoren meinen, daß schizophrene Regression an sich unvermeidlich ist; wenn sie therapeutisch nicht mitgemacht und sogar gehemmt werde, so nehme sie die Züge des Autismus an.

Sie werfen den andersdenkenden Psychotherapeuten vor, daß Letztere ungeduldig, aufdringlich seien und die Patienten manipulieren. Diese antworten freilich, daß regredierte Schizophrene unanalysierbar werden, sich chronisch entwickeln, in wahnhafte Abhängigkeiten geraten, den Therapeuten mit der Mutter verwechseln, eigene Projektionen nicht mehr durchschauen können, ihre sozialen und Arbeitsfähigkeiten verlieren, in ihrer Ichstruktur durch das Vorherrschen von primären Prozessen noch mehr desorganisiert werden und unrealistische Lebens- und Zukunftserwartungen entwickeln.

So kritisierte Edith Jacobson den Begriff der therapeutischen Symbiose von Harold Searles; sie meinte, daß eine solche Symbiose einen untherapeutischen Engpaß herbeiführe, ja eigentlich das Äquivalent der therapeutischen Regression sei. Diese zweite Gruppe von Therapeuten wendet auch ein: Die Neugeburt des schizophrenen Selbst sei kein wirklich spontan aus einem Ursprung hervorbrechender Prozeß, etwa im Jungschen oder im existentialistischen Sinn; sie sei vielmehr die Folge von Lernvorgängen, die gerade in der Watte der Regression unmöglich werden (Wexler). Die Diskussion wird, wie oft in der Psychotherapie, heiß, wenn jeder Autor versucht, das Vorgehen des Gegenspielers nicht nur in Frage zu stellen, sondern auch zu deuten.

Mein Kommentar zu dieser Kontroverse ist dreifach: Erstens ist es nicht zulässig, daß eine therapeutische Technik auf ungünstige Charaktermerkmale der Therapeuten zurückgeführt wird, in dem Sinne etwa, daß diese als „unentschieden", „nicht durchsetzungsfähig", „nur an der Psychopathologie des Kranken interessiert", taxiert werden, dort nämlich, wo sie die regressive Bewegung zulassen; und umgekehrt „unmenschlich" erscheinen, wenn sie die schnelle Anpassung fördern.

Zweitens ist es wichtig, zwischen großen individuellen Psychotherapien und kleineren Psychotherapien im Rahmen eines soziotherapeutischen Programmes zu unterscheiden. Im ersten Fall hat der Therapeut die Zeit, mit seinen Patienten zu regredieren, jenen Ursprung zu suchen und zu berühren, wo die spontane Neugeburt beginnen kann.

Anders ist es aber im Rahmen eines psychosozialen Programmes, wo einzelne Regressionen sich auf das soziale Zusammenleben, auf die Strukturierung des therapeutischen Programmes nur negativ auswirken und den Therapeuten auch überfordern würden. Drittens sollte man in den großen Therapien die Anzeichen dessen nicht übersehen, was ich die „progressive Psychopathologie" nenne: In der scheinbaren Regression werden von den Kranken symbolische Bewegungen nach vorne vollzogen, welche in der sozialen Anpassung nicht einmal zu träumen wären; wie im Falle des Patienten, der z. B. die lange verweigerte Einsicht schließlich als einen ihn perforierenden und mit Sonnenstoff füllenden Sonnenstrahl erlebte.

Ad 7.: Von Federn bis Rosenfeld versuchen viele Autoren, ihren Kranken zum Verständnis der eigenen Psychopathologie zu verhelfen, indem sie sich mit ihren Äußerungen an die „erwachsene", an die noch „realitätsnahe" Ichseite wenden. Die Sorge um die Erhaltung dieser Seite führte schon bei Federn dazu, die psychoanalytische Methode des Freiassoziierens fallen zu lassen. Rosenfeld suchte seinerseits eine „therapeutische Allianz" mit der gesünderen Ichseite zur Vermittlung psychoanalytischer Einsichten herzustellen.

Die jedenfalls so in den therapeutischen Vordergrund rückende Aufgabe der Stärkung des schwachen Ichs des Patienten sollte nach Brody ermöglichen, Überich- und Es-Impulse mit Hilfe der Realität und der realen therapeutischen Beziehung besser auszuhalten.

Hier griff ein weiteres, heute von den meisten Schizophrenietherapeuten (HILL, SECHEHAYE u. a.) vertretenes Postulat ein: Die therapeutische Beziehung sollte positiv gestaltet werden, und weiter sollte sie nicht etwa im Sinne einer positiven Übertragung in ihren symbolischen, also nicht realen Aspekten analysiert werden, sondern auch vom Therapeuten im Sinne einer gemeinsamen und heilsamen Realität geteilt werden.

Die alte Empfehlung FEDERNs, daß keine Übertragungsneurose oder -psychose provoziert werden sollte, ist in die Empfehlung erweitert worden, doch immer eine positive Übertragung anzuregen; in diese Richtung gehen alle Erfahrungen, von den ersten Versuchen Getrud SCHWINGs bis zu der symbolischen Realisierung von SECHEHAYE, von der mütterlichen Rolle des Therapeuten nach ROSEN bis zu meinem Konzept der therapeutischen Positivierung (s. auch MATUSSEK 1983).

Eine solche *Positivierung* kann aber vorzüglich versucht oder erreicht werden, wie ich meine, indem man auch auf die negativen Symbole der Patienten einzeln eingeht und diese durch eigene affektive Antworten in positive verwandelt; hier öffnet sich ein von der therapeutischen Linie von FEDERN oder ROSENFELD abweichender Zugang zu der auch psychotischen, und nicht bloß realitätsnahen Seite des Kranken.

Die allzu einseitige Betonung der Anpassung an die Umwelt und der Notwendigkeit, eine psychologische und soziale Abwehr gegen psychotische Inhalte zu bilden, kann (wie das schon teilweise bei FEDERN geschehen ist) zu einer Bevorzugung der vor allem sozialen (versus tiefenpsychologischen) Therapie führen; oder wie bei BYCHOWSKY zum ausdrücklichen Versuch, dem Patienten zur Entwicklung einer eigenen philosophischen oder religiösen Ideologie als Abwehr gegen die Psychose zu verhelfen.

Die Alternative: Tiefenpsychologische oder soziopsychologische Therapie kennt, je nach Autor, verschiedene Schattierungen und fließende gegenseitige Übergänge. Sie läßt sich nicht allein aufgrund statistischer Erfolgssignifikanz entscheiden, weil sie auch eine philosophische Grundlage hat: Betrachten wir die Realitätsanpassung des Schizophrenen (welche sich z. B. im teilweisen Wiedererlangen der Arbeitsfähigkeit äußert) als das letzte Ziel, oder sind wir bereit, subjektive Formen der Selbstverwirklichung hoch einzuschätzen?

Ad 8.: Man ist im Verlaufe der Jahrzehnte mehr und mehr zur Einsicht gekommen, daß die einst von der Psychoanalyse privilegierten sexuellen Affekte weniger im Zentrum der Psychose stehen, als vielmehr Fragen der Selbstidentität, der sozialen und existentiellen Sicherheit (SULLIVAN), der Möglichkeit, sich als abgegrenzte Person zu erleben usw.

Später sind die Affekte der Aggressivität und der Ohnmacht besonders berücksichtigt worden. Beide Affekte sind unerträglich. Sie führen zur Regression. MERRIFIELD, CARMICHAEL u. SEMRAD haben durch katamnestische Studien festgestellt, daß die Fähigkeit, solche Affekte zu ertragen, jene Schizophrenen, die Fortschritte machen, von denjenigen anderen unterscheidet, die dagegen zerfallen.

Es gibt Autoren, wie GRINKER oder SPOTNITZ (1969), welche die omnipotente Destruktivität des Schizophrenen als das Hauptproblem der Psychotherapie betrachten und bei den Kranken den Ausdruck der Aggressivität ermutigen wollen, damit diese nicht phantasmatisch und latent allmächtig bleibe.

SHADER, GRINSPOON u. HARMATZ betonen in ihrer Forschung, daß Therapeuten, welche die Aggressivität der Patienten fokussieren, bessere Resultate erzielen.

Andere berücksichtigen aber die Affektivität des Opfers; die Erinnerung an die Verluste, die Möglichkeit der Trauerarbeit, die Solidarität des Therapeuten mit dem Träger des Unglücks; sie dualisieren dieses Unglück, sie lehren den Kranken, Verlust und Verstoßenwerden anders als Selbstaggression, als Pseudogleichgültigkeit, als kompensierende Grandiosität zu erleben (BENEDETTI, Ch. MÜLLER, SIIRALA, JOHANSSON, KAILA). Beide Gesichtspunkte sind komplementär; die Spannweite der Psychotherapie gestattet, beide Pole zu berühren und zu erfassen. Auch hier zeigt sich, daß die psychotherapeutische Kunst in der Überbrückung von dialektischen Gegensätzen besteht.

Ad 9.: In bezug auf Ausmaß, Zeitpunkt und Art der mehr gewährenden oder mehr versagenden therapeutischen Zuwendung zeigten sich bei verschiedenen erfahrenen Therapeuten gewisse Divergenzen: Vielfach wird zwar eine Unterscheidung zwischen einer vorbereitenden und einer späteren Phase der Therapie betont (BRODY, BRUCH, FREEMAN et al., HILL, LITTLE, PANKOW, RODGER, SAVAGE, SECHEHAYE). Während die einen jedoch besonders in der Anfangsphase und bei schwer regredierten Kranken direkte Befriedigung als notwendige Zugangsweise ansehen (BALLY, DAVIS, FREEMAN et al., HAYWORD et al., HONIG, SECHEHAYE), empfehlen die anderen eine mehr zurückhaltende Einstellung: Die Gratifikation liege mehr in der Dauerhaftigkeit und Zuverlässigkeit der therapeutischen Zuwendung (z. B. ERIKSON, FROMM-REICHMANN, SEARLES), in der Integrität und Sicherheit der Arztpersönlichkeit (HILL), in der aufrichtigen Prüfung der Gegenübertragung (SAVAGE). Die Diskussion zeigt, daß die Gegensätze nicht nur in den verschiedenen Persönlichkeiten der Therapeuten, sondern auch in der Verschiedenheit der Kranken und der Krankheitsphasen liegen, wobei die Bedeutung dieser Begriffe unzulänglich wird, weil beide ärztlichen Haltungen vom Kranken je nach der momentanen Identität und Konstellation seiner Strebungen als gewährend, wie auch als versagend erlebt werden (BENEDETTI, ELROD, JOHANSSON).

Die Versagung kann so weit gehen, daß der Therapeut seine negative Gegenübertragung zum Ausdruck bringt (SEARLES, BARRY et al., CHRZANOWSKI, HILL). Dadurch ergibt sich für den Krnaken die Möglichkeit, aggressive Gefühle in der therapeutischen Beziehung auszudrücken und zu verarbeiten, was die weitere Integration fördern kann. Unter „Gewährung" ist nicht nur Befriedigung zu verstehen, sondern z. B. auch Autorität oder Führung des Kranken, selbst im Widerspruch zu einer bewußten Haltung (HILL).

Ad 10.: Man glaubte einmal, etwa mit FEDERN, daß schizophrene Patienten nicht genügend Widerstände (gegen unbewußte Affekte) hätten, sie sollten Widerstände neu lernen. Erst später entdeckte man, im Anschluß an Melanie KLEIN, FAIRBAIN u. KERNBERG, daß die Spaltung kein passiver Zustand des Ichs ist, wie die deskriptive Psychiatrie sie verstand, sondern eine primititve Abwehr, durch welche negative Teil-Objekte, Selbst-Teile und Emotionen von den positiven ferngehalten werden.

Wenn also psychotische Phänomene an lebensgeschichtlichen Orten entstehen, wo durch Spaltungen und autistischen Rückzügen gewisse angstauslösende

Situationen, Wahrnehmungen und Vorstellungen vermieden werden, dann verstehen wir einen Psychotherapeuten wie SULLIVAN, der in seiner Arbeit mit Schizophrenen nie müde wurde, mit diesen die Erlebensstrecken, welche einer psychotischen Episode vorausgegangen waren, genau durchzugehen: „Was meinen Sie mit dem, was ist vorher geschehen, wie stellen Sie es sich vor" usw. Die Infrage-Stellung der Projektionen, der bizarren sprachlichen Ausdrücke, der elliptischen, zerfahrenen Äußerungen, zwingt den schizophrenen Patienten, sich mit Ganzheitsobjekten, mit normalen Vorstellungen, mit ganzen Menschen, mit sinnhaften sprachlichen Inhalten auseinanderzusetzen.

Man läßt ihn nicht sich in seine phantasmatische Welt von Selbst- und Objekt-Teilen zurückziehen, wo ständige Verdichtungen, Kontaminationen und Neomorphismen der Vorstellung und der Sprache entstehen.

Diesem Vorgehen von SULLIVAN, Frieda FROMM-REICHMANN und vielen anderen mit dem Ich und der Objektbeziehung operierenden Psychotherapeuten stehen jene anderen gegenüber, die den Kranken auf einer *präverbalen Ebene*, in einer Welt der Gesten, der auch wortlosen Affektäußerungen oder der „geteilten" psychotischen Phantasien zu erreichen versuchen. Diese anderen Therapeuten, zu denen SEARLES und ich selber teilweise zählen, meinen keineswegs, die erstgenannte Auseinandersetzung sei sinnlos. Sie ist nur manchmal überfordernd und dann ungenügend. Sie muß ergänzt werden durch die *präverbale Beziehung*, wo Bilder auftauchen, die weder die Identität des Patienten noch diejenige des Therapeuten besitzen, die aus beiden Komponenten entstehen, die Struktur der „primären Prozesse" haben und eine archaische Kommunikation zwischen Selbst-Teilen und Objekt-Teilen über allerlei Transitivismen und Appersonierungen befördern. Die Tatsache, daß eine Art Kommunikation sich solcher psychopathologischer Formen bedienen kann – einerseits formal in diesen verharrt, andererseits als kommunikatives Anliegen die Mauer des Autismus durchbricht und die Objektbeziehung vorbereitet – nenne ich „progressive Psychopathologie".

Ad 11.: Während z. B. die Schule von M. KLEIN (BION, ROSENFELD, SEGAL) und auf andere Weise auch die Vertreter der „direkten Analyse" (ROSEN, SCHEFLEN) die Hauptaufgabe der Psychotherapie der Schizophrenie im Logos sehen, oder während JUNG und seine Schüler (BEYME, BISCHOFF, PERRY, Sauvage NOLTING, TEDESCHI) betonen, wie wichtig es sei, dem Patienten den begrifflichen Sinn der einbrechenden archaischen Inhalte zu deuten, sind andere Autoren von der Erfahrung beeindruckt, daß beim Schizophrenen *die Wahrnehmung des eigenen Körpers* gestört ist, daß die Störungen der Motorik auch „kommunikativ angelegt" sind, daß eine besondere Berücksichtigung der „Leibsphäre" auch in der Psychotherapie nötig ist (PANKOW, SCHARFETTER). Bei den am schwersten regredierten Kranken komme es durch (oft zunächst ausschließliche) Zuwendung zum leiblichen Zustand (FREEMAN et al., HAYWORD et al., HILL, MCKINNON, SECHEHAYE) zu einer „Vorübertragung". Durch die *bildnerische Darstellung* des menschlichen Körpers, durch *autogenes Training*, durch Benützung des *Szenotestes* usw. will man, ohne frühes Eingehen auf die Angst und die Konfliktdynamik, dem Kranken das Erlebnis des Ganzen, des menschlichen Leibes, oder des sich leiblichen Behauptens ermöglichen. Manche Autoren berichten von Therapien, die sich nur auf dieser Ebene abspielen, ohne Berücksichtigung der Konfliktdynamik (CARP,

DAVIS, ROJAS, V. SCHRÖTTER et al., SIVADON et al.). Das Wichtige an diesen Therapieformen ist nicht die Erfahrung der günstigen Wirkung der Gymnastik- und Körperübungen bei Schizophrenen, sondern die zum Teil durch die psychotherapeutischen Erfahrungen gewonnene Einsicht, daß die Störung und der Zerfall der leiblichen Selbstwahrnehmung parallel zu der Störung mitmenschlicher Beziehungen und der Zuwendung zur Dingwelt geschieht. Diese Einsicht ermöglicht auch eine differenzierte Gestaltung der meistens in kleinen Gruppen stufenweise geordneten Bewegungsübungen.

Ad 12.: Die Auffassung FREUDS, daß Schizophrene einer *Übertragung* unfähig seien, ist von manchen Autoren, so zuerst von Frieda FROMM-REICHMANN und später von GREENBAUM als die gerade entgegengesetzte These vertreten worden, daß nämlich die Übertragung in der Psychose das A und O, also höchst intensiv sei, und deswegen große Angst vor jedem Kontakt auslöse; der schizophrene Kranke verdecke seine Übertragung aus Angst vor dem Kontakt.

Tatsächlich weist die relativ häufige Übertragung von schizophrenen Kranken in der Psychotherapie in diese Richtung; hier werden manche autistischen Barrieren zum Guten und zum Bösen durchbrochen, wie das Begriffe der „therapeutischen Symbiose" mit dem mütterlichen Therapeuten einerseits und Wahnübertragung andererseits nahelegen. Übertragungen können also tatsächlich gefährlich sein und manche Kranken scheinen das zu ahnen. Das Gefährliche sind aber nicht die Übertragungen an sich, sondern das, was sie auslösen.

Wenn z. B. die psychotherapeutische Erfahrung mich lehrt, daß selbst die Wahnübertragung den unentbehrlichen Weg darstellen kann, den der Patient gehen muß, um so neue therapeutische Antworten auf eine sonst unüberbrückbare Gespaltenheit zu bekommen, dann kann ich sie auch aushalten. Es versteht sich jedoch, daß alle erdenklichen Mittel eingesetzt werden sollen, um die verhängnisvolle Penetranz des Phänomens zu mildern. So empfahl GREENBAUM z. B. gruppentherapeutische Sitzungen, bei denen der Analytiker alternierend an- und abwesend sein solle. Richtig bemerkt KAYTON, daß die therapeutische Schwingung vom einen Pol zum anderen eine Frage des "timing" sei. Einmal ist das eine, und in einer anderen Entwicklungsphase der Therapie das andere nötig. Starre Regeln lassen sich nicht aufstellen; man darf bei der Entscheidung die wichtige Rolle der *Gegenübertragung* nicht übersehen. Diese soll dem Therapeuten bewußt werden, um bei der Entscheidung flexibel zu bleiben und dem Kranken gerecht zu werden.

Wie wichtig die therapeutische Gegenübertragung ist, zeigt sich in den von Autor zu Autor abweichenden Antworten der Therapeuten auf zentrale Fragen des grundsätzlichen Vorgehens: Für die einen drückt die therapeutische Initiative das Interesse für den Kranken, den Einsatzwillen aus; für die anderen ist die Handlung aber eine Art Kompensation, sie verdeckt entweder eine unbewußte Hilflosigkeit des Therapeuten, welcher deshalb agiert; oder sie teilt dem Kranken eine unbewußte Tendenz des Therapeuten mit, ihn zu dominieren. Auch das Phänomen des therapeutischen *Schweigens* wird in diesem Sinne gegensätzlich eingeschätzt: Für die einen bedeutet es warmherzige Empathie, für die anderen kühle Ferne. Wie aber im Einzelfall geschwiegen wird, muß noch differenziert werden.

Im Grund genommen sind solche Fragen *nicht spezifisch für die Schizophrenietherapie*; die Psychoanalyse der Neurosen kennt sie schon lange. Man hat aber den Eindruck, daß *die Schizophrenietherapie Polaritäten der Psychoanalysen durch die eigene Gegensätzlichkeit und Radikalität an den Tag treten läßt* – nicht zum Unguten, denn dadurch gewinnt die Schizophrenietherapie die Rolle eines Schrittmachers für die Entwicklung der Psychoanalyse. Sie läßt uns alte Probleme im grellen Licht der schizophrenen Pathologie neu erleben; sie fordert heraus und konfrontiert unausweichlich mit den Ergebnissen.

Ad 13.: Auf der einen Seite wiederholen sich die statistischen Hinweise (BENE-DETTI, ALANEN), daß die mehrjährigen (4–5 Jahre) Psychotherapien die besten Resultate zeitigen und bei besonders ausgewählten (motivierten, produktiven, in stabilen Familienbeziehungen lebenden) Patienten angezeigt sind.

Auf der anderen Seite hat sich gezeigt, daß der Sinn der großen Therapien erfüllt wird, wenn daraus Richtlinien, Erfahrungen, Hinweise resultieren, die auch für das Gros der Patienten gelten: Sei es, daß die psychodynamische Kenntnis der Schizophrenie der Klinik, der Soziotherapie, dem pflegerischen Umgang mit dem Kranken zugutekommt; sei es, daß Kurztherapien von 6–12 Monaten in Kombination mit medikamentöser Behandlung in der Klinik und Poliklinik von ausgebildeten Ärzten durchgeführt werden.

Es ist meine Erfahrung, daß auch ungeheilte Kranke für eine psychotherapeutische Behandlung und psychologische Betreuung dankbar sind, die nicht nur nach den katamnestischen Kriterien der Heilung beurteilt wird, sondern auch dadurch, daß wir die Pflege der leidenden Psyche als eine Aufgabe sehen, mit den Schizophrenen zu leben.

Ad 14.: Zuletzt könnte man die fundamentale Dialektik der Psychotherapie wie folgt ausdrücken: Die Psychotherapie der Schizophrenie vergegenwärtigt eine Spannung, die allgemein zur Psychotherapie gehört, sich hier aber deutlicher zeigt: die Gegensätzlichkeit von Ratio und Eros. Auf der einen Seite also der Versuch, zu deuten, die psychodynamische Struktur zu begreifen und den Kranken begreifen zu lassen, um ihn so zu heilen. Auf der anderen Seite aber der Verzicht auf unsere künstlichen Denkbegriffe und therapeutischen Begriffsprojektionen, die Ehrfurcht vor der Andersartigkeit des Kranken, nicht aber in phänomenologisch beobachtender Distanz, sondern in einem besonderen Leistungswillen des sich-Einfühlens in seine Person, seine Zerrwelt, seine Unverständlichkeit. Der so skizzierte Gegensatz zwischen Ratio und Eros gehört im Grunde zum Wesen der Psychotherapie selber, der Psychoanalyse, auch der Neurosen. Aber gerade die Gespaltenheit des schizophrenen Menschen scheint die Gegensätze noch stärker in Erscheinung treten zu lassen.

Beide Richtungen sind aber nicht so verschieden, weil sie vor dem gleichen Zwiespalt stehen, sie sind verschieden nur durch ihr Ja und Nein. Die aus dieser Einsicht entstehende Psychodynamik möchte den Zwiespalt in einer höheren Einheit aufheben und dadurch beide Tendenzen besser zum Ausdruck bringen. Am Ende dieser Übersicht überlegen wir einen zentralen Gesichtspunkt der Psychotherapie der Schizophrenie, der durch das Aufzeigen der Gegensatzpaare berührt wurde: Wenn dieses Leiden, wie kein anderes, in der Gespaltenheit des Geistes und der Lebensgeschichte (M. BLEULER) besteht, so bewährt sich die Psychotherapie hier im Bestehen von Gegensätzlichkeiten, die vereinheitlicht werden. Weder spezifische Probleme noch spezifische Techniken, weder spezifische Triebkonflikte noch spezifische Traumatisierungen des Ich, sondern die große Komplementarität verschiedener Einstellungen in der Echtheit der Begegnung mit den Kranken, im Glauben an ihre seelische Potentialität, ist wichtig.

Es kann auch sein, daß wir hie und da eine eigene erschaute Ganzheit auf den Kranken projizieren, indem wir eine schizophrene „Welt" in den vorliegenden Fragmenten zu entdecken glauben; aber unsere Projektionsfähigkeit wird zum „therapeutischen Projekt", begründet also eine innere Realität, die aus der Zuwendung zum Leiden entsteht.

Jede Form der Psychotherapie wird die ihr zugrundeliegende psychodynamische Anschauung, aus der sie geboren wurde, bestätigen und bedingen. Widersprechen sich dann die verschiedenen psychologischen Methoden? Keineswegs. Sie haben eine gemeinsame, unspezifische, aber wirksame Grundlage. Nach der treffenden Ansicht von EISSLER ist Psychotherapie besonders wirksam, wenn der Therapeut am Hören sehr interessiert ist, wenn er emotionell partizipiert, wenn er unerfreuliche Gefühle und Ausdrücke vermeidet, wenn er gelegentlich die Sprache des Kranken (seine „primären Prozesse") mitspricht, also in jener Sprache redet, die der Patient versteht, als ein Partner, auf den der Kranke seine Libido konzentrieren kann, den er, mit anderen Worten, lieben kann.

Das alles geschieht manches Mal sogar ohne einen vorgefaßten Behandlungsplan, einfach dadurch, daß wir uns vom Kranken erschüttern lassen – selbst außerhalb einer thematisierten Psychotherapie. Welche einheitliche, psychisch schädliche Situation der Schizophrenie zugrundeliegt, läßt sich in der Sicht einer jahrzehntelangen, bereits sehr mannigfaltigen psychologischen Forschung doch nicht ganz sagen. Zum Verstehen gehört wesentlich die Personalität der Gesichtspunkte. Diese reichen wahrscheinlich nie aus, um die Komplexität einer menschlichen Lebensgeschichte zu erfassen; sie können aber intensiv und intelligent genug sein, um jene Dimension zu beeinflussen, welche die ganze Psychose zu verändern imstande ist.

Die Psychotherapie kann also gelegentlich vollkommen gelingen, ohne daß dadurch die Genese des Leidens und dessen mögliche Interaktion mit den biologischen Momenten gänzlich entziffert wurde.

E. Eigene Beiträge

Es versteht sich, daß ein Autor, der 40 Jahre lang auf dem Gebiet der Psychotherapie der Schizophrenie gearbeitet hat, das Bedürfnis empfindet, auch in einer Übersichtsarbeit wie der vorliegenden, seinen eigenen Erfahrungen Raum zu geben, welcher unverhältnismäßig groß erscheinen könnte.

Im Versuch, das Wesentliche herauszuarbeiten, das meine psychotherapeutische Methode kennzeichnet, möchte ich drei sich überschneidende Begriffe hervorheben, welche in der bisherigen Übersicht nicht genügend zu Worte gekommen sind.

I. Die *Positivierung* der psychotischen Erfahrung durch den Arzt.

II. Die *progressive Psychopathologie*[1] als Entwicklung der Psychose im kommunikativen Medium der Symptome.

III. Die Bildung von *Übergangssubjekten* zwischen Patient und Therapeut aus Prozessen der Appersonierung und des Transitivismus im Entwurf der neuen Selbstidentität.

Alle drei Gesichtspunkte bilden den fließenden Übergang von Psychoanalyse zu Psychosynthese.

Im Rahmen der individuellen Psychotherapie entstanden, sind sie aber grundsätzlicher Natur als Zeichen der Begegnung.

I. Die dialogische Positivierung

Die dialogische Positivierung des negativen, selbst- und weltfeindlichen psychotischen Erlebens im Spiegel eines Arztes, der dem Patienten immer wieder ein positives Selbstbild zurückgibt, sich in seine Welt begibt, seine Symbole versteht, positiv amplifiziert oder umwandelt, ist für mich der entscheidende therapeutische Faktor, den ich bei sämtlichen stark gebesserten oder geheilten Fällen hervorheben kann und der sogar bei den nicht geheilten als existentielle Bestätigung der eigenen Person positiv in der Erinnerung bleibt.

Eine erste Form der Positivierung besteht in der lebensgeschichtlichen Identitätsforschung. Es geht bei psychotischen Kranken weniger darum, unbewußte Komplexe ans Licht zu bringen, als vielmehr darum, sich aus dem entfremdenden Knäuel von double-bind und Pseudomutualitätserfahrungen (Bateson, Wynne), von Ich- und Generationsentgrenzungen (Lidz), von vergangenen Kommunikationswidersprüchen (Watzlawick), von irrationalen Rollen und Selbstbildern, im Spiegel eines Arztes zu befreien, welcher physiognomische Parallelen zwischen jetzigen Symptomen und früheren Erlebnissen findet und dem Patienten damit den Schlüssel zu einer erweiterten Subjektivitätserfahrung anbietet.

Eine zweite Form der Positivierung zeigt sich in korrektiven Phantasien und freien Assoziationen des Psychotherapeuten, mit welchen er in ein Komplementärverhältnis zum Patienten tritt und dessen psychopathologische Aussagen „rektifiziert".

Eine dritte Form der Positivierung liegt im Versuch, die latent noch vorhandene kreative Seite des Patienten durch die deformierenden Prozesse wahrzunehmen und anzusprechen. So wie Prinzhorn die Bildnereien seiner Geisteskranken als Kunstdokumente erlebte, werden manche psychopathologische Äußerungen als kostbare Dokumente eines Innenlebens empfangen, in dem auch grandiose Bilder entstehen können.

---

[1] Unter „progressiver Psychopathologie" verstehe ich selbstverständlich nicht Deskription „objektiver" pathologischer Phänomene, die an sich beobachtet werden und in sich bestehend vor den Augen des Psychiaters abrollen, sondern eine hermeneutische Wissenschaft von Phänomenen, die zum vornherein in einem dualen Feld zwischen dem Patienten und seinem Partner entstehen, und deren Schilderung vom Mitvollzug nicht unabhängig ist.

Die Psychopathologie wird vom Psychotherapeuten als fehlerhafter, aber beachtenswerter Versuch des psychopathologischen Selbstentwurfes angehört: So werden die autistischen Wahngebäude für den Arzt zum ergreifenden Ergebnis jahrelanger psychopathologischer Arbeit des Kranken.

In der Begegnung mit dem Patienten kann der Psychotherapeut so eine Art „kommunikative Psychopathologie" sich entwickeln lassen, die ihr Medium gerade in den autistischen Symbolen des Patienten findet.

Eine vierte Form der Positivierung liegt in der Identifikation mit dem Patienten. Damit meine ich die Fähigkeit des Psychotherapeuten, sich so sehr in seinen Patienten zu versetzen, daß er „appersonierend" manches verstehen kann, das dem Verstand nicht direkt zugänglich ist, so daß er beim Kranken Gefühle der mitmenschlichen Symmetrie wecken kann.

Die Identifikation des Psychotherapeuten mit dem schizophrenen Patienten geschieht oft ohne jedes bewußte Zutun, einfach aufgrund seines Interesses für den Kranken und des affektiven Kontaktes mit ihm. Sie ist also zu einem wesentlichen Teil die Leistung des Patienten, und die Aufgabe des Arztes beschränkt sich darauf, die beginnende Identifikation wahrzunehmen und gelegentlich zu fördern.

In der Identifikation übernimmt der Psychotherapeut symbolisch das Leiden des Patienten, währenddem sich dieser der symbolischen Patientenseite im Therapeuten annimmt.

In der Identifikation und Gegenidentifikation findet ein Erleben der Symmetrie statt, demzufolge die reale ärztliche Asymmetrie für eine Weile aufgehoben wird in der Erfahrung der Dualität. Der Patient entwickelt eine eigene therapeutische Seite, die sich der symbolischen Patientenseite annimmt, wodurch eine tiefere Selbstbestätigung stattfindet. Der Kranke re-integriert sich in der Identifikation mit einem kohäsiven therapeutischen Ich.

Eine fünfte Form der Positivierung ist das Austragen von Situationen des Widerstandes, der Unverständlichkeit, der psychotherapeutischen Aussichtslosigkeit, der Kontaktlosigkeit, der Uneinsichtigkeit, der Leere, der Passivität, der therapeutischen Ohnmacht, der destruktiven Aggressivität des Kranken, der Wahnübertragung und – stellenweise, bei Mobilisierung eigener unbewußter Konflikte – sogar der eigenen Angst.

Das Austragen meint die Fähigkeit, negative Zustände auszuhalten, ohne weder die Motivation zu verlieren, noch Insuffizienzgefühle zu entwickeln. Die Fähigkeit zum Austragen der Leere verbindet sich beim Psychotherapeuten mit der Fähigkeit, sich von den Emotionen des Patienten anregen zu lassen.

Eine sechste Form der Positivierung ist die Rückführung des Symptoms auf seine tragische Gestalt. Das Konzept kann ich hier mit einem einfachen Beispiel erläutern: Ich erinnere mich an einen Kranken, dessen positive Übertragung mit der Erzählung eines Traumes begann, wo er durch einen langen und dunklen Tunnel wandern mußte, welcher voll von Glassplittern, Messerspitzen, Drahtzäunen, stechenden Dornen, Abgründen und Folterinstrumenten aller Art war. Dieser Traum wiederholte sich monoton jede Woche in einer zwei Jahre dauernden Psychotherapie. Das Erzählen davon war für den Kranken immer erleichternd. Er erkannte sich im gemeinsamen Wissen um eine tragische Existenz als eine unglückliche und wertvolle Person.

Eine siebente Form der Positivierung ist die korrigierende und konstruktive Begegnung mit der Destruktivität und dem Tod. Es liegt der Psychose auch eine Destruktivität zugrunde, die sich in der phantasmatischen Zerstörung der Realität, der Sprache, der Objektliebe, in den Suizidimpulsen, im Negativismus, in der Selbstauflösung der Person zeigt. Die Todestriebe der Patienten in auch schweren Auseinandersetzungen auszuhalten ohne negative Gegenübertragungen zu entwickeln und die Patienten dabei aktiv in Schutz zu nehmen, hilft ihnen, sich von den zersetzenden Urbildern zu distanzieren.

Durch therapeutische Hinweise auf die negativen Gefühle des Patienten, durch Deutung des Negativismus, drängen wir die Kranken dazu, sich von den Wurzeln ihrer Destruktivität zu distanzieren, anstatt daß sie sich in der Anklammerung an Wahngestalten vor ihren abgewehrten negativen Gefühlen flüchten. Eine solche Distanznahme, welche dann auch Trauer, Neutralisierung der Aggressivität, Abschiednahme von negativen Selbst- und Weltbildern meinen kann, gelingt freilich nicht ohne Widerstand des Kranken.

Freilich bedeuten Widerstand und Negativismus auch Situationen, wo der positivierende Therapeut sich die Negativierung seines Patienten gefallen lassen muß, wo er dessen Aggressivität introiziert und Gegenaggressivität entwickelt. Hierin liegt aber auch ein Therapeutikum ersten Ranges: Nicht nur ist der Therapeut der Spiegel, der die fragmentierte positive Imago des Patienten rekomponiert und sie diesem zurückgibt, sondern auch der Spiegel, der dem Patienten zeigt, wie dessen Destruktivität in die konstruktive therapeutische Aggressivität umgewandelt, mit Libido vermischt wird und so ihre Allmacht verliert. Auch die negative Übertragung schafft die Beziehung und den Kontakt!

II. „Progressive Psychopathologie"

„Progressive Psychopathologie" entwickelt sich in der Psychosentherapie, indem der Therapeut sich nicht darauf beschränkt, psychopathologische Phänomene zu deuten und auf rationale Modelle zu reduzieren, sondern sich durch die Identifikation mit dem Kranken in die psychotischen Räume begibt, um *von dort aus* mit eigenen *Einfällen, Phantasien, Träumen,* nach Weitergestaltung dieser psychotischen Räume in die Richtung vermehrter Kommunikation und Selbstwerdung Ausschau zu halten.

So wird aus dem Autismus des Kranken der zweisame Autismus; aus der Spaltung des Kranken wird Gespaltenheit von gut und böse, von Leib und Geist, Hölle und Himmel in den wunderlichen Bildern eines Wahnes, der im Dialog bereits Existenzerfahrung ist; aus den Halluzinationen werden akustische und visuelle Erfahrungen der Deutung und der Einsicht, welche aber noch im psychopathologischen Medium vollzogen werden. In der progressiven Psychopathologie beginnt eine Gegenidentifikation des Kranken mit dem Therapeuten, die eine Zunahme an Kohäsion, Kohärenz und Demarkation bewirkt.

Psychopathologie als Schritt nach vorne zu betrachten, stellenweise als Kind der Kommunikation, über das Kommunikation weiterschreitet, ist eine ungewöhnliche Sicht: Sie bedeutet, daß kommunikative Schritte aus der Psychopathologie der Ichdemarkation, der Ichkonsistenz, der Ichkohäsion und der menschlichen Identität, um hier die so anschauliche Sprache von SCHARFETTER (1975) zu gebrauchen, in die Norm der Person und der Dualität in der Psychotherapie *nicht* fließend geschehen, wie dies der Fall wäre, wenn sich Psychopathologie in der Einsicht und im Dialog schrittweise auflösen würden. Die kommunikativen Übergänge müssen sich vielmehr durch dasselbe Medium, das sie transzendieren wollen, auch gestalten lassen, um dem gleich zu werden, was sie überwinden wollen, so, wie übrigens die Psychotherapeuten selber in eine eigentümliche symmetrische Beziehung zu den Patienten treten müssen. Die Psychopathologie wird in dieser Sicht als Raum der Kommunikation akzeptiert, sie wird durch die Intentionen, die sich in diesem abnormen Raum formen, progressiv; und sie ist in dieser Form der progressiven Psychopathologie eine Herausforderung an jene konservative Umwelt, die sich über das Nicht-Angepaßte auflehnen mag und es durch Sedation nur beseitigen will, statt darin auch einen Keim der Bewegung zu erkennen.

III. „Übergangssubjekte"

„Übergangssubjekte" sind Träger der therapeutischen Aktivität und der Entwicklung des Patienten im dialogischen Raum der dualisierten Psychose.

Unter solchen Übergangssubjekten verstehe ich „phantasmatische Subjekte", die mit der Person des Therapeuten und mit derjenigen des Patienten nicht koinzidieren, die aus beiden entstehen, aus Übertragung und Gegenübertragung, Identifikation und Gegenidentifikation, Appersonierung und Transitivismus, Introjektion und Projektion.

Sie entstehen also aus psychopathologischen Phänomcnen, die im Sinne der „progressiven Psychopathologie" zu archaischen Mitteln der Kommunikation geworden sind.

Die „Übergangssubjekte" tragen Züge des Patienten, wie auch des Therapeuten, und zwar sowohl des *positivierten* Patientenbildes wie des *affizierten* Therapeutenbildes; sie „handeln" dort, wo Patient und Therapeut ohnmächtig sind, weil die schöpferischen Einfälle des Therapeuten ihm vom Unbewußten seines Patienten gegeben werden.

Die Entstehung des Übergangssubjektes bedeutet eine heilsame Verschränkung des Patienten und Therapeuten; es ist keine bloße Abstraktion des denkenden Therapeuten, es erscheint konkret in den allfälligen Bildnereien des Patienten.

Es lindert die Phänomene der regressiven Abhängigkeit, weil diese sich auf einen internalisierten Therapeuten hin artikuliert, der als interne Imago eben einen Ursprung im Patienten hat.

Es entsteht als das kollektive Unbewußte von Patienten und Therapeuten und wird zu deren kollektiven Ich.

Es wächst aus einer therapeutischen Symbiose, die zum Wachstum hin, Trennung und Individuation angelegt ist.

F. Indikationen und Ergebnisse

Diesbezügliche Fragen sind in den letzten zehn Jahren an Symposien und in Publikationen lebhaft diskutiert worden, ohne jedoch zu schlüssigen Antworten zu gelangen. Ganz allgemein kann man sagen, daß Fragen der differentiellen Indikation (z. B. Familientherapie versus individuelle Behandlung, oder "therapeutic communities versus token economies" – Übersicht bei CATON (1984) überwiegen gegenüber einer undifferenzierten Indikationsfrage, wie diese noch vor wenigen Jahrzehnten häufig gestellt wurde.

Spezielle Indikationen können aber nur aufgrund katamnestischer Resultate entworfen werden, weshalb die Ergebnisfrage von der Indikationsfrage im Grunde untrennbar ist.

Es ist unverkennbar, daß man sich heute sowohl in Europa wie in Amerika viel mehr als früher bemüht, zu einer *Quantifizierung* der Behandlungsergebnisse zu gelangen. Bei Durchsicht der Literatur stößt man aber immer wieder auf verschiedene Ansichten: Währenddem z. B. MAY (1968) die Psychotherapie der Schizophrenie in völlige Abrede stellt, ja noch findet, daß nur psychotherapeutisch im Spital behandelte Kranke eine schlechtere Entwicklung gegenüber Kontrollgruppen durchmachen, findet umgekehrt ALANEN, daß die individuelle Psychotherapie gegenüber anderen Behandlungsverfahren (einschließlich Medikamente) die besten Aussichten hat!

Bei aller Anerkennung des Strebens nach einer Verwissenschaftlichung der Psychotherapie möchte ich aber die Frage stellen, ob dieser nicht eine Komponente der „existentiellen oder der weltlichen Seelsorge" eignet, die sich definitiven medizinischen Prüfungskriterien entzieht. Kann man, etwa mit GUNDERSON und Mitarbeitern, die Komplexität der individuellen Psychotherapie simplifizierend auf die Vermittlung von Einsicht (EIO) reduzieren? Kann man bei der Berücksichtigung der klassischen medizinischen Heilungskriterien (soziale Anpassung, Arbeitsfähigkeit) die Entwicklung der Kreativität oder die positive Erfahrung der psychotherapeutischen Begegnung in der Erinnerung der medizinisch Ungeheilten vernachlässigen; und ist eine entsprechende „Standardisierung" der Verfahren und der Ergebnisse, die an sich der Übersichtlichkeit dient, nicht von der „psychiatrischen Politik", die uns als Werkzeuge unserer Gesellschaft unbewußt ist, mitbestimmt? Gehört schließlich ein ungebrochenes Vertrauen in den Sinn des psychotherapeutischen Handelns nicht zu einer wesentlichen Triebfeder unseres Tuns, zum wirklichen Interesse für den Menschen im Kranken? Rechtfertigt sich dieses Interesse aus sich selber, unabhängig von seiner klinischen „Nützlichkeit"?

Erst auf diesem relativierenden Hintergrund teile ich nachfolgend eigene katamnestische Ergebnisse mit (FURLAN, 1985). Sie wollen also nur Hinweise und keine Beweise sein. Sie verzichten auf eine ergänzende (und meistens widerspruchsvolle) Literaturübersicht und wollen lediglich einen persönlichen Akzent setzen.

Meine Forschung beruht auf einem möglichst homogenen Material, das alle schizophrenen Patienten umschließt, welche während der letzten 12 Jahre in einem psychotherapeutischen Zentrum in Mailand durch eine Gruppe von 15 ausgebildeten Psychotherapeuten, Ärzten und Psychologen behandelt wurden.

1. Es handelt sich bei meiner Übersicht um *50 schizophrene Kranke*, die nicht etwa als akute Patienten im Spital behandelt wurden, sondern *chronisch* litten und zur ambulanten Psychotherapie *motiviert* waren.

Ihr Alter lag zwischen 17 und 46 Jahren, die meisten Kranken standen zwischen 25 und 35 Jahren.

38 Therapien sind bereits abgeschlossen. Sie dauerten zwischen 3 und 10 Jahren, im Durchschnitt 5 Jahre.

Für 30 Fälle haben wir Katamnesen, die zwischen 1½ und 10 Jahren liegen.

Die therapeutischen Sitzungen erfolgten minimal 2mal und maximal 5mal pro Woche.

Vor dem Beginn der Therapien waren die meisten Kranken jahrelang leidend gewesen. 10 von ihnen hatten schon einen Klinikaufenthalt hinter sich, weitere 17 Patienten wurden 2- bis 5mal und 5 Patienten zwischen 6- und 20mal in einem psychiatrischen Spital aufgenommen.

Während der Therapie mußten im ganzen nur 10 Patienten vorübergehend in Spitäler aufgenommen werden, davon 6 Patienten nur einmal, 3 Patienten zwischen 2- und 5mal und nur 1 Patient 9mal. Die Spitalaufnahmen sanken also von 40 auf 10.

41 Patienten waren vor dem Beginn der Therapie neuroleptisch und 6 mit ES behandelt worden. Nach der Therapie waren bei weniger als der Hälfte der Kranken geringe Medikamentendosen nötig.

Wenn wir nun alle 50 Psychotherapien überblicken, können wir zusammenfassend sagen, daß die Ergebnisse nur bei 9 Patienten unbefriedigend gewesen sind, auch wenn man bei ihnen doch leichtere Fortschritte feststellen konnte.

Bei 41 Patienten waren sie aber, besonders mit Rücksicht auf die schwere chronische Psychose und auf den anfänglichen Zustand, gut, sowohl im Hinblick auf die affektive Entwicklung der Persönlichkeit, also auf die Tiefe und Häufigkeit ihrer neuen sozialen Beziehungen, wie auch im Hinblick auf die Arbeitsfähigkeit.

Die Integration im Arbeitsprozeß war nach der Therapie nur bei 2% der Fälle unverändert; bei 46% der Fälle war sie befriedigend und bei 36% gut.

Die soziale Integration (zwischenmenschliche Beziehungen) war vor der Therapie bei 52% der Fälle unbefriedigend, nachher nur noch bei 2%. Vor dem Beginn der Therapie war sie in keinem Falle befriedigend oder gut, nach der Therapie jedoch im ganzen bei 84% der Fälle positiv.

Neben diesen klassischen Beurteilungskriterien, die durch Angaben von Drittpersonen erfüllt wurden, haben wir bei 12 Patienten auch festgestellt, daß die Entwicklung der Kreativität ein in der Literatur bisher nicht berücksichtigtes Besserungs- oder Heilungsmerkmal ist.

Die günstigen Ergebnisse betreffen ausnahmslos Patienten, bei denen die Therapie *mindestens über 2 Jahre* fortgesetzt werden konnte. Das heißt nicht nur, daß die Länge der Psychotherapie mit den besten Ergebnissen korrelierte, sondern auch, daß die Ausdauer, mit der die Patienten in einer Therapie verbleiben, selber ein günstiges prognostisches Kriterium ist.

Eine gewisse Schwierigkeit der psychotherapeutischen Katamnesen besteht darin, daß zwischen dem zu Messenden und den Maßstäben wenigstens zum Teil ein Inkongruenzverhältnis besteht; was sich in einem psychotherapeutischen Prozeß ereignet, läßt sich nur unvollkommen mit quantifizierten Maßstäben erfassen.

Wenn z. B. ein früher chronischer Schizophrener nun symptomfrei in ein Kloster geht, dort als Mönch seinen Autismus sublimiert, so kann dieser Ausgang sowohl als Reifung der Persönlichkeit, wie auch als Heilung mit Defekt verstanden werden.

Wenn etwa eine Psychologin in dem Sinne sozial heilt, daß sie aus Verantwortlichkeit auf ihren Beruf verzichtet und eine einfachere Tätigkeit wählt, so kann dies sowohl als echte Einsicht, wie auch als Rationalisierung eines Restes Unvermögens ausgelegt werden.

Sodann bestimmt bereits die Auswahl der Maßstäbe und Kriterien die Einschätzung des Erfolges – wie das übereinstimmend viele Autoren sagen: CARTWRIGHT u. ROTH 1957; LUBORSKY 1962; STRUPP 1962; MINTZ 1972.

Wir betonten die globale Bewertung des Therapieerfolges. Um die Subjektivität solcher Bewertungen zu reduzieren, wurde die Aussagekraft unserer globalen Einschätzungen erhöht, indem sie weder vom Therapeuten und Patienten allein, sondern auch von unabhängigen Untersuchern vorgenommen wurden. Die Beschränkung auf die Ratergruppe – 15 erfahrene Psychotherapeuten, die als Gruppe den Erfolg beurteilten – erscheint uns inhaltlich am sinnvollsten.

Die therapeutische Beziehung, der therapeutische Prozeß und schließlich die Situation zum Zeitpunkt des Therapieendes und der Katamnese wurden beurteilt. In einer gemeinsamen Gruppendiskussion wurde ein Konsensus der Einschätzungen herausgearbeitet. In den Ergebnissen wurde dieser Konsensus mitgeteilt.

2. Ein Hauptbefund unserer Forschung liegt in der *positiven Korrelation zwischen der Qualität der Therapie-Ergebnisse und der Tiefe der Übertragung und Gegenübertragung.* Letztere konnten wir sowohl an Hand der Eintragungen in den Krankengeschichten, wie aufgrund von orientierenden Gesprächen mit den Therapeuten beurteilen.

Unsere Befunde stimmen mit denjenigen von ALANEN überein, der eine deutliche Korrelation zwischen therapeutischem Resultat und gegenseitigem "attachment" festgestellt hat.

3. *Läßt sich aufgrund unserer Statistik eine Korrelation zwischen psychotherapeutischem Erfolg und psychopathologischer Struktur des Syndromes annehmen?* Diese Frage drängt sich mir auf dem Hintergrund der mehrmals in der Literatur geäußerten, aber nie, soweit mir bekannt, zahlenmäßig überprüften, sondern nur an Einzelfällen entwickelten Annahme auf, daß florierende, produktive Psychosen bessere psychotherapeutische Chancen haben als inhaltlich-verflachte oder autistisch-katatonische.

Unsere Befunde widerlegen diese Ansicht: Auch nach solchen Kriterien prognostisch ungünstige Fälle bessern ebenso sehr. Ja, besonders für die psychotherapeutische Prognose ist die therapeutische Gegenübertragung wichtig.

Dieser Befund gilt freilich nur dann, wenn die psychotische Ichauflösung nicht so weit geht, daß die Motivation zur Psychotherapie, welche ja eine Grundlage unserer Arbeit schafft, auch ausgelöscht wird.

4. Wie sieht der *Abschluß der Psychotherapie* bei chronisch psychotischen Kranken aus?

Zwei gegensätzliche Ansichten sind in der Literatur vertreten worden: Sowohl diejenige, daß schizophrene Patienten übertragungsunfähig seien, wie das FREUD meinte, woraus zu schließen wäre, daß ihre Objektbeziehungen dünn und brüchig bleiben. Dann aber auch das Umgekehrte: daß diese Menschen überdurchschnittlich von ihren Therapeuten abhängig bleiben.

Unsere Erfahrung war jedoch eine andere. Eine tiefere Verständigung zwischen Therapeut und Patient im Laufe der Behandlung ist die Voraussetzung der Heilung. Diese Verständigung konstelliert das Verhalten von gebesserten und geheilten Schizophrenen. *29 Patienten, also etwas mehr als die Hälfte, haben ihre tiefe Beziehung nie ganz aufgegeben*, ohne jedoch ihren Therapeuten gegenüber unselbständig zu bleiben.

Sie haben z. B. durch Telefonanrufe zu vereinbarten Zeiten, durch Briefe und Besuche die Beziehung über viele Jahre hinweg aufrechterhalten und so ihre Therapeuten über ihre weitere Entwicklung, über allfällige Krisen, wie auch insbesondere über das Spektrum ihres Erlebens nach der sozialen Heilung der Psychose weiter orientiert. Dadurch sind ausführliche Katamnesen entstanden. Selten nahm diese Abhängigkeit aufdringliche Ausdrucksformen an; *nicht die kränkeren, sondern die am besten geheilten Patienten pflegten solche differenzierten „Objektbeziehungen"* und suchten ihren Therapeuten häufiger auf.

5. Eine wichtige Rolle in unserer katamnestischen Studie spielt die Einrichtung der *Supervisionen* in Einzelbehandlungen. Wir machten dabei die Erfahrung, daß unsere Gruppe nicht nur Supervisionsfunktionen im engeren Sinne ausübte. Dadurch, daß es eine Gruppe war, die ich als Leiter so wenig wie möglich zu beeinflussen versuchte, entwickelten sich nicht nur verschiedene therapeutische Ansichten, sondern auch verschiedene Gegenübertragungen sowohl zum referierenden Kollegen wie auch indirekt zu seinem Patienten.

So konnte mancher Therapeut die intrapsychischen Prozesse seines Patienten nicht bloß über die direktiven Leitlinien der Gruppe besser verstehen, sondern sie in den Transaktionen der Gruppe wiederfinden und erleben.

6. Nicht übergehen möchte ich die wichtige Frage der *Beziehung von Psychotherapie zur neuroleptischen Medikation.*

In unserer Kasuistik wurden die vor Beginn der Psychotherapie meist chronisch schizophrenen Patienten in über 90% der Fälle medikamentös behandelt. Nach fortgesetzter Psychotherapie sank dieser Anteil auf weniger als 50%.

Die Tatsache, daß immerhin fast die Hälfte der Kranken bis zur entscheidenden Besserung oder Heilung Medikamente brauchte, weist auf die heute unentbehrlich gewordene Rolle der somatischen Behandlung hin.

Andererseits wird heute immer wieder die Meinung ausgedrückt, daß Medikamente insofern helfen, als sie bei den Patienten die Grundlage für neue Lernmechanismen schaffen, andererseits aber auch, daß sie gelegentlich gerade neues Lernen erschweren können, besonders wenn die so wichtige soziale Erfahrung in der Psychose fehlt. Diese Auffassung wurde in unserer Erfahrung bestätigt.

Literatur

Arieti S (1955) Interpretation of schizophrenia. Brunner, New York

Bellak L (ed (1979) Disorders of the schizophrenic syndrome. Basic Books, New York

Benedetti G (1983) Todeslandschaften der Seele. Vandenhoeck & Ruprecht, Göttingen

Benedetti G, Rauchfleisch U (1977) Die Schizophrenie in unserer Gesellschaft. Thieme, Stuttgart

Benedetti G, Kind H, Johansson AS, Wenger V (1969) Forschungen zur Schizophrenielehre 1956–1965. Wissenschaftliche Buchgesellschaft, Darmstadt

Beukenkamp C (1952) Some observations made during group therapy. Psychiatr Q [Suppl] 26:22

Burton A (ed) (1961) Psychotherapy of the psychosis. Basic Books, New York

Caton CLM (1984) Management of chronic schizophrenia. Oxford University Press, New York Oxford

Cranco R, Fox N, Shapiro LE (Hrsg) (1978) Behandlungstechniken bei Schizophrenie. Reinhardt, München

Doucet P, Laurin C (eds) (1969) Problématique de la psychose. Excerpta Medica Foundation, Amsterdam

Ellsworth RB, Maroney R, Klett W, Gordon H, Sunn R (1971) Milieu characteristics of successful psychiatric treatment of 20-grams. Am J Orthopsychiatry 41:427–441

Federn PO (1953) Ego psychology and the psychoses. With an introduction by Edoardo Weiss. Imago, London

Freeman Th, McGhie A, Cameron JL (1957) The state of the ego in chronic schizophrenia. Br J Med Psychol 30:9–18

Fromm-Reichmann F (1950) Principles of intensive psychotherapy. University of Chicago Press, Chicago

Furlan PM, Benedetti G (1985) The individual psychoanalytic psychotherapy of schizophrenia: Scientific and clinical approach through a clinical discussion group. Yale J Biol Med 58:337–348

Geller JJ (1950) Current status of group psychotherapy practises in the State Hospitals for mental disease. Group Psychother 3:231

Goldstein AP (1977) Strukturierte Lerntherapie. Urban & Schwarzenberg, München

Greenblatt M, Soloman M, Evans A et al. (1965) Drug and social psychotherapy in chronic schizophrenia. Charles C. Thomas, Springfield, Ill.

Gunderson JG, Frank AF (1985) Effects of psychotherapy in schizophrenia. Yale J Biol Med 58:373–381

Hill LB (1955) Psychotherapeutic intervention in schizophrenia. University of Chicago Press, Chicago

Hirsch SR, Leff JP (1975) Abnormalities in parents of schizophrenics, Maudsley Monograph No 22. Oxford University Press, London

Hogarty GE, Goldberg SC, Schooler NR, Ulrich RF (1974) The collaborative study group: drug and sociotherapy in the aftercare of schizophrenic patients. II. Two year relapse rates. Arch Gen Psychiatry 31:603–608

Jacobson E (1964) The self and the object world. International Universities Press, New York

Jacobson E (1967) Psychotic conflict and reality. International Universities Press, New York

Jung CG (1968) Psychogenese der Geisteskrankheiten. Rascher, Zürich

Kellam SG, Goldberg SC, Schoolez N, Berman A, Schmelves JL (1967) Ward athmosphere and outcome of treatment of acute schizophrenia. J Psychiatr Res 5:145–163

Kernberg OF (1967) Borderline conditions and pathological narcissism. Aronson, New York

Klein M (1946) Notes on some schizoid mechanisms. Int J Psycho-Anal 27:99–110

Laing RD (1959) The divided self. Tavistock, London

Lempp R (Hrsg) (1984) Psychische Entwicklung und Schizophrenie. Huber, Bern Stuttgart Toronto

Liberman RP (1976) Behavior therapy for schizophrenia. In: West LJ, Flinn DE (eds) Treatment of schizophrenia, progress and prospects. Grune & Stratton, New York

Linden M (1979) Therapeutische Ansätze zur Verbesserung der „Compliance". Nervenarzt 50:109–114

Mahler MG (1970) On human symbiosis and the vicissitudes of individuation. International University Press, New York

Matussek P (1983) The establishment of transference in the psychoanalysis of schizophrenics. In: Stierlin H, Wynne LC, Wirsching M (eds) Psychosocial intervention in schizophrenia. An international view. Springer, Berlin Heidelberg New York, pp 161–168

May PRA (1968) Treatment of schizophrenia. A comparative study of five treatment methods. Science House, New York

McGlashan TH, Levy ST, Carpenter WT (1975) Integration and sealing over. Arch Gen Psychiatry 32:1269–1272

Moos RH, Shelton R, Petty (1973) Perceived ward climate and treatment outcome. J Abnorm Psychol 82:291–298

Mosher LR, Gunderson J (1979) Group, family milieu, and community support systems treatment for schizophrenia. In: Bellak L (ed) Disorders of the schizophrenic syndrome. Basic Books, New York

Pao PN (1979) Schizophrenic disorders: Theory and treatment from a psychodynamic point of view. International University Press, New York

Paul GL, Tobias LL, Holly BL (1972) Maintenance psychotropic drugs in the presence of active treatment programs. Arch Gen Psychiatry 27:106–115

Racamier PC (1958) Connaissance et psychothèrapie de la relation schizophrénique. Evolut Psychiatr 445–466

Rosen JN (1953) Direct analysis. Grune & Stratton, New York

Rosenfeld H (1965) Psychotic states. A psychoanalytical approach. The Hogarth Press and the Institute of Psychoanalysis, London

Rubinstein D, Alanen YO (eds) (1972) Psychotherapy of schizophrenia. Excerpta Medica Foundation, Amsterdam

Scharfetter C (1975) Psychopathologie. Thieme, Stuttgart

Schultz-Hencke H (1952) Das Problem der Schizophrenie. Thieme, Stuttgart

Searles HF (1965) Collected papers on schizophrenia and related subjects. International Psycho-Analytical Library, The Hogarth Press, London

Sechehaye MA (1947) La réalisation symbolique. Nouvelle méthode de psychothérapie appliquée à un cas de schizophrénie. In: Revue suisse de psychol. et de la psychol. appliquée, suppl 12. Huber, Bern

Siirala M (1961) Die Schizophrenie des Einzelnen und Allgemeinheit. Vandenhoeck & Ruprecht, Göttingen

Soskis DS, Bowers MB (1969) The schizophrenic experience. A follow-up study of attitude and posthospital adjustment. J Nerv Ment Dis 149:443–449

Spotnitz H (1969) Modern psychoanalysis of the schizophrenic patient. Grune & Stratton, New York

Stierlin H (1972) Family dynamics and separation patterns of potential schizophrenia. In: Rubinstein D, Alanen YO (eds) Psychotherapy of schizophrenia. Excerpta Medica, Amsterdam

Stierlin H, Wynne LC, Wirsching M (eds) (1983) Psychosocial intervention in schizophrenia. An international view. Springer, Berlin Heidelberg New York

Sullivan HS (1962) Schizophrenia as a human process. Norton, New York

Will OA (1972) Psychotherapy and schizophrenia implications for human living. In: Rubinstein D, Alanen YO (eds) Psychotherapy of schizophrenia. Excerpta Medica, Amsterdam

IX. Rehabilitation, Soziotherapie und Prävention

J. K. WING

INHALTSVERZEICHNIS

A. Entwicklung des Begriffs Rehabilitation 325
B. Konzepte der Prävention 328
    I. Primäre Prävention der Schizophrenien 328
    II. Sekundäre und tertiäre Prävention 329
C. Konzepte der Behinderung 330
    I. Beschädigung 330
    II. Soziale Behinderung 330
    III. Soziale Benachteiligung 331
    IV. Ungünstige personale Reaktionsweisen 331
    V. Techniken zur Reduzierung sozialer Behinderung 332
    VI. Philosophie der Rehabilitation 332
    VII. Inhalt der Rehabilitation und Versorgung bei Schizophrenien 333
D. Soziale Reaktivität bei Schizophrenien 333
    I. Klinische Überlegungen 333
    II. Auslösende Faktoren des Beginns und des Rückfalls 334
        1. Life-Events 334
        2. Expressed Emotion 335
        3. Zu intensive Rehabilitationsbemühungen 335
        4. Verbindungen zwischen diesen drei Faktoren 335
    III. Faktoren, welche die Entwicklung chronischer Behinderungen beeinflussen . . 336
    IV. Optimale Bedingungen der medikamentösen und sozialen Behandlung 339
E. Ungünstige personale Reaktionsweisen 341
F. Verfügbarkeit der Sozial-Therapie 343
    I. Einschätzung 344
    II. Selbsthilfe 346
    III. Angehörigenberatung 348
    IV. Planung und Verordnung von Diensten 351
Literatur 352

A. Entwicklung des Begriffs Rehabilitation

Ein bekannter Fachmann für die Rehabilitation Körperbehinderter, der sowohl
in Deutschland als auch in England arbeitete, faßte diese Thematik so zusammen,
daß die beachtlichen Bemühungen der karitativen Organisationen hier nur Teil-
lösungen erreichen, „solange nicht die Ganzheitsphilosophie moderner Rehabilitation, d. h. die Synthese medizinischer Wiederherstellung und beruflicher sowie
sozialer Wiedereingliederung, Fuß gefaßt hatte". Sir Ludwig GUTTMANN sah Re-

habilitation in diesem weiten Sinne in Deutschland erst während des 2. Weltkrieges entfaltet (GUTTMANN 1975). Es ist richtig, daß die schweren physischen und psychischen Traumen zweier Weltkriege in vielen europäischen Ländern Aufmerksamkeit nicht nur auf die medizinische und chirurgische Akut-Behandlung erzwangen, sondern auch auf die langfristigen psychosozialen Folgen der Behinderung.

Der Begriff „Rehabilitation" erreichte die englische Sprache im 16. Jahrhundert über den Weg des mittelalterlichen Lateins, über das Französische und Schottische. Er hatte zwei Bedeutungen: Die Wiederherstellung des Charakters oder der Reputation einer Person und die Rückführung eines Objektes zu seinem *status quo ante*. Die Relevanz dieser ursprünglichen Bedeutung für die heutige Bedeutung dieses Begriffs, wie er von GUTTMANN umrissen worden ist, liegt auf der Hand.

Für Psychiater ist es lehrreich, die Entwicklung des Begriffs Rehabilitation im Hinblick auf eine solche Verfassung wie diejenige der Tuberkulose kennenzulernen, weil viele der dort begegnenden Probleme, der dort anzutreffenden Einstellungen und der Lösungs-Wege später geläufig wurden, als der Begriff auf Schizophrenien angewandt worden ist. In England war es Sir Pendrill VARRIER-JONES, der die Entfaltung spezieller medizinischer und sozialer Dienste für Tuberkulöse vorantrieb. Er legte Wert darauf, neben den unmittelbaren klinischen Problemen im Auge zu behalten „den Beruf des Patienten, seine seelische Einstellung zu ihm und seine Vorstellungen darüber, wie seine Arbeit mit seiner körperlichen Verfassung zu vermitteln" sei (VARRIER-JONES 1918). Er entwickelte das Papworth Hospital zu einer beschützten Gemeinschaft mit Vorkehrungen für eine überdauernde medizinische *und* soziale Therapie. Diese Perspektive änderte sich durch die Einführung wirksamer Chemotherapie.

Die Ähnlichkeit beider Problemlagen wird aus einer Korrespondenz in den Spalten des Lancet aus dem Beginn des Jahres 1954 deutlich; in diesem Jahr erreichte die Bettenbelegung der britischen psychiatrischen Krankenhäuser ihren Höhepunkt; zugleich wurde eine wirksame Chemotherapie für Schizophrenien eingeführt. Die führenden Pulmonologen splitterten (?) sich auf, und zwar nach ihrer jeweiligen Einschätzung der Vorzüge der Sanatoriumsbehandlung. Einige betonten den Wert einer häuslichen Behandlung unter kontinuierlicher ambulanter Kontrolle mit vermiedener Ausgrenzung in einer abgelegenen Institution. Die Angehörigen sollten mit den Prinzipien der Hygiene und der Versorgung solcher Kranker vertraut gemacht werden. Man erwartete eine Verringerung der mit der Tuberkulose verknüpften Stigmatisierung. Andere argumentierten, daß häusliche Versorgung die Familie zu stark belaste und lediglich eine administrative Strategie sei, um Geld zu sparen. Hospitäler seien die besten Garanten für eine kontinuierliche Behandlung und die Stigmatisierung könne durch die Öffentlichkeitsarbeit sowie eine Umwidmung der „Sanatorien" in „Thoraxkliniken" überwunden werden. Tuberkulose habe eine multiple Ätiologie, welche auch Milieu-Faktoren einschließe, und es sei besser, diesen durch vorübergehende Hospitalisierung zu entgehen.

Dieselben Gesichtspunkte wurden in derselben Zeit zur Versorgung von Menschen mit schizophrenen Krankheiten dargelegt. Liest man diese Diskussionen heute erneut, so bestätigen sie, was dann klarer wurde, daß nämlich die grundlegenden Prinzipien der Rehabilitation und Versorgung für alle Krankheiten und Behinderungen gelten, und zwar ohne Rücksicht auf deren Ätiologie oder Symptomatologie. Der Hauptgrund dafür, diese Dinge anders zu sehen, liegt darin, daß die Schizophrenie kein Äquivalent für eine körperliche Behinderung zu geben scheint. Gleichwohl war „Rehabilitation" (unter welchen Namen auch immer) ein integraler Teil der Psychiatrie. Nie war es möglich, psychosoziale Aspekte kategorisch von somatischen zu trennen.

Sowohl Emil KRAEPELIN (1899) als auch Eugen BLEULER (1911) entwickelten therapeutische und Versorgungs-Konzepte, welche moderne Auffassungen vorwegnahmen. Hans W. MAIER, der Nachfolger Eugen BLEULERs im Burghölzli, formulierte hierzu Ansichten, welche von den meisten heutigen Psychiatern noch akzeptiert werden könnten. Seine ebenso knappe wie meisterhafte Position zur Sozialpsychiatrie in BUMKEs Handbuch wurde von Aubrey LEWIS (1957) zusammengefaßt. „Institutionsgebundene Therapie ist nur solange angezeigt, wie der Bedarf des Kranken nach individueller oder sozialer Hilfe währt; der Patient sollte in sein gewohntes Leben zurückkehren, sobald die schwersten Symptome zurückgetreten sind, und zwar ohne Rücksicht darauf, ob er noch leichte psychotische Antriebsstörungen, Halluzinationen oder Wahn zeigt. Frühentlassung wirkt psychotherapeutisch und fördert die soziale Wiedereingliederung; voranzuliegen hat ihr eine Einschätzung des seelischen Zustandes des Patienten sowie seiner sozialen und familiären Umgebung. Schon vom Aufnahmetage an sollten die Angehörigen die Notwendigkeit einer Frühentlassung und einer Beschäftigungstherapie sehen und die gesamte therapeutische Hospital-Strategie sollte von Beginn an dies Ziel ins Auge fassen. Sind die Bedingungen in der häuslichen Umgebung des Patienten zu ungünstig und ist er nicht in der Lage, nach seiner eigenen Devise zu leben, sollte der Versuch gemacht werden, die Familie durch geeignete Beratung zu unterstützen. Die lokalen Sozialdienste und Allgemeinpraktiker sollten dahingehend geschult werden, eine solche Behandlungsweise zu akzeptieren und sie zu fördern. Wenn Frühentlassung nicht durchführbar ist, sollte Verlegung auf eine andere Station oder in ein kleines, nach dem open-door-System geführtes Hospital versucht werden. Soziale Nachsorge sollte nicht schlechthin für alle entlassenen Patienten empfohlen werden, da manche Schizophrene dadurch sogar ungünstig beeinflußt werden können."

Diese Zusammenfassung der Gesichtspunkte MAIERS zeigt hinreichend, daß moderne Rehabilitationsprinzipien nicht aus dem Nichts erwuchsen. Der Leser sei verwiesen auf einige nützliche Quellen der europäischen und amerikanischen Entwicklungen seit den fünfziger Jahren (BOCKOVEN 1956; JONES, K. 1972; JONES, M. 1952; SCHWARTZ 1953; SIMON 1927, 1929). Seither gab es manche Divergenzen der Auffassungen bis hin zu den Extremen einer Vereinnahmung der Konzepte seelischer Krankheit nach dem „sozialen" und dem „medizinischen" Modell (WING 1978, 1982). Radikal und kontrovers waren auch die Vorstellungen, welche im Vergleich zur konservativen Einstellung zur Schnelligkeit gebildet wurden, mit welcher sich Wandlungen in den Versorgungsdiensten erreichen lassen konnten.

Eine stärker konservative Sichtweise, welche in manchen Hinsichten derjenigen von MAIER entspricht, wird von osteuropäischen Psychiatern vertreten, die zu dem von KABANOV und WEISE 1981 herausgegebenen Buch beitrugen. Ein radikalerer Ansatz wird von Robert HUNT (1958) vertreten: Behinderung bei psychotischer Krankheit „ist größtenteils Artefakt äußeren Ursprungs" und erwächst aus „traditionellen Einstellungen gegenüber seelischer Krankheit in unserer Kultur". Solche Ansichten kulminierten dann in der italienischen „Reform" (BASAGLIA 1980; JONES u. POLETTI 1985, 1986; L'ABATE 1971; TANSELLA 1985).

Der medizinisch-soziale Ansatz, der dieses Kapitel leitet, erlaubt die Ausarbeitung sowohl konservativer als auch radikaler Positionen, übernimmt aber aus ihnen nur das, was durch empirische Forschung als „hartes und obstinates Faktum" ausgewiesen ist, nicht aber Ideologie, kasuistische Spekulation oder ein Sträuben gegen Wandel schlechthin.

B. Konzepte der Prävention

Der Begriff Prävention, wie er in der Sozialmedizin gebraucht wird, umfaßt wiederum die Begriffe Rehabilitation und Versorgung. Prävention ist dann eine „primäre", wenn die Krankheit oder die Störung bereits in ihrem Auftreten gestoppt werden kann. Sie ist „sekundär", wenn durch frühe und wirksame Behandlung längerfristige Behinderungen vermieden werden. Sie ist „tertiär", wenn bestehende chronische Behinderungen nach dem gegenwärtigen Wissensstand auf minimalem Intensitäts-Niveau gehalten werden können.

I. Primäre Prävention der Schizophrenien

Manfred BLEULER (1976) betonte, daß wir zwar hinsichtlich des Wesens und der Ursachen der Schizophrenien nicht völlig unwissend seien, daß aber dieses Wissen in prophylaktischer Hinsicht wenig Wert habe. Er meinte, daß dadurch nur einige wenige Andeutungen gegeben werden: „Sie sind aber winzige Körnchen Wissen in einem Meer von Nicht-Wissen." Besonders kritisch äußerte er sich zu der gräulichen Theorie („Schärfste Kritik ist am scheußlichen Begriff...") der „schizophrenogenen Mutter".

Eine solche Skepsis wird durch die wissenschaftliche Literatur bestätigt. Die "double-bind"-Theorie hielt empirischer Überprüfung nicht stand (HALEY 1968; RINGUETTE u. KENNEDY 1966). Die Theorien von Theodore LIDZ (1978) haben allenfalls anekdotischen Wert und die aus ihnen abgeleiteten Voraussagen erfuhren in Vergleichsuntersuchungen an Familien mit und ohne schizophrene Mitglieder keine Bestätigung (FERRIERA u. WINTER 1965; SHARAN 1966; WINTER u. FERREIRA 1967). Die in manchem ähnlichen Theorien von Ronald LAING (1960, 1967) sind nie überprüft worden.

Lyman WYNNE und seine Mitarbeiter entwickelten die Theorie, daß Familien mit einem jungen schizophrenen Erwachsenen durch abnorme Kommunkationsstile gekennzeichnet sind; diese Theorie wurde als Ergebnis empirischer Untersuchungen ausgegeben (SINGER et al. 1978; WYNNE et al. 1977). Steven HIRSCH u. Julian LEFF (1975), welche ihre Forschungstechnik replizierten, waren jedoch außerstande, ihre Befunde zu bestätigen. Michael RUTTER (1978) gab einen nützlichen Überblick zur Literatur.

Die amerikanischen Soziologen Erving GOFFMAN (1961) und Thomas SCHEFF (1966) entwickelten noch radikalere Theorien über die Ursprünge der Schizophrenien. Dabei verwendeten sie einen sehr breiten und vagen Schizophrenie-Begriff, welcher demjenigen seelischen Gestörtseins schlechthin gleichkam. SCHEFF zumal bezog seine Theorie von derjenigen LEMERTS (1951) über soziale Devianz. Nach SCHEFF können relativ geringfügige Störungen in der Kindheit, soweit sie nicht auf allgemein akzeptierte Begriffe – etwa denjenigen der Delinquenz – gebracht werden können, von konsultierten Spezialisten als psychiatrische etikettiert werden. Kommt es dann zu „Behandlung" und insbesondere zu Institutionalisierung, so führt das dazu, daß das Individuum von der Gesellschaft als „verrückt" definiert wird und daß es diese Zuschreibung akzeptiert; so wird „seelische Krankheit" produziert durch den Prozeß des Diagnostizierens und Behandelns. In der Tat gibt es keinen Beleg dafür, daß dieser Prozeß tatsächlich stattfindet. Nachuntersuchungen von Kindern, welche in Child-Guidance-Ambulanzen behandelt wurden (O'NEAL u. ROBINS 1958; WARING u. RICKS 1965) zeigen, daß die meisten von ihnen später nicht ernsthaft seelisch erkranken. Die Labelling-Theorie hat, näher besehen, keine Beziehung zum größten Teil unseres Faktenwissens über Schizophrenien (WING 1978).

Die epidemiologische Literatur wird in Kap. IV.1 besprochen; hier genügt der Hinweis, daß intensive und wiederholte Untersuchungen keine für primäre Prävention brauchbaren verläßlichen Indikatoren aufgewiesen haben (HARE 1982). Das gilt auch für Langzeit-Untersuchungen an Kindern mit Schizophrenie-Risiko (WATT et al. 1984).

II. Sekundäre und tertiäre Prävention

Es gibt zwar wenig Belege für Erfolge irgendwelcher primär-präventiver Verfahren, aber ein beachtliches wissenschaftlich gesichertes Wissen über brauchbare Techniken sekundärer und tertiärer Prävention. Deren Ziele unterscheiden sich weitgehend von denjenigen primärer Prävention. Allgemein wird akzeptiert, daß beim gegenwärtigen Wissensstand präventiv nicht verhindert werden kann, daß es zu Behinderungen gewissen Grades überhaupt kommt. Solche Behinderungen können indessen minimalisiert werden. Die potentiellen Gaben jedes Individuums können unter der Zielsetzung gefördert werden, die Behinderung zu kompensieren und ein höchstmögliches Maß an Lebensqualität zu erreichen. Verringerung der Behinderung und Anhebung der Kapazität sind zwei Seiten derselben Sache.

Begriffe wie „Behinderung", die in der Allgemeinmedizin durchaus geläufig sind, pflegen bei Psychiatern auf intellektuelle Retardierungen oder Störungen beschränkt zu werden, z. B. beim Down-Syndrom oder bei Demenzen. Psychische Störungen wie Schizophrenien oder Manien werden als Krankheiten angesehen. Diese Gewohnheit hat auch in die offizielle Nomenklatur Englands Eingang gefunden; mental handicap" meint dort nur Intelligenzrückstände, die in der Kindheit beginnen, während die funktionellen Psychosen und Neurosen als "adult

mental illnesses" figurieren. Eine solche Terminologie schließt die Überschnei-
dungen aus, welche in dieser Hinsicht typischerweise bei Schizophrenen vorkommen, und läßt KRAEPELINS Bezeichnung der Schizophrenie als „Dementia praecox" als unannehmbar erscheinen. Solche Probleme entstehen beim Diabetes mellitus, beim Parkinsonismus oder der multiplen Sklerose nicht; diesen „Krankheiten" wird zugestanden, daß sie chronisch verlaufen und daher mit Behinderungen
verknüpft sind.

C. Konzepte der Behinderung

Die von der WHO „für rechtliche Zwecke" vorgeschlagene Terminologie umfaßt
Definitionen der drei englischen Worte "impairment", "disability" und "handicap" (WHO 1980). Sie ist in manchen Hinsichten auf psychiatrische Störungen
nicht anwendbar. Sie verwirrt selbst im Englischen, da alle drei Worte in der All-
tagssprache austauschbar sind. Diese Terminologie ist von der WHO nicht förm-
lich beschlossen worden. Die Definition des Begriffes "impairment" ähnelt jedoch der von Sir Aubrey LEWIS (1953) gegebenen.

I. Beschädigung

Beschädigung ("impairment" … ist jeder Verlust psychologischer, physiologischer
oder anatomischer Struktur oder Funktion.)
    Diese Definition wird benutzt, wenn in diesem Kapitel spezifische Behinderun-
gen bei Schizophrenien diskutiert werden. Es ist theoretisch und praktisch zweckmäßig, zwischen „prämorbider" Beeinträchtigung (Störung der Persönlichkeitsentwicklung) und „primärer" oder "intrinsic" Beeinträchtigung nach Krankheitsbeginn zu unterscheiden. Bevor dem Wesen schizophrener Beeinträchtigungen
nachgegangen wird, ist der Begriff der „sozialen Behinderung" ins Auge zu fassen. Mario GMUR (1986) gab eine interessante Diskussion dieser Begriffe.

II. Soziale Behinderung

Der Begriff meint ein Niveau sozialen Fungierens, das niedriger liegt, als vom jeweiligen Individuum üblicherweise erwartet werden kann, und zwar bezogen auf
die jeweilige Sozietät oder Gruppe. Dies erniedrigte soziale Funktionsniveau ist
zugleich nicht Folge einer freien Wahl des jeweiligen Individuums.
    Soziale Behinderung hat stets vielfache Ursachen. Im Fall der Schizophrenie
ist die durch die Krankheit gesetzte Beeinträchtigung nur eine dieser Ursachen,
wenngleich diejenige, auf welche sich die medizinische Aufmerksamkeit hauptsächlich richtet. Eine zweite Gruppe von Faktoren hängt mit sozialen Benachteiligungen zusammen und eine dritte mit der persönlichen Verarbeitung dieser Umstände durch das Individuum in bezug auf Art und Ausmaß der Beeinträchtigungen und sozialen Benachteiligungen.

Das wesentliche Ziel der sekundären und tertiären Prävention liegt darin, das Ausmaß der sozialen Behinderung auf einem minimalen Niveau zu halten, um dem betroffenen Menschen angemessene Möglichkeiten zu wahren, ein Höchstmaß befriedigender Lebensqualität zu erreichen.

III. Soziale Benachteiligung

Hierher gehören hauptsächlich die Einwirkungen kärglicher oder feindseliger sozialer Umgebungsverhältnisse, Einschränkungen der Entfaltung beruflicher oder sozialer Fertigkeiten, Stigmatisierungen, Armut, Arbeitslosigkeit, Heimatlosigkeit und ähnlicher ungünstiger Erfahrungen auf das Lebensgeschehen vor oder nach dem Beginn einer schizophrenen Erkrankung. All dies kann zur Entwicklung eines unnötigen Grades sozialer Behinderung führen und bis zu einem gewissen Grade präventiv korrigiert werden. Klinische Beeinträchtigungen hinwiederum können auch unter besten Sozialverhältnissen bei Menschen mit durchaus glücklicher und privilegierter Kindheit und Adoleszenz schweres Ausmaß haben. In diesem Fall ist die krankheitsbedingte Beeinträchtigung Hauptgrund der sozialen Behinderung; und solche Beeinträchtigungen können aus sich heraus zu sozialen Benachteiligungen und dadurch wieder zu eigenen Behinderungen führen, wenn ihnen nicht präventiv entgegengewirkt wird.

Ein solches Zusammenwirken wird besonders deutlich bei Menschen mit einer seit der Kindheit bestehenden und bis zum Krankheitsbeginn währenden belasteten sozialen Vorgeschichte. Abgesehen von schlechten Schulleistungen kann es bei ihnen bereits zuvor zu ungünstigen familiären Beziehungsmustern kommen, zu dürftigen sozialen Fähigkeiten, fehlender Berufsqualifikation, unbefriedigender Arbeitsanpassung und einem Abdriften aus der Heimat in isolierte städtische Umgebungen. Die ausgedehnte Literatur zur Epidemiologie dieser Faktoren wurde kürzlich von COOPER (1978) gesichtet. Danach erscheint eine "drift"-Hypothese plausibler als eine „Brüter"-Hypothese. Berücksichtigung verdient hier indessen, was von Soziologen "deviance amplification" genannt wird. Im jetzigen Zusammenhang würde dieser Sachverhalt besser als „Behinderungs-Amplifikation" bezeichnet werden. Er wird zusammengefaßt in dem Bibeltext: „Dem, der nichts hat, wird noch das genommen, was er hat." In einer Zeit mit hoher Arbeitslosigkeit gerät schon der leichtgradig Behinderte in Nachteil. Die Auswirkungen dieser sozialen Defizite, welche für sich gesehen schon ernst genug sind, werden oft durch die persönlichen Verarbeitungsmöglichkeiten des Patienten multipliziert.

IV. Ungünstige personale Reaktionsweisen

Soziale Benachteiligungen oder schizophrene Beeinträchtigungen jedwelchen Schweregrades werden von Menschen auf sehr unterschiedliche Weise verarbeitet; fehlen indessen besondere protektive Faktoren, so geraten Menschen, welche solchen ungünstigen Erfahrungen ausgesetzt sind, leicht in Depression, Verzweiflung, Abhängigkeit, möglicherweise in einen Mangel an Motivation zur Selbsthilfe. In der Einstellung, die der Behinderte zu sich selbst einnimmt, spiegeln sich die

Auffassungen seiner wesentlichen Bezugspersonen: Verwandte, Arbeitskollegen, Freunde, professionelle Helfer, auch allgemeine Haltungen der Öffentlichkeit. Liegt eine schwere Beeinträchtigung vor, so ist ein gewisser Grad von Abhängigkeit unvermeidlich. Ein kongenital taubes Kind ist darauf angewiesen, daß andere es sprechen lehren und ihm zur Kommunikation verhelfen. Für jemanden mit einer schweren Schizophrenie kann es vernünftig sein, engere Kontakte und Vertrauen auf wenige Menschen einzuschränken, bei denen er sicher ist, nicht zurückgestoßen oder überwältigt zu werden. Das wäre nur realistisch und sensibel. Die persönliche Verarbeitung des Kranken schießt indessen oft darüber hinaus, und es kommen unnötige „sekundäre" Behinderungen zu denjenigen hinzu, die sich nicht vermeiden lassen. Das Wesen solcher sekundären Behinderung liegt in der Akzeptanz solcher Einschränkungen, für welche keine zwingende aktuelle Notwendigkeit besteht. Dies zusätzliche Element bedarf der Prävention und Korrektur.

V. Techniken zur Reduzierung sozialer Behinderung

Da soziale Behinderung Ausdruck sehr unterschiedlicher Faktoren ist, welche in ihrem Zusammengehen das Niveau sozialen Funktionierens unter eine annehmbare Schwelle senken – sie variiert in unterschiedlichen Kulturen –, bedarf es zu ihrer Einschätzung und Behandlung eines multidisziplinären Ansatzes. Der Begriff der „Behandlung" ist so weit zu fassen, daß er langfristig angesetzte medizinische, psychologische und soziale Therapien einschließt: Gesundheitserziehung, Training und Beratung; Erholung, Unterstützung und Schutz; Daseinssicherung. Hierher gehören auch diejenigen Hilfen, welche der Familie, den Freunden und nichtprofessionellen Unterstützern gestatten, voll wirksam zu werden.

VI. Philosophie der Rehabilitation

Der hier entwickelte Ansatz bedarf einer weiträumigen Definition des Begriffs „Rehabilitation". Üblicherweise besagt dessen Definition, daß eine behinderte Person zu einer früher gegebenen Verfassung der „Normalität" zurückgebracht werden soll. Von einigen, die auf diesem Feld arbeiten, ist der Begriff „Normalisierung" aufgegriffen worden, um zu zeigen, daß dies in der Tat das Ziel ist. Sie halten es für unproduktiv, mit einer Analyse der Gründe sozialer Behinderung anzufangen, insbesondere wenn hier körperliche oder seelische Beeinträchtigungen auftauchen. Häufig wurde dieser Begriff in Diskussionen der Dienste für geistig Behinderte verwendet; er erscheint nun aber auch in Plänen für Langzeitpatienten psychiatrischer Krankenhäuser. Auf beiden Gebieten besteht die Gefahr, daß die dabei tragende gute Absicht von dem Faktum durchkreuzt wird, daß „so normal wie möglich" zu werden – bescheidenere und realistischere Formulierung – abhängt von helfenden Personen und Agenturen, welche mit den unterschiedlichen Formen solcher Beeinträchtigungen vertraut sind und daher die *spezifischen* Bedürfnisse der Betroffenen kennen.

Ein anderer Begriff lautet „Management". Wiewohl er unerwünschte bürokratische und autoritäre Untertöne hat, drückt er das Bedürfnis nach einer Aktualisierung solcher Behandlungs- und Betreuungstechniken aus, welche den Veränderungen der klinischen und sozialen Umstände im Verlauf einer lebenslangen Behinderung entsprechen. „Soziale Behandlung" ist ein weiterer nützlicher Begriff für solches Vorgehen (WING 1976).

VII. Inhalt der Rehabilitation und Versorgung bei Schizophrenien

Ein vernünftiger Rehabilitations- und Betreuungs-Ansatz sollte die hier dargelegten allgemeinen Prinzipien auf die spezifischen persönlichen und sozialen Umstände anwenden, welche bei jedem Menschen anzutreffen sind, dessen soziale Behinderung mit einer schizophrenen Erkrankung verknüpft ist. Dazu muß man sich leiten lassen durch die Ergebnisse der Erforschung solcher Faktoren, die schizophrene Beeinträchtigungen verstärken oder bessern.

D. Soziale Reaktivität bei Schizophrenien

I. Klinische Überlegungen

Die klinischen Bilder der Schizophrenie werden in den Kap. I.–III. und IV.3 beschrieben; hier geht es um die Literatur zur sozialen Reaktivität (s. auch WING 1986 a, b). Zu unterscheiden ist zwischen den sogenannten „positiven" und „negativen" Symptomen. Positive Symptome umfassen Wahnbildungen und Halluzinationen und die ihnen zugrundeliegenden Erlebnisse wie etwa Gedankenlautwerden, Stimmenhören, Störungen der Meinhaftigkeit und Wahnwahrnehmungen. Negative Symptome oder Beeinträchtigungen umfassen psychomotorische Verlangsamung, Aufmerksamkeitsdefekte, affektive Gespaltenheit, inkohärentes oder flüchtiges Sprechen als Ausdruck einer zugrundeliegenden Denkstörung.

Hier soll nicht diskutiert werden, welche dieser Beeinträchtigungen „basal" oder „primär" sind; das hat kaum Bedeutung für die Anwendung sozialer Behandlungstechniken. Dagegen ist die Unterscheidung „positiver" und „negativer" Beeinträchtigungen wichtig, weil beide Symptom-Typen bis zu einem gewissen Grade durch unterschiedliche Umgebungsreize provoziert zu werden scheinen.

Auf vier weitere klinische Gesichtspunkte ist hinzuweisen. Zuerst: Schizophrene Bilder werden oft von anderen psychiatrischen Symptomen flankiert: von manischen, depressiven, ängstlichen und unspezifischen Zuständen. Die klinischen Profile der Patienten in dem amerikanisch-englischen Diagnostik-Projekt (COOPER et al. 1972) und die internationale Pilot-Studie über Schizophrenie (WHO 1973), welche dem Instruktionstext für die Present State Examination (WING et al. 1974, Kap. 7) zugrunde liegen, machen dies klar.

Zweitens: Hier geht es nicht um die von Kanner oder Asperger beschriebenen autistischen Syndrome, welche oft mit der Schizophrenie zusammengewürfelt werden, wiewohl hier ganz andere Behandlungs- und Betreuungs-Techniken angezeigt sind (L. Wing 1982).

Drittens: Werden schizophrene Erkrankungen wie auch andere chronische psychiatrische Zustände durch körperliche Krankheiten und Behinderungen begleitet. Diese bedürfen dann eigener Aufmerksamkeit, zumal hinsichtlich einer Vielfach-Kausierung der sozialen Behinderung.

Schließlich ist einer der Hauptgründe, die dazu veranlassen, Schizophrene in Krankenhäusern oder anderen beschützenden Umgebungen zurückzuhalten, daß eine Wahrscheinlichkeit des Rückfalls nach der Entlassung besteht. Eine solche „unsichtbare Behinderung" wird zwar vom Betroffenen selbst, von den Behandlern und den Familienmitgliedern gekannt; es mag aber sein, daß sie bei Forschungsuntersuchungen unscheinbar bleibt. Das ist bei allen Einschätzungen zu beachten.

II. Auslösende Faktoren des Beginns und des Rückfalls

Akute psychotische Episoden bilden die sichtbarsten, leicht zu greifenden Züge der Schizophrenie; sie bewirken selbst bei kurzer Dauer viel Leiden, Störung und Unannehmlichkeit für den Patienten und die Angehörigen. Jedes Wissen von möglicher präventiver Bedeutung ist daher wichtig. Zu den bekannten Auslöse-Faktoren gehören Alkohol, Amphetamin, Bromide, Krankheiten wie Hirntumoren, Temporallappenepilepsien und Porphyrie, schließlich natürliche Bedingungen wie Geburten. In vielen Fällen läßt sich solch ein Faktor nicht finden; soziale und personale Anlässe scheinen hingegen sehr häufig. Wiewohl die Erfassung solcher Sachverhalte methodisch schwierig ist und die Resultate keineswegs schlüssig genannt werden können, gibt es vernünftige Belege dafür, daß zumindest 3 Arten von Umgebungsfaktoren bedeutsam sind.

1. Life-Events

Die erste dieser Faktorengruppen besteht aus Ereignissen, welche vom Patienten als eine persönliche Störung erfahren werden. Das müssen nicht notwendigerweise erschreckende oder ungünstige Geschehnisse sein, wie ein Verlust oder eine Krankheit oder unerfreuliche und deprimierende, wie das Erleben eines Verkehrsunfalls; es kann sich auch um aufregende oder erhebende Ereignisse handeln, etwa um einen Gewinn oder eine Beförderung (Brown u. Birley 1970). Die auslösenden Ereignisse sind hier vielgestaltiger als bei der Depression oder bei Angstzuständen und das bedeutet, daß Prävention schwierig ist, etwa durch ein Leben in einer stark beschützten, eingeschränkten Umgebung. Dabei ist im Auge zu behalten, daß Menschen, welche eine schizophrene Attacke hatten, eine unterdurchschnittliche Streß-Toleranz zeigen, und daß weitere verheerende psychotische Episoden Folge solcher belastender Ereignisse sein können.

2. Expressed Emotion

Der zweite Typ auslösender Faktoren erwächst aus dichten mitmenschlichen Beziehungen, insbesondere solchen mit kritischen, dominierenden und Zügen der Aufdringlichkeit. Diese lassen sich bei etwa 40% der Familien aus Industrieländern zur Zeit des Auftretens eines Schizophrenie-Rezidivs nachweisen (BROWN et al. 1972; LEFF u. VAUGHN 1981; VAUGHN u. LEFF 1976a). Die Anzahl kritischer Kommentare, welche durch eine nahe Bezugsperson den Patienten gegenüber gemacht werden, läßt sich verläßlich zählen; sie zeigt einen dichten Zusammenhang zum nachfolgenden Rezidiv, und zwar besonders ausgeprägt, wenn Auge-in-Auge-Kontakte zwischen dem Patienten und dem Angehörigen häufig sind und keine Medikation erfolgt. Diese beiden Faktoren sind potentiell veränderbar und eröffnen praktische Möglichkeiten präventiven Handelns bei Patienten, welche in einer „hochemotionellen" Familienumgebung leben. Hier kann die Beratung hochgradig kritisch eingestellter Verwandter hilfreich werden, zumal da eine solche kritische Einstellung gewöhnlich auf bestimmte Aspekte der Persönlichkeit des Patienten zielt: seine soziale Verantwortungslosigkeit, sein Mangel an Arbeitsmotivation usw. Diese werden häufig von den Verwandten nicht als Teil der Krankheit und insofern als unerlaubt angesehen (FREEMAN u. SIMMONS 1963; VAUGHN u. LEFF 1976b). Der Patient kann bis zu einem gewissen Grade zu dichte Beziehungsmuster vermeiden lernen, wenn deren ungünstige Auswirkungen erkannt sind. Ein kontrolliertes Experiment mit Familien-Interventionen auf der Basis dieser Vorstellungen verlief erfolgreich (LEFF et al. 1985). Untersuchungen anderer Forscher bestätigten die Bedeutung dieser Gesichtspunkte (FALLOON et al. 1985; LEFF u. VAUGHN 1986; MACMILLAN et al. 1986).

3. Zu intensive Rehabilitationsbemühungen

Der dritte Typ auslösender Faktoren ist iatrogen. Gelegentliche Reaktivierung von Wahn- und Sinnestäuschungen bei Patienten, die unter zu starkem Rehabilitationsdruck stehen oder vorzeitig entlassen wurden, ist klinisch geläufig und systematisch untersucht worden (GOLDBERG et al. 1977; STEVENS 1973; STONE u. ELDRED 1959; WING et al. 1964). Für die Planung und Einführung von Rehabilitationsprogrammen ist dies sehr bedeutsam.

4. Verbindungen zwischen diesen drei Faktoren

Möglicherweise ist das Bindeglied zwischen diesen 3 Typen von Auslöse-Faktoren ein Anstieg von Streß oder Angst. Das ist natürlich ein unspezifischer Streß-Effekt, wie er im Alltagsleben von jedermann erfahren wird und zu einer Vielfalt psychiatrischer Symptome, aber auch zu einer gelingenden Verarbeitung ohne jegliche Symptombildung führen kann. Der spezifische Zug liegt in der Verletzlichkeit eines Menschen mit Schizophrenie hinsichtlich akuter psychotischer oder niederstufiger Symptome. Zu ihnen kann es natürlich auch ohne erkennbare Auslöse-Faktoren kommen. Wir kennen die Art dieser Verletzlichkeit nicht; psychophysiologische Untersuchungen zeigen allerdings eine Beteiligung des Arousal-Systems (WING et al. 1973).

Schizophrene Patienten zeigen eine schnellere Herzaktion, höhere Schweiß-drüsenaktivität und eine niedrigere Habituations-Rate der Spontanschwankungen der Haut-Leitfähigkeit als normale; Arousal korreliert auch mit Verlangsamung, Unteraktivität und Affektflachheit. Untersuchungen aus der letzten Zeit zeigen unterschiedliche Arousal-Charakteristika bei Patienten aus hoch-emotionellen und niedrig-emotionellen Familienumgebungen (TARRIER et al. 1979; VENABLES u. WING 1962). Ob eine plötzliche Anhebung des Arousal-Niveaus zwischen unspezifischem Umgebungs-Streß und spezifischer Exazerbation florider Symptome vermittelt, bedarf ebenso weiterer Erforschung wie die diesen Vorgang tragenden Mechanismen.

III. Faktoren, welche die Entwicklung chronischer Behinderungen beeinflussen

Das Wesen der psychologischen Defizite bei Schizophrenen wird von Psychologen und Psychiatern seit langem diskutiert. JUNG war einer der ersten, der auf das Problem der Aufmerksamkeit hinwies. Chronisch beeinträchtigte Patienten zeigen ein „passives Registrieren abgeschlossener Ereignisse, während alles, was Aufmerksamkeit erfordert, unbeachtet bleibt" (JUNG 1906). Er berichtete über ein Experiment von STRANSKY, in welchem Versuchspersonen aufgefordert wurden, über ein Thema zu sprechen, ohne auf das zu achten, was sie sagten. Auf diese Weise konnte inkohärentes Sprechen hervorgerufen werden. Aufmerksamkeitsmangel mitsamt der damit einhergehenden Apathie und Motivationsarmut sowie Inkohärenz des Denkens und Sprechens (möglicherweise auf dem Boden einer „Assoziationslockerung") wurden von Eugen BLEULER als die notwendigen und hinreichenden beiden Züge für die Schizophrenie-Diagnose angesehen. Man hat sich indessen kaum darum bemüht, beide Symptome in einen theoretischen Zusammenhang zu bringen (ALLEN 1983). Einen neueren zusammenfassenderen Überblick über Aufmerksamkeitsstörungen bei Schizophrenie gab HARTWICH (1980).

Die sogenannten Minus-Symptome (das „klinische Armutssyndrom") sind klinisch sehr geläufig. Emotionelle Abstumpfung, Verlangsamung des Denkens und der Motorik, Unteraktivität, Antriebsverlust, Sprachverarmung und sozialer Rückzug. Die Einschränkung der non-verbalen Kommunikationsfähigkeit ist besonders störend. Schwer beeinträchtigte Patienten haben eine flache, monotone Stimme und ein ausdrucksloses Gesicht, zeigen wenig Gesten und steife, unnatürliche Haltungen. Mögen sie auch die emotionellen Bedeutungen dessen verstehen, was um sie herum vorgeht, so können sie dieses Verstehen doch nicht mitteilen oder sich in die üblichen sozialen Zweibahn-Interaktionen einbringen. Genau dies ist die Verfassung, über welche – in Begriffen wie „faul", „egozentrisch", „willenlos" die kritischen Angehörigen klagen; sie realisieren nicht, daß die Patienten durch eine „unsichtbare" Behinderung beeinträchtigt werden. Kommt es noch zu Inkohärenz des Denkens und, damit zusammenhängend, des Sprechens, so werden die Kommunikationserschwernisse in der Tat extrem. Die meisten Verhaltensprobleme, welche bei schizophrenen Patienten begegnen, lassen sich verstehen, wenn diese vielgestaltigen Behinderungen, zu denen noch akut psychotische Erfahrungen hinzutreten können, in Beziehung zur Lebensumgebung der Patienten gesetzt werden.

Kliniker sahen gewöhnlich eine Zunahme dieses Armuts-Syndroms als unvermeidliche Begleiterscheinungen der Schizophrenie und nannten es „Defekt". Manche Psychologen glaubten den Nachweis geführt zu haben, daß solche Defizite mit der Zeit zunehmen (BABCOCK 1933); es gibt aber in der Tat wenig Belege für diese Theorie (FOULDS u. DIXON 1962; KENDIG u. RICHMOND 1940; POGUEGEILE u. HARROW 1985). Wo genuine intellektuelle Beeinträchtigungen bestehen, waren sie wahrscheinlich schon bei der Erstuntersuchung vorhanden.

Das Problem der Schwere negativer Beeinträchtigungen läßt sich nicht abtrennen vom Problem der Verarbeitung von Umgebungsfaktoren. Viele frühere Motivations-Untersuchungen waren unter etwas künstlichen Laboratoriumsbedingungen durchgeführt worden. Die Einführung von Rehabilitationswerkstätten in psychiatrischen Krankenhäusern gestattete dann Studien in realistischeren Umgebungen. Eine wichtige Beobachtung bestand in folgendem: Leistungsanstiege durch Einübung einfacher Aufgaben, welche bei normalen Versuchspersonen und solchen mit Down-Syndrom in Form einer „Lern-Kurve" verlaufen, wurden nicht negativ beschleunigt gefunden, wie dies für normale Versuchspersonen typisch ist, sondern zeigten lediglich eine langsame, lineare Leistungsbesserung (O'CONNOR et al. 1956). Ein Werkstatt-Experiment verdient hier nähere Betrachtung, weil es gerade mit schwer gestörten schizophrenen Langzeitpatienten „aus alten Zeiten" durchgeführt wurde. Eine Reihe von Punkten bleibt für das Verständnis auch heutiger Rehabilitation wesentlich. Zwei gematchte Gruppen arbeiteten an einer einfachen Sammel-Aufgabe in benachbarten Werkstätten. Alle wohnten in einer Resozialisierungs-Villa eines Krankenhauses, das für seine Pionierarbeit in Rehabilitation bekannt war. Einer der beiden Gruppen wurde durch die zuständige Krankenschwester Beratung und Ermutigung gegeben, sobald eine Basislinie der Produktion erreicht war. Bei der anderen Gruppe blieb die Krankenschwester passiv, gab das Material lediglich aus und sammelte es ein. (Beide Schwestern waren den Patientinnen gut bekannt und vertraut.) Bei der Untersuchungsgruppe konnte ein steiler Produktivitätsanstieg beobachtet werden, bei der Kontrollgruppe, die durchaus hören konnte, was hinter der nächsten Tür passierte, Leistungsabfall. Die Leistungssteigerung hatte nicht die vielleicht erwartete Form einer Lernkurve, sondern entsprach dem Typus des Einmal-für-alles. Der Anstieg wurde gehalten bis der Krankenschwester der Auftrag gegeben wurde, auf der Leistungs-Baseline ein passives Verhalten einzunehmen. Von da ab sank die Produktivität und diejenige der Kontrollgruppe stieg an. Die Übung wurde dann wiederholt, und zwar jetzt mit sozialer Stimulierung in beiden Werkstätten. Es kam zu einer gleichartigen sofortigen Besserung der Produktivität, zugleich zu einer Abnahme ziellosen Wanderns, leerer Unruhe und Starrens (WING u. FREUDENBERG 1961).

Einige basale Züge schwerer negativer schizophrener Beeinträchtigungen sind festzuhalten. Zuerst: Besserungen in einer bestimmten Situation generalisieren nicht notwendig auf andere Settings. (Im berichteten Fall gingen die Veränderungen im Werkstatt-Verhalten nicht mit solchen im Stations-Verhalten einher.) Zweitens: Die Reaktion trat sofort ein und währte nur solange, wie die Stimulierung aufrechterhalten wurde. Fiel sie aus, war unmittelbarer Leistungsabfall die Folge. Das war kein Lerneffekt. Man könnte sagen, daß die Krankenschwester passiv Funktionen ausübten, welche die Patienten aktiv nicht für sich ausüben konnten, etwa in der Hoffnung, daß die Funktionen sich womöglich wiederherstellen würden. Das ist ein bedeutsames und prinzipielles Rehabilitationsprinzip. Drittens ging die Besserung der Leistung und des Verhaltens auf soziale Stimulierung einer vertrauten Person zurück. Viertens ist es ganz schwierig für die Krankenschwestern, auf zurückgezogene, langsame und wenig spontane Patienten mit der für sie erforderlichen aktiven Stimulierung einzugehen, weil diese sozialen Aktivitäten unbelohnt zu bleiben scheinen. (Das ist genau das Problem, über welches kritische Angehörige klagen.)

Eine breitere Untersuchung an schizophrenen Langzeitpatienten in drei größeren psychiatrischen Krankenhäusern erlaubt es, diese Schlußfolgerungen zu verallgemeinern (WING u. BROWN 1970). Die soziale Armut der Hospitalumgebung verbindet sich mit der klinischen Armut der Patienten. Zunehmende Gestörtheit bei diesen wird von zunehmender Gestörtheit in jener begleitet. Der wesentlichste Umgebungsfaktor, der dabei gefunden wurde, war die Dauer der Zeit, in welcher der Patient absolut nichts tun brauchte. In einem dieser untersuchten Krankenhäuser lag die durchschnittliche Zeit des Wachseins ohne irgendeine Art von Aktivität oder Beschäftigung, eingeschlossen Fernsehen, bei $5\frac{1}{2}$ Stunden; 24% der Patienten in diesem Krankenhaus waren stumm und zeigten andere Symptome des klinischen Armutssyndroms in schwerer Form. Im Vergleich dazu lagen die Anteile in den beiden anderen Krankenhäusern bei 6 und 14%. Das waren Symptome, die früher als fundamentale und unabänderliche angesehen wurden.

Es gibt beachtliche Belege dafür, daß soziale Unterstimulierung in nicht-klinischen Umgebungen denselben schädigenden Effekt hat. In der Tat kann die Zeit des Nichtstuns bei unbeschäftigten und zu Hause lebenden Patienten in derselben Größenordnung liegen, wie in einem Krankenhaus mit armer Sozialumgebung (BROWN et al. 1966). Einige Formen alternativer Wohnumgebungen, insbesondere Wohngruppen ohne Supervision, können Inaktivität noch fördern (RYAN 1979), und die Lebensweisen desinstitutionalisierter Menschen können durch vollständige Isolierung gekennzeichnet sein (LEACH u. WING 1980). Das schlichte Faktum, außerhalb eines Hospitals zu sein, garantiert keine harmlose Umgebung.

Negative Beeinträchtigungen leichteren Grades können gleichwohl sehr behindern. Gruppen schizophrener Langzeitpatienten, die Kurse in Berufsrehabilitations-Zentren begannen, waren dafür ausgewählt worden, weil die meisten von ihnen im Vergleich zu anderen Patienten keine schweren Beeinträchtigungen gezeigt hatten. Im Rehabilitationszentrum indessen wirkten sie langsam, mühsam, initiativarm und im Gegensatz zu ihren körperbehinderten Kollegen wenig soziabel (WING 1960; WING et al. 1964).

Auch Denkstörungen tragen zur Behinderung bei. Ist die Störung ausgeprägt, so hat der Patient Schwierigkeiten, an einer intendierten Linie des Denkens und Sprechens ohne intensive Konzentration festzuhalten und kann völlig inkohärent wirken. Nur relativ routinierte Arbeitsgänge, die wenig Denken erfordern, bleiben davon unberührt. Alle Weisen der Kommunikation und Aktivität können dadurch gestört werden. Leichtere Grade solcher Symptome sind ziemlich häufig und wirken auf Verwandte, Freunde, Arbeitskollegen und Unternehmer verwirrend.

HEMSLEY (1978) gab eine nützliche Analyse chronischer kognitiver Beeinträchtigungen und derjenigen Verhaltensweisen Schizophrener, welche als Versuche verstanden werden können, sich an diese Beeinträchtigungen anzupassen oder mit ihnen fertig zu werden. Er betont, daß Techniken des operanten Konditionierens, wenn sie an solche Patienten herangetragen werden, ohne deren basale Beeinträchtigungen zu verstehen, wirkungslos bleiben oder die Symptome verschlimmern.

IV. Optimale Bedingungen der medikamentösen und sozialen Behandlung

Die in diesem Abschnitt analysierten Untersuchungen zeigen, daß viele Patienten, welche eine akute schizophrene Episode erfahren haben, für sozialen Streß von zweierlei Art empfindlich bleiben. Auf der einen Seite kann ein Übermaß an sozialer Stimulation, wenn sie vom Patienten als mitmenschliche Aufdringlichkeit erlebt wird, zum akuten Rückfall führen. Auf der anderen Seite löst zu geringe Stimulation eine Verstärkung der schon vorhandenen Tendenz zu sozialem Rückzug, Langsamkeit, Unteraktivität und Motivationsmangel aus. Der Patient hat also zwischen zwei unterschiedlichen Gefahren einen Seiltanz zu machen und dekompensiert leicht in der einen oder der anderen Richtung. Denkstörung und verbale, wie nichtverbale Kommunikationsunfähigkeit zeigen sich in den Interaktionen, zumal mit nahen Angehörigen, und verstärken sich unter Angst und erhöhtem Arousal. Familien können protektive oder provokative Umgebungen darstellen. Es gibt da keine allgemeine Regel. Dasselbe trifft auf nicht-familiäre Umgebungen zu. Der erste Krankheitsbeginn geschieht indessen gewöhnlich in der Familienumgebung, und es gibt dort von seiten der Angehörigen eine natürliche Tendenz zur Normalisierung, was dann zu weiteren aufdringlichen Verhaltensweisen kommen kann, zumal wenn der Patient sich zurückzieht. Es kann sein, daß der Patient seine abnormen Erlebnisse als Hypnose, Gedankenübertragung, Hexereien oder in anderen, für die Subkultur annehmbaren Vorstellungen zu erklären versucht. Je aufdringlicher die Umgebung, um so weniger kann der Patient sich zurückziehen und um so mehr werden die Symptome verfestigt und provoziert. Hospitalisierung oder Wegwandern können schlicht schon dadurch entspannend wirken, daß dabei der Grad sozialer Stimulierung vermindert wird.

Nach einigen Krankheitsattacken kann der Patient sich auf seine Erfahrungen einstellen und – ob er dies nun bewußt ausdrückt oder nicht – herausfinden, daß ein gewisser Grad an Rückzug für ihn protektiv ist. Es kann auch dahin kommen, daß die Verwandten ihrerseits lernen, welcher Grad von Stimulation annehmbar ist, so daß eine funktionierende Lösung erreicht wird. Die Patienten wollen gewöhnlich nicht völlig allein sein, sie möchten aber die Kontrolle über die Dichte der Kontakte behalten. Die Rolle des Angehörigen bleibt dabei sehr schwierig, da es unnatürlich ist, daß hier erforderliche Ausmaß von Unbeteiligtheit und Neutralität zu erreichen. Für Professionelle ist es sehr viel leichter, eine solche Position einzunehmen. Die Angehörigen Behinderter werden leicht überprotektiv und übermäßig beteiligt. Bei Schizophrenie steigert solche forcierte Involvierung spezifisch die Wahrscheinlichkeit künftiger Zusammenbrüche. Zeitigt sich ein solcher Vorgang noch aus sich selbst heraus in Symptomen der Gewalt, nächtlichen Lärmens, Nahrungsverweigerung oder Wahnbildungen, welche die Verwandten einbeziehen, so kommt es zu Kreis-Effekten. Der Angehörige erwartet ähnliche Reaktionen bei künftigen Gelegenheiten. Das ist eine überzeugendere Erklärung als die Annahme, daß die ursprüngliche Verursachung der Schizophrenie in elterlichem Fehlverhalten liege.

Auf der anderen Seite steht der Patient in der Versuchung, sich völlig in Kontemplation und Privat-Welt zurückzuziehen. Wird dem Patienten erlaubt, sich so zu verhalten – etwa unter den Bedingungen der Minus-Stimulierung großer Krankenhausstationen, in schlecht geführten Heimen und Aufnahme-Zentren oder auch in einer Mansarde zu Hause – so treten diese negativen Beeinträchtigungen bald deutlicher hervor.

Wenn Phenothiazine zumindest partiell ein hohes Arousal-Niveau reduzieren (Wing et al. 1973), so sollten sie bei sozialer Überstimulation besonders förderlich sein; es gibt einige Belege hierfür (Brown et al. 1972; Vaughn u. Leff 1976). Es wurde darauf hingewiesen, daß Patienten, die in Familien mit niedriger emotioneller Ladung leben, Rückfälle auch ohne präventive Medikation vermeiden können, dies mit der Ausnahme zufällig einsetzender Streß-Belastungen (Leff et al. 1983; Leff u. Wing 1971).

Tarrier konnte zeigen, daß schizophrene Patienten, die ganz ruhig in ihrer eigenen Wohnung sitzen, ein hohes Arousal-Niveau – gemessen an der Haut-Leitfähigkeit – aufweisen (Tarrier et al. 1979). Betritt dann ein „hoch-emotioneller" Verwandter den Raum, so kommt es nicht zu einem Wechsel des Arousal-Niveaus. Betritt ein niedrig emotioneller Verwandter den Raum, so sinkt dies Niveau auf normale Werte. Diese Untersuchung bedarf der Replikation; was hier zu bestätigen ist, ergibt sich daraus, daß manche Verwandte beruhigend und unterstützend wirken, ähnlich dem protektiven Effekt eines guten Hospitals oder Heims. Die Tatsache, daß Phenothiazine bei Langzeitpatienten nützlich sind, läßt sich damit nicht ohne weiteres vereinbaren; man kann aber die Hypothese aufstellen, daß der Bedarf an Medikation um so niedriger wird, je optimaler die vorgehaltenen sozialen Bedingungen sind. Die meisten Untersuchungen über die Auswirkungen von Pharmakotherapie geben keinen hinreichenden Aufschluß darüber, wie protektiv, überstimulierend oder unterstimulierend die Sozialumgebungen der Patienten gewesen sind. Im ganzen scheint es so zu sein, daß Medikation weniger erforderlich ist, wenn der Patient unter optimalen Sozialverhältnissen lebt (Wing et al. 1973).

Ganz allgemein ist eine Umgebung dann optimal strukturiert, wenn die in sie hineingetragenen Erwartungen mit dem vom Patienten erreichbaren Leistungsniveau genau abgestimmt sind; sie können dann eher noch etwas höher liegen, dann allerdings unter Beratung durch jemanden, der emotionell nicht beteiligt ist. Komplexe Entscheidungs-Situationen sind für solche Patienten besonders schwierig und pflegen ihre Angst und ihre Zurückgezogenheit zu steigern. Die Kontrolle über das Niveau sozialer Stimulierung sollte bis zu einem gewissen Grade dem Patienten überlassen bleiben. Eine vertrauensvolle Beziehung zu den Verwandten oder zu den professionellen Helfern entwickelt sich wahrscheinlich leichter, wenn diese Bedingungen, etwa in einer beschützenden Werkstätte, optimal sind.

Ganz offenkundig sind solche Prinzipien für die Betreuung der Patienten bedeutsam. Bevor auf die praktische Anwendung eingegangen wird, ist noch ein weiteres Gebiet des Behindertseins ins Auge zu fassen. Er bildet ein geeignetes Terrain für empirische Untersuchungen.

E. Ungünstige personale Reaktionsweisen

Verwandte, Arbeitgeber, Arbeitskollegen, Freunde und Professionelle spiegeln dem durch innere Beeinträchtigungen oder äußere Benachteiligungen oder durch eine Kombination beider behinderten Menschen ihre Auffassung über seinen sozialen Status und Wert zurück. Wenn sie denken, daß er wegen seiner Krankheit ein Mensch geringeren Wertes ist, wird er dazu neigen, ebenso zu denken. Ist er hilflos, so hat er keine andere Wahl, als von seiner Umgebung im Hinblick auf Hilfe abhängig zu werden. Ein kongenital taubes Kind muß sich auf andere verlassen, damit sie ihm beibringen, zu sprechen und ihm helfen, zu kommunizieren. Je schwerer die innere Beeinträchtigung, um so unausweichlicher entwickelt sich sekundäre Behinderung.

Behinderte müssen oder wollen sich aus gewissen sozialen Verpflichtungen zurücknehmen. Diese müssen daher von anderen übernommen werden. Sind diese anderen ausgebildete Professionelle, so bildet sich leicht das heraus, was GOFFMAN als Personal-Klient-Aufsplitterung bezeichnet hat. Jeder übernimmt dem anderen gegenüber relativ stereotype Einstellungen (GOFFMAN 1961). Je länger der Klient Abhängigkeit erfährt, um so mehr wird er sie wollen. Umgekehrt wird das Personal den Schweregrad der inneren Beeinträchtigung des Klienten verstärken, und so kommt ein circulus vitiosus zustande, in welchem unnötige Abhängigkeit aus unvermeidlicher resultiert. Das Wesen der Sekundärbehinderung liegt in der Akzeptanz aktuell unnötiger Limitierungen durch den Betroffenen.

Das auffälligste Beispiel ungünstiger sekundärer Reaktionsweisen bei Schizophrenen ist der Institutionalismus. Seinen Kern bildet der stufenweise Erwerb einer Zufriedenheit mit dem Leben in der Institution mit dem Endpunkt, daß der Betroffene nicht mehr länger irgendwo anders zu leben wünscht. Institutionalismus geht also teilweise auf eine Reflexion des veränderten eigenen Status als Mensch durch den Behinderten zurück. Er wird dann als Patient gesehen, nicht mehr als Beschäftigter, Elternteil, Bekannter oder Gefährte. Die Patienten-Rolle ersetzt andere Rollen und ist zugleich eine eingeschnürte. Zum Teil erwächst Institutionalismus indessen aus Kräften in den Patienten selbst, aus ihren eigenen früheren Krankheitserfahrungen, ihrem Selbstvertrauen, ihrem Potential, sich andere Fertigkeiten anzueignen und ihrer Fähigkeit, Unabhängigkeit zu erreichen (WING 1962; WING u. BROWN 1970).

Dieser Prozeß wurde in 3 psychiatrischen Krankenhäusern durch WING u. BROWN (1970) studiert. Trotz deutlicher Unterschiede der Sozialumgebung neigten die Patienten in allen 3 Krankenhäusern zu Haltungen der Gleichgültigkeit oder zu dem Wunsch, dort zu bleiben, und zwar je länger sie dort bereits gelebt hatten. Diese Beobachtungen behielten auch dann noch ihre Gültigkeit, wenn die schwerstgestörten, mutistischen, inkohärenten und in ihren Antworten unverständlichen Patienten außer Betracht blieben. Andere Faktoren wie Alter, Geschlecht und Sozialumgebung spielten zwar auch hinein, tangierten aber nicht die sehr starke Verknüpfung zwischen der Einstellung zur Entlassung und der Dauer des Aufenthaltes.

Andere Haltungen und persönliche Gewohnheiten werden in derselben Weise betroffen. Die Patienten verlieren ihre ursprüngliche Fähigkeit, eine weite Skala von Sozialrollen einzunehmen. Sie füllen ihren Vorrat an nützlichen aktuellen Informationen nicht mehr auf (etwa zu wissen, wieviel eine Briefmarke kostet); sie fahren nicht mehr in öffentlichen Verkehrsmitteln, kaufen nicht mehr ein, hören allmählich auf, Zukunftspläne zu machen oder wiederholen einige vage Formeln, wenn sie nach solchen gefragt werden. Die Besucher werden natürlich allmählich seltener und selbst wenn den Patienten gestattet wird, sich außerhalb des Hospitals zu bewegen, tun sie dies immer weniger.

Oben wurde bereits darauf hingewiesen, daß Krankenhäuser sich im Hinblick auf ihre Sozialbedingungen stark unterscheiden. Obwohl die Exponierung an eine sozial verarmte Umgebung nicht notwendigerweise mit zunehmenden negativen Beeinträchtigungen verbunden ist – große Ausnahme: Der dadurch gesetzte Müßiggang – forciert soziale Armut offenkundig die Entwicklung ungünstiger Sekundär-Reaktionen. So tragen Institutionalismus, Armut und Vernachlässigung zur Behinderung der Hospitalpatienten ebenso bei wie zu ihrem Unbehagen.

Hat der Verhaltenswandel einmal feste Formen angenommen, wie beim Institutionalismus, so ist es schwierig, ihn zu beseitigen. Festingers frühe Arbeiten über Bezugs-Gruppen liefern hierzu einen möglichen theoretischen Rahmen. Vielleicht beruht der Erfolg von Rehabilitationseinheiten darauf, daß Einstellung und Selbstvertrauen sich bessern, wenn eine behinderte Person mit einer sozialen Gruppe zusammentrifft, in welcher Vertrauen und Selbstvertrauen geschätzt und von anderen körperbehinderten Menschen sichtlich erworben werden. In diese Richtung wiesen die Ergebnisse einer Untersuchung an 212 Menschen, die in ein solches Rehabilitations-Zentrum eintraten (Wing 1966). Es zeigte sich darüber hinaus, daß diejenigen, welche Vertrauen faßten, mit höherer Wahrscheinlichkeit 2 Monate nach Verlassen des Zentrums eine Beschäftigung fanden als diejenigen ohne Vertrauen. Unglücklicherweise gab es dabei eine Gruppe von Menschen mit idiosynkratischer oder sehr geringer Motivation, die keinen Anschluß an die konformere Gruppe fand. Ihr Selbstvertrauen änderte sich nicht, und sie waren wenig erfolgreich. Die Mehrzahl derjenigen mit schizophrenen Erkrankungen war in dieser Gruppe.

Wahrscheinlich lassen sich bei schizophrenen Patienten die Einstellungen zur Entlassung oder zur Arbeit außerhalb des Krankenhauses nur mit Techniken wandeln, welche spezifisch auf eine solche Zielsetzung angelegt sind. In einer Untersuchung indessen konnte die Einstellung zur Arbeit dadurch erfolgreich beeinflußt werden, daß mäßig stark behinderte schizophrene Langzeitpatienten nach angemessener Vorbereitung in eine außerhalb des Krankenhauses gelegene industrielle Rehabilitations-Einheit gingen. Diejenigen, welche dabei erfolgreich waren, fanden in der Tat Arbeitsplätze (Wing 1960). Dabei wurde jedoch keine Änderung der Einstellung zur Entlassung beobachtet. Selbst diejenigen Patienten, die außerhalb zu arbeiten begannen, wünschten weiterhin im Krankenhaus zu leben, und es waren weitere Aktionen erforderlich, um zu zeigen, daß ein Heim oder eine Wohngruppe einer Krankenhausstation vorzuziehen seien.

Diese Analyse der sekundären Reaktionen bezog sich hauptsächlich auf die Probleme des Institutionalismus. Nun ist es richtig, daß sich heute weit weniger Langzeitpatienten in Krankenhäusern häufen. Gleichwohl gibt es nun „neue" Langzeitpatienten in Heimen, Tagkliniken und beschützten Wohnstätten, und es ist wichtig, zu erinnern, daß die Grundsätze der Entstehung des Institutionalismus sich für diese Menschen wahrscheinlich nicht unterscheiden von denjenigen der „alten" Langzeitpatienten in psychiatrischen Krankenhäusern. In manchen Hinsichten liegen indessen die Probleme hier komplizierter. MANN u. SPROULE z. B. fanden, daß die „neuen" Langzeitpatienten bereits nach 2 oder 3 Jahren der Hospitalisierung dort zu bleiben wünschten, wo sie jeweils waren (MANN u. APROULE 1972). Das war zu erwarten, da die Selektion überwiegend Patienten mit schwereren inneren Beeinträchtigungen und äußeren Benachteiligungen betrifft und da das „Hospital" mehr und mehr zu einer beschützenden Gemeinschaft wird. Solche verfestigten Haltungen lassen sich jedoch in den meisten Fällen wandeln, wenn die Patienten in eine neue, erfreulichere, weniger abgesonderte, wenngleich noch beschützte Umgebung gebracht werden (WYKES 1982).

Selbst diejenigen Patienten, welche die meiste Zeit zu Hause verbrachten und nicht in beschützten Umgebungen unterschiedlicher Art waren, stehen unter dem Risiko, sekundäre Behinderungen herauszubilden, welche dann nicht dem Institutionalismus entsprechen. BROWN und Mitarbeiter fanden, daß 20% ihrer schizophrenen Patienten, welche 1956 hospitalisiert worden waren, ihre Wohnung während der folgenden 5 Jahre verließen und nicht zurückkehrten (BROWN et al. 1966). Scheidungen sind bei Schizophrenen viel häufiger als in der Allgemeinbevölkerung. Die sekundären Probleme auf dem Boden der Arbeitslosigkeit, des Alleinlebens, der Armut und auch der Desinstitutionalisierung begründen eine Einstellung der Gleichgültigkeit und Verzweiflung. Wenn Du einmal unten bist, zieht es Dich noch weiter nach unten; schizophren behinderte Menschen bilden keine Ausnahme von dieser Regel.

Unter denjenigen, welche zu Hause bleiben, gibt es einige, die ihre Begrüßung überstanden haben und bleiben. Dann bildet sich eine Diskrepanz zwischen den Einstellungen der Verwandten und dem Patienten heraus, wobei diese den Patienten als behindert und oft als eine Art Lebens-Probe auffassen, während die Patienten ihre Lebensumstände mit einem Touch von Wohlgefallen betrachten (WING et al. 1964). Es ist viel über die Auswirkung der Angehörigen auf Patienten geschrieben worden, sehr viel weniger über das Umgekehrte (CREER u. WING 1977).

F. Verfügbarkeit der Sozial-Therapie

In den früheren Abschnitten dieses Kapitels wurden 3 Hauptfaktoren analysiert, welche zu sozialer Behinderung bei schizophrenen Patienten führen: Krankheitsbedingte Beeinträchtigungen, soziale Benachteiligung, ungünstige personale Verarbeitungen. Ebenso wurden die Umgebungsfaktoren angesehen, welche diese soziale Behinderung provozieren, aufrechterhalten, ihr vorbeugen oder sie bessern. In der Praxis mag es dann schwierig sein, die einzelnen Elemente voneinander zu unterscheiden, zumal wenn der Patient, bevor er erstmals gesehen wird, eine lange und schlecht dokumentierte Geschichte sozialen Versagens hinter sich hat. In einem gut organisierten Rehabilitationsdienst gibt es indessen eine Reihe von Gelegenheiten, den Patienten in unterschiedlichen Sozialumgebungen und seine Verarbeitung verschiedenartiger Situationen sozialen Drucks kennenzulernen. Dies langfristig angesammelte Wissen ist für die Planung realistischer Hilfsprogramme wesentlich.

I. Einschätzung

Der Sinn einer Einschätzung liegt darin, Schwere und Chronizität einer Behinderung und ihre wesentlichen Gründe zu erkennen, herauszufinden, welche Gaben entfaltet werden können und einen Rehabilitationsplan zu machen, um professionellen und verwandtschaftlichen Hilfen für den Patienten ihren angemessenen Ort zu geben, den Rehabilitationsfortschritt zu erfassen und den Plan, soweit erforderlich, zu aktualisieren. Bisweilen wird nicht verstanden, daß eine gute klinische, soziale und persönliche Anamnese für die Rehabilitation und ihre Durchführung ebenso wesentlich ist wie für die Behandlung. Das Reagieren des Patienten in der Vergangenheit gibt Fingerzeige darüber, wie er oder sie in Zukunft reagieren wird, welche Interventionen wahrscheinlich erfolgreich sein werden und wie sie zu plazieren sind. Sowohl bei der klinischen Einschätzung als auch bei der Erfassung akuter und chronischer Beeinträchtigungen bei Schizophrenen und ihrer Beziehung zu Umweltbelastungen sollte auf gewöhnliche depressive und andere neurotische Symptome geachtet werden. Sie fordern eigene Aufmerksamkeit, da manche Menschen z. B. durch soziale Phobien stärker behindert werden als durch Wahn, Sinnestäuschungen oder Verlangsamung und Inaktivität. Solche Phobien wurzeln indessen in den allgemeinen Kommunikationserschwernissen Schizophrener und sollten nicht allein durch Routine-Verhaltenstechniken angegangen werden. Die Suizidrate liegt bei Schizophrenien, von unkomplizierten Depressionen abgesehen, höher als bei den meisten psychiatrischen Störungen, und die suizidale Aktion ist häufig verzweifelte Antwort auf die Erfahrung erfolglosen Ankämpfens gegen Probleme, wie sie durch akute Krankheitsepisoden, chronische Beeinträchtigungen und soziale Benachteiligung entstehen.

Die soziale Beurteilung ist ebenso wesentlich wie die klinische, da sie die Faktoren der sozialen Umwelt (zumal wenn der Patient mit Angehörigen lebt) berücksichtigt, welche schädigend oder protektiv wirken können. Einzuschätzen sind die Einstellungen und Reaktionen der Angehörigen hinsichtlich des zu Hause lebenden Patienten hinsichtlich seiner persönlichen Beziehungen, Symptome, Beeinträchtigungen und der Medikation. Professionelle können von Angehörigen, welche erfolgreich mit gestörtem oder zurückgezogenem Verhalten umgehen, viel lernen. Zugleich sind die Probleme, welche die Angehörigen selbst betreffen, einfühlend zu berücksichtigen (CREER u. WING 1977).

Schizophrenie mündet bisweilen in eine stabile Behinderung, welche vor ähnliche Probleme stellt wie eine schwere geistige Behinderung. Die Angehörigen wissen dann, in welchem Ausmaß sie für den Patienten Verantwortung zu übernehmen haben. Doch ist das nicht der gewöhnliche Lauf der Dinge. Noch weniger läßt sich chronische Schizophrenie mit einer stabilen Körperbehinderung (etwa Blindheit) vergleichen, da der Patient hier, abgesehen durch seine besondere Verfassung gesetzten Abhängigkeit, volle Verantwortung für sich tragen kann. Schizophrenes Leben fluktuiert; bisweilen ist der Patient in der Lage, normal zu funktionieren, oder er zeigt nur leichte Einschränkungen, doch zu anderen Zeiten braucht er beträchtliche Aufsicht und Betreuung. Das bewirkt große Schwierigkeiten für die Angehörigen; zumal dann, wenn der Patient wenig Einsicht in dieses Fluktuieren zeigt. Ansonsten neigen Verwandte und Patient nach längeren Jahren, wenn die Familie nicht zusammenbricht, zu einer wechselseitigen Eingewöhnung. Das ist besonders dann zu beobachten, wenn ein alleinstehender (oder getrennt lebender) Patient mit den Eltern (oft mit der verwitweten Mutter) zusammenlebt. Es gibt indessen auch hier spezielle Züge des Familienlebens sowie der sozialen und beruflichen Anpassung, welche ein ebenso spezifisches Augenmerk verdienen wie die allgemeineren Faktoren, dies unabhängig von der im Einzelfall vorliegenden psychiatrischen Kondition.

Dasselbe gilt für die Beurteilung des Verhaltens und der Einstellungen durch Rehabilitations-Dienste. Der Einfluß des ganzen Settings, in welchem beobachtet wird, ist dabei im Auge zu behalten. Verhalten und Leistung in einer geschützten Umgebung lassen sich nicht vergleichen mit Situationen, in welchen Erwartungen ähnlich denen bestehen, die auf dem freien Arbeitsmarkt oder zu Hause gefunden werden. Aus diesem Grund besteht die Notwendigkeit, eine Serie solcher Dienste mit abgestuften Graden von Beschützung vorzuhalten. Es gilt auch, daß die Beurteilung ein kontinuierlicher Vorgang sein muß; sie kann sich nicht auf eine enge initiale Beobachtungszeit beschränken.

Die Beurteilung der Einstellung, die der Patient zu sich selbst hat, ist bei Schizophrenen besonders bedeutsam und begegnet gewissen besonderen Schwierigkeiten. Ein Patient, der z. B. in einer Rehabilitationswerkstätte gute Arbeitsfertigkeiten an den Tag legt, kann einmal darauf bestehen, Beschäftigungen anzunehmen, die augenscheinlich unter seiner Kapazität liegen, etwa als Nachtwächter anstelle des geschulten Arbeiters. Der Grund hierfür kann in eingeschränktem Selbstvertrauen liegen, und zwar nicht einfach so, daß ihm dies Vertrauen fehlt, sondern so, daß er realistischerweise mehr Vertrauen auf seine Fähigkeit haben könnte, eine höhere Arbeit zu erlangen und zu halten. In diesem Fall hätte ihn der Rehabilitationsplan schrittweise an realistischere Arbeitssituationen so heranzubringen, daß er sich selbst und anderen zeigen könnte, was seine Fähigkeiten seien. Dasselbe Prinzip wird in der Rehabilitation von Körperbehinderten benutzt (WING 1966). Auf der anderen Seite kann die Selbsteinschätzung des Patienten bereits realistisch sein, wenn er z. B. herausgefunden hat, daß Zeitdruck und das Bedürfnis nach mitmenschlichen Beziehungen zu Arbeitskollegen und Vorgesetzten ihn verwirrt, ängstlich und unglücklich machen, wie das etwa bei Denk- und Sprachstörungen der Fall ist. In solchen Situationen kann sozialer Rückzug protektiv wirken und sollte, wiewohl darin die Versuchung liegt, den Rückzug zu überstrecken, von den Professionellen im Hinblick auf die Bedeutung „unsichtbarer" Beeinträchtigungen eingeschätzt werden, wobei dann mit der Möglichkeit gerechnet werden muß, daß die Einstellung des Patienten zu sich selbst durchaus vernünftig sein kann. Ebenso sorgfältig sind die Erfahrungen und Reaktionen zu berücksichtigen, welche der Patient im Hinblick auf die Medikation gemacht und

gezeigt hat. Die hierzu gewonnenen Informationen können für die künftige Betreuung entscheidend sein. Das gilt im Grunde für das ganze Spektrum der Einstellungen der Patienten zu sich selbst und ihrer Verarbeitung von Ereignissen
und Umständen der Umgebung. Die Beurteilung der Bedürfnisse ist schwierig zu
standardisieren; eine entsprechende Technik wurde indessen in Vorversuchen erfolgreich geprüft (WYKES u. STURT 1986; WYKES et al. 1982). Eine umfassendere
und differenziertere Technik, die auf diesen Erfahrungen aufbaute, ist ebenfalls
geprüft worden (BREWIN et al., im Druck).

II. Selbsthilfe

Jeder Mensch muß lernen, mit sich selbst zu leben, und jedermann ist in irgendeiner Hinsicht behindert. Diejenigen Menschen aber, welche in ihrer inneren
Sprache und in ihrer Kommunikationsfähigkeit schwer beeinträchtigt sind, haben eine sehr kleine Chance, hier zu einer befriedigenden Lösung zu gelangen,
wenn ihnen durch andere nicht geholfen wird. Glücklicherweise sind die meisten
Menschen mit einer Schizophrenie nicht so schwer beeinträchtigt. Gleichwohl
bleibt ein zentrales Problem, dasjenige der „Einsicht". Die akuten Symptome der
Schizophrenie verleihen den meisten, welche sie erfahren, eine besondere Überzeugung und diese steht dann gegen die Skepsis ihrer Verwandten oder der professionellen Helfer. Wird davon ausgegangen, daß viele Erkrankende zuvor schon
am Rande der Sozialeinstellungen gelebt haben, und daß der Krankheitsbeginn
häufig irgendwo im rebelliösen Jugendalter liegt, so kann nicht überraschen, daß
die Patienten sich mit ihren Verwandten auf Kriegsfuß befinden und wenig geneigt sind, deren Rat anzunehmen. Manchmal bedarf es eines langen und leidens-
vollen Erfahrungsweges, bis die Patienten einige der Faktoren zu verstehen beginnen, welche ihre Verfassung bessern oder verschlechtern.

   Die nachfolgende Auflistung von Faktoren, die zumindest teilweise der Steuerung des Patienten unterliegen, gibt zugleich einige wesentliche Schlüsse für
Selbsthilfe:

Einnahme der Medikamente;
Erkennung und Vermeidung von Auslösesituationen;
Besonderheiten des sozialen Rückzugs;
Techniken der Verhütung der weiteren Ausprägung primordialer Symptome;
Finden einer Arbeit innerhalb der Grenzen eigener Kompetenz;
Begleiter finden, die nicht aufdringlich sind;
Anderen helfen, um die eigene Kondition besser zu verstehen.

In jedem Fall hängt hier auch viel von den anderen ab. Zur Zeit wird das Wesen
der Schizophrenie noch weithin mißverstanden, dies sowohl von Spezialisten wie
auch von Angehörigen und der Allgemeinheit. Gleichwohl entdecken einige Erkrankte nach dem Prinzip von Versuch und Irrtum, daß sie sich selbst helfen können. Sie finden z. B. heraus, daß Medikamente akute Symptome beseitigen und
daß Unterbrechung der Medikamenteneinnahme diese Symptome zurückbringt.
Sie erfahren auch die Nebenwirkungen der Medikamente und müssen deren Vorteile und Nachteile abwägen. Von drei hochintelligenten Professionellen, welche

zu einem Essay-Band über die Erfahrungen Schizophrener beitrugen, sagte jeder, daß Phenothiazine dämpfen und deprimieren würden, wiewohl jeder auch die akuten Symptome stark belastend fand und für die Entspannung dankbar war, welche Medikation bringen konnte (WING 1975). Untersuchungen über Langzeit-Medikation bei Verfassungen wie Tuberkulose, Parkinsonismus, Epilepsie und Diabetes zeigten ähnliche Probleme und die Tatsache, daß etwa ein Viertel der schizophrenen Patienten die Medikation unterbricht, zeigt nichts Außergewöhnliches (HIRSCH et al. 1973). Es ist sehr hilfreich, wenn die verfügbaren Medikamententypen genau erklärt werden, wenn der Gebrauch von anderen Pharmaka zur Verringerung der Nebenwirkung, wenn die Auswirkungen von Dosierungsänderungen und der Sinn solcher Maßnahmen im Blick auf die Vorbeugung belastender Situationen dem Patienten nahegebracht wird, und Ähnliches gilt für die Aufklärung über die Folgen einer Unterbrechung der Medikation. Das alles ist um so wirksamer, je mehr es sich mit den eigenen Erfahrungen des Patienten berührt.

Manche Patienten können Situationen erkennen lernen, welche sie in eine schlechtere Verfassung bringen und Rückfälle produzieren. Einer sagte: „Da ist eine Empfindlichkeit in mir, und ich muß versuchen, meine Gefühle abzuhärten und mich aus möglichen gefährlichen Situationen heraushalten ... wenn ich abgearbeitet bin, erlebe ich oft, wie Wahngedanken wiederkommen." Er vermied Diskussionen und Themen, die ihn emotionell aufwühlten. Ein anderer merkte manchmal bei einem Fahren in der U-Bahn, daß die Augen eines anderen Passagiers „zu strahlen" begannen. Er suchte dann seine Aufmerksamkeit in andere Richtung zu lenken; er entwickelte so eine Entspannungstechnik, um mit solchen Situationen fertig zu werden. Ein anderer erlebte Stimmenhören nur nachts, wenn seine Aufmerksamkeit vor dem Schlafengehen abgeschweift war; er wußte indessen bei allem, daß ihn die Stimmen nicht zu Aktionen veranlassen würden und konnte sich daran erfreuen. Ein sehr helles Mädchen wählte ihre Freunde unter Menschen, die ihr intellektuell unterlegen waren, weil sie mit solchen nicht so eng wurde und herausfand, daß sie die Situation auf diese Weise besser kontrollieren konnte.

Sozialer Rückzug kann von Patienten recht bewußt als eine Technik eingesetzt und als besonderes Mittel benutzt werden, um belastende Lagen zu vermeiden. Für sie ist es wesentlich, die Gefahren eines zu Weitgehens zu erkennen, da Unterstimulation die Gefahr erhöhter Krankheitsanfälligkeit birgt. Ein gewisser Grad äußerer sozialer Stimulierung ist für durchschnittliches soziales Funktionieren notwendig. Gleichwohl ist die Zurücknahme aus unerwünschten sozialen Interaktionen oft vorzuziehen. Eine Arbeitssituation, die innerhalb der Fähigkeiten des Patienten liegt und ihn sozial nicht zu sehr beansprucht, kann sehr hilfreich sein; nur erfassen die anderen nicht immer, wie erschöpfend eine Ganztagsarbeit auch dann für den Patienten ist, wenn sie von dieser Art ist.

Einsichtsfähigkeit diesen Grades als Voraussetzung für den sensiblen Einsatz solcher Techniken ist gewiß ungewöhnlich, und viele Patienten gehen darin zu weit. Manche wiederum erreichen diesen Grad von Selbstkontrolle nicht. Der Schweregrad der Krankheit ist ein wichtiger Faktor; er kann unabhängig von der Qualität der sozialen Umwelt variieren. Manche Patienten könnte mehr an Einsicht erreichen, aber sie erfahren sehr wenig Hilfe. Manche begegnen Schwierig-

keiten, welche ihre Fähigkeit übersteigen, damit fertig zu werden: Ein übermäßig
engagierter Angehöriger, der die Gefühlsbeziehung zum Patienten benutzt, um
für ihn aufdringlich zu werden und ihn damit in unerwünschte Interaktionen zu
bringen; ein Mangel an beschützten Umgebungen wie Tagkliniken, geschützten
Werkstätten oder Wohngruppen; eine kritische Haltung von Freunden oder Ar-
beitgebern; ein unrealistischer professioneller Helfer, der die Beeinträchtigungen
des Patienten nicht zureichend versteht; zufällige und überall gegebene Alltagsbe-
lastungen.

Die meisten Patienten sind nicht hoch intelligent und sprachlich wendig. Die
es sind, haben dann für ihre Leidensgenossen zu sprechen. Je geringer die Fähigkeit eines Menschen ist, seine inneren Beeinträchtigungen, seine äußeren Benachteiligungen und persönlichen Reaktionsweisen zu erfassen und mit ihnen fertig zu
werden, um so wesentlicher werden Sympathie und Hilfe derjenigen, mit welchen
er oder sie zu leben hat.

III. Angehörigenberatung

Eine Untersuchung an schizophrenen Patienten, die in drei englischen psychiatrischen Krankenhäusern 1956 aufgenommen worden waren, zeigte, daß bei der
Entlassung 40% zu den Eltern gingen, 37% (zumeist Frauen) zum Ehemann, 8%
zu anderen Verwandten oder Freunden und 15% in Heime, Pensionen oder Arbeitsplätzen mit Wohnstätten (BROWN et al. 1966). Bei der Nachuntersuchung
5 Jahre später lebten nur noch 29% bei den Eltern; in den anderen Gruppen war
der Wechsel weniger groß. Wenige Trennungen von den Elternhäusern gingen auf
gestörtes Verhalten zurück; dieses wurde vielmehr von den Eltern mit bemerkens-
werter Stärke ertragen. Ein Drittel der Trennungen resultierte aus Krankheit oder
Tod eines Elternteils; in einem letzten Drittel gab es positive Gründe für das Verlassen des Elternhauses. Die Eltern beklagten sich sehr wenig, auch wenn sie sich
sehr belastet erlebten und einige hatten geschickte Techniken des Umgangs mit
gestörtem Verhalten entwickelt. Drei Viertel dieser Eltern waren über 60, 50%
über 70 Jahre alt.

Gefunden wurde eine hohe Rate an Scheidungen und Trennungen, wahrscheinlich dreimal höher als in der Allgemeinbevölkerung. Besonders hoch lag sie
bei Männern. Obwohl ein sehr viel kleinerer Anteil der Männer geheiratet hatten,
lag deren Trennungs-Rate nahezu doppelt so hoch wie bei Frauen. Für nahezu
alle Trennungen der Nachuntersuchungsperiode war das gestörte Verhalten verantwortlich. Andere Untersuchungen betonten die Unterschiede in der Wahrnehmung bestimmter Typen sozialer Probleme durch Eltern und Ehepartner (BROWN
et al. 1972; CREER u. WING 1977; VAUGHN 1977). Wenn Nachbarn zu Besuch
kommen, ist es für eine Mutter gut annehmbar, ihnen zu erklären, daß ihr Sohn
krank sei, wenn er Krach schlägt, um seinen Wohnraum abzusichern, sobald er
die Klingel läuten hört, und wenn er nicht herunterkommt, bis die Besucher sich
entfernt haben. Dasselbe Verhalten bei einem Ehemann oder einer Ehefrau ist für
den Ehepartner sehr viel schwieriger zu erklären, zumal wenn Kinder da sind.

Je mehr Zeit vergeht, um so wahrscheinlicher gelangen Patient und Angehöriger, wenn sie zusammenbleiben, zu einer Toleranz, die zu früheren Zeiten keiner

von beiden aufgebracht hätte. Der Angehörige leistet dies indessen auf Kosten einer Einschränkung seines oder ihres Lebens (STEVENS 1972). Oft sind die Elternteile unverheirateter Schizophrener ältere Verwitwete, die glücklich sind, etwas Gesellschaft und jemanden zu haben, der ihnen einkaufen geht, wenn sie hinfälliger werden. Diese stört es dann nicht so sehr, keine Möglichkeit zu haben, ein eigenes Leben zu führen. Unter solchen Umständen beruhigt sich selbst ein Patient mit einer turbulenten Lebensgeschichte und häufigen Zusammenbrüchen in einer Art Lebens-Routine. Das ist eine andere Art von Institutionalismus: weniger teuer und für den Patienten weniger fordernd als ein gutes Krankenhaus mit Werkstätten, Freizeitaktivitäten und Sozialisationsprogrammen. Die Situation bedeutet indessen manchmal auch eine beträchtliche Beschränkung der Aktivitäten und Interessen der Anverwandten. Sie klagen darüber jedoch wenig. Das Hauptproblem, das von den Verwandten, soweit sie sich artikulieren können, zur Sprache gebracht wird, ist die Sorge über die Zukunft des Patienten. Ein Vater nannte das das große Wiag-Syndrom ("When I am gone").

Indessen wird eine derart gefestigte, wenngleich eingeschränkte Situation familiären Zusammenlebens, zumal bei unverheirateten Patienten, oft erst erreicht, nachdem eine lange und zutiefst belastende Zeit vergangen ist, während derer die Verfassung des Patienten ständig instabil war und die Verwandten nicht wußten, was der nächste Tag bringen werde. Es kann nicht überraschen, daß viele Patienten dabei ihr Heim verlieren und in Wohnsilos oder in Empfangs-Zentren driften. Es sollte nicht überall so viele Patienten geben, die jedes Jahr in großer Zahl unter den Bewohnern von Heimen der Heilsarmee und Destitutions-Heimen anzutreffen sind (TIDMARSH u. WOOD 1972; LEACH u. WING 1980; WOOD 1976).

Da die Verwandten beinahe ebenso wie die Patienten an der Front des Lebens mit der Schizophrenie stehen, überrascht die geringe Anzahl informierter Berichte über ihren Blick auf diese Situation. Es gibt viele wissenschaftliche Veröffentlichungen, die hauptsächlich darauf zielten, ausgewählte Zitate von Verwandten-Äußerungen zu bringen, soweit diese in die Vorurteile des jeweiligen Autoren über die Pathogenese der Schizophrenie paßten. Natürlich erwarten Verwandte eine beträchtliche Erfahrung im Umgang mit schwierigem Verhalten; dies geschieht indessen unausweichlich nach der Methode von Versuch und Irrtum. Manche lernen es, mit einem wahnkranken Patienten nicht zu argumentieren; andere lernen das nie. Manche finden heraus, wie weit sie gehen können, einen langsamen und apathischen Patienten anzutreiben, ohne seinen Widerstand zu wekken. Andere stoßen zu hart zu, finden sich in ihren Bemühungen abgelehnt oder denken, daß sie es schlecht gemacht haben und ziehen sich ihrerseits in Inaktivität zurück. Andere können von ihrer Aufdringlichkeit nicht lassen, bis der Patient aus dem Haus getrieben ist.

Eine Zusammenstellung der Erfahrungen der Angehörigen wurde unter der Zielsetzung versucht, von ihnen zu lernen, was getan werden könne, um Menschen mit Schizophrenie zu helfen (CREER u. WING 1977). Zwei Drittel der diesem Überblick zugrundegelegten 80 Patienten wurden als deutlich oder leichtgradig unteraktiv geschildert. Auch diejenigen Patienten mit einer gewissen Aktivität neigten zu ritualisierten Formen, ihre Zeit zu verbringen, z. B. mit fortwährendem Teekochen oder Kettenrauchen. Ein Verwandter schilderte das anschaulich: „An den Abenden gehen sie in den Wohnraum und dort ist Dunkelheit. Sie machen das Licht an und da ist er, sitzt einfach da und starrt vor sich hin." Einige Verwandte benutzten das Wort "uncanny", um diese Weise des Verhaltens zu beschreiben. Eine Mutter erzählte, daß ihr Sohn sich die meiste Zeit in seinem Raum verschließe und nur nachts herauskomme, wenn alle zu Bett seien. Er sprach gewöhnlich zu sich selbst und lief herum, alle paar Wochen war für einige Tage völlige Stille um ihn. „Wenn das so ein oder zwei Tage gedauert hat, frage ich mich manchmal, ob er wohl tot ist."

Etwa ein Drittel der Patienten zeigten merkwürdige Ideen verschiedener Art – z. B., daß Nachbarn sich gegen sie verschwören würden oder daß irgendein Verwandter falsch sei. Letzteres kann für die betroffenen Angehörigen sehr belastend sein. Die merkwürdigen Ideen bezogen sich häufig auf Agenturen oder Organisationen, von denen der Patient glaubte, daß sie Macht über ihn hätten oder Böses gegen ihn planten. Die Verwandten fanden es schwierig zu wissen, was zu tun sei, wenn ein Patient solche Gedanken äußerte. Wenn er etwa sagte, er sei auf der Straße eben durch einen Geheimagenten verfolgt worden, sollten sie das nun akzeptieren und vorgeben, ihm zu glauben, oder sollten sie ihm sagen, daß er sich dies nur einbilde? Viele Verwandte fürchteten, sie könnten den Patienten eher dazu antreiben, noch mehr Kontakt mit der Wirklichkeit zu verlieren, wenn sie den ersten Weg wählten. Wenn sie aber nun den letztgenannten Weg einschlugen, würde der Patient dann nicht sein Vertrauen zu ihnen verlieren?

Die Patienten neigten zu plötzlich einsetzenden irrationalen Ängsten. Sie entwickelten z. B. eine Furcht vor einem bestimmten Raum im Haus. „In den Raum wird giftiges Gas geleitet" oder „in dem Raum gibt es Schlangen unter dem Bett". Zunächst verstört das die Verwandten. Einige gestanden ihren Unmut angesichts des absoluten Widerstands des Patienten ein, sich von solchen Gedanken zu lösen; sie hatten alles versucht, um ihn zur Vernunft zu bringen und hatten dann die Fassung verloren. Sie meinten indessen, das rühre aus der starren Widerspenstigkeit des Patienten her; der hielt an seinen Gedanken so überzeugt fest wie je.

Es könnten zahllose Beispiele dieser Art gegeben werden. Eine der Hauptklagen der Angehörigen betraf folgendes: Wenn sie bei professionellen Helfern Rat suchten, wie in solchen Situationen am besten vorzugehen sei, erhielten sie überhaupt keine Antwort, oder die Frage wurde ihnen einfach zurückgespielt und ihre eigene Amateur-Antwort dann mit höflicher Geringschätzung quittiert. Vielleicht hatten die Ratgeber keine besseren Ideen als sie selbst und taten nur ihr bestes, ihre Unwissenheit zu verbergen.

Andere Schwierigkeiten betrafen Zwangshospitalisierungen, Medikamenteneinnahme, Mangel an beschützten Arbeitsplätzen, finanzielle Belastungen und die Tatsache, daß die einzige Wohn-Alternative gewöhnlich das entfernt gelegene Hospital war. Manchmal hielten unterschiedliche Familienmitglieder unterschiedliche und miteinander unverträgliche Umgangsweisen für angezeigt. Es gab auch die peinliche Unwissenheit darüber, was Kindern zu sagen sei.

Es ist beeindruckend, daß so viele Verwandte gleichwohl einen Weg finden, um mit der Schizophrenie so zu leben, daß der Patient ein unterstützendes und nicht ängstigendes Heim findet. Einige Faktoren, die bis zu einem gewissen Grade den Verwandten in die Hand gegeben sind, lauten:

Eine nicht-kritische, bejahende Umgebung schaffen;
ein günstiges Maß sozialer Anregung geben;

realistische Ziele einhalten;
lernen, wie auf wechselnde Einsicht einzugehen ist;
lernen, wie Wahn und bizarres Verhalten zu beantworten ist;
jede verfügbare soziale oder medizinische Hilfe brauchen;
lernen, Einrichtungen der öffentlichen Sozialhilfe in Anspruch zu nehmen;
aus der Gegenwart des Patienten Gewinn ziehen;
dem Patienten in seinen Einstellungen zu sich selbst, zu Verwandten;
zur Medikation und zur Arbeit helfen.

Der Aufbau karitativer Organisationen, die sich in den Dienst von Menschen mit schizophrenen Erkrankungen und ihren Familien stellen, sollte vorangetrieben werden. Die National Schizophrenia Fellowship in Großbritannien gab ein Modell für ähnliche Gruppierungen in vielen Englisch sprechenden Ländern und für gleichartige Dienste überall in Europa. In Deutschland ist dies z. B. die „Aktionsgemeinschaft der Angehörigen psychisch Kranker", in Wien die „Angehörigenvereinigung, Hilfe für psychisch Erkrankte" und in Bern die „Vereinigung der Angehörigen von Schizophreniekranken".

IV. Planung und Verordnung von Diensten

In den dreißiger Jahren, als nur ein Drittel der erstmals Hospitalisierten mit der Diagnose einer Schizophrenie innerhalb der nachfolgenden zwei Jahre entlassen wurden, stand, wer übrig blieb, unter dem Schicksal, dort bis zum Tode zu bleiben. Die Dauer der Hospitalisierung wurde zum Kriterium der Chronizität, zugleich auch in eine Art Zirkelschluß zum Indikator für ein Bedürfnis nach Betreuung und Pflege (BROWN 1960). Die Zahl der in psychiatrischen Krankenhäusern weilenden Patienten erreichte in England 1954 ihren Gipfel mit 354 Krankenhauspatienten auf 100000 der Gesamtbevölkerung. Zu dieser Zeit wurde deutlich, daß eine beträchtliche Zahl Hospitalisierter nicht schwer behindert war; viele von ihnen konnten während der folgenden Jahre entlassen werden. Zusätzlich wurde in den Pionier-Krankenhäusern der Rehabilitationsprozeß so eingerichtet, daß die durch den Institutionalismus bewirkten Schädigungen abgestellt wurden. Das war Rehabilitation im klassischen Sinn der Wiederherstellung des *status quo ante*. In 1983 war die Anzahl der Patienten in psychiatrischen Krankenhäusern auf 147 pro 100000 gesenkt worden. Eine ähnliche Reduktion geschah in vielen Teilen der westlichen Welt (FREEMAN et al. 1985).

Es gibt indessen bis heute keine sichere Übereinstimmung darüber, welche Dienste an die Stelle der psychiatrischen Krankenhäuser treten sollten. Die vorgeschlagenen Lösungen nehmen die ganze Skala von konservativ bis radikal ein. Die Schaffung angemessener alternativer Dienste betrifft zu einem großen Teil diejenigen Menschen und ihre Familien, welche durch eine schizophrene Erkrankung betroffen werden. In England sind es Schizophrene, welche die Hälfte der Patienten in Wohn-Einrichtungen unterschiedlicher Art (von Heimen bis zu assistierten Wohnungen), in Tagkliniken oder geschützten Werkstätten ausmachen.

Schizophrenie bleibt ein chronisches Leiden. Drei neuere Katamneseuntersuchungen ergaben ein bemerkenswert konsistentes Bild des allgemeinen Verlaufes.

Etwa 25% gelangen zu einer guten Remission, etwa 25% bleiben therapieresistent und das Schicksal der verbleibenden 50% hängt weitgehend davon ab, welche Art langfristig angelegter Hilfe sie erfahren (BLEULER, M. 1972; CIOMPI 1980; CIOMPI u. MÜLLER 1976; HUBER et al. 1979). Die Struktur der Dienste, welche gebraucht werden, um die wirksamsten Formen einer Hilfe vorzuhalten, welche nicht auf Ideologie sondern auf dem aktuellen Wissen über das Wesen schizophrener Behinderungen und ihrem Zusammenhang mit anderen zu sozialer Behinderung führenden Faktoren beruht, wird allmählich verstanden (WING 1986 a–d). Gefordert wird der politische Wille, diese Hilfen zu verwirklichen.

Literatur

Allen HA (1983) Do positive symptom and negative symptom subtypes of schizophrenia show qualitative differences in language production? Psychol Med 13:787–797

Babcock H (1933) Dementia Praecox: a psychological study. Science Press, New York

Basaglia F (1980) Problems of law and psychiatry: the Italien experience. Int J Law Psychiatry 3:17

Bleuler E (1911) Dementia Praecox oder die Gruppe der Schizophrenien. In: Aschaffenburg G (Hrsg) Handbuch der Psychiatrie. Deuticke, Leipzig

Bleuler M (1972) Die schizophrenen Geistesstörungen im Lichte langjähriger Kranken- und Familiengeschichte. Thieme, Stuttgart

Bleuler M (1976) Prävention der Schizophrenien. In: Huber G (Hrsg) Therapie, Rehabilitation und Prävention schizophrener Erkrankungen. Schattauer, Stuttgart

Bockoven JS (1956) Moral treatment in American psychiatry. J Nerv Ment Dis 124:167

Brewin CR, Wing JK, Mangen SP, Brugha TS, MacCarthy B (to be published) Principles and practice of measuring needs in the long-term mentally ill: the MRC Needs for Care Assessment

Brown GW (1960) Length of hospital stay and schizophrenia: a review of statistical studies. Acta Psychiatr Neurol Scand 35:414–430

Brown GW, Birley JLT (1968) Crisis and life changes and the onset of schizophrenia. J Health Hum Behav 9:203–214

Brown GW, Bone M, Dalison B, Wing JK (1966) Schizophrenia and social care. Maudsley Monograph No. 17. Oxford University Press, London

Brown GW, Birley JLT, Wing JK (1972) Influence of family life on the course of schizophrenic disorders: a replication. Br J Psychiatry 121:241–258

Ciompi L (1980) The natural history of schizophrenia in the long term. Br J Psychiatry 136:413–420

Ciompi L, Müller CH (1976) Lebensweg und Alter der Schizophrenen: eine katamnestische Langzeitstudie bis in Senium. Springer, Berlin Heidelberg New York

Cooper B (1978) Epidemiology. In: Wing JK (ed) Schizophrenia, towards a new synthesis. Academic Press, London, pp 31–52

Cooper JE, Kendell RE, Gurland BJ, Sharpe L, Copeland JRM, Simon R (1972) Psychiatric diagnosis in New York and London. Maudsley Monograph No. 20. Oxford University Press, London

Creer C, Wing JK (1977) Der Alltag mit schizophrenen Patienten. In: Katschnig H (Hrsg) Die andere Seite der Schizophrenie. Urban & Schwarzenberg, München

Falloon IRH, Boyd JL, McGill CW, Williamson M, Razani J, Moss HB, Gilderman AM, Simpson GM (1985) Family management in the prevention of morbidity of schizophrenia. Clinical outcome of a two year longitudinal study. Arch Gen Psychiatry 42:887–896

Ferreira AJ, Winter WD (1965) Family interaction and decision making. Arch Gen Psychiatry 13:214–223

Foulds GA, Dixon P (1962) The nature of intellectual deficit in schizophrenia. Br J Clin Soc Psychol 1:199

Freeman HE, Simmons OG (1963) The mental patient comes home. Wiley, New York

Freeman HL, Fryers T, Henderson JH (1985) Mental health services in Europe: ten years on. Copenhagen, WHO Regional Office for Europe

Gmür M (1986) Schizophrenieverlauf und Entinstitutionalisierung. Enke, Stuttgart

Goffman E (1961) On the characteristics of total institutions. In: Cressey DR (ed) The prison. Holt, Rinehart and Winston, New York

Goldberg EM, Warburton RW, McGuinness B, Rowlands JH (1977) Towards accountability in social work: a year's intake of clients to an area office of a social services department. Br J Soc Work 7:3

Guttmann L (1975) Geleitwort. In: Jockheim J-A, Scholz JF (Hrsg) Rehabilitation. Band I: Gesetzliche Grundlagen, Methoden und Maßnahmen. Thieme, Stuttgart

Haley J (1968) Testing parental instructions to schizophrenic and normal children: a pilot study. J Abnorm Psychol 73:559–565

Hare EH (1982) Epidemiology of schizophrenia. In: Wing JK, Wing L (eds) Psychoses of uncertain aetiology. Cambridge University Press, Cambridge

Hartwich P (1980) Schizophrenie und Aufmerksamkeitsstörungen. Springer, Berlin Heidelberg New York

Hemsley DR (1978) Limitations of operant procedures in the modification of schizophrenic functioning. Behav Anal Modif 2:165–173

Hirsch SR; Leff JP (1975) Abnormality in parents of schizophrenics: a review of the literature and an investigation of communication defects and deviances. Oxford University Press, London

Hirsch SR, Gaind R, Rohde PD, Stevens BC, Wing JK (1973) Out-patient maintenance of chronic schizophrenic patients with long-acting fluphenazine: double blind placebo trial. Br Med J 1:633–637

Huber G, Gross G, Scheuttler R (1979) Schizophrenie: Eine verlaufs- und sozialpsychiatrische Langzeitstudie. Springer, Berlin Heidelberg New York

Hunt RC (1958) Ingredients of a rehabilitation program. In: Gruenberg EM, Boudreau FG (eds) An approach to the prevention of disability from chronic psychoses. Millbank Memorial Fund, New York

Jones K (1972) A history of the mental health services. Routledge, London

Jones K, Poletti A (1985) Understanding the Italian experience. Br J Psychiatry 146:341–347

Jones K, Poletti A (1986) The Italian experience reconsidered. Br J Psychiatry 147:144–150

Jones M (1952) Social psychiatry: a study of therapeutic communities. Tavistock, London

Jung CG (1906) The psychology of dementia praecox (Trans. AA Brill), Nervous and mental Disorder Monograph 1936

Kabanov MM, Weise K (Hrsg) (1981) Klinische und soziale Aspekte der Rehabilitation psychisch Kranker. VEB Georg Thieme, Leipzig

Kendig I, Richmond WV (1940) Psychological studies in dementia praecox. Edwards, Ann Arbor, Michigan

Kraepelin E (1899) Psychiatrie, 6. Aufl., 2 Bde. Barth, Leipzig

L'Abate A (1971) La prevenzione delle malattie mentali tramite interventi publici. Riv Serv Soc 11:26–64

Laing RD (1960) The divided self: a study of sanity and madness. Quadrangle Books, Chicago

Laing RD (1967) The schizophrenic experience. In: The politics of experience. Penguin Books, London

Leach J, Wing JK (1980) Helping destitute men. Tavistock, London

Leff JP, Vaughn C (1981) The role of maintenance therapy, and relatives' expressed emotion in relapse of schizophrenia: a two-year follow-up. Br J Psychiatry 139:102–104

Leff JP, Vaughn C (1986) First episodes of schizophrenia. Br J Psychiatry 148:215–216

Leff JP, Wing JK (1971) Trial of maintenance therapy in schizophrenia. Br Med J 3:599–604

Leff J, Kuipers L, Berkowitz R, Vaughn C, Sturgeon D (1983) Life events, relatives' expressed emotion and maintenance neuroleptics in schizophrenic relapse. Psychol Med 13:99–806

Leff J, Kuipers L, Berkowitz R, Sturgeon D (1985) A controlled trial of social intervention in the families of schizophrenic patients: two year follow-up. Br J Psychiatry 146:594–600

Lemert EM (1951) Social Pathology. McGraw-Hill, New York

Lewis A (1953) Health as a social concept. Br J Sociol 5:109–124

Lewis A (1957) Social psychiatry. In: Lectures on the scientific basis of medicine, vol 6. The Athlone Press, University of London, p 116

Lidz T (1978) Egocentric cognitive regression and the family setting of schizophrenic disorders. In: Wynne LC, Cromwell RL, Matthysse S (eds) The nature of schizophrenia: new approaches to research and treatment. Wiley, New York

MacMillan JF, Crow TJ, Johnson AL, Johnstone EC (1986) The Northwick Park study of first episodes of schizophrenia. III. Short-term outcome in trial entrants and trial eligible patients. Br J Psychiatry 148:128–133

Mann S, Sproule J (1972) Reasons for a six-month stay. In: Wing JK, Hailey AM (eds) Evaluating a community psychiatric service. Oxford University Press, London

O'Connor N, Heron A, Carstairs GM (1956) Work performance of chronic schizophrenics. Occup Psychol 30:1–12

O'Neal P, Robins LN (1958) Childhood patterns predictive of adult schizophrenia: a 30-year follow-up study. Am J Psychiatry 115:385–391

Poguegeile MF, Harrow M (1985) Negative symptoms in schizophrenia. Their longitudinal course and prognostic importance. Schizophr Bull 11:427–439

Rees TP (1957) Back to moral treatment. J Ment Sci 103:303

Ringuette E, Kennedy T (1966) An experimental study of the double-bind hypothesis. J Abnorm Psychol 71:136–141

Rutter M (1978) Communication deviances and diagnostic differences. In: Wynne LC, Cromwell RL, Matthysse S (eds) The nature of schizophrenia: new approaches to research and treatment. Wiley, New York

Ryan P (1979) New forms of residential care for the mentally ill. In: Wing JK, Olsen R (eds) Community care for the mentally disabled. Oxford University Press, London

Scheff T (1966) Being mentally ill. Aldine, Chicago

Schwartz CG (1953) Rehabilitation of mental hospital patients. Public Health Monogr. No. 17, US Public Health Service

Sharan SN (1966) Family interaction with schizophrenics and their siblings. J Abnorm Psychol 71:345–353

Simon H (1927) Aktivere Krankenbehandlung in der Irrenanstalt. I. Allg Z. Psychiatr 87:97

Simon H (1929) Aktivere Krankenbehandlung in der Irrenanstalt. II. Allg Z Psychiatr 90:69

Singer MT, Wynne LC, Toohey ML (1978) Communication disorders and the families of schizophrenics. In: Wynne LC, Cromwell RL, Matthysse S (eds) The nature of schizophrenia: new approaches to research and treatment. Wiley, New York

Stevens B (1972) Dependence of schizophrenic patients on elderly relatives. Psychol Med 2:17–32

Stevens B (1973) Evaluation of rehabilitation for psychotic patients in the community. Acta Psychiatr Scand 49:169–180

Stone AA, Eldred SH (1959) Delusion formation during the activation of chronic schizophrenia patients. Arch Gen Psychiatry 1:177–179

Tansella M (1985) Misunderstanding the Italien experience. Br J Psychiatry 147:450–451

Tarrier N, Vaughn C, Lader MH, Leff JP (1979) Bodily reactions to people and events in schizophrenics. Arch Gen Psychiatry 36:311–315

Tidmarsh D, Wood S (1972) Psychiatric aspects of destitution. In: Wing JK, Hailey A (eds) Evaluating a community psychiatric service. Oxford University Press, London

Varrier-Jones P (1918) Further experiences in colony treatment and after-care. Lancet 2:133

Vaughn CE (1977) Patterns of interaction in families of schizophrenics. In: Katschnig H (ed) Die andere Seite der Schizophrenie: Patienten zu Hause. Urban & Schwarzenberg, Vienna

Vaughn CE, Leff JP (1976a) The influence of family and social factors on the course of psychiatric illness. Br J Psychiatry 129:125–137

Vaughn CE, Leff JP (1976b) Schizophrenia and familiy life. Psychol Today 10:13–18

Venables PH, Wing JK (1962) Level of arousal and the subclassification of schizophrenia. Arch Gen Psychiatry 7:114–119

Waring M, Ricks DM (1965) Family patterns of children who became adult schizophrenics. J Nerv Ment Dis 140:351–364

Watt NF, Anthony EJ, Wynne LC, Rolf JE (eds) (1984) Children at risk for schizophrenia. Cambridge University Press

Wing JK (1960) A pilot experiment on the rehabilitation of long-hospitalised male schizophrenic patients. Br J Prev Soc Med 14:173–180

Wing JK (1962) Institutionalism in mental hospitals. Br J Clin Soc Psychol 1:38–51

Wing JK (1966) Social and psychological changes in a rehabilitation unit. Soc Psychiatry 1:21–28

Wing JK (1975) Institutional influences on mental disorders. In: Kisker KP, Meyer J-E, Müller C, Strömgren E (eds) Soziale und angewandte Psychiatrie, Bd III, 2. Aufl. Springer, Berlin Heidelberg New York (Psychiatrie der Gegenwart, S 327–356)

Wing JK (1976) Eine praktische Grundlage für die Sociotherapie bei Schizophrenie. In: Huber G (Hrsg) Therapie, Rehabilitation und Prävention schizophrener Erkrankungen. Schattauer, Stuttgart

Wing JK (1978) Reasoning about madness. Oxford University Press, London. Übersetzt, bearbeitet und ergänzt von Hartwich PO (1982). Sozialpsychiatrie. Springer, Berlin Heidelberg New York

Wing JK (1986a) Long-term care in schizophrenia. Contributions from epidemiologic studies in the U.K. In: Rose, Barrett J (eds) Mental disorders in the community. Guildford Press, New York

Wing JK (1986b) Changes in our systems of care. In: Talbot J (ed) Our chronic patients' future in a changing world. Guilford Press, New York

Wing JK (1986c) Der Einfluß psychosozialer Faktoren auf dem Langzeitverlauf der Schizophrenie. In: Böker W, Brenner HD (Hrsg) Bewältigung der Schizophrenie. Huber, Stuttgart

Wing JK (1986d) The cycle of evaluation and planning. In: Wilkinson G, Freeman H (eds) The provision of mental health services in Britain: The way ahead. Gaskell Press, London

Wing JK, Brown GW (1970) Institutionalism and schizophrenia. Cambridge University Press, London

Wing JK, Freudenberg RK (1961) The response of severely ill chronic schizophrenic patients to social stimulation. Am J Psychiatry 118:311–322

Wing JK, Monck E, Brown GW, Carstairs GM (1964) Morbidity in the community of schizophrenic patients discharged from London mental hospitals in 1959. Br J Psychiatry 110:10–21

Wing JK, Leff JP, Hirsch S (1973) Preventive treatment of schizophrenia: some theretical and methodological issues. In: Cole J, Freedman A, Friedhoff A (eds) Psychopathology and psychopharmacology. Johns Hopkins University Press, Baltimore

Wing JK, Cooper JE, Sartorius N (1974) The description and classification of psychiatric symptoms: an instruction manual for the PSE and Catego system. Cambridge University Press, London

Wing L (1982) Psychoses of early childhood: development of concepts, classification and relationship to mental retardation. In: Wing JK, Wing L (eds) Psychoses of uncertain aetiology. Cambridge University Press, Oxford

Winter WD, Ferreira AJ (1967) Interaction process analysis of family decision making. Family Process 6:155–172

Wood SM (1976) Camberwell Reception Centre: a consideration of the need for health and social services of homeless single men. J Soc Pol 5:389–399

World Health Organisation (1974) The international pilot study of schizophrenia. WHO, Geneva

World Health Organization (1980) International classification of impairments, disabilities and handicaps. WHO, Geneva

Wykes T (1982) A hostel-ward for „new" long-stay patients. In: Wing JK (ed) Long-term community care. Psychol Med [Suppl] No. 2, Cambridge University Press, Oxford, pp 57–97

Wykes T, Sturt E (1986) The measurement of social behavior in psychiatric patients: an assessment of the reliability and validity of the SBS Schedule. Br J Psychiatry 148:1211

Wykes T, Creer C, Sturt E (1982) Needs and deployment of services. In: Wing JK (ed) Long-term community care: experiences in a London borough. Psychol Med Monog Suppl Part 2. Cambridge University Press, Oxford, pp 41–55

Wynne LC, Singer MT, Bartko J (1977) Recent research on parental communication. In: Tanner JM (ed) Developments in psychiatric research. Hodder and Stoughton, London

X. Psychopharmakologie – Grundlagen

C. G. GOTTFRIES

INHALTSVERZEICHNIS

A. Einführung 357
B. Wirkungsweise psychotroper Pharmaka 358
   I. Neurotransmitter 358
      1. Cholinerges System 361
      2. Dopaminerges System 361
      3. Noradrenalin (NA)-, Adrenalin (A) und Serotonin- (5HT) Systeme 364
      4. Histamine 366
      5. Aminosäuren 366
      6. Neuropeptide 367
C. Klassifikation psychotroper Pharmaka 368
   I. Psycholeptika 368
      1. Hypnotika 368
      2. Anxiolytika 370
      3. Antipsychotika oder Neuroleptika 371
  II. Psychoanaleptika 374
      1. Antidepressiva 375
      2. MAO-Hemmer 375
      3. Trizyklische und verwandte antidepressive Pharmaka
         (Monoamin-Wiederaufnahme-Hemmer) 376
      4. Tryptophan 379
      5. Lithium 379
  III. Psychostimulantien 380
      1. Koffein 381
      2. Amphetamine 381
      3. Methylphenidat 382
      4. Fenfluramin 382
  IV. Nootropika 382
   V. Psychotomimetika 383
Literatur 384

A. Einführung

Bereits Hippokrates lokalisierte die Seele in das Hirn und sah dieses durch die vier Körperflüssigkeiten kontrolliert. Er behandelte seelische Krankheiten mit Opium und setzte auf diese Weise den ersten Schritt in Richtung Psychopharmakologie. Seither galt die Annahme, daß seelische Krankheiten von chemischen Hirnprozessen abhängig sind.

Kraepelin (1896) schrieb „andererseits steht zu erwarten – und darin scheint mir ein nicht unerheblicher Nutzen der 'Pharmakopsychologie' zu liegen –, daß wir bisweilen umgekehrt in die Lage kommen werden, aus der besonderen Wirkung, die ein schon genauer bekanntes Mittel auf einen bestimmten psychischen Vorgang ausübt, die wahre Natur dieses letzteren besser zu erkennen". In diesem Zusammenhang kann auch eine Feststellung Freuds aus 1914 erwähnenswert: „... ziehen wir in Betracht, daß alle ... provisorischen Vorstellungen in der Psychologie eines Tages wahrscheinlich auf organische Substrate zu beziehen sind. Wahrscheinlich handelt es sich um spezielle Substanzen und chemische Prozesse, welche die Abläufe der ... speziellen psychischen Kräfte gestalten." 1930 sagte er: „Die Hoffnung der Zukunft liegt hier im Bereich der organischen Chemie oder im Zugang zu dieser durch die Endokrinologie. Diese Zukunft ist noch weit entfernt, indessen sollte jeder Fall einer Psychose analytisch studiert werden, da dies Wissen eines Tages zu einer chemischen Therapie führen wird." Hieraus ergibt sich, daß die moderne Psychopharmakologie durch diese großen Denker der Geschichte der Psychiatrie vorausgesagt worden ist.

B. Wirkungsweise psychotroper Pharmaka

Das Hirn umfaßt mehr als 10 Billiarden Neurone. Jedes Neuron macht mehr als tausend Kontakte. Das Axon der Neuronen verzweigt sich in eine Reihe von Nervenendigungen, welche wiederum zu anderen Zellformationen und Dendriten Verbindungen eingehen. Die Fortleitung der Impulse entlang der Axone und Dendriten geschieht „elektrisch". Innerhalb der Synapsen erfolgt indessen die Impulsverbreitung über einen Neurotransmitter. Diese hochwirksame chemische Substanz wird vom Terminal abgegeben und stimuliert wiederum einen postsynaptischen Rezeptor (Abb. 1). Neurone, Axone und Dendriten sind in Lipidmembranen eingebettet und daher durch chemische Stoffe schwer zu erreichen. Im Bereich der Synapsen lassen sich indessen die Abläufe nervaler Impulse besser manipulieren. Es handelt sich hier um Hirnstrukturen, deren Funktionen über chemische Pharmaka leichter zu beeinflussen sind. Die meisten unserer derzeit verwendeten psychotropen Pharmaka wirken auf diesem synaptischen Niveau. Sie beeinflussen die Rezeptorfunktion auf metabolischem Wege über die Abgabe und Wiederaufnahme von Neurotransmittern.

I. Neurotransmitter

Das Hirn verfügt über einige Neurotransmitter oder Neuromodulatoren (Tabelle 1). Die klassischen Neurotransmitter des Hirns sind Azetylcholin (ACh), Histamin (HA) und die Monoamine Dopamin (DA), Noradrenalin (NA), Adrenalin (A) und Serotonin (5HT). Desgleichen fungieren einige Aminosäuren als Neurotransmitter: Aspartat, GABA, Glutamat, Glyzin und Taurin. Seit mehr als 15 Jahren weiß man, daß Nervenzellen biologisch aktive Peptide synthetisieren, speichern und abgeben. Diese sind ähnlich, bisweilen identisch mit Hormonen,

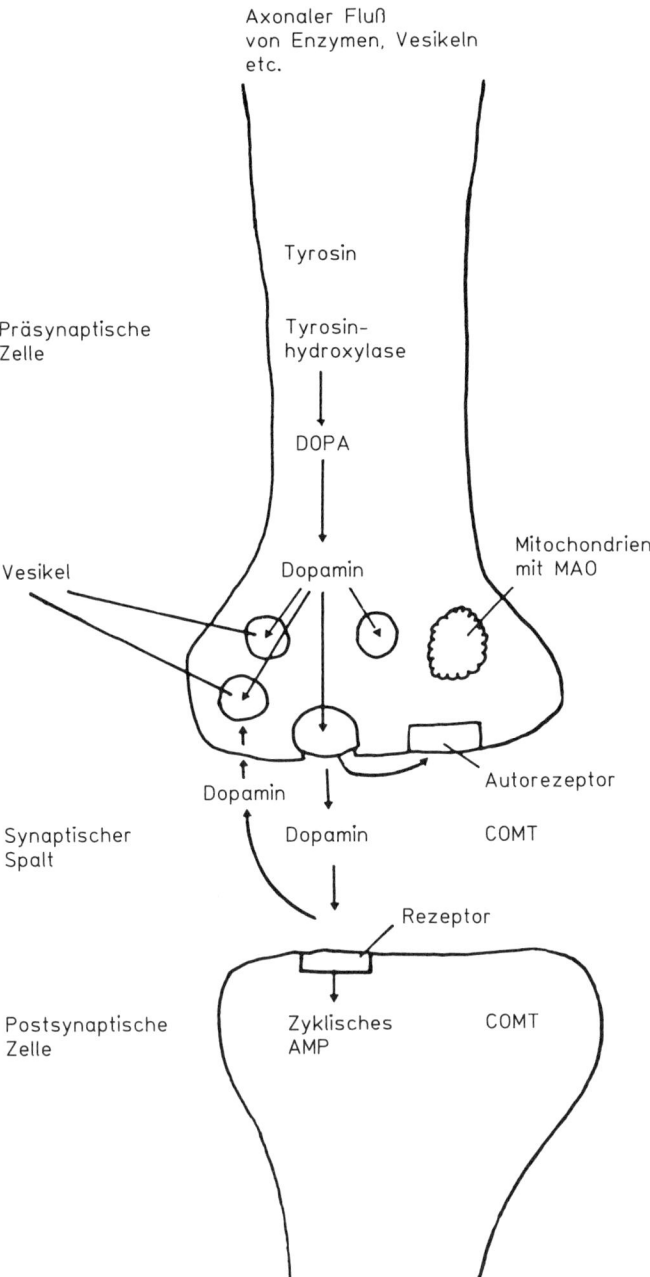

Abb. 1. Die dopaminerge Synapse

Tabelle 1. Neurotransmitter und/oder Modulatoren im ZNS

Aminosäuren	Amine	Neuropeptide mit anderen Aminen gefunden
Aspartat	Azetylcholin	Vasoactive intestinal peptide (VIP) Enkephalin
GABA		Substanz P
Glutamat	Dopamin	Neurotensin Cholezystokinin
Glyzin	Noradrenalin	Enkephalin Neuropeptid Y
Taurin		
	Adrenalin	Neurotensin Neuropeptid Y
	Serotonin	Substanz P Thyrotropin-releasing factor (TRF) Enkephalin
	Histamin	

Neuropeptide

ACTH	Beta-Lipotrophin
Angiotensin	Motilin
Bombesin	Alpha-MSH
Bradykinin	Beta-MSH
Kalzitonin	
Cholezystokinin	Alpha-Beta-Neoendorphin
C-Peptid	Neuromedin B
Corticotropin releasing factor (CRF)	Neuromedin K
Delta sleep inducing peptide (DSIP)	Neurophysine
Dynorphin	Neurotensin
Enkephaline	Neuropeptid Y
Beta-Endorphin	Oxytozin
Follikelstimulierendes Hormon (FSH)	Pancreas-Icosapeptid
Galanin	
Gastrin	PHI
Wachstumshormon	PP
GIP	Prolaktin
Glizentin	Pro-Y-MSH
Glukagon	PTH
GRF	PYY
GRP	Relaxin
GTP	Rimorphin
Humanes Choriono-Gonadotropin	Sekretin
Hydrocephalus-Aktivator	Somatostatin
Insulin	Substanz P
Luteinisierungshormon (LH)	Thyrotropin-releasing factor (TRF)
Luteinisierungshormon „Releasing"-Hormon (LHRH)	Thyreotropes Hormon (TSH)
	Vasopressin
	Vasoactive intestinal peptide (VIP)

wie sie in endokrinen Zellen des peripheren Gewebes, zumal im Darm, gefunden werden. Zur Zeit kennt man etwa 50 biologisch aktive Peptide, und gewiß werden weitere entdeckt werden. Viele dieser Peptide werden im Hirn gefunden und haben Bedeutung für kommunikative Prozesse. Diese Peptide funktionieren als Neurotransmitter oder Neuromodulatoren. Sie werden von den Nervenendigungen abgegeben und beeinflussen andere Zellen via Rezeptoren.

1. Cholinerges System

Offensichtlich sind fehlerhafte Abläufe im ACh-System für Verwirrtheitszustände pathogenetisch bedeutsam. Im vorgerückten Alter und bei Patienten mit Demenzen besteht eine Schädigung des ACh-Systems, und diese Menschen sind zugleich disponiert für Verwirrtheiten. Intoxikationen mit anticholinergen Pharmaka können Verwirrtheitszustände hervorrufen. Biochemische Studien der Gehirne schizophrener Patienten zeigten keine Störungen des ACh-Stoffwechsels. Es ist sicher, daß einige neuroleptische und antidepressive Substanzen eine cholinerge Rezeptor-Blockade herbeiführen können. Es gibt indessen zur Zeit keinen Hinweis darauf, daß dieser pharmakologische Effekt für die antipsychotische und antidepressive Wirkung solcher Substanzen Bedeutung hat. Es ist indessen bekannt, daß der anticholinerge Effekt wichtig für die Kontrolle der extrapyramidalen Nebenwirkungen antipsychotischer Pharmaka ist. Neuroleptika, welche zugleich dopaminerge Hemmung und anticholinerge Effekte verbinden, wie z. B. Thioridazin bewirken geringere extrapyramidale Nebenwirkungen.

Wiewohl der anticholinerge Effekt antipsychotischer Pharmaka vorwiegend für die Kontrolle extrapyramidaler Nebenwirkungen verantwortlich ist, muß im Auge behalten werden, daß cholinerge Mechanismen monoaminerge Funktionen auf verschiedenen Ebenen beeinflussen können (JAVOY et al. 1974).

2. Dopaminerges System

Es gibt bei Menschen sowohl periphere wie zentrale dopaminerge Systeme. Vier oder vielleicht fünf dieser Systeme können im Hirn nachgewiesen werden (CARLSSON 1959; DAHLSTRÖM u. FUXE 1964; UNGERSTEDT 1971) (Abb. 2). Das nigrostriale dopaminerge System ist das bekannteste und umfaßt Axone, welche von der pars compacta in der Substantia nigra zum Nucleus caudatus und zum Putamen ziehen. Es wird angenommen, daß dieses System der motorischen Funktion dient, und daß seine Überfunktion Dyskinesien hervorruft, während seine Blockierung akute Dystonien und Parkinsonismus erzeugen kann. Es scheint jedoch so zu sein, daß die Verbindungen der Substantia nigra zum Putamen für die motorischen Funktionen bedeutsam sind, während die Verbindungen zum Nucleus caudatus für die seelischen Funktionen des Menschen wichtig sind (NYBERG et al. 1983).

Besonderes Interesse haben in diesem Zusammenhang die mesolimbischen und mesokortikalen Verbindungen. Störungen in diesem Bereich können für die Herausbildung psychotischer Symptome bedeutsam sein. Ein viertes zentrales dopaminerges System ist das tuberoinfundibulare. Überaktivität in diesem System

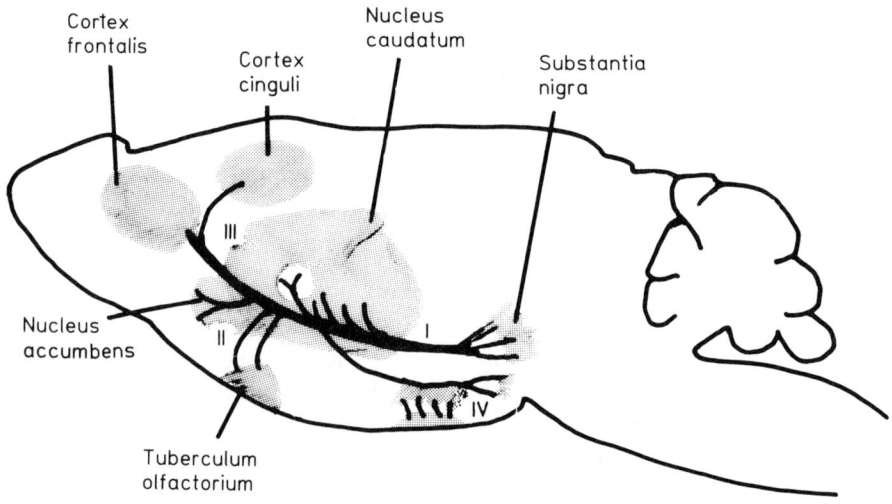

Cortex frontalis
Cortex cinguli
Nucleus caudatum
Substantia nigra
III
Nucleus accumbens
II
I
IV
Tuberculum olfactorium

Abb. 2. Dopaminerge Bahnen im Rattenhirn. *I* Nigro-neostriatale Bahn, *II* Mesolimbische Bahn, *III* Mesokortikale Bahn, *IV* Tubero-infundibuläre Bahn

bewirkt eine Reduktion von Prolaktin, während seine Blockierung zu einem Prolaktinanstieg führt, der wiederum Impotenz und Amenorrhö bewirken kann. Im menschlichen Gehirn gibt es ein weiteres dopaminerges System in der Area postrema (Brechzentrum). DA-Überaktivität in diesem System provoziert Schwindel und Erbrechen, seine Blockade bewirkt einen antiemitischen Effekt. Die Bedeutung einer Blockierung der DA-Funktion in peripheren Organen wie in der Retina, dem Gastrointestinalkanal, den Nieren und den Blutgefäßen ist weniger gut bekannt, mag indessen bedeutsam werden, wenn es um das Studium von Neuroleptika-Nebenwirkungen geht.

Beim Studium der pharmakologischen Effekte auf diese unterschiedlichen DA-Systeme muß berücksichtigt werden, daß einige dieser Systeme diesseits, andere jenseits der Blut-Hirn-Schranke liegen. DA-Rezeptorenblocker, welche wasserlöslich sind, aber eine geringe Fettlöslichkeit aufweisen, gelangen nicht in das Gehirn und beeinflussen lediglich Rezeptoren vor dieser Schranke. Ein deutlicher antiemetischer und/oder das Prolaktin steigernder Effekt geht also nicht notwendigerweise mit ähnlichen Wirkungen auf das mesolimbische oder nigrostriale System einher.

Abbildung 3 zeigt, daß DA aus Tyrosin über L-DOPA synthetisiert wird. Tyrosin-Hydroxylase ist ein für die Synthetisierung von DA bedeutsames Enzym mit limitierenden Effekten. Wird Tyrosin-Hydroxylase gehemmt, so führt das zu einer schnellen Reduktion der Konzentration von DA. DA wird in den Nervenenden synthetisiert und in den Granulae gespeichert (Abb. 1). Diese Enzyme und die Granulae werden im Zellkörper gebildet und über die Axone zu den Nervenendigungen transportiert (DAHLSTRÖM u. HÄGGENDAL 1973).

Bei der Ausbreitung nervaler Impulse wird DA in den Synapsen abgegeben. Die DA-Moleküle erreichen die postsynaptischen Rezeptoren, stimulieren die postsynaptischen Neuronen und führen damit zur Impuls-Freisetzung. Das in

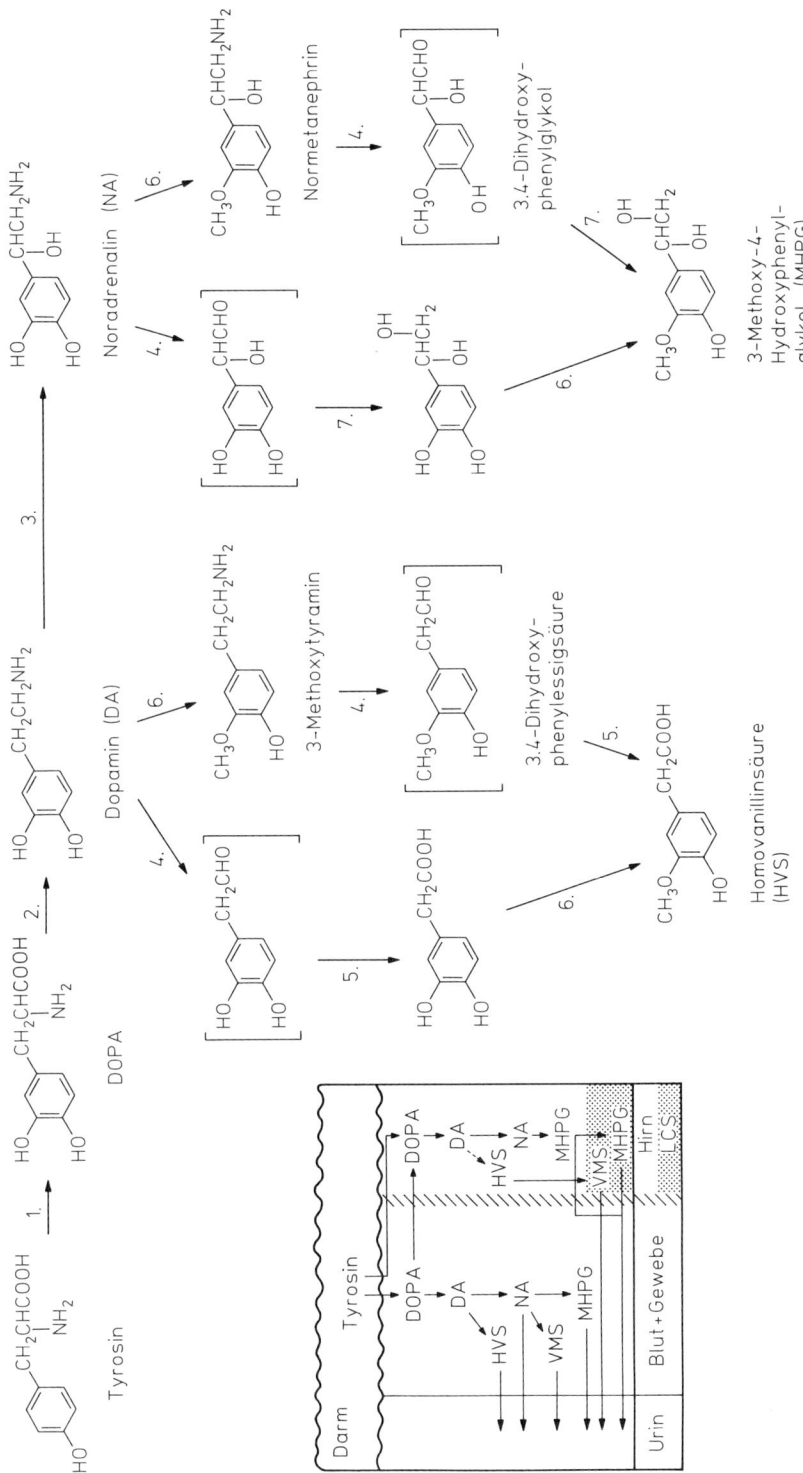

Abb. 3. Synthese und Abbau von Dopamin und Noradrenalin. LCS Liquor cerebrospinalis; *1* Tyrosinhydroxylase; *2* Dopadekarboxylase; *3* Dopamin-Beta-Hydroxylase; *4* Monoaminooxidase (MAO); *5* Aldehyddehydrogenase; *6* Katechol-O-Methyltransferase; *7* Aldehydreduktase. In die Abbildung eingefügt sind die biochemischen Vorgänge in verschiedenen Geweben. Aus der Abbildung ist ersichtlich, daß Monoamine und deren Metaboliten, die im Urin und Blut gefunden werden, nicht nur aus dem Hirn, sondern auch aus anderen Organen stammen

den Synapsen freigesetzte DA kann durch das Enzym Catechol-O-Methyltransferase (COMT) metabolisiert werden; es kann aber auch über die Membranpumpe
vom präsynaptischen Neuron wieder aufgenommen werden. Zyklisches AMP,
ein sekundärer Transmitter, wird in den postsynaptischen Neuronen durch das
Enzym Adenylatcyclase gebildet. Natürlich sind Vorgänge in den postsynaptischen Zellen ebenfalls sehr wichtig für die Impulsausbreitung.

Das menschliche Hirn hat unterschiedliche Möglichkeiten der Erregungskon-
trolle mit dem Ziel, Über- oder Unter-Aktivität zu vermeiden. Die Synapsen-Ak-
tivität wird durch verschiedene Feedback-Systeme kontrolliert, welche Extremva-
riationen entgegenwirken. Einer der wichtigsten Feedback-Mechanismen im dopaminergen System besteht darin, daß Tyrosin Hydroxylase gehemmt wird, wenn
sich die Transmitter-Depots auffüllen. Auch in den katecholaminergen Systemen
läßt sich ein durch Rezeptoren vermittelter Feedback-Mechanismus nachweisen
(WALTERS u. ROTH 1976).

Es scheint indessen mehr als einen durch Rezeptoren vermittelten Feedback-
Mechanismus zu geben. So sind die Rezeptoren des dopaminergen Neurons in
sich selbst sensitiv hinsichtlich DA. Diese Autorezeptoren sind Teil eines lokalen
Feedback-Systems. Wenn diese Rezeptoren durch DA oder Apomorphin akti-
viert werden, läßt sich eine starke Hemmung der Impulsaktivität beobachten. Die
Autorezeptoren werden durch Neuroleptika blockiert. Dieser pharmakologische
Effekt ist jedoch weniger wichtig im Vergleich zu den antagonistischen Effekten
der Neuroleptika auf den postsynaptischen Rezeptor. Der Haupteffekt der Neuroleptika liegt daher in einer Herunterregulierung ("Downregulation") der DA-
Aktivität.

Die Aktivität neuronaler Impulse kann auch über Veränderungen an den Rezeptoren des postsynaptischen Neurons bewirkt werden (LIST u. SEEMAN 1979).
Eine längere Überaktivität in einem solchen System reduziert die Anzahl der Rezeptoren des postsynaptischen Neurons; auf der anderen Seite führt eine reduzierte Abgabe von Transmittern oder eine Rezeptorblockade zu einem Anstieg der
Anzahl und Sensitivität der Rezeptoren.

3. Noradrenalin(NA)-, Adrenalin(A)- und Serotonin(5HT)-Systeme

Es ist derzeit nicht immer möglich, die funktionelle Rolle von DA, NA und A auseinanderzuhalten. Die Katecholamine stimulieren Lebhaftigkeit, Wachheit, Er-
kundungsverhalten und konditionierte Reaktionen. Die zentralen alpha-adrenergen Mechanismen spielen eine bedeutsame Rolle bei der Kontrolle kardiovasku-
lärer Funktionen. Blutdrucksenkende Pharmaka scheinen über eine Aktivierung
der alpha-adrenergen Rezeptoren im unteren Hirnstamm zu wirken (HENNING
1975).

Die Anzahl A enthaltender Neurone im Hirn ist viel kleiner als diejenige der
DA und NA enthaltenden. Das A-System ist noch nicht gut bekannt, scheint aber
zumal im Hirnstamm am stärksten repräsentiert zu sein. Die funktionelle Rolle
dieses Systems ist ebenfalls noch nicht gut bekannt.

Was die pharmakologischen Effekte auf die NA- und A-Systeme des Hirns angeht, sollte gesehen werden, daß es im Hirn hauptsächlich alpha-adrenerge Re-

zeptoren gibt. Daneben gibt es in einem gewissen Ausmaß auch beta-adrenerge Rezeptoren, doch ist deren physiologische Bedeutung noch ziemlich unklar.

Pharmakologische Blockade der alpha-adrenergen Rezeptoren korreliert mit orthostatischem Blutdruckabfall und bis zu einem gewissen Grade auch zur Sedierung. Antipsychotische Pharmaka blockieren in unterschiedlichem Ausmaß das alpha-adrenerge System. Auf diesem Effekt beruht bis zu einem gewissen Grade die sedierende Wirkung solcher Pharmaka.

Die physiologische Rolle von 5-HT ist nur teilweise bekannt. Aggressivität und sexuelle Aktivität werden durch 5-HT gehemmt, und es sieht auch so aus, als steigere 5-HT den Blutdruck. Augenscheinlich ist 5-HT bedeutsam für den Schlaf, für die Appetit-Kontrolle und das Gedächtnis (GREEN 1985). Exzessive Aktivität des 5-HT-Systems macht Hyperthermie, während DA die Körpertemperatur reduziert (FUXE u. SJÖQVIST 1972).

Neuroleptika sind im allgemeinen milde 5-HT-Rezeptor-Antagonisten. Die 5-HT-Rezeptoren werden differenziert nach ihrer Bindung von Spiperon und Butaclamol (PEDIGO et al. 1981). Beide sind potente Neuroleptika. Wiewohl einige Neuroleptika Effekte auf die 5-HT-Rezeptoren ausüben, ist deren Bedeutung hinsichtlich der antipsychotischen Eigenschaften unklar. Die Verhaltens-Effekte der neuen und selektiven 5-HT-Agonisten und Antagonisten werden gegenwärtig mit großem Interesse studiert (GLENNON 1986).

Großes Interesse fand die Beziehung zwischen Störungen in den monoaminergen Systemen und den affektiven Erkrankungen. Zwei Haupthypothesen wurden entwickelt. Die eine nimmt eine Störung im NA-Metabolismus, die andere eine solche im 5-HT-Metabolismus an. Diese Hypothesen wurden Mitte der sechziger Jahre formuliert. Ihre wissenschaftliche Basis lag darin, daß Reserpin nicht nur psychotische Symptome bei Schizophrenen hemmen, sondern auch als Nebenwirkungen Parkinson-Syndrome und schwere Depressionen erzeugen kann. SHORE et al. (1955) und CARLSSON (1966) konnten zeigen, daß Reserpin einer Speicherung von Monoaminen in den Granulae vorbeugt. Das Interesse an den Monoaminen wuchs, als gefunden wurde, daß Iproniazid eine stimmungsaufhellende Wirkung hat, und daß dieses Pharmakon die Monaminoxydase (MAO) hemmt, also dasjenige Enzym, welches Monoamine desaminiert. Die dritte bedeutsame pharmakologische Entdeckung wurde durch KUHN (1958) gemacht. Er konnte den antidepressiven Effekt von Imipramin zeigen. Später wurde nachgewiesen, daß Imipramin die Wiederaufnahme von Monoaminen in den Nervenenden blockiert (AXELROD et al. 1961). Seit diesen Entdeckungen wurden weitere Untersuchungen angestellt, um die Hypothesen über Monoamine und affektive Erkrankungen zu verifizieren oder zu widerlegen. In gleicher Weise wurden NA, Normetanephrin und MHPG im Urin von Patienten mit affektiven Erkrankungen studiert. Dabei ergab sich ein reduzierter Turnover von NA bei Patienten mit Depressionen. Es steht indessen zur Diskussion, inwieweit die Konzentrationen von NA und seiner Metaboliten im Urin den Hirnmetabolismus widerspiegeln. Die Befunde können auch Folge geänderten motorischen Verhaltens sein. Einige Studien beziehen sich auf Untersuchungen des Blutes von Patienten mit Affektiverkrankungen auf Aminosäuren, Monoamine und ihre Metaboliten. Die Ergebnisse sind indessen uneinheitlich und es bleibt wiederum die Frage, inwieweit diese Befunde überhaupt auf den Hirn-Metabolismus zu beziehen sind.

Die Monoamin-Metaboliten können im Liquor gemessen werden, und einige solcher Untersuchungen wurden an Patienten mit affektiven Erkrankungen gemacht. Es wurden viele inkonsistente Ergebnisse berichtet, die zum Teil mit methodischen Problemen zusammenhängen. Ursprünglich wurden fluorimetrische Techniken benutzt, um Monoaminmetabolite zu bestimmen. Jetzt werden indessen gaschromatographische und massenspektrometrische Techniken mit hoher Genauigkeit und der Fähigkeit, sehr niedrige Konzentrationen zu messen, verwendet. Es konnte gezeigt werden, daß die Konzentration der Monoamin-Metabolite im Liquor von anderen Faktoren als dem Turnover im Gehirn abhängt. Körpergröße, Alter und Pharmakotherapie beeinflussen die Konzentrationen von HVA, MHPG und 5-HIAA. In einer sorgfältigen Untersuchung, welche diese Fehlerquellen berücksichtigte, konnte gezeigt werden, daß es signifikant niedrigere Liquor-Konzentrationen von 5-HIAA und HVA bei Patienten mit Depressionen gibt (ASBERG et al. 1984). Diese Untersuchung konnte ebenfalls zeigen, daß eine Korrelation zwischen erniedrigten 5-HIAA-Konzentrationen im Liquor und suizidalem Verhalten besteht. Patienten mit affektiven Erkrankungen zeigten eine bimodale Verteilung von 5-HIAA. Dies zeigt, daß es eine Untergruppe depressiver Patienten mit suizidalem Verhalten gibt, welche biochemisch abgegrenzt werden kann.

In postmortalen Untersuchungen an menschlichen Hirnen wurde der Monoamin-Metabolismus bei Patienten mit affektiven Störungen untersucht. Einige Befunde weisen darauf hin, daß Patienten mit suizidalem Verhalten reduzierte Konzentrationen an 5-HIAA aufwiesen (BOURNE et al. 1968).

Offensichtlich verweisen diese Befunde auf eine Beziehung zwischen dem Metabolismus von NA und/oder 5HT und Verstimmungszuständen. Diese Hypothese hat sich als recht fruchtbar erwiesen und stimulierte die Forschung über affektive Erkrankungen zumindest hinsichtlich der Pharmakotherapie.

4. Histamine

Einige Befunde verweisen darauf, daß der Histamin-Stoffwechsel bei schizophrenen Patienten gestört sein kann. Schizophrene zeigen geringere allergische Reaktionen und reagieren schwächer auf injiziertes Histamin als Kontrollen (RAUSCHER et al. 1977). Der Antihistamin-Effekt einiger Neuroleptika ist gut belegt. Für die Psychosen-Therapie ist bedeutsam, daß die Sedierung des Patienten auf dem Antihistamin-Effekt beruht. Wie weit der Antihistamin-Effekt auch antipsychotisch bedeutsam ist, bleibt noch offen.

5. Aminosäuren

Es ist gut belegt, daß die Gamma-Amino-Buttersäure (GABA) als hemmender Hirn-Transmitter fungiert. In diesem Zusammenhang ist besonders interessant, daß striatonigrale GABA-Verbindungen beschrieben werden konnten (OKADA

1976). GABA und GABA-erge Pharmaka hemmen die nigrostriatalen dopaminergen Funktionen; sie hemmen auch andere DA-Funktionen im Hirn. Neuere Befunde (GUNNE et al. 1985) zeigten, daß tardive Dyskinesien auf Schädigungen der nigrostriatalen GABA-Funktionen beruhen, welche wahrscheinlich durch neuroleptische Behandlung bewirkt werden.

Da GABA und GABA-erge Pharmaka die dopaminergen Funktionen hemmen, können sie antipsychotische Eigenschaften besitzen. In einer vorläufigen Mitteilung beschrieb FREDRIKSEN (1975) die antipsychotische Wirkung von Baclofen, einer GABA-ergen Droge, bei schizophrenen Patienten. Dieser Befund konnte indessen nicht bestätigt werden.

Glyzin ist ein Hirntransmitter mit inhibitorischen Wirkungen, während Glutamat und Aspartat als Neurotransmitter exzitative Effekte haben. Nach KIM et al. (1980) kann der Glutamat-Metabolismus bei Schizophrenen bedeutsam sein. Sie fanden reduzierte Glutamat-Konzentrationen im Liquor schizophrener Patienten. GATTAZ et al. (1982) fanden, daß unter neuroleptischer Behandlung die Glutamat-Werte im Liquor ansteigen. Dies ist interessant, weil DA und Glutamat im zentralen Nervensystem in Interaktion stehen. DA hemmt die Abgabe von Glutamat (ROWLAND u. ROBERTS 1980); dies könnte bedeuten, daß Neuroleptika auf dem Wege einer Blockierung von DA-Rezeptoren die glutaminerge Transmission regulieren.

Auch Taurin wird als möglicher Hirn-Transmitter angesehen. Seine Rolle als Neurotransmitter ist indessen noch nicht sonderlich studiert worden.

6. Neuropeptide

Wie oben betont, bilden die Funktionen der Neuropeptide als Neurotransmitter oder Neurotransmitter-Modulatoren des Gehirns ein schnell sich ausdehnendes Forschungsfeld. Einige Neuropeptide wurden in denselben Neuronen gefunden wie die Amine (LUNDBERG u. HÖKFELT 1983). Neurotensin und Cholezystokinin koexistieren z. B. mit DA in dopaminergen Neuronen (Tabelle 1).

TERENIUS et al. (1976) zeigten erhöhte Opioid-Rezeptor-Aktivitäten in Liquor bei schizophrenen Patienten. Neurotensin ist ein Neuropeptid mit ähnlichen pharmakologischen Eigenschaften wie Neuroleptika; daher wurden diese Peptide auch als „endogene Neuroleptika" (NEMEROFF 1980) bezeichnet. Tierexperimente zeigten ein Anwachsen der Neurotensin-Konzentrationen in einigen dopaminergen Arealen nach der Gabe von Neuroleptika (GOVONI et al. 1980), und neuroleptisch behandelte Patienten zeigten erhöhte Liquor-Neurotensin-Konzentrationen während der Behandlung (WIDERLÖV et al. 1982). Es gibt auch Berichte über eine Reduktion von Thyrotropin-Releasing-Faktor (TRH) und Somatostatin-Konzentrationen gleichlaufend mit gesteigerten Neurotensin-Konzentrationen im Kortex schizophrener Patienten. Dieser Befund ist interessant, weil TRH und Neurotensin entgegengesetzte Effekte im Hinblick auf physiologische und Verhaltens-Parameter zeigen (NEMEROFF et al. 1984). ROBERTS et al. (1983) studierten Neuropeptide von schizophrenen Patienten der Typen 1 und 2 anhand eines postmortalen Hirnmaterials. Sie fanden Unterschiede dieser beiden Gruppen hinsichtlich Cholezystokinin, Somatostatin und vasoaktiver intestinaler Peptide. Es ist natürlich schwierig, zu sichern, ob diese berichteten Veränderungen des Neuropeptidmetabolismus mit der schizophrenen Erkrankung selbst zusammenhängen. Eine Fehlerquelle bei diesen Forschungen besteht darin, daß diese Veränderungen sekundär Folge der pharmakologischen Behandlung der Krankheit sein können. Es ist immer sehr schwierig, zu unbehandeltem Material zu gelangen. Es ist aber offensichtlich, daß Störungen der Neuropeptide pathogenetische Bedeutung für Psychosen haben können. Es ist auch damit zu rechnen, daß der Effekt der gegenwärtig benutzten psychotropen Pharmaka über Neuropeptid-Einflüsse vermittelt wird. Einige sehr vorläufige Therapie-Studien mit neuropeptidähnlichen Pharmaka bei Schizophrenen sind im Lauf. Coeruletid, eine cholezystokininartige Droge, wurde in niedrigen Dosen verwendet (ALBUS et al. 1984; HOURMER et al. 1984); Endorphine vom Gamma-Typ wurden von VERHOEVEN u. REE (1985) bei Untergruppen Schizophrener benutzt und es sind günstige Auswirkungen berichtet worden.

C. Klassifikation psychotroper Pharmaka

Psychopharmaka können nach verschiedenen Prinzipien klassifiziert werden. Ihre chemische Struktur, ihr Wirkungsmechanismus, ihr klinischer Effekt oder ihre Indikation können dazu verwendet werden. Sehr praktisch und häufig benutzt ist die Klassifikation nach den klinischen Wirkungen. Innerhalb solcher Gruppen können Untergruppen gebildet werden entsprechend der chemischen Struktur.

Psycholeptika
    Hypnotika
    Anxiolytika
    Neuroleptika
Psychoanaleptika
    Antidepressiva und Lithium
    Psychostimulantien
Nootropika
Psychotomimetika

I. Psycholeptika

Psycholeptika sind Drogen mit einem sedierenden oder hemmenden Effekt auf das Zentralnervensystem (ZNS). Es ist üblich, Psycholeptika zu unterteilen in Hypnotika, Anxiolytika und Neuroleptika.

1. Hypnotika

Schlaf ist ein dynamischer Prozeß, keine passive Verfassung. Normaler Schlaf umfaßt unterschiedliche Schlafformen wie Non-REM-Schlaf und REM-Schlaf, letzterer auch als Traumschlaf oder paradoxer Schlaf bezeichnet. Die verschiedenen Schlaf-Rhythmen wechseln periodisch während der Nacht. Wird jemanden auf pharmakologischem Wege oder durch Wecken der REM-Schlaf in einer bestimmten Schlafperiode entzogen, so wird dies innerhalb der nächsten Schlafperiode aufgeholt.

Schlafstörungen sind zu unterteilen in Hypersomnie und Hyposomnie.

Hypersomnie findet sich als Störung bei der Narkolepsie; sie ist der häufigste Grund für ein gesteigertes Schlafbedürfnis während des Tages. Die pharmakologische Behandlung wird unten unter dem Titel Psychostimulantien abgehandelt.

Ein anderer Grund für Hypersomnie ist die Schlaf-Apnoe. Bei dieser Störung erfährt der Patient intermittierende Apnoen während des Schlafes. Diese Apnoen können auf Zentralstörungen beruhen oder auf anatomischen obstruktiven Atemhindernissen. Positive Effekte ließen sich mit trizyklischen Antidepressiva bei diesem Typ von Schlafstörung erreichen.

Klagt ein Patient über Hypersomnie, so ist es wichtig, Drogen-Mißbrauch zu kontrollieren, da dieser zu erhöhtem Schlafbedürfnis während des Tages führt.

Die häufigste Hyposomnie ist die Insomnie. 80% aller Schlafstörungen sind Einschlafstörungen. Somatische, psychiatrische und Faktoren des Schlaf-Milieus können Insomnie verursachen. Zumal bei psychiatrischen Krankheiten können sich Schlafstörungen kombinieren. Der Patient hat Schwierigkeiten einzuschlafen, er wacht häufig während der Nacht oder zu früh auf. Frühes Erwachen ist ein charakteristisches Symptom der endogenen Depression.

Wiewohl unterschiedlichste Typen von Hypnotika zur Verfügung stehen, gibt es kein ideales Hypnotikum. Die meisten der gegenwärtig verwendeten Substanzen wirken über eine mehr oder minder spezifische zentrale Hemmung und fördern hierdurch den Schlaf. Damit ergibt sich eine erhöhte Schlaf-Zeit, wobei indessen zumeist der NREM-Schlaf ansteigt.

Barbiturate sind Hypnotika mit den am wenigsten spezifischen Effekten auf das ZNS. Kortikale Aktivitäten werden dadurch ebenso gehemmt wie diejenigen des Hirnstamms. Folglich erfahren auch die vegetativen Zentren, insbesondere die Atemzentren, eine Hemmung. Bei Intoxikationen liegt das Mortalitäts-Risiko hoch. Barbiturate begünstigen auch Abhängigkeit. Wegen dieser Komplikationen werden Barbiturate überwiegend vermieden.

Die Risiken der Barbiturate führten zur Suche nach Hypnotika vom „Non-Barbiturat"-Typ. Beispiele für solche Substanzen sind Methyprylen, Pyrithyldion, Hexapropymat und Methaqualon-Derivate. Die hypnotischen Effekte dieser Pharmaka sind schwächer als diejenigen der Barbiturate. Die Nebenwirkungen und Komplikations-Risiken dieser Behandlung sind indessen kaum niedriger als bei den Barbituraten. Sie können daher nicht als Fortschritt bewertet werden.

Chloralhydrat ist ein Hypnotikum des „Nonbarbiturattyps", welches für lange Zeit benutzt worden ist. Es läßt sich in seinen Wirkungen mit den Barbituraten vergleichen. Dieses Pharmakon ist in vielen Ländern noch in Gebrauch, insbesondere in der Behandlung der Insomnie bei älteren Patienten.

Die Benzodiazepine sind die am häufigsten benutzten Hypnotika. Nitrazepam ist ein Benzodiazepin, welchem ursprünglich starke hypnotische Effekte zugeschrieben wurden. Ein Nachteil dieses Pharmakons liegt in seiner ziemlich langen Halbwertzeit (27–38 h). Gegenwärtig sind andere Benzodiazepine mit kürzeren

Abbauzeiten zur Kontrolle der Schlaflosigkeit im Gebrauch. Beispiele sind Midazolam (1,5–2,5 h), Triazolam (1,5–5 h), Medazepam (5 h) und Flunitrazepam (9–
25 h). Es gibt jedoch keinen pharmakokinetischen Parameter (Halbwertzeit,
Clearence), der als verläßlicher Prädiktor für die Dauer der Benzodiazepin-Wir-
kungen angesehen werden kann. Die Beziehung zwischen der Pharmakokinetik
der Benzodiazepine und der Dauer ihrer klinischen Wirkungen schließt ungelöste
Probleme ein. Eines dieser Probleme wird durch die aktiven Benzodiazepin-Me-
taboliten gebildet.

Benzodiazepine haben einen ziemlich selektiven Effekt auf das Hirn. Sie bewirken eine Hemmung der Erregungsimpulse des Vigilanz-Systems. Die Aktivität
des Hirnstamms wird indessen nicht gehemmt; dadurch können fatale Komplikationen bei der akuten Intoxikation überdeckt werden. Nach kontinuierlichem Gebrauch von Benzodiazepinen und abruptem Entzug können Rebound-Phänomene beobachtet werden. Nach monatelangem Gebrauch von Benzodiazepinen
kann es zu Gewöhnung und Mißbrauch kommen. Der Patient nimmt die Droge
weiter ein, um seines Schlafes „sicher zu sein". Es wird daher temporärer Einsatz
dieser Pharmaka empfohlen. Benzodiazepin-Abhängigkeit wird selten beobachtet, existiert aber. Diese Abhängigkeit ist nicht so stark wie die Opiat-Abhängig-
keit oder diejenige von zentralen Stimulantien. Häufig kombiniert sich Benzodia-
zepin-Abusus mit demjenigen anderer Narkotika. Das wird durch den Straßen-
Begriff „Mutters kleine Helfer" illustriert.

Benzodiazepine haben sehr wenig Nebenwirkungen. Bisweilen verursachen sie
Zunahme der Traumaktivität, oft auch von Alpträumen, und können hierdurch
Schlafstörungen verursachen. Ältere Patienten vertragen Benzodiazepine weniger
gut als jüngere. Bei älteren Patienten können Atonie, Ataxie und zunehmendes
Schlafbedürfnis als Komplikationsquellen beobachtet werden.

Antihistaminika und Neuroleptika haben ebenfalls sedierende Effekte, welche
zur Beeinflussung der Schlaflosigkeit benutzt werden können. Diese Präparate
bewirken keine starke Hemmung der vegetativen Zentren des Hirnstamms. Ihr
Intoxikations-Risiko ist daher gering. Solche Pharmaka führen auch nicht zu
Abusus.

2. Anxiolytika

Drogen mit leichteren sedierenden Effekten laufen unter verschiedenen Namen:
Anxiolytika, Ataraktika, Tranquilizer und Sedativa. Diese Substanzen werden
zur Behandlung der Angst, der Ruhelosigkeit und der Spannung benutzt. Da diese Symptome nicht nur bei psychiatrischen Patienten sondern auch bei körperlich
Kranken und bei Gesunden recht häufig sind, erfuhren Anxiolytika eine sehr weite Verbreitung.

„Somatogene" Angst kann bei Patienten mit organischen Hirnsyndromen
oder Verwirrtheitszuständen beobachtet werden. Diese Angst kann sehr schwer
sein und sich mit Aggressivität verbinden. Bei der Behandlung von Patienten mit
Verwirrtheitszuständen sollte man mit Psychopharmaka, insbesondere mit Seda-
tive vom Barbiturattyp, aber auch mit Benzodiazepinen und Proprandolol-
Derivaten sehr zurückhaltend sein. Durch eine solche Therapie können Verwirrt-

heitszustände verstärkt werden. Wenn Pharmakotherapie erforderlich wird, sollten Chlomethiazol oder Neuroleptika mit sedierenden, aber ohne anticholinergenen Effekten verwendet werden. Eine andere Form somatogener Angst wird bei Entzugs-Syndromen beobachtet. In den akuten Stadien dieser Störungen wie beim Delirium tremens werden hohe Dosen von Benzodiazepinen oder Chlomethiazol benutzt. Diese Pharmaka sollten indessen recht bald abgesetzt werden, da das Mißbrauchs-Risiko bei dieser Gruppe hoch liegt. Bein leichtgradigen Entzügen werden auch Neuroleptika mit sedierenden Wirkungen verwendet.

Schwere Angst kann auch bei psychotischen Erkrankungen gesehen werden. Antidepressiva lassen sich mit Benzodiazepinen kombinieren. Da positive Wirkungen der Antidepressiva gewöhnlich erst nach zwei Wochen erwartet werden können bildet die Behandlung mit Anxiolytika hier einen wichtigen ersten Schritt. Elektrokrampftherapie sollte nicht mit Benzodiazepinen kombiniert werden, da sie die Krampfschwelle anheben.

Psychogene Angst wird bei Menschen mit situativen Problemen oder Objektverlust beobachtet. Wenn auch Psychotherapie in diesen Verfassungen im Vordergrund steht, leuchtet es doch ein, daß Behandlung mit Anxiolytika einen unmittelbaren und entspannenden Effekt auf die wie auch immer verursachte Angst haben kann.

Panik-Syndrome scheinen eine spezielle Angstkrankheit zu sein. Die Angst tritt anfallsweise mehrfach in der Woche auf und verbindet sich mit vegetativen Symptomen. Familienuntersuchungen zeigten die Bedeutung genetischer Faktoren für diese Störung. Obwohl diese Panik-Attacken bis zu einem gewissen Grade mit Anxiolytika wie Benzodiazepinen beherrscht werden können, zeigten einige Untersuchungen, daß hier antidepressive Pharmaka verwendet werden sollten (KLEIN u. FINK 1962).

Daraus ergibt sich, daß Benzodiazepine die Mittel der Wahl bei Angst bilden. Diese Pharmaka haben eine anxiolytische Wirkung, die denjenigen anderer Substanzen überlegen ist. Die Nebenwirkungen sind gering, das Komplikationsrisiko bei akuten Intoxikationen ist klein. Die häufigsten Nebenwirkungen sind psychiatrischer und neurologischer Natur. Wachheit und Konzentration werden beeinträchtigt. Zumal bei älteren Patienten kann es zu Verwirrtheitszuständen kommen, ebenso zu Atonie und Ataxie. Diese eigentümlichen Benzodiazepin-Reaktionen bei älteren Patienten beruhen nicht nur auf einer veränderten Pharmakokinetik, sondern auch auf einer größeren Sensitivität des Hirns alter Menschen auf Benzodiazepine.

Betarezeptoren-Blocker können bei Patienten mit Angst und Herzneurosen gegeben werden. Die Effekte dieser Pharmaka sind symptomatischer Natur; sie sollten daher nur vorübergehend benutzt werden.

3. Antipsychotika oder Neuroleptika

Für eine wirksame Pharmakotherapie der Psychosen ist deren Unterteilung nützlich. Neuere Forschungen zeigten, daß die Psychosen heute vielleicht nicht mehr in die von BLEULER u. KRAEPELIN vorgeschlagenen Gruppen aufgeteilt werden können. CROW (1980) schlug Untergruppen bei Schizophrenie vor, die er Typ 1 und Typ 2 nannte. Typ 1 wird durch produktive Symptome charakterisiert; diese Gruppe spricht besser auf neuroleptische Behandlung an. Die Pathophysiologie dieser Störung beruht wahrscheinlich auf einer gesteigerten Sensitivität der Dopamin-Rezeptoren. Bei Typ 2 stehen emotionelle Entleerung, Rückzug und energetischer Potentialverlust im Vordergrund. Diese Gruppe spricht nicht so gut auf neuroleptische Behandlung an.

Zykloide Psychosen (LEONARD 1961) oder schizoaffektive Psychosen bilden eine Gruppe, welche gegenwärtig von der Schizophrenie abgetrennt wird. Affektive Symptome mit schnellen Stimmungsschwankungen verbinden sich mit halluzinatorisch-paranoiden Erlebnissen. Die Pharmakotherapie dieser Gruppe verknüpft Neuroleptika und Lithium.

Psychogene nichtschizophrene Psychosen zeigen bedeutsame ätiologische Umgebungseinflüsse. Pharmakotherapie ist bei diesen Psychosen in der akuten Phase angezeigt, sollte aber mit Psychotherapie kombiniert werden, um dem Patienten in seiner Gesamtsituation zu helfen.

Neuroleptika haben ähnlich wie die klassischen Sedativa/Hypnotika einen anxiolytischen Effekt, unterscheiden sich indessen wesentlich von diesen Drogen. Sedativa/Hypnotika reduzieren bei ansteigenden Dosen die Wachheit, Neuroleptika hemmen selektiv das psychomotorische Verhalten. Beim Menschen kann eine wirksame Reduktion der Angst erreicht werden, ohne daß der Patient eine schwere Beeinträchtigung seiner Wachheit und seiner intellektuellen Funktionen erfährt. Charakteristische Neuroleptika-Wirkungen sind:

- Stark sedierender Effekt ohne hynotische Wirkung.
  Anstelle des hypnotischen Effektes wird eine Verfassung
  des Desinteresses bewirkt.
- Wirkung auf Exzitation, Agitation und Aggressivität,
  die durch die üblichen Sedativa gewöhnlich nicht gehemmt werden.
- Wirkung auf psychotische Symptome.
- Wirkung auf neurovegetative und extrapyramidale Funktionen.

Der Begriff Neuroleptika wurde ursprünglich durch DELAY u. DENIKER (1957) geprägt, um die pharmakologischen Effekte von Chlorpromazin und Reserpin zu charakterisieren. Reserpin ist eine Substanz, welche in der Pflanze Rauwolfia serpentinum enthalten ist. Ein Extrakt dieser Pflanze enthält die Rauwolfia-Alkaloide, die seit langem in der Medizin Indiens benutzt worden sind. Die Rauwolfia-Alkaloide wurden nach Europa eingeführt, und KLINE (1956) benutzte diese Substanz erstmals als antipsychotisches Agens. Die neuroleptische Aera des Reserpins blieb indessen kurz; die Droge wurde bald durch Chlorpromazin und andere antipsychotische Substanzen ersetzt.

Die gegenwärtig verwendeten antipsychotischen Pharmaka und einige Substanzen, die sich noch in der experimentellen Erprobung befinden, ergeben sich aus Tabelle 2.

Der pharmakologische Effekt, der allen Neuroleptika gemeinsam ist, besteht in einer Herunterregulierung der dopaminergen Aktivität (CARLSSON u. LINDQVIST 1963). Es zeigt sich indessen, daß die meisten Neuroleptika ihre pharmakologische Wirkung nicht wie das Reserpin durch Speicherungs-Blockade von DA in den Granulae erzeugen, sondern durch Blockierung der dopaminergen Re-

Tabelle 2. Antipsychotische Wirkstoffe

Neuroleptika	Phenothiazine	Chlorpromazin
		Methotrimeparazin
		Thioproperazin
		Prochlorperazin
		Trifluoperazin
		Azetophenazin
		Perphenazin
		Fluphenazin
		Dixyrazin
		Thiopropazat
		Thioridazin
		Propericiazin
		Pipotiazin
	Thioxanthene	Chlorprothixen
		Clopenthixol
		Flupenthixol
		Thiotixen
	Andere Trizyklika	Clozapin
	Pentazyklische Verbindungen	Butaclamol
	Butyrophenone	Haloperidol
		Moperon
		Trifluperidol
		Spiperon
		Bromperidol
		Melperon
	Diphenylbutylpiperidine	Fluspirilen
		Pimozid
	Benzimidazolinone	Penfluridol
	Reserpin-Derivate	Reserpin
		Tetrabenazin
	Benzamide	Sulpirid
Lithiumsalze	Lithiumkarbonat	
	Lithiumsulfat	
	Lithiumzitrat	

zeptoren. Wie oben schon betont, sind einige Neuroleptika nicht selektive DA-Rezeptoren-Blocker sondern haben einen ziemlich ausgedehnten Effekt auf andere Rezeptoren im Hirn. Alpha-adrenerge Rezeptoren, Muskarin-Rezeptoren, Histamin-Rezeptoren usw. werden ebenfalls bis zu einem gewissen Grade blokkiert. Allgemein wird jedoch angenommen, daß die Wirkung auf die DA-Rezeptoren für den antipsychotischen Effekt bedeutsam ist. Die Wirkung auf die übrigen Rezeptoren kann natürlich eine zusätzliche Rolle spielen.

Im Gehirn gibt es verschiedene DA-Systeme (Abb. 2), und man nimmt an, daß die mesolimbischen und mesokortikalen Systeme mit DA tragenden neuronalen Verbindungen für psychotisches Verhalten bedeutsam sind. Neuroleptika blokkieren die Rezeptoren in den gesamten DA-Arealen. Es wird diskutiert, ob diese Rezeptor-Blockade bei den verschiedenen Präparaten regionale Unterschiede aufweist. Wie CARLSSON (1978) zeigen konnte, gibt es Wirkungsunterschiede auf die Dopa-Formation in unterschiedlichen Hirnregionen unter Neuroleptika. Pimozid, Haloperidol, Spiperon und Perphenazin wirken insbesondere auf das Striatum; Thioridazin, Clozapin und Sulpirid wirken überwiegend auf die limbischen Areale. Wenn diese Auswirkung auf die mesolimbische und mesokortikale DA-Funktion mit der therapeutischen Wirkung zusammenhängt, leuchtet ein, daß der Effekt auf die striatale DA-Funktion zu Nebenwirkungen in Form von Parkinsonismus und akuter Dystonie führt. Der Effekt auf das tuberoinfundibulare DA-System bewirkt Prolaktin-Anstieg und damit Nebenwirkungen in Form von Impotenz und Amenorrhöe. Der Effekt auf die Area postrema zeitigt antiaemitische Wirkungen.

In den letzten Jahren zeigten pharmakologische Untersuchungen, daß unterschiedliche Neuroleptika wiederum unterschiedliche Formen der DA-Rezeptoren bevorzugen, welche in ungleicher Weise über die Hirnregionen verteilt sind. Die klinisch beobachtbaren Unterschiede der Neuroleptikawirkung können also auf unterschiedliche Einflüsse auf die DA-Transmission in unterschiedlichen Hirnregionen bezogen werden. Clozapin z. B. ist ein Präparat, das einen Effekt auf die mesolimbische DA-Transmission zu haben scheint, während die Wirkung auf die striatale DA-Transmission weniger ausgeprägt ist, und das zeigt sich in geringeren extrapyramidalen Nebenwirkungen. Sulpirid scheint ein andersartiges pharmakologisches Profil im Vergleich zu den traditionellen Neuroleptika zu haben; dieses Präparat beeinflußt autistische Symptome besser als z. B. Chlorpromazin (ALFREDSSON et al. 1985).

II. Psychoanaleptika

In dieser Gruppe gibt es zwei Untergruppen: Antidepressiva oder Stimmungs-Normalisierer und Psychostimulantien. Wiewohl Lithium kein psychoanaleptisches Pharmakon ist, sondern stimmungsstabilisierenden Effekt hat, soll es hier abgehandelt werden.

Die klinischen Syndrome bei Depression zeigen Symptome, welche auf eine hypothalamische Dysfunktion verweisen. Der Patient zeigt abgesenkte Stimmung, reduzierten Appetit, Impotenz, Schlaflosigkeit und gestörte Zirkadian-Rhythmik.

Offenkundig ist die Bedeutung der DA, NA und 5HT-Systeme für die Kontrolle neuroendokriner Funktionen. Berichtet wurde über eine Hypersekretion von Kortisol (SACHAR et al. 1976). Dieser Anstieg läßt sich nicht allein durch psychologische Streßfaktoren erklären. CARROLL et al. (1981) führten einen Dexamethason-Suppressions-Test zur Diagnostik affektiver Störungen ein.

Bei depressiven Erkrankungen scheint auch die Sekretion des Wachstumshormons (GH) gestört zu sein. Bei Patienten mit Melancholie ist die GH-Response auf Hypoglykämie und auf Stimulation mit Amphetamin gesenkt (MATUSSEK 1978). Affektive Störungen können bei Hypothyreose auftreten, und man postuliert, daß L-Trijodthyronin (T3) und thyreotropes Hormon (TSH) die Effekte antidepressiver Pharmaka vom trizyklischen Typ verbessern (PRANGE et al. 1969). Es gibt also einige Beobachtungen, welche auf Verknüpfungen zwischen Melancholie und neuroendokrinen Störungen verweisen.

MAO ist ein Enzym, welches Monoamine deaminiert. Es gibt zwei Formen von MAO im Hirn: MAO-A und MAO-B. Postmortale Untersuchungen zeigten reduzierte Konzentrationen von MAO-A und MAO-B in den Hirnen von Patienten, welche Suizid begingen. Wiewohl es Befunde gibt, welche die Erniedrigung von MAO-Konzentrationen bei Patienten mit depressiven Störungen unterstützen, bleibt ungewiß, ob diese relativ geringe MAO-Reduktion biologische Bedeutung hat.

1. Antidepressiva

Wenn die unterschiedlichen pharmakologischen Behandlungsstrategien bei affektiven Störungen diskutiert werden, muß man sehen, daß diese Forschungen hauptsächlich an Patientengruppen mit schweren affektiven Erkrankungen durchgeführt wurden. Folgende pharmakologische Behandlungsstrategien sollen hier besprochen werden:

MAO-Hemmer
Trizyklische und verwandte antidepressive Pharmaka
Tryptophan.

2. MAO-Hemmer

MAO-Hemmer werden heute selten mehr benutzt und dies hauptsächlich wegen ihrer Nebenwirkungen. Iproniazid war der erste MAO-Hemmer, welcher bei Depressionen eingesetzt wurde. Später wurden andere MAO-Hemmer synthetisiert wie Phenelzin, Nialamid, Isocarboxazid und Tranylcypromin. Diese Substanzen zeigten jedoch relativ schwere Nebenwirkungen wie etwa Hypertonie-Krisen beim Genuß von Käse. Diese Drogen bewirkten auch Leberfunktionsstörungen. Dieser alte Typ der MAO-Hemmer wird heute nur bei speziellen Indikationen angewandt. Patienten mit atypischen Depressionen, phobischer Angst und anankastischen Syndromen können auf Behandlung mit MAO-Hemmern ansprechen. Solche Behandlungen bedürfen sorgfältiger Kontrolle, und die Nahrungsaufnahme muß während der Behandlung strikt überprüft werden.

Neuere Beobachtungen zeigten, daß MAO-A hauptsächlich in den Neuronen lokalisiert ist, während MAO-B auch in den Glia-Zellen anzutreffen ist (ORELAND u. GOTTFRIES 1986). Die pharmazeutische Industrie hat neue MAO-Hemmer mit selektiven Effekten entweder auf MAO-A oder MAO-B hergestellt. Diese neuen Substanzen haben das Interesse an MAO-Hemmern wiederbelebt, da mit ihnen schwere Nebenwirkungen vermieden werden können.

3. Trizyklische und verwandte antidepressive Pharmaka (Monoamin-Wiederaufnahme-Hemmer)

Die Mehrzahl der gegenwärtig verwendeten Antidepressiva gehört zu dem trizyklischen Typ. Ihre chemische Konfiguration gab diesen Präparaten den Namen. Zur Zeit werden indessen nicht nur trizyklische sondern auch tetrazyklische Präparate wie Mianserin und Maprotilin angeboten. Korrekter spreche man jetzt von zyklischen Antidepressiva. Die zyklischen Antidepressiva haben Auswirkungen auf die Hirnfunktion. Einer dieser Effekte wird als bedeutsam für die antidepressive Wirkung angesehen: die Hemmung der Wiederaufnahme von Monoaminen in den Synapsen. Dieser Effekt ist besonders deutlich bei NA- und 5HT-Neuronen. Der Transmitter-Anstieg in der Synapse, Folge der Wiederaufnahme-Blockade, soll zunehmende Stimulation des postsynaptischen Rezeptors bewirken. Der Amin-Anstieg in der Synapse kann indessen auch die Autorezeptoren stimulieren und eine Hemmung der praesynaptischen Neurone hinsichtlich der Synthese aktiver Amine bewirken. Diese Wirkung bedeutet also eine Herunterregulierung der Aktivität des Systems. Es wird indessen angenommen, daß der postsynaptische Effekt hier leitend ist. Schwierig ist die Erklärung des verzögerten Wirkungseintritts der trizyklischen Antidepressiva. Der erwünschte antidepressive Effekt wird erst nach etwa zwei Wochen gesehen. Bereits 1978 diskutierten SULSER et al. eine Beziehung zwischen klinischem Effekt dieser Präparate und postsynaptischen Vorgängen. Vielleicht bewirkt das kontinuierliche Anwachsen der Aktivierung eine Sensitivitäts-Minderung der postsynaptischen Rezeptoren, und es mag sein, daß dieser Effekt von größerer Bedeutung für die antidepressive Wirkung ist.

Die meisten der gegenwärtig benutzten zyklischen Antidepressiva haben pharmakologische Wirkungen auf die Hirnfunktion. Sie hemmen auf reversible Weise MAO und wirken anticholinergisch. Es ist ungewiß, ob diese Effekte therapeutisch bedeutsam sind. Der anticholinergische Effekt erklärt indessen die Nebenwirkungen. Bei Intoxikationen mit zyklischen Antidepressiva steht deren anticholinergischer Effekt oft ganz im Vordergrund. Die intoxikierten Patienten reagieren mit einem zentralen anticholinergen Syndrom bis hin zur Verwirrtheit.

Klinische Untersuchungen zeigten, daß zyklische Antidepressiva günstige therapeutische Auswirkungen bei verschiedenen affektiven Erkrankungen in der Größenordnung von 40–75% machen. Der antidepressive Effekt der Elektrokrampfbehandlung liegt etwas höher. Einschränkungen des Gebrauchs trizyklischer Pharmaka ergeben sich aus den Nebenwirkungen, dies insbesondere bei der Behandlung älterer Patienten. Die durch die trizyklischen Präparate herbeigeführte Wiederaufnahmehemmung betrifft in unterschiedlicher Weise NA und 5-HT. Dies eröffnet die prinzipielle Möglichkeit, unterschiedliche Präparate bei unterschiedlichen biochemischen Subtypen der Melancholie einzusetzen. Keines der gegenwärtig verwendeten Präparate hat indessen eine selektive Wirkung auf diese Systeme. Clomipramin soll am stärksten auf das 5HT-System wirken, während Maprotilin, Desipramin und Lofepramin am stärksten auf das NA-System wirken. Indessen lassen sich biochemische Subtypen affektiver Erkrankung nicht gut abgrenzen, und es sind daher Behandlungen mit Antidepressiva vorzuziehen, welche sowohl Wirkungen auf NA wie auf 5HT haben.

Über ihren antidepressiven Effekt hinaus wirken zyklische Antidepressiva in unterschiedlichem Ausmaß auch sedierend, in einem gewissen Ausmaß auch stimulierend. Dies bedeutet, daß zu dem einen Präparat gegriffen werden sollte, wenn der Patient unter schwerer Agitation leidet, zu einem anderen Präparat, wenn er gehemmt ist. Amitryptilin und Trimipramin zeigen einen betont sedierenden Effekt, während die sekundären Amine wie Desipramin und Protriptylin stärker stimulierend als die anderen Präparate wirken.

Das tetrazyklische Pharmakon Mianserin ist eine Substanz mit gesichertem antidepressivem aber schwachen bzw. fehlendem anticholinergen Effekt. Dies Präparat bewirkt keine Wiederaufnahme-Blockierung; wahrscheinlich entfaltet es seine Wirkung über eine Erhöhung des NA-Turnovers durch Blockierung der Alpha-2-adrenergen Rezeptoren (CHARNEY et al. 1984).

Einige der Antidepressiva der neueren Generation sind bizyklische oder monozyklische Verbindungen. Zimeldin ist ein selektiver und potenter 5HT-Aufnahmehemmer. Diese Substanz hat einen antidepressiven Effekt, welcher denjenigen trizyklischer Präparate vergleichbar ist, und dies bei deutlich geringeren Nebenwirkungen. Er wurde indessen 1983 vom Markt genommen wegen neurologischer Behandlungskomplikationen (GOTTFRIES 1983 a). Citalopram ist ein weiterer selektiver 5HT-Wiederaufnahmehemmer mit gesicherter antidepressiver Wirkung, vergleichbar derjenigen trizyklischer Verbindungen. Weitere mehr oder weniger selektiv wirkende 5HT-Aufnahmehemmer sind Alaproklat, Paroxetin, Fluoxetin, Femoxetin und Trazodon. Nomifensin und Maprotilin haben ebenfalls antidepressive Wirkungen und scheinen die Wiederaufnahme von NA zu hemmen. Nomifensin hat darüber hinaus auch einen Effekt auf die Wiederaufnahme von DA. Nomifensin zeigt geringe anticholinerge Nebenwirkungen. Bei der Einschätzung neuer Antidepressiva ist indessen zu beachten, daß noch keine biochemischen Untergruppen affektiver Erkrankungen abgegrenzt werden konnten.

Wichtig ist die Pharmakokinetik zyklischer Antidepressiva, insbesondere hinsichtlich der Korrelation zwischen Plasmakonzentrationen und therapeutischem Effekt. Diese Substanzen werden nahezu vollständig im Darm aufgenommen. Trotz dieser kompletten Absorption erreichen nur 55–75% die Blutbahn. Dies resultiert aus dem "first pass metabolism" des Pharmakons in der Darmwand und der Leber.

Zyklische Antidepressiva passieren leicht die Membranen und zeigen eine starke Gewebsbindung. Der Plasma-Gewebe-Koeffizient liegt daher zwischen 1/200. Im Plasma werden die zyklischen Antidepressiva zum überwiegenden Teil an Proteine gebunden (88–99%). Nur die freie Konzentration kommt also für die biologischen Wirkungen dieser Präparate in Betracht.

Die trizyklischen Antidepressiva werden über den Leberstoffwechsel eliminiert. Ihre Halbwertzeiten zeigen große individuelle Unterschiede. Die Halbwertzeit von Nortriptylin variiert nach einigen Untersuchungen mit einem Faktor oberhalb von 7 (ALEXANDERSSON u. SJÖQVIST 1971). Augenscheinlich hängt diese starke Variation der Halbwertzeit nicht nur von unterschiedlicher Metabolisierung ab, sondern auch von Variationen der Leber-Durchströmung und dem Verteilungs-Volumen der Substanz. Die Metabolisierung dieser Substanzen vollzieht sich teilweise auf dem Wege einer Demethylierung, teilweise durch Hydroxylierung. Im Hinblick auf beide Abbautypen gibt es individuelle Unterschiede. Es ist wichtig, Individuen mit niedrigem Metabolismus zu erfassen, da diese sonst schwere Nebenwirkungen aufgrund hoher Konzentrationen bei „therapeutischen" Dosen erleiden.

Neuroleptika zeigen denselben Typ von Enzym-Systemen bei ihrer Leber-Metabolisierung wie trizyklische Antidepressiva. Kombinationen beider Pharmaka reduzieren also den Metabolismus. Benzodiazepine werden über andere Enzymsysteme verstoffwechselt.

Wesentlich ist, daß die meisten der trizyklischen Antidepressiva aktive Metaboliten haben.

Zahlreiche Untersuchungen sind gemacht worden, um die Beziehung zwischen der Plasma-Konzentration der Antidepressiva und ihren klinischen Auswirkungen zu bestimmen. Einige dieser Untersuchungen wurden mit Amitriptylin und seinem methylierten Produkt Nortriptylin durchgeführt. Einige Autoren fanden eine Beziehung zwischen der Serumkonzentration dieser Substanzen und dem klinischen Effekt (BRAITHWAITE et al. 1972; ZIEGLER et al. 1976).

In diesem Zusammenhang wurde von einem therapeutischen Fenster gesprochen, wenn unterhalb und oberhalb einer gewissen Konzentration keine oder geringe therapeutische Wirkungen erreicht wurden (ASBERG et al. 1971). Diese Beziehung ist indessen fraglich (RISCH et al. 1979; LEVINE 1979; RAZAVI u. MENDLEWICZ 1982). Gewöhnlich wurde die Gesamtplasmakonzentration und nicht die Konzentration an freier aktiver Substanz zum klinischen Effekt in Beziehung gesetzt. Es wurde auch nicht berücksichtigt, daß trizyklische Antidepressiva zu deaminierten und hydroxylierten Produkten metabolisiert werden. Werden diese Faktoren beachtet, so ergeben sich Schwierigkeiten, Korrelationen zwischen Plasmakonzentrationen und klinischen Effekten herzustellen (BAUMANN et al. 1986).

Die Bestimmung der totalen Plasmakonzentration einer aktiven Substanz kann wichtig werden, wenn der Patient therapieresistent ist und wenn Verdacht auf Noncompliance besteht oder wenn der Patient schwere Nebenwirkungen zeigt, dies zumal in der Behandlung älterer Patienten. Geht man von Plasmakonzentrationen aus, so ist es wichtig, festzustellen, ob der Patient noch weitere Psychopharmaka nimmt. Man geht von Untersuchungen aus, die morgens 12 Stunden nach der letzten Einnahme des Pharmakons durchgeführt werden. Bei der Bestimmung von Plasmakonzentrationen müssen steady state-Bedingungen eingehalten werden. Das ist dann der Fall, wenn der Patient das Präparat seit einer Zeit, die dem 4- bis 5fachen der Halbwertzeit entspricht, eingenommen hat. Für Nortriptylin liegt die Halbwertzeit bei 20–90 h, d. h., es sollten 1–2 Wochen regelmäßiger Einnahme der Droge vergangen sein, bevor die Plasmakonzentration bestimmt wird.

Intoxikationen oder Einnahme hoher Dosen trzyklischer Antidepressiva bewirken ernste Situationen. Patienten mit depressiven Erkrankungen gehören zu einer Gruppe mit potentiell suizidalem Verhalten. Wenn ein Patient 2500 mg oder mehr eingenommen hat, wird die Situation lebensbedrohlich. Intoxikation wird charakterisiert durch Koma, epileptische Krämpfe und Herzarhythmie. Das EKG ist dabei ein wertvolles diagnostisches Mittel. Der Patient kann auch neuromuskuläre Irritabilität, Hypoxie, Hypertonie und Blasen- bzw. Darm-Lähmung zeigen.

4. Tryptophan

Tryptophan wurde bei Patienten mit affektiven Erkrankungen gegeben. Die Ergebnisse sind indessen nicht einhellig. Einige Untersucher fanden keinen Unterschied zwischen L-Tryptophan und Plazebo (MENDELS et al. 1975). L-Tryptophan wurde mit zyklischen Antidepressiva kombiniert, und es wurde dabei von einem Potenzierungseffekt berichtet (WALINDER et al. 1975).

5. Lithium

Lithium hat einen Sonderplatz in der Psychopharmakologie. Zunächst einmal hat es sehr spezifische Effekte auf die Beherrschung manischer Symptome. Zweitens ist es eine Droge, die aus einem einfachen Element besteht. Lithium ist ein Alkali-Metall mit einer Nachbarschaft im periodischen System zu Natrium, Kalium, Rubidium und Cäsium. Der Wirkungsmechanismus des Lithiums ist unklar, wiewohl viele Anstrengungen darauf verwendet worden sind, ihn zu erfassen. Da Lithium Ähnlichkeiten mit Kationen aufweist, kann angenommen werden, daß es Natrium aber auch andere Elektrolyte wie Kalium, Kalzium und Magnesium ersetzt.

Lithium wird in der Behandlung affektiver Psychosen häufig gebraucht. Da es bei diesen Störungen in besonderer Weise auf manische Zustände wirkt, wurde angenommen, daß Lithium den Monoamin-Stoffwechsel beeinflußt. Es wurde gezeigt, daß Lithium in akuten Experimenten die Aktivität der Katecholamin-Systeme steigert; bei Langzeitbehandlung kommt es darüber hinaus zu einer Steigerung der Aktivität des 5HT-Systems (BERGGREN 1986). Es ist indessen noch keineswegs geklärt, ob dies der wesentliche Wirkungsmechanismus des Lithiums ist.

Wird Lithium normalen Versuchspersonen gegeben, so scheint es keine oder nur geringe Auswirkungen auf das Verhalten oder die psychischen Funktionen zu haben (SCHOU 1968). Lithium hat keinen generellen antipsychotischen Effekt.

Bei der Behandlung affektiver Störungen wirkt Lithium bei manischen Psychosen in 70–80% der Fälle therapeutisch und prophylaktisch (CADE 1949; SCHOU et al. 1954). Es scheint eine Wirkungsverzögerung von etwa einer Woche zu geben, und die Wirkung unterscheidet sich von derjenigen der Neuroleptika. Neuroleptika bewirken eine Hemmung, während Lithium die psychischen Funktionen normalisiert.

Es war natürlich, daß die Auswirkung des Lithiums auch bei depressiven Erkrankungen studiert wurde. LINGJAERDE et al. (1974) zeigten einen antidepressiven Effekt des Lithiums, der indessen nicht mit den Effekten trizyklischer Antidepressiva vergleichbar ist. BAASTRUP u. SCHOU (1967) stellten recht früh fest, daß Lithium nicht nur einen therapeutischen, sondern auch einen präventiven Effekt in der Behandlung affektiver Erkrankungen aufweist.

Lithiumbehandlung wird unter kontinuierlicher Kontrolle der Lithium-Plasmakonzentration durchgeführt. Die therapeutischen Werte liegen zwischen 0,5–1,2 mmol/l im Serum.

Lithium wird durch den gesamten Intestinalkanal absorbiert. Es kann in Retard-Form als Lithiumsulfat oder Lithiumzitrat so verordnet werden, daß hohe

Lithium-Gipfel vermieden werden. Bei postmortalen Untersuchungen (AMDISEN et al. 1974) wurde gezeigt, daß hohe Konzentrationen im Hirn, in der Niere und der Schilddrüse bestanden. Die Dosen, welche einem Patienten gegeben werden müssen, um eine therapeutische Serumkonzentration zu erreichen, variieren stark (10–80 mmol Lithium/Tag). Der Grund dafür liegt in der individuell unterschiedlichen Ausscheidungsgeschwindigkeit. Zu kleineren Anteilen wird Lithium über den Schweiß und den Stuhl abgegeben; der größere Anteil wird über die Nieren eliminiert. Die Lithium-Clearence beträgt bei normaler Nierenfunktion 10–25 mmol/min. Lithium- und Creatinin-Clearence variieren gleichläufig.

Da Lithium ein einfaches Element ist, hängt seine Eliminierung allein von der Ausscheidungskapazität der Nieren ab. Die Halbwertszeit variiert zwischen 7 und 20 h. Es gibt Individuen mit einer längeren Halbwertszeit (40 h) in Abhängigkeit von ihrer Nierenfunktion.

Die Lithiumkonzentrationen im Plasma liegen bei therapeutischen Werten sehr nahe an den toxischen Grenzen. Daher sind Nebenwirkungen zu beobachten. Es gibt gastrointestinale, zentralnervöse, kardiovaskuläre und hormonale Nebenwirkungen. Hypothyreose und Struma werden bei 20% der mit Lithium behandelten Patienten beobachtet.

1977 berichteten HESTBECH et al. über Nieren-Komplikationen bei langfristiger Behandlung mit Lithiumsalzen. Bei Patienten mit mehrjähriger Lithiumbehandlung wurde eine eingeschränkte Nierenkonzentration festgestellt. Die Funktion der proximalen Tubuli schien intakt, während die distalen Tubuli geschädigt waren. Die Filtrationskapazität der Nieren bleibt bei Patienten mit Lithium-Langzeitbehandlung gewöhnlich normal. Bei einigen Patienten kann es notwendig werden, die Lithium-Behandlung auch bei geschädigter Nierenkonzentration fortzusetzen. Solche Patienten mit reduzierter Konzentrationsfähigkeit der Nieren stehen in einem höheren Risiko für Lithiumintoxikation. Diese Patienten zeigen auch eine schlechtere Ausgangssituation bei Körperkrankheiten, welche mit Störungen des Wasserhaushaltes oder des Elektrolyt-Gleichgewichtes einhergehen.

Im Falle akuter Lithium-Intoxikation braucht die volle Entfaltung des Intoxikations-Syndroms 2–4 Tage. Die Prodrome stellen sich meist als Verstärkung der schon bei therapeutischen Dosen beobachteten Nebenwirkungen dar. Das voll ausgeprägte Intoxikationsbild wird durch zentralnervöse Symptome beherrscht. Es kommt zu allgemeinem Tremor, zu zerebellärer Ataxie, zunehmendem Rigor und Hyperreflexie. Mutismus wurde beobachtet, und bei schwereren Intoxikations-Syndromen kann es zu epileptischen Krampfanfällen und Koma kommen. Hämodialyse und Peritonealdialyse sind die Therapie der Wahl bei solchen Intoxikationszuständen.

III. Psychostimulantien

Bei Patienten mit psychiatrischen oder somatischen Störungen und dem Leitsymptom Müdigkeit ergab sich seit je das Desiderat nach einer psychostimulierenden Droge. Faktisch wurden viele Substanzen getestet; wenige indessen erwiesen sich als klinisch wertvoll. Die gegenwärtig benutzten Drogen sind:

Koffein
Amphetamin-Derivate
Methylphenidat
Fenfluramin

1. Koffein

Es wird angenommen, daß Koffein seine stimulierende Wirkung über eine Hemmung des Enzyms Phosphodiesterase entfaltet. Dieses Enzym katalysiert den Abbau des zyklischen AMP. Koffein ist die weltweit verbreiteste psychoaktive Droge. Ihr Gebrauch muß hier nicht näher erörtert werden.

2. Amphetamine

Die Amphetamin-Derivate wurden nicht nur ihrer psychostimulierenden Wirkungen wegen verwendet, sondern auch wegen ihres anorektischen Effekts. Da der Gebrauch von Amphetaminen und amphetaminhaltigen Drogen mit großen Mißbrauchs-Risiken verknüpft ist, wurde deren klinische Anwendung in den meisten Ländern sehr restriktiv gehandhabt. Klinische Studien zeigten, daß der anorektische Effekt der Amphetamine zeitlich begrenzt ist. Die zentral stimulierende Wirkung der Amphetamine wird auf eine Aktivierung der Katecholamine zurückgeführt. Bedeutsam scheint die Auswirkung der Amphetamine auf den DA-Metabolismus. Die zentral stimulierende Wirkung des Amphetamins kann durch Vorbehandlung mit Alphamethyltyrosin vermindert werden (JÖNSSON et al. 1969). Bei Menschen mit abusiver, hoher Amphetamineinnahme wurden psychotomimetische Wirkungen gefunden. Die Patienten entwickeln Psychosen mit paranoiden Symptomen, die denjenigen schizophrener Psychosen ähnlich sind.

Amphetamine werden gewöhnlich als razemisches Gemisch von rechts- und links-drehenden Amphetaminen verwendet. Die rechtsdrehende Form ist bedeutend potenter als die linksdrehende hinsichtlich der DA-Freisetzung und der Induzierung zentraler Erregung.

Die klinische Verwendung von Amphetamin und Amphetamin-Derivaten beschränkt sich derzeit auf die Narkolepsie und auf organische Syndrome mit hervorstechender Müdigkeit, bei welchen andere Behandlungen erfolglos geblieben sind.

Narkolepsie ist ein Syndrom mit einer großen Variabilität der Symptome: Störung der Wachheit und des Schlafes, Hemmung der muskulären Kontrolle, Halluzinationen, intensive Traumaktivität und amnestische Episoden mit Automatismen. Ursprünglich wurde Koffein zur Narkolepsie-Behandlung versucht, war aber wirkungslos. Amphetamin und Methylphenidat erwiesen sich als therapeutisch wertvoll, bis zu einem gewissen Grade auch trizyklische Antidepressiva und MAO-Hemmer. Man fand Amphetamin und Methylphenidat weniger muskelwirksam und stärker effektiv im Hinblick auf Hypersomnie, während Antidepressiva entgegengesetzt wirkten. Sowohl Psychostimulantien wie trizyklische Antidepressiva haben Auswirkungen auf die Traumaktivitäten, die Halluzinationen, die nächtlichen Dysomnien und die Bereitschaft zu Automatismen (HAMBERT 1984).

3. Methylphenidat

Methylphenidat ist zentral aktivierend in derselben Weise wirksam wie Amphetamine und insofern deren Alternative. Diese Substanz wurde, wie auch die Amphetamine, in der Behandlung von leichtgradigen Hirn-Dysfunktionen versucht, bei hyperkinetischen Syndromen und Verhaltensproblemen von Kindern.

4. Fenfluramin

Fenfluramin scheint auf das serotonerge System und nicht auf das Katecholamin-System zu wirken. Diese Substanz ist insbesondere in der Behandlung der Adipositas getestet worden. Sie scheint kein Mißbrauchs-Risiko zu bewirken, wie es bei den amphetaminähnlichen Substanzen beobachtet wird. Ob der anorektische Effekt bei klinischem Gebrauch nur temporär ist oder nicht, bedarf noch der Erforschung.

IV. Nootropika

Bei der Behandlung der Demenzen und altersabhängiger Symptome sind unterschiedliche pharmakologische Strategien versucht worden. Nachdem gezeigt werden konnte, daß die Neurotransmitter-Systeme des Hirns gestört sind, erschien eine Substitutionstherapie naheliegend. Vorläufer von Neurotransmittern, Enzym-Hemmern und Rezeptor-Agonisten wurden mit ziemlich unbefriedigenden Resultaten versucht.

Es wurden auch Nootropika oder Aktivatoren des zentralen Metabolismus getestet. Das Konzept der nootropen Droge wurde ursprünglich am Piracetam entwickelt, einer Substanz, welche den neuronalen Metabolismus nicht nur auf dem Wege verbesserter Blutversorgung beeinflußt. Gegenwärtig werden einige weitere Drogen in dieser Gruppe zusammengefaßt, von denen angenommen wird, daß sie steigerende Effekte auf den zentralen Metabolismus haben.

Piracetam (2-Oxopyrrolidin-1-acetamid) zeigt im Tierexperiment eine Verbesserung der Gedächtnisleistungen und eine protektive Wirkung gegen Hypoxie. Einige Untersuchungen wurden am Menschen gemacht, um seine Wirkungen auf die gestörte zerebrale Funktion zu belegen. Die Ergebnisse sind hinsichtlich der dementiellen Störungen widersprüchlich geblieben (DOWSEN 1982; GOTTFRIES 1983 b). Es gibt gegenwärtig noch einige Piracetam-Analoga: Pramiracetam und Oxiracetam. Mit diesen chemisch verwandten Substanzen sind indessen nur vorläufige Untersuchungen gemacht worden. Vincamin und Bromovincamin sind Alkaloide der Periwinklepflanzen. Auch diese Drogen werden als Aktivatoren des zentralen Stoffwechsels angesehen und haben auch Auswirkungen auf die cerebrale Blut-Zirkulation. Klinische Untersuchungen zeigten einige Effekte, die sich in Gedächtnis-Tests erfassen ließen (HAGSTADIUS et al. 1984).

Hydergin (Ergoloidmesylat) ist eine Substanz mit einigen Auswirkungen auf die Hirnfunktion. Sein therapeutisch-klinischer Effekt auf organische Hirnsyndrome beruht wahrscheinlich nicht auf zerebralen Zirkulations-Verbesserungen, wie früher angenommen wurde, sondern auf Beeinflussungen des neuronalen Metabolismus. Auf der Neurotransmitter-Ebene bewirkt Hydergin zumal eine Blockierung der zentralen alphaadrenergen Rezeptoren und eine Stimulation sowohl der dopaminergen als auch der serotoninergen Rezeptoren (LOEW et al. 1978). Hydergin[R] wird seit langen Jahren benutzt und ist eine der am häufisten verwendeten Substanzen bei institutionalisierten Populationen mit seelischen Behinderungen im fortgeschrittenen Alter (ZAWADSKI et al. 1978).

Andere Drogen, die als Nootropika aufgefaßt werden können, sind Pebonin, Substanz aus der Pflanze Ginkgo biloba. Naphthydrofurgloxalat steigert den Sauerstoff-Verbrauch des Hirns und hebt auch die Glukose-Utilisation der Neuronen. Centrophenoxin (Meklophenoxat) ist eine Substanz, welche Lipofuscin im Hirn reduzieren soll (NANDY 1979) und die Aktivität der Glukose-6-Phosphatdehydrogenase steigert (DOWSON 1982).

Suloctidil ist eine Substanz mit vasodilatativen Effekten, welche zugleich den Energiestoffwechsel der Neuronen beeinflußt. Es wird angenommen, daß diese Droge auch die Viskosität des Blutes verringert (ITIL et al. 1983).

V. Psychotomimetika

Psychotomimetika oder Drogen mit psychodysleptischer Wirkung werden klinisch nicht verwendet. Ihre Wirkungsweise hat theoretisches Interesse. Einige dieser Drogen werden im Rahmen des Mißbrauchs als Narkotika verwendet. Es gibt eine ganze Reihe von Drogen mit psychotomemetischer Wirkung. Die bekanntesten sind:

D-Lysergsäurediethylamid (LSD25)
Psilocybin
Dimethyltryptamin
Bufotenin
Meskalin

Diese Drogen aktivieren den Serotonin-Stoffwechsel, wobei unklar ist, ob sie am postsynaptischen oder am präsynaptischen Autorezeptor angreifen. LSD 25 scheint auch einen Effekt auf die Katecholamine zu haben (KEHR u. SPECKENBACH 1978). Die Mechanismen, auf welchen die psychotomimetischen Wirkungen dieser Drogen beruhen, sind noch unaufgeklärt.

LSD 25 bewirkt bei sehr niedrigen Dosen psychotische Reaktionen mit Ichstörungen und häufig farbigen Halluzinationen. Die Droge wird von Süchtigen häufig mit anderen Narkotika kombiniert, um eine Wirkungssteigerung zu erzielen.

Psilocybin ist eine der aktiven Substanzen der halluzinogenen Kakteenspecies Psilocybe. Der Straßenname dieser Droge ist „die magische Kaktee".

Dimethyltryptamin (DMT) wird als endogene halluzinogene Substanz angesehen. Bei psychotischen Patienten wurde eine erhöhte Urin-Ausscheidung dieser Substanz nachgewiesen (CHECKLEY et al. 1980). Bufotenin (5-hydroxy-N,N-dimethyltryptamin) wurde ebenfalls im Urin von psychotischen Patienten gefunden. Diese Substanz kann psychotische Reaktionen erzeugen. Dies führte zu der Hypothese, ein pathologisch veränderter Stoffwechsel der Hirn-Monoamine erzeuge diesen pathologischen Faktor, welcher seinerseits Schizophrenie verursache.

Meskalin ist eines der Alkaloide von Peyotl. Auch diese Substanz kann Psychosen mit Ichstörungen und Halluzinationen erzeugen (MACJCHRZAK et al. 1983).

Literatur

Albus M, Ackenheil M, Munch U (1984) Ceruletide: A new drug for the treatment of schizophrenic patients? Arch Gen Psychiatry 41:528

Alexandersson B, Sjöqvist F (1971) Individual differences in the pharmacokinetics of monomethylated tricyclic antidepressants: role of genetic and environmental factors and clinical importance. Ann NY Acad Sci 179:739–751

Alfredsson G, Härnryd C, Wiesel F-A (1985) Effects of sulpiride and chlorpromazine on autistic and positive psychotic symptoms in schizophrenic patients – relationship to drug concentrations. Psychopharmacology 85:8–13

Amdisen A, Gottfries CG, Jacobsson L, Winblad B (1974) Grave lithium intoxication with fatal outcome. Acta Psychiatr Scand [Suppl] 255:25–33

Åsberg M, Cronholm B, Sjöqvist F, Tuck D (1971) Relationship between plasma level and therapeutic effect of nortriptyline. Br Med J 3:331–334

Åsberg M, Bertilsson L, Mårtensson B, Scalia-Tomba GP, Thoren P, Träskman-Bendz L (1984) CSF monoamine metabolites in melancholia. Acta Psychiatr Scand 69:201–219

Axelrod J, Whitby LG, Herrting G (1961) Effect of psychotropic drugs on the uptake of ^{3}H-norepinephrine by tissues. Science 133:383–384

Baastrup PC, Schou M (1967) Lithium as a prophylactic agent. Its effect against recurrent depressions and manic depressive psychosis. Arch Gen Psychiatry 16:162–172

Baumann P, Jonzier-Perey M, Koeb L, Le PK, Tinguely D, Schöpf J (1986) Amitriptyline pharmacokinetics and clinical response. I. Free and total plasma amitriptyline and nortriptyline. Int Clin Psychopharmacol 1:89–101

Berggren U (1986) Effects of lithium on behaviour and central monoamines. Dissertation, Gothenburg University

Bourne HR, Bunney WE Jr, Colburn RW, Davis JM, Davis JN, Shaw DM, Coppen AJ (1968) Noradrenaline, 5-hydroxytryptamine, and 5-hydroxyindoleacetic acid in hindbrains of suicidal patients. Lancet II:805–808

Braithwaite RA, Goulding R, Theano G, Bailey J, Coppen A (1972) Plasma concentration of amitriptyline and clinical response. Lancet I:1297–1300

Cade JFJ (1949) Lithium salts in the treatment of psychotic excitement. Med J Aust 3:349–352

Carlsson A (1959) The occurrence, distribution and physiological role of catecholamines in the nervous system. Pharmacol Rev 11:490–493

Carlsson A (1966) Drugs which block the storage of 5 hydroxytryptamine and related amines. In: Erspamer V (ed) 5-Hydroxytryptamine and related indolealkylamines. Springer, Berlin Heidelberg New York (Handbook of experimental pharmacology, vol 19, pp 529–592)

Carlsson A (1978) Antipsychotic drugs, neurotransmitters and schizophrenia. Am J Psychiatry 135:168

Carlsson A, Lindqvist M (1963) Effect of chlorpromazine or haloperidol on formation of 3-methoxytyramine and normetanephrine in mouse brain. Pharmacol (Kbh) 20:140

Carroll BJ, Feinberg M, Greden JF, Tarika J, Albala AA, Haskett RF, McI James N, Kronfol Z, Lohr N, Steiner M, de Vigne JP, Young E (1981) A specific laboratory test for the diagnosis of melancholia. Standardization, validation and clinical utility. Arch Gen Psychiatry 38:15–22

Charney DS, Heninger GR, Sternberg DE (1984) The effect of mianserin on alpha-2 adrenergic receptor function in depressed patients. Br J Psychiatry 144:407–416

Checkley SA, Murray RM, Oon MCH et al (1980) A longitudinal study of urinary excretion of N,N-dimethyltryptamine in psychotic patients. Br J Psychiatry 137:236–239

Crow TJ (1980) The neurochemical component in schizophrenia: changes in the dopamine receptor in relation to the disease process and the therapeutic effect of neuroleptic drugs. In: Neurotransmitterreceptor interactions in health and disease. Third meeting of the European Society for Neurochemistry, Bled, Yugoslavia 31.8.–5.9.1980, pp 485–493

Dahlström A, Fuxe K (1964) Evidence for the existence of monoamine neurons in the central nervous system. In: Demonstrations of monoamines in the cell bodies of brainstem neurons. Acta Physiol Scand [Suppl] 64:232

Dahlström A, Häggendal J (1973) Intra-axonal transport of young amine granules: implications for nerveterminal function. In: Genazzani E, Herhen H (eds) Central nervous system – studies on metabolic regulation and function. Springer, Berlin Heidelberg New York, p 94

Delay J, Deniker O (1957) Characteristiques psychophysiologiques des medicaments neuroleptiques. In: Garattini S, Ghetti V (eds) Psychotropic drugs. Elsevier, Amsterdam, p 485

Dowson JH (1982) Pharmacological treatment of chronic cognitive deficit: a review. Compr Psychiatry 23:85

Fredriksen PK (1975) Baclofen in the treatment of schizophrenia. Lancet I:702–703

Freud S (1930) Letter to Marie Bonaparte, 15 January 1930. Cited by Jones E (1957). In: The life and work of Sigmund Freud, vol III. Basic Books, New York, p 449

Fuxe K, Sjöqvist F (1972) Hypothermic effect of apomorphine in the mouse. J Pharm Pharmacol 24:702–705

Gattaz WF, Gattaz D, Beckmann H (1982) Glutamate in schizophrenics and healthy controls. Acta Psychiatr Nervenkr 231:221–225

Glennon RA (1986) Central serotonin agonists and antagonists. Neurotransmission II:1

Gottfries CG (1983a) Recent advances with Zimeldine, the 5HT reuptake blocker, in the treatment of depression. In: Gottfries CG (ed) Proceedings of a symposium in Laxenburg Austria, Juli 9, 1983. Acta Psychiat Scand [Suppl] 68:308

Gottfries CG (1983b) Dementia. In: Hippius H, Winokur G (eds) Psychopharmacology 1. Part 2: Clinical psychopharmacology. Excerpta Medica, Amsterdam pp 271–285

Govoni S, Houg JS, Yang HYT, Costa E (1980) Increase in neurotensin content elicted by neuroleptics in nucleus accumbens. J Pharmacol Exp Ther 215:413–417

Green AR (1985) Neuropharmacology of serotonin. Oxford University Press, Oxford

Gunne L-M, Häggström J-E, Sjöquist B (1985) Persistent neurolepticinduced dyskinesia associated with regional changes within brain GABA and dopamin systems. Nature 309:347–351

Hagstadius S, Gustafson L, Risberg J (1984) The effects of bromvincamine and vincamine on regional cerebral blood flow and mental functions in patients with multiinfarct dementia. Psychopharmacol 83:321

Hambert A (1984) Narcolepsy. Nord Psykiat Tidsskr 38:481–491

Henning M (1975) Central sympathetic transmitters and hypertension. Clin Sci Mol Med 48:195–203

Hestbech J, Hansen HE, Amdisen A, Olsen S (1977) Chronic renal lesions following long-term treatment with lithium. Kidney Int 12:205–213

Hourmer DW, Pickar D, Roy A (1984) The effects of ceruletide in schizophrenia. Arch Gen Psychiatry 41:617–619

Itil TM, Mukherjee S, Michael ST, Dayican G, Shapiro DM, Kunitz A, Saerens E (1983) Clinical and electrophysiological effects of suloctidil in elderly patients with multi-infarct dementia (a double-blind, placebo-controlled study). Psychopharmacol Bull 19:730

Javoy F, Agid Y, Bouvet D, Glowinski J (1974) Changes in neostriatal dopamine metabolism after carbachol or atropine microinjections into the substantia nigra. Brain Res 68:253–260

Jönsson LE, Gunne LM, Änggård E (1969) Effects of alpha-methyltyrosine in amphetamine-dependent subjects. Pharmacol Clin 2:27–29

Kehr W, Speckenbach W (1978) Effect of lisuride and LSD on monoamine synthesis after axotomy or reserpine treatment in rat brain. Naunyn Schmiedebergs Arch Pharmacol 301:163–169

Kim JS, Kornhuber HJ, Schmid-Burgk Q, Holzmuller B (1980) Low cerebrospinal fluid gluta-
    mate in schizophrenic patients and a new hypothesis on schizophrenia. Neurosci Lett 20:379–
    380
Klein DF, Fink M (1962) Psychiatric reaction patterns to imipramine. Am J Psychiatry 119:432–
    438
Kline NS (1956) Applications of reserpine. In: Kline NS (ed) Psychopharmacology. Washington
    DC, American Association for the Advancement of Science, pp 81–108
Kuhn R (1958) The treatment of depressive states with G22355 (imipramine hydrochloride). Am
    J Psychiatry 115:459
Leonard K (1961) Cycloid psychoses – endogenous psychoses which are neither schizophrenic
    nor manic-depressive. J Ment Sci 107:633–648
Levine RR (1979) The role of plasma concentrations in the use of tricyclic antidepressant drugs.
    Prog Neuro-Psychopharmacol 3:211–222
Lingjaerde O, Edlund AH, Gormsen CA, Gottfries CG, Haugstad A, Hermann IL, Hollnagel
    P, Mäkimattila A, Rasmussen KE, Remvig J, Robak OH (1974) The effect of lithium carbo-
    nate in combination with tricyclic antidepressants in endogenous depression. A double-blind,
    multicenter trial. Acta Psychiat Scand 50:233–242
List S, Seeman P (1979) Dopamine agonists reverse the elevated ^{3}-H-neuroleptic binding in neu-
    roleptic pretreated rats. Life Sci 24:1447
Loew DM, Deusen EB van, Meier-Ruge W (1978) Effect on the central nervous system. In: Berde
    B, Schild HO (eds) Ergot alkaloids and related compounds. Springer, Berlin Heidelberg New
    York (Handbook of experimental pharmacology, vol 49, pp 421–531)
Lundberg JH, Hökfelt T (1983) Coexistence of peptides and classical neurotransmitters. Trends
    Neurosci 6:325–333
Majchrzak MW, Kotelko A, Guryn R et al (1983) Synthesis and action on the central nervous
    system of mescaline analogues containing piperazine or homopiperazine rings. J Pharm Sci
    72:304–306
Matussek N (1978) Neuroendokrinologische Untersuchungen bei depressiven Syndromen. Ner-
    venarzt 49:569–575
Mendels J, Stinnett JL, Burns D, Frazer A (1975) Amine precursors and depression. Arch Gen
    Psychiatry 32:22–30
Nandy K (1979) Experimental studies on centrophenoxine in aging brain. In: Nandy K (ed) Ge-
    riatric psychopharmacology, Elsevier/North-Holland, New York, pp 247–260
Nemeroff CB (1980) Neurotensin: perchance an endogenous neuroleptic? Biol Psychiatry
    15:283–302
Nemeroff CB, Kalivas PW, Golden RN, Prange AJ Jr (1984) Behavioral effects of hypothalamic
    hypophysiotropic hormones, neurotensin, substance P and other neuropeptides. Pharmacol
    Ther 24:1–56
Nyberg P, Nordberg A, Wester P, Winblad B (1983) Dopaminergic deficiency is more pro-
    nounced in putamen than in nucleus caudatus in Parkinson's disease. Neurochem Pathol
    1:193–202
Okada Y (1976) Role of GABA in the substantia nigra. In: Roberts E, Chase TN, Tower DB
    (eds) GABA in nerve system function. Raven Press, New York, p 235
Oreland L, Gottfries CG (1986) Platelet and brain monoamine oxidase in aging and in dementia
    of Alzheimer's type. Progr Neuro-Psychopharmacology 10:(in press)
Pedigo NW, Yamamura HI, Nelson DL (1981) Discrimination of multiple 3H5-hydroxytrypt-
    amine binding sites by the neuroleptic spiperone in rat brain. J Neurochem 36:220–226
Prange AJ, Wilson IC, Rabon AM, Lipton MA (1969) Enhancement of imipramine antide-
    pressant activity by thyroid hormons. Am J Psychiatry 126:457–469
Rauscher FP, Nasrallah HA, Wyatt RJ (1977) Histamine and schizophrenia. In: Usdin E, Ham-
    burg DA, Barches JD (eds) Neuroregulators and psychiatric disorders. Oxford University
    Press, Oxford, pp 416–424
Razavi D, Mendlewicz J (1982) Tricyclic antidepressant plasma levels: the state of the art and
    clinical prospects. Neuropsychobiology 8:73–85
Risch SC, Huey LY, Janowsky DS (1979) Plasma levels of tricyclic antidepressants and clinical
    efficacy: review of the literature. Part 1. J Clin Psychiatry 40:4–16

Roberts GW, Ferrier IN, Lee Y, Crow TJ, Johnstone EC, Owens DG, Bacarese-Hamilton AJ, McGregor G, O'Shaughnessy D, Polak JM, Bloom SR (1983) Peptides, the limbic lobe and schizophrenia. Brain Res 288:199–211

Rowland GJ, Roberts PJ (1980) Activation of dopamine receptors inhibits calciumdependent glutamate release from corticostriatal terminals in vitro. Eur J Pharmacol 62:241–242

Sachar EJ, et al (1976) Neuroendocrine studies of depressive illness. Pharmacopsychiat 9:11–17

Schou M (1968) Lithium in psychiatry – a review. In: Efron DH (ed) Psychopharmacology: a review of progress, 1957–1967. PHS Pub No 1836, Washington, p 701

Schou M, Juel-Nielsen N, Strömgren E, Voldby H (1954) The treatment of manic psychoses by the administration of lithium salts. J Neurol Neurosurg Psychiatry 17:250–260

Shore PA, et al. (1955) Interaction of reserpine, serotonin and lysergic acid diethylamine in brain. Science 122:284–285

Sulser F, et al (1978) Mode of action of antidepressant drugs. Biochem Pharmacol 27:257–261

Terenius L, Wahlström S, Lindström L, Widerlöv E (1976) Increased CSF levels of endorphines in chronic psychosis. Neurosci Lett 3:157–162

Ungerstedt U (1971) Stereotaxic mapping of the monoamine pathways in the rat brain. Acta Physiol Scand 82 [Suppl 367]:1–48

Vanggaard T (1979) Borderlands of sanity. Munksgaard, Köpenhamn

Verhoeven WMA, Ree JM (1985) Antipsychotic properties of gammatype endorphins in schizophrenic patients. Abstracts IV th World Congress of Biological Psychiatry, September 8–13. 1985, Philadelphia, Pennsylvania, p 419

Wålinder J, Skott A, Nagy A, Carlsson A, Roos BE (1975) Potentiation of antidepressant action of clomipramine by tryptophan. Lancet I:984

Walters JR, Roth RH (1976) Dopaminergic neurons: an in vivo system for measuring drug interactions with presynaptic receptors. Naunyn Schmiedebergs Arch Pharmacol 296:5–14

Widerlöv E, Lindström LH, Besev G, Manberg PJ, Nemeroff CB, Breese GR, Kizer JS, Prange AJ Jr (1982) Subnormal cerebrospinal fluid levels of neurotensin in a subgroup of schizophrenics: normalization after neuroleptic treatment. Am J Psychiatry 139:1122–1126

Zawadsky RT, Glazer GB, Lurie E (1978) Psychotropic drug use among institutionalized and non-institutionalized medicaid aged in California. J Gerontol 33:824

Ziegler VE, Bun Tee Co, Taylor JR, Clayton PJ, Biggs JT (1976) Nortriptyline plasma levels and therapeutic response. Clin Pharmacol Ther 19:795–801

Sachverzeichnis

Abhängigkeit 341, 369
Ablenkreize 54, 182
Abschirmfunktion 55
Abstraktionsfähigkeit 188
Abwehr 5, 287, 298
Abwehrmechanismen 288, 304
Abwehrpsychose 213
Achsensyndrom 51
ACTH 165, 273
Adenylatcyclase 364
Adenylzyklasesystem 158
Adoleszenten 128
Adoptionsstudien 131, 143
Adoptiv-Eltern 143
Adrenalin 360, 361, 364
Affekte 26, 247
Affektintoleranz 298
affektive Nivellierung 43
  Symptome 44
  Transaktionen 292
Affektlabilität 253
Affektlogik 58
Affektpsychosen 3, 4, 44, 52
Affektverflachung 44, 51, 124, 238, 260
Aggression 224, 294
Aggressivität 260, 262, 263, 306, 308, 315,
  365, 371, 372
Agitiertheit 260
Agranulozytose 255, 256, 263, 264
Akathisie 250, 251, 257, 258, 265
Akkomodationsstörungen 255
Aktualisierung von Gedächtnisinhalten 187
akuter exogener Reaktionstyp 12
Alaproklat 377
Algorythmus 45, 47
Alkohol 253, 264, 334
Alkoholiker 219
Alkoholismus 123, 137, 142
Allel 145
Allgemeinpraktiker 327
alpha-adrenerge Rezeptoren 364, 373
  -2-adrenerge Rezeptoren 377
  -Endorphin 167
  -Neoendorphin 164

Alpträume 370
Alter 91, 92, 240
Alters-Prävalenz 127
ambulante Behandlung 269
Amenorrhö 256, 362, 374
Aminosäure 167, 360, 365, 366
Amitryptilin 377, 378
Amnesie, retrograde 274, 276
Amphetamine 169, 241, 334, 375, 381
Amygdala 157, 169
Analgetika 264
Analyse, direkte 310
Angehörige 339
Angehörigenberatung 348
Angst 202, 228, 251, 260, 263, 288, 294,
  298, 299, 335, 371
Anisokorie 254
Anosognosien 204
Anthropologie, psychiatrische 21
Antibrain-Antikörper 133
Anticholinergetikum 257, 279
anticholinergischer Effekt 376
Antidepressiva 258, 368, 374, 375, 376
  zyklische 376, 377
Antikörper 162
Antipsychiatrie 16, 65
Antipsychotika 245, 372
Antriebslage 190
Antriebsmangel 260
Antriebsstörungen 327, 336
Anxiolytika 368, 370, 371
Apathie 48, 49
Apomorphin 156, 158, 160, 167, 259, 364
Appersonierung 317
Appetit-Kontrolle 365
Applikationsart 269
Arbeit 342
Arbeitgeber 341
Arbeitsanpassung 331
Arbeitsfähigkeit 318
Arbeitsgemeinschaft für Methodik und
  Dokumentation in der Psychiatrie
  (AMP) 47
Arbeitskollegen 341

Arbeitslosigkeit   74, 343
Arbeitsplätze   125
  beschützte   350
Arbeitstherapie   295
Archetypen   287, 288
Area postrema   362, 374
Armut   343
arousal   336, 340
Arteriosklerose   264
Aspartat   360, 361, 367
Asphyxie   142
Assoziationen   26, 180
Assoziationsexperiment   58
Assoziationslockerung   336
Assoziationszusammenhang   180
Assoziieren, freies   288
Asthenie   64
Aszendenz   134
Ataraktika   370
Ataxie   370, 371, 380
Ätiologie, autoimmune   162
Atonie   370, 371
Aufmerksamkeit   54, 184, 185, 336
  selektive   54
Aufmerksamkeitseinstellung   181, 299
Aufmerksamkeitsleistungen   178, 183
Aufnahmeregister   122
Auslösefaktoren   93, 95, 98, 334
Auslösesituationen   346
Ausscheidungsgeschwindigkeit   380
Außenkriterien   51
Austauschtransfusion   277
Auswanderung   123
Autismus   3, 26, 48, 55, 216, 247, 260, 310,
  320
  infantiler   76
Autoimmunprozesse   243
Automatismenverlust   54
autonomes Nervensystem   259
autosomale Gene   144
Azetylcholin   156, 360, 361

Babinskireflex   254
Barbiturate   253, 264, 369
Barbiturat-Narkose   277
Basisstadien   53
Basisstörungen   53, 54, 55, 56, 65, 189, 190
Bedeutungsgehalte   63
Bedeutungssetzungen, abnorme   46
Bedürfnisse, orale   294
Beeinflussungserlebnisse   43, 46
Beeinträchtigungswahn   124
Behandlung, stationäre   269
Behaviorismus   175, 176
Behinderung   326, 329
  sekundäre   54, 343
  tertiäre   54

Benperidol   248
Benzamide   373
Benzimidazolinone   373
Benzodiazepin   252, 253, 258, 266, 279, 369
Beobachtungszeit   76, 86
Berufsqualifikation   331
Beschädigung   330
Beschäftigungstherapie   327
Beta-Endorphin   164, 165, 166, 167
Beta-Neoendorphin   164
Bevölkerungsuntersuchungen   121
Bewußtes   306
Bewußtsein   4, 5, 6, 11
Bewußtseinstrübung, reaktive   200
Beziehungswahn, erotischer   226
  sensitiver   30, 199, 202, 203, 211, 213, 226
Blickkrämpfe   251
Blindheit   345
Blutbild   255
Blutdruck   254
Blutdruckabfall, orthostatischer   365
Blutgefäße   170
Blut-Hirnschranke   273, 362
Borderline-Syndrom   32, 125, 288, 290
bouffée délirante   29, 205, 263
Brief reactive psychosis   30
Bromide   334
Buchführung, doppelte   6, 22
Bufotenin   383
Butyrophenone   373
Butyrylperazin   248

Capgras-Syndrom   227
Cardiazol   277
Catechol-O-Methyltransferase   364
CCK-8   169
CCK-33   169
CCK-Fasern   168
Charakter   57
Chloralhydrat   369
Chlorpromazin   239, 244, 247, 248
Chlorprothixen   248
Cholestase   264
Cholezystokinin   168, 169, 242, 360, 368
Chronifizierung   7
Chronizität   351
Chromosom   145
Cingulum   157
Cis(Z)-Clopenthixol   248
Citalopram   377
Clearance   370
Clomipramin   376
Clozapin   245, 248, 252, 257, 273, 278, 279,
  374
Clusteranalyse   45, 47, 48
CMV-Antikörper   133
Coeruletid   169, 368

compliance   269, 270, 271, 272, 281
Cortex Entorhinalis   157
Cortex, frontaler   157
crossover   181
Cyclazocin   166

Dämmerzustände   202, 204
Daseinsanalyse   21
Datenverarbeitung   43
Defekt   40, 54, 337
Defektpsychosen   80
Defizit-Theorie   297, 298, 299
Degenerationshypothese   9, 77
Delegation   301
Delinquenz   329
Delirien   202
delta-sleep inducing peptide (DSIP)   168
delusional self   288
Demenzen   9, 329, 382
Dementia praecox   1, 9
Dementia simplex   9
Dendriten   159, 358
Denken   58, 63, 247
Denkstörungen   43, 48, 51, 338
   formale   52
Denkzerfahrenheit   260
Depotbehandlung   240, 271
Depression   128, 137, 170, 202, 263, 279,
   365, 374
depressives Syndrom   49, 188
Deprivationen   294
Dermatiden, allergische   256, 264
Dermatozoenwahn   222
Desintegration   49
Desinteresse   372
Desipramin   376
Destruktivität   308, 316
Des-Tyr-Gamma-Endorphin   167
Deszendenz   134
Deutungen   288
Devianz   65, 329
Dexametason-Suppression   138
Diabetes mellitus   56, 330, 347
Diagnose   16, 20, 21, 240
Diagnoseglossare   41
Diagnosesysteme, operationale   42
Diagnostik, multiaxiale   28
Dialyse   277
Diät-Faktoren   123
Diathese, allergische   264
Diazepam   258
Dihydroergotamin   255
Dihydropteridinreduktase   157
Dimethyltriptamin   383
Diphenylbutylpiperidine   373
Disattentionshypothese   185
Disharmonie, interpersonelle   55

Disharmonielehre   57
Diskordanz   131
Distanzbedürfnisse   295
Distorsion   298
distrust   290
DNA   163
L-DOPA   241, 362
Dopamin   46, 133, 155, 156, 157, 158, 159,
   168, 241, 273, 360, 361
Dopamin-Betahydroxylase   161
dopaminerge Rezeptoren   373, 383
Dopaminhypothese   171, 239, 241, 261, 361
Dopaminrezeptoren   157, 161, 265
Dosierung, tägliche   269
Dosis, wirksame   269
Double-bind-Theorie   291, 301, 314, 328
Down-Syndrom   329
DSM-III   43, 51, 72, 76, 88, 89, 90, 100, 101,
   120, 129, 136, 137, 160, 200, 206, 207, 211,
   212, 215, 217, 231, 240
DSM-III-Kriterien   86, 97, 102
Durchfälle   255
Durchgangssyndrome   52
Dynorphin   164, 165, 166
Dyskinesie, akute   250, 251, 257, 361
Dysphorie   251
Dyspnoe   254
Dystonien, akute   362

EEG   259, 268, 274
Eifersuchtswahn   212, 218
Einfälle   316
Einheitspsychose   8
Einkommen   127
Einsicht   346, 347
EKG   268
Elektrokrampfbehandlung   88, 166, 257,
   265, 273, 376
Elektroschock-Blocks   276
Eltern, psychotische   144
Emigration   123
Eminentia Mediana   157
emotionelle Abstumpfung   336
   Atmosphäre   107
   Labilität   55
Emotionen, negative   302
Emotionslähmung   202
Emotionspsychosen   200, 201, 218
Empathie   286, 302, 311
encounter   290
endokrines System   256, 259
endomorphe Verstimmungen   44
Endorphine   156, 164, 165, 167
Endorphindefizienz   166
Enkephaline   156, 163, 164, 165, 360
Enquête de Lausanne   90

Entfremdung   6, 44, 52, 64, 65
  des Denkens   124
Entfremdungserlebnisse   42
Entlassungspolitik   106
Entleerung, dynamische   91
Entmündigung   224
Entordnung   52, 64, 65
Entwicklungsgeschichte, psychologische   5
Entwicklungsländer   89, 124
Enzym-Hemmer   382
Eosinophilie   255
Epidemiologie   120
Epilepsie   347
Epiphyse   166
Erbanlagen   95
Erbgang, monogener   145
  polygener   135, 145
Erbrechen   362
Erektion   256
Erkankungen, unipolare affektive   137
Erkrankungsalter   95
Erkrankungsbeginn   96
Erkrankungsrisiko   134, 135
Ernährungsfaktoren   133
Eros   302, 312
Erotomanie   226
Erregung   48, 49, 262, 263
Erregungszustände   202
Ersatzwelt   5
Erstaufnahmeraten   125
Erstaufnahmen   121, 123, 125, 130
Erstrangsymptome   43, 51
Erwartungshaltung   97
Erziehung   2
Es   287
Existenz   2
Existenzanalyse   21
expressed emotion   55, 107, 129, 291, 335

faktorenanalytische Untersuchungen   45
Fall Schreber   213
Fallregister   121, 122, 131
Familie   326
Familienangehörige   97, 106, 107, 230
Familienforschung   215
Familienkonflikte   95, 204
Familientherapie   287, 291, 318
Faszikulationen   254
Feedbackmechanismus   158, 364
Feighnersche Kriterien   101
Femoxetin   377
fenfluramin   381, 382
Fertilität   131
Fibroblastkulturen   162
Filtermodell   55, 184, 185, 189
Floropipamid   248
Flunitrazepam   370

Fluoxetin   377
Fluphenazin   248, 278
Flupenthixol   248, 278
folie circulaire   13
folie à deux   30, 212, 226
follow-up-Studie der WHO   89
Forschungen, sozialpsychiatrische   54
Fotosensibilisierung   256
Frankfurter Beschwerdefragebogen (FBF)
  188
Fruchtbarkeit   130
Frühentlassung   327
Funktionsmangel   181

GABA   156, 161, 360, 361, 366
Galaktorrhö   256
Gamma-Amino-Buttersäure   366
Gamma-Endorphin   167
Gamma-Peptidbehandlung   167
Ganzheitspsychologie   62
gaschromatographische Techniken   366
Gastarbeiter   216
Geburtsgewicht   142
Geburts-Kohorte   121
Geburtskomplikationen   132, 142
Geburtstraumen   142
Gedächtnis   365
Gedankendrängen   51
Gedankenlautwerden   124
Gefängnispsychosen   199
Gefühlszustände, reaktive abnorme   200
Gegenidentifikation   317
Gegenparadox   292
Gegenübertragung   294, 298, 309, 311, 316,
  317, 320
Geldverlust   204
Gemeingefährlichkeit   269
Gemeinschaft, beschützte   326
Genetik   45, 52, 134
Genmutation   123
Genom   163
Genotypus   144
Gen-Satz   135
geographische Verteilung   122
Geschlecht   92, 240
Geschlechtsdifferenzen   139
Geschwister   145
Gesellschaftsstruktur   89
Gesten   290, 294
Gewähren   302
Gewichtszunahme   256, 267
Gewohnheitshierarchien   55
Gewohnheitsstärke   186
Gewöhnung   370
Glaukom   264
Glia   170, 375
Gliadin   134

Glukosestoffwechsel 156, 256
Glutamat 360, 361, 367
Glutaminsäurekarboxylase 161
Gluten 277
Glyzin 360, 361, 367
Gratifikation 309
Grimassieren 251
Größenideen 25
Größenkonstanz 183
Größenwahn 227
Grundsymptome 25
Gruppennarzißmus 294
Gruppenpsychotherapie 191, 293, 295
Gymnastik 311

Haftpsychosen 202
Halbwertzeit 370, 377, 378, 380
Halluzinationen 26, 43, 49, 61, 105, 124,
   137, 164, 247, 260, 327, 383
   optische 47
Halluzinogene 156
Haloperidol 248, 255, 278, 374
Haltungsanomalien 251
hämatopoetisches System 264
Hämodialyse 380
handicap 330
Haptoglobintypen 163
Harnverhaltung 255, 264
Hebephrenie 9, 25, 29, 278
Heilung 78
Helfer, professionelle 332
Hemisphäre, linke 141, 142
Hemisphärendysharmonie 8
Heredität 5
Hermeneutik 2
Heterogenität 135
Herzrhythmusstörungen 255, 378
Hexapropymat 369
high expressed emotion 280
high-risk-Kinder 188
Hippocampus 56, 133, 161, 162
Hirnatrophie 102, 242
Hirnforschung 24
Hirnproben 160
Hirnrindenmechanismen 8
Hirnschädigung 100, 123, 127
Hirnstamm 157, 168
Hirntumoren 334
Histamine 360, 361, 366
Histamin-Rezeptoren 373
HLA-Antigene 163
Homosexualität 219
homosexuelle Wünsche 213
Homovanillinsäure 157, 160, 242
Hormone 157
Hornhaut 256
Hostilität 49, 290, 293

Hutteriten 124
Hydergin 383
Hyperhydrosis 254
Hyperreflexie 380
Hypersalivation 254
Hypersomnie 369
Hyperthermie 254, 365
   maligne 254
Hypnotika 368, 369
Hypodynamie 63
Hypoglykämie 375
Hypophyse 157, 159
Hyposomnie 369
Hypothalamus 157, 165, 168, 374
Hypothyreose 375
Hypoxie 382
hysterische Psychosen 198, 199, 203

ICD 120, 206
ICD-9 86, 211, 212, 215
Ich 4, 5, 6, 7, 11, 176, 286, 287, 288, 297,
   302, 307, 310
Ichgrenze 287, 297
Ich-Regression 64
Ich-Schwäche 15, 301
Identifikation 292, 298, 315, 317
Identität 310
Identitätsstörung 298
Ideologie 328
IgM-Spiegel 163
Ikterus 264
Imago 317
Immediacyhypothese 185
Imipramin 365
impairment 330
Impotenz 219, 362, 374
Impulskontrolle 2
Index-Patienten 136
Indikationen 318
Indikatoren 329
Individuation 299
Information 176
Informationsabruf 187
Informationsprozeßmodelle 184
Informationsverarbeitung 56, 189
Initiativverlust 238
Inkohärenz 336
Inkontinenz 255
Innerlichkeit 285
Institution 341
Institutionalismus 342, 343, 351
Instrumente, operationalisierte
   psychopathometrische 41
Insulinkomatherapie 88, 265, 277
Interaktion, verbale 128
intrapsychische Ataxie 192
   Psychodynamik 297

Intentionalität   63, 64
Intentionalitäts-Skala   55
Intentionalitätsstörungen   55
Interferenztheorie   55, 180
Interferon   133
interpersonale Schule   289
Introjektion   288, 317
Introversion   55
Inzidenz   122, 127, 131, 132, 206
Inzidenz-Raten   121, 130
Iproniazid   365, 375
irrationality, transmission of   291
Isolierung   338

kalte Jahreszeit   126
Katamnesen   319
Katastrophen-Schizophrenien   82, 265
Katalepsie   166, 168
katathyme Schlüsselerlebnisse   199
Katatonie   9, 25, 29, 103, 276, 278, 279
   akute   276
   perniziöse   254, 277
Katecholamin   171, 381
Kern-Schizophrenie   32, 72
Koffein   381
kognitive Funktionen   65
   Störungen   54, 176, 297
kognitiv-emotionale Vorgänge   55
Kohärenz   59, 316
Kohäsion   316
Kollapszustände   254
Koma   378, 380
Kombinationsbehandlung   275
Kommunikation   10, 60, 129, 293, 317
Kommunikationsfähigkeit   346
Kommunikationspsychologie   16
Kommunikationsstile   292
Komplexe   61
Konditionieren, operantes   339
Konflikt-Theorie   298
Konkordanz   139, 140
Konkretismus   60, 62
Kontaktlosigkeit   315
Kontaktstörungen   216, 247
Kontraindikation   262, 263
Konzentration   371
koronare Mangeldurchblutung   254
Körperbehinderung   345
Körperschema   204
Kortisol   374
Krämpfe, epileptische   378
Krampfanfälle   253
   zerebrale   264
Krankenhaus   72, 74
Krankenhausaufnahmen   120
Krankheitsbeginn, später   260

Krankheitseinsicht   49
   fehlende   124
Krankheitsgefühl   49
Krankheitsmodelle   57
Krankheitsstadium   240
Krankheitsverlauf   93, 102
Kreativität   295, 318, 319
Kreislaufdysregulationen   265
Kriegszeit-Veränderungen   126
Kunstwort   20
Kurztherapie   312
Kurzzeitgedächtnis   184
Kurzzeitspeicher   187

Labelling-Theorie   329
Laevomepromazin   248
Längsschnitt   12
Langsamkeit   339
Langzeitbehandlung   240, 267
Langzeitentwicklung   90
Langzeitgedächtnis   184
Langzeitpatienten   332, 337
Langzeitprognose   80, 265, 275
Langzeitspeicher   190
Langzeittherapie   266, 270, 272
Langzeitverlauf   41, 44, 47, 51, 81, 100, 125
Latenz   245
Lebenserfahrung   303
Lebensgeschichte   97, 177, 297
Lebensqualität   329
Lebenszeit-Prävalenz   121
Leberfunktion   255
Leberfunktionsstörungen   264
Leberstoffwechsel   377
Leere   315
Lefopramin   376
Leib   11
Leibsphäre   310
Leidenschaft   5
Leistungen, regelhafte   178
Leistungsveränderung   178
Lernkapazität   54
Lernprozesse   296, 307
Lerntherapie   296
Leuenkephalin   164
Leukopenie   255
Leukozytose   254
Libido   10, 256, 286, 313
Lidkrämpfe   251
Life events   128, 280, 334
limbische Areale   374
limbisches System   133, 165, 168
Linguistik   57
Linse   256
Lipidmembranen   358
Lithium   238, 258, 263, 279, 368, 373, 374,
   379, 380

Lithiumintoxikation   380
Locus Niger   157
loneliness   290
Lymphozyten   162
D-Lysergsäurediethylamid (LSD25)   383

malactivation   243
Manie   6, 49, 123, 137, 138, 141, 200, 379
Maprotilin   376, 377
Marker   170
   biologische   51
   genetische   145
massenspektrometrische Techniken   366
Medazepam   370
Melancholie   6
Merkfähigkeitsstörungen   276
Merkmale   247
Meskalin   383, 384
mesolimbisches System   157
Metaboliten   366
Metapher   61
Metapsychopathologie   58
Metenkephalin   164
Methaqualon   369
Methylphenidat   381, 382
Methyprylen   369
Mianserin   376, 377
Midazolam   370
Migration   129, 130
Milieutherapie   104, 293, 295
Minderwertigkeit   61
Minussymptomatik   46, 239, 242, 273
Minus-Symptome   238, 336
Mischformen   203
Mischpsychose   13, 25, 29
Mißbrauch   370
Mißtrauen   225
Mitochondrien   170
modality shift   182
Molekularbiologie   171
Monoamine   212, 360, 365, 366, 379
Monoamin-Metabolite   366
Monoaminoxydase   145, 161, 170, 279, 375
monomanie hypochondriaque   221
Monomanien   5
Monotherapie   270
monzygote Zwillinge   135, 139
Monozytose   255
moralische Behandlung   7
Morbidität   123, 125, 127, 129, 130
Morbiditäts-Raten   121, 123
Morbus Parkinson   264
Mortalität   91, 130, 131
Motivation   184, 190, 304
Motivationsmangel   339
Motorik   250

Multifaktorialität   300
mulitple Sklerose   330
Mundtrockenheit   255
Muskarin-Rezeptoren   373
Mutismus   380
Mutter   287
Mythen   10

Nachbetreuung   106
Nachuntersuchungen   75, 82
Nähe   295
Nalorphin   166
Naloxon   164, 165, 166
Narkolepsie   369, 381
Naturkatastrophen   128
Nebenniere   165
Nebenschilddrüse   159
Nebenwirkungen   250, 269, 378
   extrapyramidale   265
Negativismus   247, 316
Neuroanatomie   165
Neuroleptika   14, 103, 105, 107, 157, 158,
   160, 161, 162, 164, 166, 167, 170, 228, 240,
   241, 243, 244, 253, 254, 256, 261, 265, 361,
   364, 366, 367, 368, 372, 374, 379
Neuroleptika-Aera   88, 103
Neuromodulatoren   156
Neuronen   156, 358, 364, 365, 367, 375
   postsynaptische   364
Neuropeptide   164, 165, 360, 367
Neuropsychologie   18
Neurose   142, 312
Neurotensin   168, 360, 367
Neurotransmitter   155, 156, 160, 165, 358,
   361, 382
Nicht-Ich   4
Niederlage, ethische   203
Nitrazepam   369
Nomifensin   377
non compliance   267
Non-REM-Schlaf   368, 369
Noopsyche   192
Nootropika   368, 382
Noradrenalin   133, 161, 165, 170, 273, 360,
   361, 364
Norm   65
Normalität   2, 332
Nortriptylin   377, 378
Nosologie   3, 47, 51
nosologische Entität   4
Nucleus accumbens   157, 167, 168
Nucleus arcuatus   157
Nucleus basalis Meynert   133
Nucleus caudatus   157, 361, 362
Nucleus striatum   168
Nutzen-Schadenanalyse   264

Objektbesetzungen   286, 298
Objektbeziehungen   310, 321
Objektbeziehungsstörung   301
Obstipation   255
Öffentlichkeit   332
Ohnmacht   308
Oligophrenie   9
Omnipotenz   289
oneiroide Zustände   46
Opiate   264
Opioid   165
Opioidantagonist   166
Opioidpeptide   163, 164, 165, 166, 171
Opioidrezeptoren   165
Opiomelanokortin   165
Ordnungsfaktoren   48
Ordnungsmuster   45
Orgasmus   256
Orientierungsreaktionen, elektrodermale
     145, 183
overinclusion   55, 179, 188

Paar-Konkordanz   139
Panik-Syndrom   371
Paradigmenwechsel   50
Parameter, biologische   45
     metakommunikative   292
Paranoia   25, 30, 200, 211, 212
paranoid-halluzinatorisches Syndrom   52
paranoider Prozeß   48
paraphrenia   211
parasitical attitudes   290
Parkinsonismus   330, 347, 361, 365, 374
Parkinsonoid   250, 265
Paroxetin   377
Passivität   305, 315
Patholinguistik   59
Pentapeptid   164
pentazyklische Verbindungen   373
Peptid E   164, 166
Peptidase-Insuffizienz   134
Peptide   155, 156, 161, 166, 168, 169, 242,
     360, 368
Perazin   248
Perioden-Prävalenz   122
Peritonealdialyse   380
Periziazin   248
Perphenazin   248, 278, 374
Person   3, 5, 8, 11
Persönlichkeit   96
     prämorbide   3, 18, 63, 73, 260
persönlichkeitsbezogene Faktoren   74
Persönlichkeitsstörungen   52, 142
Persönlichkeitstheorien   57
Pfleger   296
Phänomene, negative   278
Phantasie   63, 294, 304, 314, 316

pharmakogene Depressionen   265, 267
Pharmakokinetik   370, 377
Pharmakopsychologie   358
Phenothiazine   340, 373
Phenylaethylamin   169, 170
Phobien   344
Photosensibilisierung   264
Pigmentablagerungen   256
Pimozid   248, 278, 374
Pirazetam   252, 382
Plasma   166
Plasma-Gewebe-Koeffizient   377
Plasmakonzentrationen   377, 378
Plazebo   105, 240, 246, 265, 280
Plus-Symptomatik   238, 242
Polizei   225
Polymorphie   3
Polymorphismus-Theorie   131
Porphyrie   334
positive Merkmale   242, 247, 278, 333
Positivierung   295, 308, 314, 315
Positivismus   175
Positronemissionstomographie   156
postmortale Untersuchungen   366
Potentiale, evozierte   145
Potenzierung   264
Potenzstörungen   267
Prädiktoren   32, 99, 259, 262
Prädisposition   5
     biologische   51
     genetische   142, 262
prägenitale Bindungen   299
Prävalenz   122, 123, 124, 132, 137, 143
Prävalenz-Raten   121
Prävention   325, 328
     sekundäre   331
     tertiäre   331
präverbale Beziehung   310
     Kommunikation   306
primäre Behinderungen   54
primäre Wahnvorstellungen   214
Primärpersönlichkeit   52, 56, 95
Primärsymptome   41
Probanden-Konkordanz   139
Problemlösungsstrategien   188
Prodome   12
Produkivsymptomatik   57
Prodynorphin   164
Proenkephalin   164
Profilsyndrom   50
Prognose   6, 24, 94, 208, 262
Prognose-Skalen   97
progressive Paralyse   4
     Psychopathologie   314, 317
Projektion   224, 288, 292, 293, 298, 302, 305,
     317
projektive Identifikation   288, 301

Prolaktin   157, 161, 165, 273, 362
Proopiomelanokortine   164
Propanolol   252
Prophylaxe   272
Prostaglandin   169
Prostatahypertrophie   264
Prothipendyl   248
Prozeß-Schizophrenien   206
PSE   120
Pseudointimität   65
Psilocybin   383
Psychiatrie, biologische   40
   transkulturelle   45, 46, 130
Psychiker   8
psychische Traumata   5, 197, 198, 199
Psychoanaleptika   368, 374
Psychoanalyse   15, 40, 60, 176, 290, 297, 303
psychochirurgische Eingriffe   277
Psychodynamik   176, 287
psychogene Psychosen   30, 213, 217
Psycholeptika   368
Psychomotorik   247
Psychopathologie   40, 317
   interaktionale   65
psychopathologische Initialsyndrome   96
Psychophysiologie   8
psycho-physische Bezüge   33
Psychosen   13, 53
   akute   53
   atypische   30, 137, 207
   chronische   79
   endogene   42, 51, 52
   exogene   52, 263
   paranoide   82, 137
   reaktive   86, 87, 205, 206, 229, 230
   schizoaffektive   29, 42, 44, 137, 138, 208,
      279, 372
   schizophreniforme   72, 206
   symptomatische   12
   zykloide   42, 208
Psychosomatik   8
Psychostimulantien   368, 374, 380
Psychosynthese   314
Psychotherapie   2, 103, 104, 208, 228, 285, 286
   individuelle   286, 289
Psychotomimetika   166, 368, 383
Psychovirologie   162
Pupillenreaktion   183
Putamen   157, 361
Pylorusstenose   264
Pyrithyldion   369

Querulanten   200
Querulantenwahn   202, 222

Radioimmunbestimmungen   165
rating scale   98

Reaktion   175, 176
   abnorme   199
   akute dystonische   265
Reaktionszeit   181
Realität   286, 302, 304, 313
   Prüfung der   299
Realitätsbewußtsein   13
Realitätskonfrontation   2
Realitätsprojekt   287
Rebound-Phänomene   370
Rechtshändigkeit   141
Regellernen   188
Register   73
Regression   7, 299, 302, 306, 308
Regulationsmechanismus   243
Rehabilitation   18, 325, 328, 333
Rehabilitationsdruck   335
Rehabilitationsplan   344, 345
Rehabilitations-Zentrum   338, 342
Reihenfolge der Geburt   142
Reinkarnationsmythos   15
Reiz   175, 176
Reize, akustische   181
   optische   181
Reizkonstellation, crossmodale   182
Reizmodalitäten   181
Reiz-Reaktionszeit, crossmodale   54
Reizreaktionszeitmessungen   54
Reliabilität   21, 43, 48
REM-Schlaf   368, 369
Reparationsversuch   64
Reserpin   365, 372, 373
Residualbildung   48
Residualzustand   245
Residuen   80
Responseauswahl   187
Responsetendenzen   186
Retroviren   133, 163
Rezeptor-Agonisten   382
Rezeptor-Blockade, cholinerge   361
Rezeptoren   160, 161, 364, 374
   potsynaptische   159, 364
Rezeptorfunktion   358
Rezidive   106, 129, 246, 296
Rezidivprophylaxe   56, 246, 271, 280
Rigor   250, 254, 380
Rinorphin   164
Risiko, genetisches   144
Risikofaktoren   94
Risikokinder   300
Risikopopulation   188
Rivalisieren   293
RNA   163
Rolle, mütterliche   308
Rollen   292
Rückenmark   165
Rückfall   334

Rückfallfrequenz 107
Rückstautheorie 185
Rückzug 339

Satzfeldstörungen 59
Schaukelbewegungen 252
Scheidungen 348
Schicht 127
Schizoidie 55, 57
schizophrene Desorganisation 48
  Existenz 11
schizoparanoide Phase 288
Schizophasie 58
Schizophrene, chronisch 48, 128
Schizophrenia simplex 29, 278
Schizophrenie, halluzinatorische 170
  bei Kindern 75
  paranoide 29, 170, 278
Schizophrenie-Spektrum 141
Schlaf 365, 369, 381
Schlaf-Apnoe 369
Schlafstörungen 258, 374
Schlüsselerlebnis 203, 226
Schlüsselperson 107
Schmatzen 252
Schockbehandlung 2
Schulbildung 46
Schulerfolg 95
Schulleistungen, schlechte 331
Schwangerschaft 132
  unerwünschte 204
Schweigen 311
Schwelle, neuroleptische 248
Schwerhörige 217
Schwindel 362
Sechsmonatsspanne 43
Sedativa 365, 370
Sekundärfälle 14
Sekundärsymptome 41
Selbst 15, 176, 298, 303, 307
Selbstbeobachtung 24, 305
Selbstbeurteilungsinstrumente 48, 56
Selbstbewußtsein 299
Selbstbild 190, 314
Selbstgefährlichkeit 269
Selbstheilungsmöglichkeiten 18
Selbsthilfe 346
Selbstkontrolle 294, 296
Selbstschutzmechanismen 55
Selbstverteidigungsvorgänge 6
Selbstvertrauen 290, 304
Selbstwahrnehmung 311
Selbstzerstörung 6
Selektions-Hypothese 127
Separation 18, 299
Serotonin 133, 161, 170, 273, 360, 361, 364, 383
serotoninerge Rezeptoren 383

Sexualverhalten 256, 365
Sinnbezüge 64
Sinnsetzung 63
Situationskonflikte 204
smooth-pursuit eye tracking 145
Solidarität 309
Somatostatin 168, 367, 368
Soteriahaus 296
soziale Anpassung 81, 318
  Behinderung 330, 331
  Faktoren 74
  Heilung 80
  Integration 319
  Isolation 93, 217
  Kompetenz 190
  Reaktivität 333
  Schicht 95
  Stimulation 339
  Überstimulation 340
  Wiedereingliederung 327
sozialer Rückzug 336, 346, 347
  Streß 339
soziales Netzwerk 129
Sozialdienste 327
Sozialgeschichte 10
Sozialisationskonfigurationen 61
Sozialschicht, niedrige 127
Sozialverhalten 65
sozioökonomische Faktoren 123, 125
  Situation 125, 127
Soziopathie 143
Soziotherapie 2, 312, 325
Spaltung 6, 288, 292, 298, 299
Spaltungsdynamik 301
Spannungen 296
Spasmenanomalien 251
Spätdyskinesie 250, 252, 257, 258, 265, 266, 272, 376
Spätschizophrenie 90
Speichelfluß 255
Spiperon 374
Spiperonbindungsstellen 162
Sprache 57, 58, 60, 346
Sprachkompetenz, kontextuelle 59
Sprachstruktur 63
Sprachverarmung 336
Sprichwortanalysen 60
Stammbaum-Analysen 144
Stammganglien 250
Standardisierung 20
steady state-Bedingungen 378
Stichprobe 122
Stimmung 190
Stimulationsanalyse 187
Stoffwechselpathologie 155
Störungen automatisierter Abläufe 188
  spezielle sensorische 188

Streß   335
   familiärer   128
Streß-Toleranz   334
Stria Terminalis   157
Striatum   159, 166, 374
Strukturalismus   58
strukturdynamischer Ansatz   62
Strukturverformung   54
Stumpfheit   25
Substantia nigra   165, 361, 362
Substantia periaquaeducta   165
Substanz P   156, 168, 360
Suizid   91
Suizidgefahr   267
Suizidrate   344
Sulpirid   248, 278, 374
Sünde   18
Supervisionen   321
Symbiose   18, 289, 299, 307
Symbol   290, 304
Symbolisationsschwäche   61
Symbolisierungskompetenz   60
Symmetrie   315
Symptomatik   240
Symptome   22
   akzessorische   25
   ersten Ranges   140
   negative   53, 55, 56, 105, 135, 137, 242,
      272, 333
Symptomenkomplexe   52
Symptomverbände   45
Synapsen   358
Syndrom, psychoorganisches   49
System, cholinerges   361
   nigrostriatales   157
System-Theorie   300
szenische Verweisungsgefüge   59
Szenotestes   310

Tachykardie   254
Tachypnoe   254
Taube   217
Taurin   360, 361
Teilobjekte   298
Teilsubjekte   298
Tempo   191
Temporalkortex   169
Temporallappenepilepsien   334
Tetrahydrobiopterin   157
therapeutische Allianz   306, 307
therapeutisches Fenster   378
Therapieerfolg   262
Therapieversagen   270
Thioproperazin   248
Thioridazin   248, 256, 257, 361, 374
Thioxanthene   373

Thrombozyten   170
Thymopsyche   192
thyreotopes Hormon   375
Thyreotropin-releasing factor (TRH)   360,
   367
Tiaprid   252
Todesfälle   204
Todestrieb   316
Toleranz   349
Torticollis   251
Training, autogenes   310
Trainingsprogramme   55, 190
Trancezustände   46
Tranquilizer   370
Transmethylierung   156
transaktionelle Theorie   299
Transitivismus   317
Transmission, polygene   144
Transmitter   364
transzendentale Organisation   64
Trauer   316
Trauerarbeit   309
Träume   304, 316
Trazodon   377
Trema   64
Tremor   250, 254, 380
Triazolam   370
Triebe   176
Trifluoperidol   248
Triflupromazin   248
Trimipramin   377
Trizyklika   373
trizyklische Pharmaka   376
Tryptamin   170
Tryptophan   375, 379
Tuberculum Olfactorium   157
Tuberkulose   326, 347
Turnover   366
Tyrosin   362
Tyrosin-Hydroxylase   363

Überforderung   191
Übergangsformen   7
Übergangssubjekte   314, 317
Überstimulierung   53
Übertragung   286, 288, 308, 311, 317, 320
Übertragungsneurose   308
Übungsverfahren   179
Ultrakurzzeitgedächtnis   189
Umgebungsfaktoren   337
Umgebungsreize   185
Umwelt   177
Umweltbelastung   344
Umwelt-Variablen   140
Unbewußtes   287, 306
Unrecht   224

Unruhe 251
unstete Dynamik 62
Unstetigkeit, dynamische 238
Unteraktivität 339
Unterschiede, kulturelle 124
  saisonale 126
Unterstimulierung 53
Urkomplexe 288
Ur-Vertrauen, gestörtes 224

Validität 21
Varimax-Rotation 47
vegetative Labilität 254
Vektoren 48
Verdichtungen 310
Verdrängung 298
Vereinsamung 289
Verfolgungswahn 25, 124
  sprachlich Isolierter 200
Verführungen, inzestuöse 299
Vergangenheit 303
Verhaltenstherapie 297
Verlangsamung 54, 178, 238, 336
Verlauf 52, 79, 88
  chronischer 51, 82
Verlaufscharakteristika 9, 51
Verlaufsdauer 80
Verleugnung 224
Verlust der natürlichen
  Selbstverständlichkeit 54
Verneinungen 292, 298
Versagen 302, 309
Verschiebungen, dynamische 261
Versorgungssystem, psychiatrisches 125
Verstehen 10, 295
Versorgung 328, 333
Vertrauen 224
Verwandte 341
Verweildauer 74
Verwirrtheit 6, 260, 361, 371
Vigilanz 254
Vigilanz-System 370
Vincamin 382
Virus 123, 125, 132, 133, 163
Virusinfektionen 243
Vollremission 76, 77, 80, 81
Vorintervalldauer 181
Vorintervalluntersuchungen 54
Vorstellungsreihen 180
Vulnerabilität 5, 18, 53, 182, 190, 301
Vulnerabilitätsthese 55

Wachstumhormone 161, 374
Wahn 5, 26, 43, 49, 260, 327, 344
  induzierter 200, 202
  reaktiver 200
  der Schwerhörigen 202
  in fremdsprechender Umgebung 202
Wahnbildung 43, 46, 183, 304
Wahnerkrankungen, akute 30
Wahngedanken 61, 137, 247
Wahnkranke 2, 4, 30
Wahnvorstellungen 105, 215, 221
  sekundäre 214
Wahrnehmung 57, 59, 62, 63, 64, 176
Wahrnehmungsstörungen 188
Weckamin 156
Weinberg-Methode 122
Weizen-Gluten 134
Welt, psychotische 302
Weltbild 2
WHO-Studie 99
Wiederaufnahmen 121
Willen 24
Wirkprofile 239, 246, 249
Wirkung, antipsychotische 247
  sedierende 249
Wirkungsmechanismus 261
Wissensaktualisierung 187
Wollen 63
Wortfeldstörungen 59
Wortsinn 63

Zahnradphänomen 250
Zeiterleben 64
Zensus-Untersuchungen 122
Zerebralventrikel 102, 126, 132
Zerfahrenheit 64
Zielsymptome 259, 262, 275
Zielvorstellung 180
Zimeldin 377
Zirkadian-Rhythmik 374
Zivilisation 3
Zona reticulata 165
Zwang 49
Zwangshospitalisierung 228, 350
Zwangskranke 61
Zwangsmittel 103
Zwangsneurosen 49
Zwillinge 126, 142, 162
  dizygote 135, 139
Zwillingsregister, dänisches 201
Zwillingsuntersuchungen 134, 139
Zytomegalovirus 132, 163

Psychiatrie der Gegenwart

Herausgeber:
K. P. Kiesker, H. Lauter,
J.-E. Meyer, C. Müller,
E. Strömgren

*3., völlig neu gestaltete
Auflage in 9 Bänden*

Band 1

Neurosen, Psychosomatische Erkrankungen, Psychotherapie

Bearbeitet von U. Baumann, H. Bommert, L. Ciompi,
P. Fürstenau, P. E. Garfinkel, D. M. Garner, I. Hand,
P. Hertoft, S. O. Hoffmann, H. Kächele, A. Kuhr,
C. Reinecker-Hecht, G. Rodin, C. Rohde-Dachser,
H. Schepank, F. B. Simon, H. Stierlin, H. H. Strupp,
H. Thomä, R. Tölle, S. Zepf

1986. 9 Abbildungen. X, 448 Seiten. Gebunden
DM 144,–. Subskriptionspreis Gebunden DM 129,60.
ISBN 3-540-16026-4

Band 2

Krisenintervention, Suizid, Konsiliarpsychiatrie

Bearbeitet von M. Bauer, H. Berger, E. Bönisch, P. Götze,
Th. Haenel, H. Helmchen, H. Katschnig, T. Konieczna,
N. Kreitman, H. Merskey, J.-E. Meyer, H. Musaph,
W. Pöldinger, Ch. Reimer, M. Stauber

1986. 10 Abbildungen. IX, 373 Seiten. Gebunden
DM 128,–. Subskriptionspreis Gebunden DM 115,20.
ISBN 3-540-16359-X

Band 3

Abhängigkeit und Sucht

Bearbeitet von D. P. Agarwal, C. Allgulander, J. Ch. Bode,
J. Böning, B. Born, G. Buchkremer, W. Feuerlein,
J. Gerchow, H. W. Goedde, E. Holzbach, D. Ladewig,
F. Majewski, W. Poser, H. Renn, K.–L. Täschner, R. Tölle,
K. Wanke, J. P. von Wartburg, R. Welz

1986. 24 Abbildungen. X, 474 Seiten. Gebunden
DM 148,–. Subskriptionspreis Gebunden DM 133,20.
ISBN 3-540-17104-5

Springer-Verlag
Berlin Heidelberg New York
London Paris Tokyo

(Der Subskriptionspreis ist gültig bei Verpflichtung zur
Abnahme aller 9 Bände)

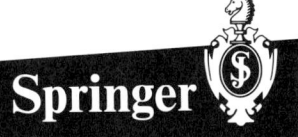

Schizophrenie und soziale Anpassung

Eine prospektive Längsschnittuntersuchung

Von C. Schubart, R. Schwarz, B. Krumm, H. Biehl

Mit Geleitworten von A. Jablensky und H. Häfner
1986. 17 Abbildungen. XVII, 163 Seiten. (Monographien aus dem Gesamtgebiete der Psychiatrie, Band 40). Gebunden DM 108,–. ISBN 3-540-16374-3

Treatment of Schizophrenia

Family Assessment and Intervention

M. J. Goldstein, Los Angeles; I. Hand, Hamburg; K. Hahlweg, Munich
1986. 28 figures, 18 tables. Soft cover DM 72,–. ISBN 3-540-16628-9

Schizoaffective Psychoses

Editors: A. Maneros, M. T. Tsuang
1986. 22 figures, 98 tables. IX, 325 pages. Hard cover DM 158,–. ISBN 3-540-16895-8

Towards Need-Specific Treatment of Schizophrenic Psychoses

A Study of the Development and the Results of a Global Psychotherapeutic Approach to Psychoses of the Schizophrenia Group in Turku, Finland

By Y. O. Alanen, V. Räkköläinen, J. Laakso, R. Rasimus, A. Kaljonen

1986. 7 figures, 108 tables, XI, 295 pages. (Monographien aus den Gesamtgebiete der Psychiatrie, Band 41). Hard cover DM 168,–. ISBN 3-540-16642-4

L. Süllwold, Frankfurt; G. Huber, Bonn

Schizophrene Basisstörungen

1986. 1 Abbildung, 8 Tabellen. XI, 177 Seiten. (Monographien aus dem Gesamtgebiete der Psychiatrie, Band 42). Gebunden DM 98,–. ISBN 3-540-16744-7

L. Süllwold, Frankfurt

Frankfurter Beschwerde-Fragebogen

1986. 20 Seiten. Drahtgeheftet (50 Stück in Folie) DM 49,50. ISBN 3-540-17081-2

BSABS – Bonner Skala für die Beurteilung von Basissymptomen

(Bonn Scale for the Assessment of Basic Symptoms)
Manual, Kommentar, Dokumentationsbogen

Von G. Gross, G. Huber, J. Klosterkötter, M. Linz, Bonn
1987. Etwa 137 Seiten. Broschiert DM 95,–. ISBN 3-540-17383-8

BSABS: Dokumentationsbogen

Von G. Gross, G. Huber, J. Klosterkötter, M. Linz, Bonn
1987. Etwa 17 Seiten. Drahtgeheftet 50 Stück DM 74,–. ISBN 3-540-17403-6

Springer-Verlag
Berlin Heidelberg New York
London Paris Tokyo

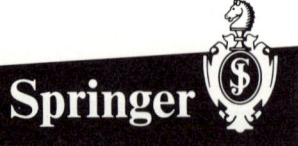